JN493379

치료사를 위한

측정 및 평가 2판

Measurement and Evaluation 2nd edition

치료사를 위한 측정 및 평가 2판

Measurement and Evaluation 2nd Edition

2019년 3월 1일 1판 1쇄 발행
2025년 9월 5일 2판 1쇄 발행

지은이 | 한진태 · 권유정 · 김은정 · 신화경 · 양경한 · 이상용

펴낸이 | 김진환
펴낸곳 | 학지사메디컬 HAKJISA MEDICAL
04031 서울특별시 마포구 양화로 15길 20 마인드월드빌딩
대표전화_ 02-330-5188 팩스_ 02-326-0338
등 록 | 2010년 2월 8일 제313-2010-36호
메 일 | hakjisamd@hakjisamd.co.kr
홈페이지 | http://www.hakjisamd.co.kr

ISBN 979-11-7531-003-2 93510

가 격 | 45,000원

· 저자와의 협약으로 인지는 생략합니다.
· 이 책을 무단 전재 또는 복제 행위 시 저작권법에 따라 처벌을 받게 됩니다.

치료사를 위한

측정 및 평가 2판

한진태 · 권유정 · 김은정 · 신화경 · 양경한 · 이상용 공저

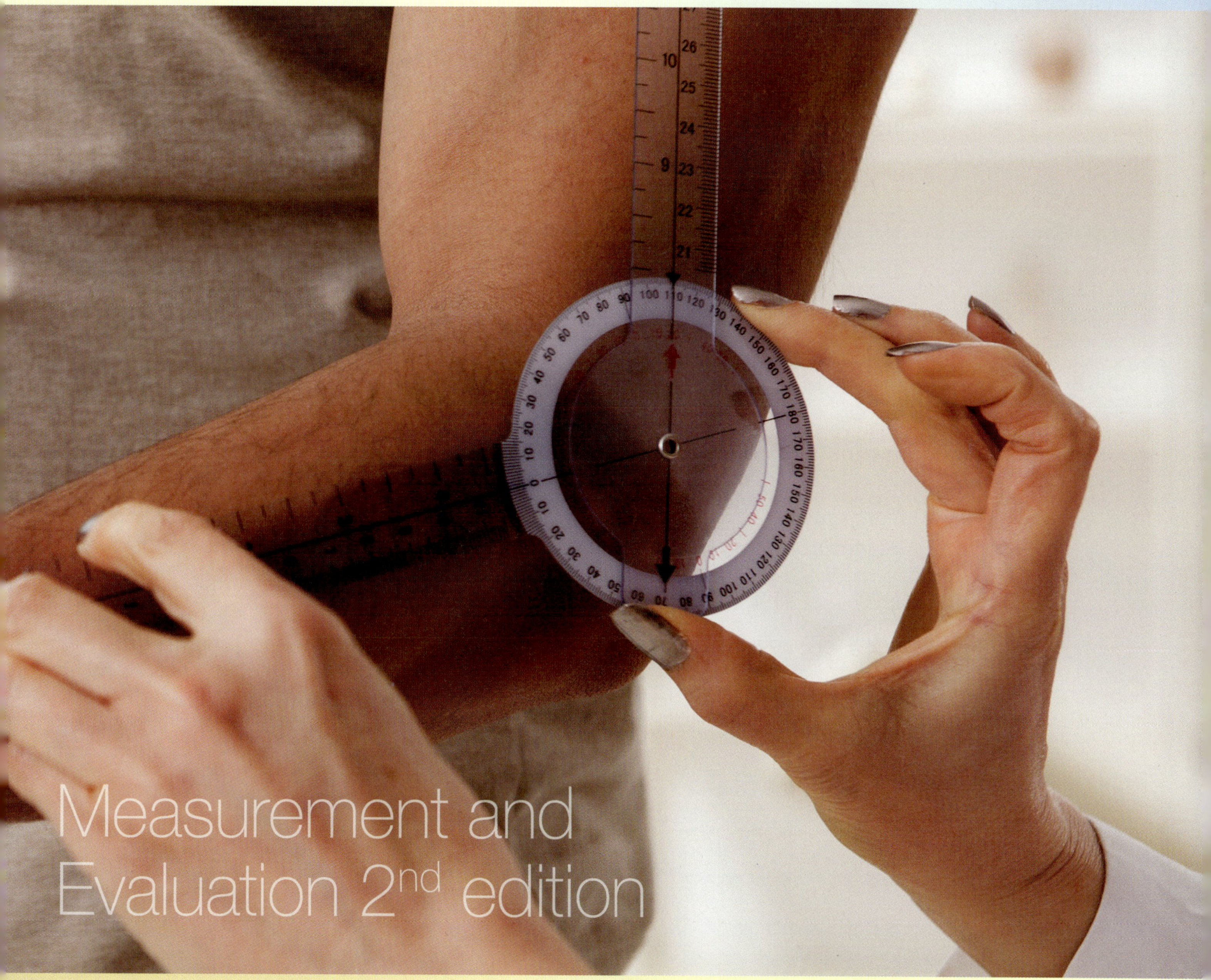

저자 소개

대표 편집위원

한진태 경성대학교

권유정 동의과학대학교

김은정 대구보건대학교

신화경 대구가톨릭대학교

양경한 대전과학기술대학교

이상용 유원대학교

집필진

한진태 경성대학교

권유정 동의과학대학교

권혁규 을지대학교

김 경 대구대학교

김성길 한국교통대학교

김은정 대구보건대학교

손성민 청주대학교

신형수 경운대학교

신화경 대구가톨릭대학교

양경한 대전과학기술대학교

이상용 유원대학교

임창훈 강릉영동대학교

장상훈 한국교통대학교

장종성 영남이공대학교

조성학 가야대학교

차용준 대전대학교

머리말

최근 임상 재활 분야에서의 중요한 관심사는 환자에게 제공되는 치료 중재가 얼마나 과학적 근거를 갖추고 있는가 하는 문제입니다. 올바른 치료를 제공하기 위해서는 무엇보다도 정확한 측정과 평가가 치료의 시작점이자 핵심 요소라 할 수 있습니다.

측정과 평가는 환자의 증상과 장애 정도를 파악하여 주관적 · 객관적 정보를 수집하고 분석하는 과정이며, 이를 통해 환자의 현재 상태를 평가하게 됩니다. 이러한 평가 결과를 토대로 가장 적절한 치료계획을 수립하고, 환자가 달성할 수 있는 현실적이고 의미 있는 치료 목표를 설정할 수 있습니다.

이번 개정판에서는 초판에서 다루었던 기록 방법과 다양한 평가 도구를 보완하고, 관절운동범위 검사, 맨손근력검사, 자세 평가, 보행 평가, 운동발달평가에 대한 내용을 최신 지견과 임상 적용 사례를 반영하여 더욱 체계적이고 이해하기 쉽도록 정리하였습니다. 또한 임상 현장에서의 활용도를 높일 수 있도록 표와 사진을 보강하고, 학습자가 보다 직관적으로 이해할 수 있도록 편집을 개선하였습니다.

측정 및 평가는 보건의료 분야에 종사하는 모든 전문가와 전공 학생들에게 중요한 학문적 · 임상적 기반이 된다고 생각합니다. 본 교재가 현장에서 근무하는 임상 선생님들과 학문을 연구하는 학생들에게 실질적인 도움이 되길 바라며, 동시에 재활치료 분야에서 신뢰할 수 있는 학습 자료로 자리매김하길 기대합니다.

아울러, 본 교재에 대한 독자 여러분의 소중한 의견을 적극 수용하여 앞으로도 지속적인 개정과 보완을 이어가겠습니다.

끝으로, 이 책의 사진 촬영을 위해 기꺼이 모델이 되어 준 외국인 유학생 아르톰과 나탈리아에게 깊은 감사를 드리며, 본 교재가 원활히 발간될 수 있도록 아낌없이 지원해 주신 학지사메디컬 김진환 사장님과 임직원 여러분께 진심으로 감사의 말씀을 드립니다.

2025년 8월

저자일동

목차

PART 3

근력검사

6 근력검사 개요

7 머리, 목, 몸통의 근력검사

8 팔의 근력검사

9 다리의 근력검사

10 얼굴의 근력검사

목차

PART 4 자세와 보행 평가

11 자세 평가

12 보행 평가

PART 5 운동발달평가

13 운동발달평가

PART 1

측정 및 평가

1 측정 및 평가의 개요

1

측정 및 평가의 개요

학습목표

- 측정 및 평가의 정의를 이해할 수 있다.
- 측정 및 평가의 원칙과 평가도구를 이해할 수 있다.
- SOAP note에 대해 이해할 수 있다.

1 평가의 정의 및 원리

1) 평가의 정의

물리치료에서 평가는 대상자에게서 얻을 수 있는 주관적인 정보와 객관적인 정보를 바탕으로 대상자의 신체적 기능을 확인하는 것이다. 대상자에 대한 관찰, 검사 그리고 신체 기능을 측정하여 대상자의 문제점을 파악하고 치료목표 및 계획을 세우는 과정을 전반적으로 포함한다. 대상자가 가지고 있는 개인적 · 직업적 그리고 사회적 장애를 파악하여 체계적으로 분석하고 문제점을 해결하기 위한 과정이라고 할 수 있다.

2) 평가의 원리

(1) 평가의 목적

측정 및 평가는 환자의 신체 기능과 건강상태를 정확하게 파악하고, 이를 바탕으로 효과적인 치료계획을 세우며 치료목표의 설정 및 재설정을 위해 필요하다. 또한 치료기간을 설정하는 데 도움이 된다. 치료중재의 효과를 증명하고 대상자의 회복과정을 설명하기 위한 것이며 재활팀의 회의 자료로 사용되고 대상자의 퇴원을 결정하기 위한 근거를 제공한다. 또한 평가를 연구의 목적으로 사용할 수 있다.

(2) 평가의 순서

① 관찰

관찰(observation)은 대상자의 심리상태나 정신상태를 알아보는 내면적 관찰과 대상자의 신체 및 외형을 관찰하는 외면적 관찰로 나눌 수 있다. 또한 손상부위를 주로 관찰하는 부분적 관찰과 손상부위뿐만 아니라 손상에 의한 전신적인 상태를 파악하는 전체 관찰이 있다. 그리고 움직임이 없는 상태에서의 관찰(앉은 자세, 서 있는 자세 등)과 움직이는 동안에 신체상태에서의 관찰(보행, 과제수행능력 등)로 구분된다.

② 검사

검사(test)는 객관적인 평가도구를 이용하여야 하며, 일반적으로 3번을 평가하여 평균값을 사용한다. 검사 시 대상자의 자세가 중요한데 이는 중력의 적용 유무와 신체의 측정자세가 검사결과에 영향을 미치기 때문이다. 손상측(affected side) 평가는 비손상측(non-affected side)과 비교하며 비손상측을 먼저 평가하고 손상측을 평가한다.

③ 기록

기록(record)은 대상자의 관찰, 측정 및 검사에서 수집한 결과물로 내용은 문자, 기호, 숫자, 그림 등으로 저장한다. 의학적 기록은 정확성, 일관성, 정직성, 객관성을 기반으로 작성되어야 하며 의사, 간호사, 물리치료사, 작업치료사, 언어치료사, 사회복지사 등의 재활팀을 위한 의사소통 도구로 사용된다. 재평가는 초기평가자와 동일한 사람이 평가해야 일관성과 객관성을 높일 수 있으며, 일반적으로 SOAP 노트와 같은 기록양식을 사용하여 기록한다.

④ 임상적 분석

임상적 분석(clinical analysis)은 치료계획을 세우고 치료의 단기목표와 장기목표를 설정하기 위해 평가결과에 대한 임상적 해석을 하는 것이다. 대상자의 신체기능 문제점뿐만 아니라 남아있는 기능을 고려하여 대상자의 현재 상태를 평가하여야 한다.

2 평가의 기록

평가를 통해 얻어진 결과를 기록하는 방법으로 임상에서 SOAP 노트를 일반적으로 사용하고 있다. SOAP 노트 형식은 대상자의 의료내용을 체계적으로 기록하는 시스템으로 4가지 영역으로 구분된다. 즉 주관적 정보(subjective information), 객관적 정보(objective information), 평가(assessment), 계획(plan)이다(그림 1.1).

1) 주관적 정보

주관적 정보(subjective information)는 주로 대상자 혹은 보호자로부터 얻은 대상자의 현재 상태에 대한 정보를 기록한다. 주관적 정보에 포함되는 항목은 다음과 같다.

(1) 주요 호소

주요 호소(chief complain)는 "지금 가장 불편한 것이 무엇입니까?"와 같은 질문을 통해 확인하며, 대상자가 병원에 방문한 가장 근본적인 원인이다. 이를 근거로 치료목표와 계획을 설정한다.

(2) 대상자의 목표

대상자의 목표(patient's goal)는 대상자가 치료를 통해 얻고자 하는 목표가 무엇인지 확인하고 적절한 목표를 정하도록 한다.

(3) 과거병력

과거병력(past history)은 대상자의 과거 치료정보와 현재 병력에 대한 정보를 기록한다.

(4) 가족력

가족력(family history)은 가족 및 친척의 유전성 질환(고혈압, 뇌졸중, 암 등)에 대한 사항을 기록한다.

(5) 사회력

사회력(social history)은 대상자의 직업과 작업환경, 가정환경, 거주상태 등을 기록한다.

(6) 기타

질병의 진행과 회복에 영향을 미칠 수 있는 주관적인 요인을 기록한다.

SOAP 노트 형식 기록지

대상자 이름 김 ○○ 날짜 2025.12.20

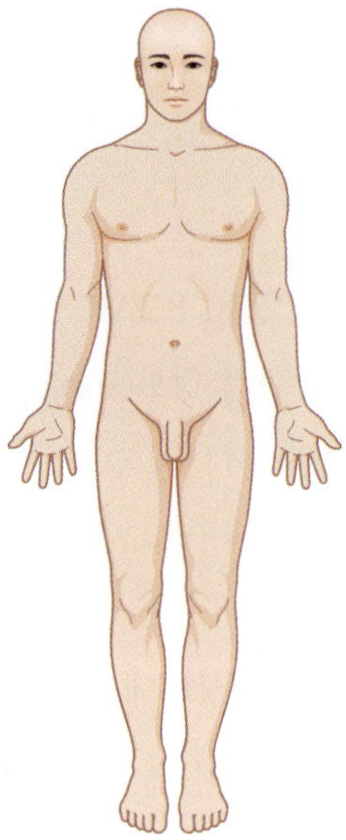

주관적 정보(S)

- 통증: 오른쪽 무릎이 아픔
- 걸음: 지팡이를 가지고 독립 이동 가능
- 가정환경: 손잡이 없는 계단이 있는 단독주택에서 혼자 거주

객관적 정보(O)

- 통증: 오른쪽 무릎통증 VAS 8
- 근력: 오른쪽 무릎 폄 Fair
- 운동범위: 오른쪽 무릎 굽힘-70°, 왼쪽 무릎 굽힘-정상범위

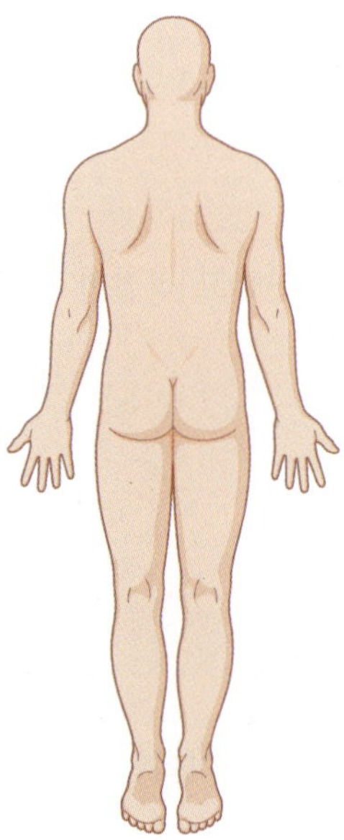

평가(A)

- 문제: 오른쪽 다리 근력 감소, 오른쪽 다리 운동범위 감소
- 단기목표: 4일 이내 오른쪽 무릎 운동범위 90°
- 장기목표: 2주 이내 집안에서 독립 이동 가능

계획(P)

물리치료실에서 하루 1회 치료. 보행보조기를 이용해 걷기훈련. 가정 운동프로그램 교육. 균형훈련

서명

그림 1.1 SOAP 노트 형식

2) 객관적 정보

객관적 정보(objective information)는 검사자에 의해 평가되는 것으로 대상자가 무엇을 할 수 있는지, 무엇을 못하는지, 움직임의 범위와 근육의 힘은 얼마나 되는지 등을 기록하는 것이다. 대상자에 대한 객관적인 평가를 위해 사용되는 평가도구는 다음과 같다.

(1) 의식상태

① 의식등급

의식등급은 아래 표와 같이 구분한다(표 1.1).

표 1.1 의식등급

등급	특징
각성(Alertness)	정상적인 의식상태로, 자발적인 움직임과 지각이 가능하며 스스로 깨어 있고 말에 즉각적으로 반응한다.
혼동(Confusion)	기본적인 반사나 지적 기능은 정상이나 사람을 식별하지 못하거나 생각하는 것이 느리고 질문이나 지시에 반응이 느리다.
졸음증(Lethargy)	얕은 수면상태와 비슷하며 소리 자극에 반응하여 의사소통은 가능하지만 동작이 느리다. 수술 후나 뇌손상 초기에 많이 나타난다.
혼미(Stupor)	의사소통이 어렵고 강한 자극(통증자극)에 반응한다. 자극이 없으면 잠에 빠져든다.
반혼수(Semi-coma)	아주 강한 자극이나 유해자극에 반응하지만 지시에 대한 행동을 하지 못하는 상태이다.
혼수(Coma)	완전한 의식의 상실로 어떠한 외부 자극에도 반응이 없고 반사만 남아 있다.

② 글라스고우 혼수척도

글라스고우 혼수척도(Glasgow coma scale)는 머리에 외상이 있는 대상자의 신경학적 평가를 정확하고 간편하게 평가하는 방법이다. 눈을 뜰 수 있는지, 지시에 따라 행동할 수 있는지, 말을 할 수 있는지의 3가지 항목으로 이루어지고 각 항목은 수치화되어 합계점수(만점: 15)로 대상자의 상태를 평가할 수 있다(표 1.2). 이는 대상자의 예후판정에 도움이 된다. 판정기준은 아래와 같다.

- 8점 이하: 심각한 머리 손상
- 9~11점: 중간 정도의 머리 손상
- 12점 이상: 가벼운 머리 손상

운동반응에서 통증자극 시 피질제거자세(decorticate posturing) 또는 대뇌제거자세(decerebrate posturing)가 나타나면(그림 1.2) 이상반응으로 피질제거자세는 3점, 대뇌제거자세는 2점으로 판정한다. 피질제거자세는 사이뇌의 손상 시 발생되고 대뇌제거자세는 중간뇌 손상 시에 나타난다. 피질제거자세는 어깨 모음, 팔꿈치 굽힘, 손목과 손가락 굽힘, 다리는 폄, 안쪽돌림 그리고 발바닥 굽힘이 나타난다. 대뇌제거자

표 1.2 글라스고우 혼수척도

항목	검사	반응	점수
눈	뜨기	스스로 눈을 뜬다(open eyes spontaneously).	4
		이름을 부를 때 눈을 뜬다(open eyes to command).	3
		통증자극에 의해 눈을 뜬다(open eyes to pain).	2
		전혀 눈을 뜨지 못한다(no response).	1
운동반응	언어명령 통증자극	명령에 잘 따른다(obey command).	6
		통증자극에 국소적인 반응을 한다(localizes pain).	5
		굽힘-통증자극에 회피반응을 한다(flexion-withdrawal).	4
		굽힘-비정상적 굽힘반응을 한다(flexion-abnormal: decorticate rigidity).	3
		폄-비정상적 폄반응을 한다(extension: decerebrate rigidity).	2
		반응이 없다(no response).	1
언어반응		적절하게 말을 하며 지남력이 있다(oriented and converse).	5
		지남력이 없고 혼돈된 말을 한다(disoriented and confused).	4
		부적절하고 혼란된 말을 한다(inappropriate words).	3
		이해하지 못하는 소리를 낸다(incomprehensible sounds).	2
		아무런 소리를 내지 못한다(no response).	1

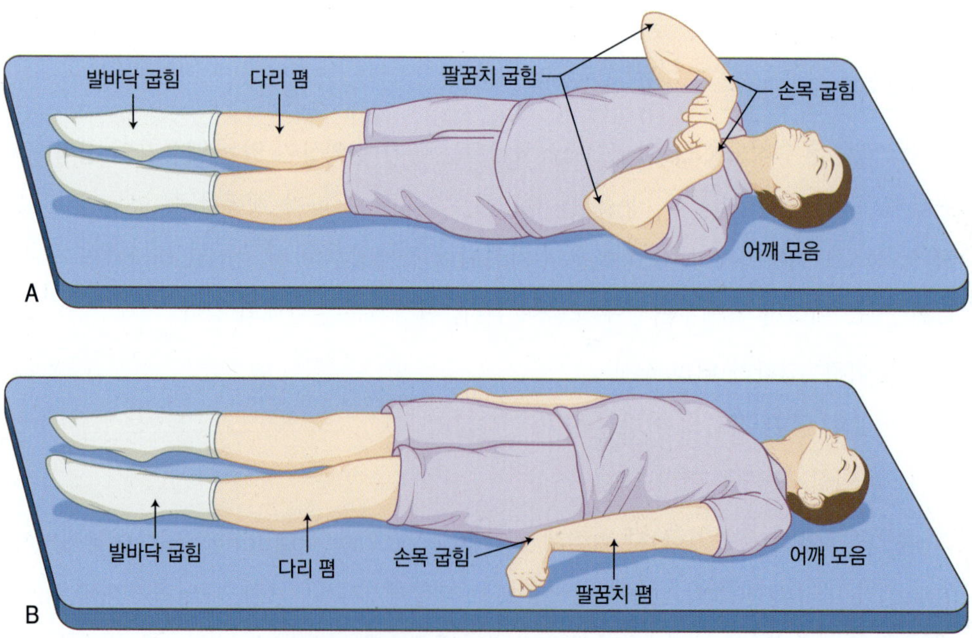

그림 1.2 A: 피질제거자세, B: 대뇌제거자세

세는 예후가 나쁘며 어깨 모음, 팔꿈치 폄 그리고 과다 엎침, 다리는 피질제거자세와 같은 증상을 보인다.

(2) 지남력

지남력(orientation)은 자신이 처해 있는 상황을 잘 인식하고 시간, 장소, 사람 등을 구별하는 능력이다. 오늘이 몇 월 며칠인지, 몇 시쯤인지, 여기가 어디인지, 집은 어디인지, 이 사람은 누구인지, 무엇을 하는 사람인지 등을 물어본다.

(3) 기억력

기억력(memory)은 이전의 경험을 의식 속에 저장해 두는 능력으로 단기기억과 장기기억으로 구분된다. 단기기억평가는 어제 무엇을 했는지, 누구를 만났는지, 어디에 있었는지 등의 최근 사건들에 대한 기억을 평가하고 장기기억평가는 고향이 어디인지, 생일이 언제인지, 졸업학교는 어디인지 등의 오래된 기억에 대한 평가이다.

(4) 감각

감각(sensory)은 신체 기관을 통해 안팎의 자극을 느끼는 것으로 시각, 청각, 후각, 미각, 촉각이 있다. 감각의 종류는 다음과 같다.

① 표재성 감각: 촉각, 통증, 온도

② 심부/고유수용성 감각: 운동감각, 위치감각, 진동감각

③ 결합성 표재감각: 입체인지감각(stereognosis), 이점식별감각(two-point discrimination)

감각의 평가등급은 정상, 손상, 상실로 나누고 있다. 정상(normal)은 정상적인 반응으로 정확하고 빠르게 반응하는 것이고 손상(impaired)은 반응이 느리거나 정확하지 않으며 감각에 이상이 있는 경우이다. 상실(absent)은 반응이 전혀 없는 경우를 말한다.

■ **통증평가**

시각통증척도(visual analogue scale, VAS): 통증을 검사하는 간단한 평가도구로 임상에서 많이 사용되고 있다. 통증에 대한 개인의 주관적인 판단에 의해 점수를 선택하는 방식이다. 0~10점의 범위를 가지고 있고, 0점은 통증이 없는 상태이며 10점은 견딜 수 없는 극심한 통증을 의미한다(그림 1.3).

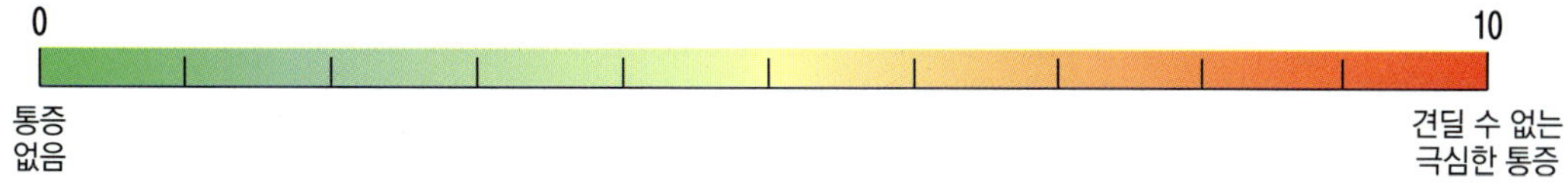

그림 1.3 시각통증척도

(5) 관절운동범위

관절운동범위(range of motion, ROM) 검사는 대상자의 부위별 관절운동범위를 측정하는 것으로 일반적으로 각도계(goniometer)를 사용하여 측정한다. 관절운동범위 측정은 능동적인 대상자의 움직임에 의한 방법과 외부의 힘(검사자)에 의해 수동적으로 수행되는 방법이 있다. 그리고 관절운동범위 평가 시 통증, 단축, 경련, 부종, 수술, 고정, 구축 등과 같은 제한 요인을 함께 기록한다.

(6) 근력

근력(strength)은 근육의 힘을 측정하는 것으로 등속성(isokinetic) 근력측정 장비를 사용할 수도 있지만 주로 맨손근력검사를 사용하여 평가한다. 맨손근력검사 등급은 아래 표와 같다(표 1.3).

표 1.3 맨손근력검사 등급

등급		특징
정상 · Normal (N)	5	중력과 최대 저항에 대항하여 완전한 운동범위 수행
우 · Good (G)	4	중력과 중등도의 저항에 대항하여 완전한 운동범위 수행
양 · Fair (F)	3	저항 없이 중력에 대항하여 완전한 운동범위 수행
가 · Poor (P)	2	중력 최소화 상태에서 완전한 운동범위 수행
불가 · Trace (T)	1	중력 최소화 상태에서 관절운동이 없으며, 촉지나 시진을 통한 근수축(연축) 확인 가능
영 · Zero (Z)	0	중력 최소화 상태에서 관절운동이 없으며, 촉지나 시진을 통한 근수축이 없음

(7) 근긴장도

근긴장도(muscle tone)는 비정상적인 근긴장상태를 평가하는 것으로 수동적으로 근육을 늘릴 때(stretch) 근육에서 느껴지는 저항감을 나타내는 것이다. 최근 수정된 애쉬워드 척도(modified Ashworth scale, MAS)가 강직의 정도를 측정하는 일반적인 방법으로 사용되고 있다(표 1.4).

표 1.4 수정된 애쉬워드 척도

등급	특징
Grade 0 (G0)	관절을 수동 운동시킬 때 근긴장도의 증가가 없는 상태
Grade 1 (G1)	관절의 굽힘과 폄 시 관절운동범위 끝범위에서 느껴지는 아주 약한 저항
Grade 1+ (G1+)	관절의 굽힘과 폄 시 관절운동범위 1/2 이하에서부터 느껴지는 저항
Grade 2 (G2)	대부분의 관절운동범위에서 느껴지는 확실한 저항, 하지만 수동적 관절운동은 가능
Grade 3 (G3)	근긴장도 증가로 인해 수동적 관절운동은 어려운 상태, 하지만 조금의 움직임은 가능
Grade 4 (G4)	근긴장도 증가로 인해 완전히 움직임이 없는 상태

(8) 균형

균형평가(balance test)는 자세를 유지하는 동안 균형을 유지하는 정적균형 평가와 한 자세에서 다른 자세로 움직이는 동안 균형을 유지하는 동적균형 평가로 구분된다. 균형평가는 롬버그 검사, 버그 균형검사, 기능적 팔 뻗기 검사, 일어나 걷기 검사 등과 같은 방법으로 평가할 수 있다.

① 롬버그 검사

롬버그 검사(Romberg test)는 대상자가 선 자세에서 양발을 모으고 눈을 뜬 상태와 눈을 감은 상태에서 30초 동안 자세를 유지한다(그림 1.4). 눈을 감은 상태에서 대상자의 몸이 흔들리거나 넘어지면 감각성 실조를 의미하며 눈을 떴을 때나 감았을 때 모두 몸이 흔들리거나 넘어지면 소뇌성 실조를 의미한다.

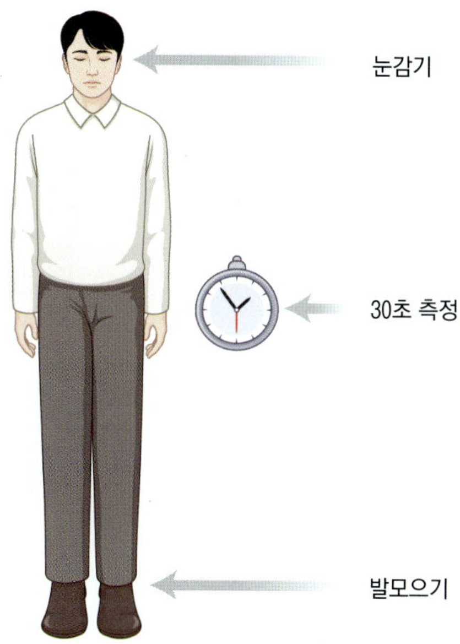

그림 1.4 롬버그 검사

② 버그 균형검사

버그 균형검사(Berg balance scale, BBS)는 정적, 동적 균형을 측정하며 14개 항목으로 전혀 수행할 수 없을 때 0점, 독립적으로 수행할 때 4점을 부여하여 총 56점이 만점이다(표 1.5).

- 40~56점: 독립보행 가능, 균형 문제없음
- 20~40점: 지팡이, 목발, 검사자 등의 도움으로 독립보행 가능
- 20점 이하: 대부분 휠체어 이동, 보행 불가능

표 1.5 버그 균형검사 평가항목

평가항목	평가내용	점수
앉기 균형	도움 없이 앉기	0~4
서기 균형	도움 없이 서기	0~4
	눈감고 서기	0~4
	발을 모으고 서기	0~4
	한 발로 서기	0~4
	뒤를 보기 위해 돌기	0~4
	바닥에서 물건을 집기	0~4
	발을 일자로 해서 서기	0~4
	팔을 쭉 뻗어 앞으로 닿기	0~4
동적 균형	앉아서 일어서기	0~4
	일어서서 앉기	0~4
	이동하기	0~4
	360° 돌기	0~4
	낮은 의자에 오르기	0~4
총점		0~56

③ 기능적 팔 뻗기 검사

기능적 팔 뻗기 검사(functional reach test)는 선 자세에서 앞으로 손을 뻗는 동안 넘어지지 않고 내밀 수 있는 최대한의 거리를 측정한다(그림 1.5). 이때 손가락을 펴거나 주먹을 쥔 상태로 측정할 수 있고 재평가 시에 동일한 방법으로 측정한다. 나이에 따른 기능적 팔 뻗기 검사의 평균 거리는 표 1.6과 같다.

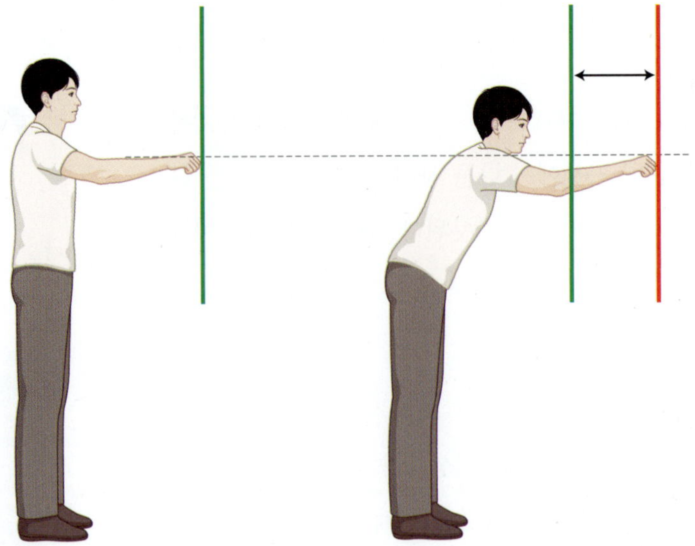

그림 1.5 기능적 팔 뻗기 검사

표 1.6 나이에 따른 기능적 팔 뻗기 검사(평균 거리)

나이(세)	남자	여자
20~40	42.49cm	37.64cm
41~69	38.05cm	35.07cm
70~87	33.42cm	26.59cm

Duncan et al., 1990. Functional reach: A new clinical measure of balance.

④ 일어나 걷기 검사

일어나 걷기 검사(timed up to go test, TUG)는 동적 균형을 검사하는 것으로 의자에 앉은 자세에서 시작하여 일어나서 걸어서 3m 앞의 표식점을 돌아 다시 의자에 앉는 시간을 측정한다(그림 1.6). 시간이 짧을수록 동적 균형능력이 좋은 것이다. 나이에 따른 일어나 걷기 검사의 평균 시간은 표 1.7과 같다.

(9) 기능평가

기능평가(functional assessment)는 개인의 기능수준을 평가하는 것으로 기능수준에 따라 단기, 장기 치료목표를 설정하는 것이 목적이다.

① 기능수준

- 독립적(independent): 대상자가 적당한 시간 안에 외부 도움 없이 혼자서 모든 기능을 수행할 수 있다.
- 감독(supervision): 신체접촉이나 도움을 필요로 하지 않으나 외부의 감독과 관찰이 필요하다.
- 최소 보조(minimum assistance): 약 20% 도움을 통해 과제 및 기능 수행이 가능하다.
- 중등도 보조(moderate assistance): 약 50% 도움을 통해 과제 및 기능 수행이 가능하다.
- 최대 보조(maximum assistance): 100% 도움을 통해 과제 및 기능 수행이 가능하다.

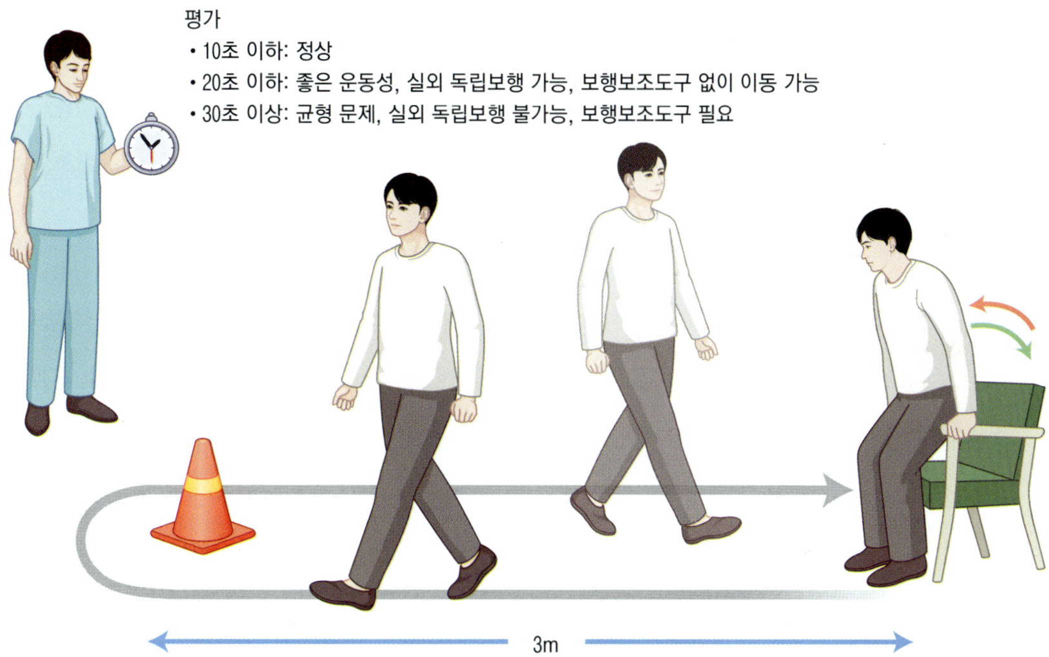

그림 1.6 일어나 걷기 검사

표 1.7 나이에 따른 일어나 걷기 검사(평균 시간)

나이(세)	20~29	30~39	40~49	50~59	60~69	70~79
시간(초)	5.31 ± 0.25	5.39 ± 0.23	6.24 ± 0.67	6.44 ± 0.17	7.24 ± 0.17	8.54 ± 0.17

Isles et al., 2004. Normal values of balance tests in women aged 20~80.

② 기능평가 항목

- 구르기(rolling)
- 누운 상태에서 앉기(supine to sit)
- 앉은 상태에서 일어나기(sit to stand)
- 앉기 자세 유지하기(sitting)
- 서기 자세 유지하기(standing)
- 이동하기(transfer)
- 걷기(walking)

③ 평가도구

- **수정된 바델 지수**

수정된 바델 지수(modified Barthel index)는 장애인의 보행 및 일상생활동작을 종합적으로 판단하기 위해 1965년 Mahoney F. Barthel 박사에 의해 마련된 바델 지수를 근거로 하여, 1989년 Granger 박사에 의해 총점과 척도가 다소 변경된 것이다(표 1.8). 수정된 바델 지수는 뇌병변 장애유형 판별 전용

도구는 아니나, 현재 우리나라에서는 뇌병변 장애에만 적용하고 있다.

평가항목은 개인위생, 목욕하기, 식사하기, 용변처리, 계단 오르기, 옷 입기, 대변조절, 소변조절, 보행, 의자차, 의자/침대이동이며 총점은 100점이다. 수정된 바델 지수는 최소의존, 경도의존, 중등도의존, 매우의존, 완전의존의 5점 척도로 평가한다(표 1.9).

표 1.8 한글판 수정된 바델 지수 점수체계

항목	과제를 수행할 수 없는 경우	최대의 도움이 필요한 경우	중등도의 도움이 필요한 경우	최소의 도움이나 감시가 필요한 경우	완전히 독립적인 경우
개인위생	0	1	3	4	5
목욕하기	0	1	3	4	5
식사하기	0	2	5	8	10
용변처리	0	2	5	8	10
계단 오르기	0	2	5	8	10
옷 입기	0	2	5	8	10
대변조절	0	2	5	8	10
소변조절	0	2	5	8	10
보행	0	3	8	12	15
의자차*	0	1	3	4	5
의자/침대이동	0	3	8	12	15
범위	0	←	───	→	100

*걸을 수 없고 의자차를 사용할 때만 평가함

표 1.9 수정된 바델 지수 점수에 따른 의존도

분류	점수	의존도	주당 도움이 필요한 시간
1	0~24	완전의존(total)	27
2	25~49	매우의존(severe)	23.5
3	50~74	중등도의존(moderate)	20
4	75~90	경도의존(mild)	13
5	91~99	최소의존(minimal)	10 이하

▪ 기능적 독립 측정

기능적 독립 측정(functional independence measure, FIM)은 대상자의 장애 정도와 재활치료의 결과를 기록하기 위한 도구로 자기관리, 대소변 조절, 가동성, 옮겨 앉기, 이동하기, 의사소통, 사회적 인지 등의 18개 항목으로 구성되어 있다. 독립 혹은 의존도 단계를 7점 척도로 나누고 도움이 필요 없는(6~7점) 경우와 도움이 필요한(1~5점) 경우로 분류한다(표 1.10).

표 1.10 기능적 독립 측정(FIM)

수준 (Levels)	7. 완전독립: 과제의 모든 과정을 보조기 혹은 보조도구 없이 적정시간 내에 완전하게 수행한다. 6. 부분독립: 보조기구가 필요하거나 평소 시간보다 오래 걸리거나 위험요소에 대한 안전장치나 대책이 필요하다.	도움 필요 없음 (No helper)
	5. 지도감독: 신체적인 접촉 없이 옆에서 지켜보며 격려해 준다. 또는 보조도구나 보조기가 필요하다. 4. 단순보조: 신체접촉의 신체적 도움이 필요하며 과제의 75%를 수행한다. 3. 중간보조: 신체접촉의 신체적 도움이 필요하며 과제의 50~75%를 수행한다. 2. 최대보조: 과제의 25~50% 미만을 수행한다. 1. 완전의존: 과제의 25% 미만을 수행한다.	도움 필요함 (Helper)
평가항목	**항목**	**입원**
자기관리 (self care)	1. 먹기 2. 꾸미기 3. 목욕하기 4. 상의입기 5. 하의입기 6. 화장실 이용하기	
대소변 조절 (sphincter control)	7. 소변가리기 8. 대변가리기	
가동성(mobility): 옮겨 앉기(transfer)	9. 침대, 의자, 휠체어로 옮겨 앉기 10. 변기로 옮겨 앉기 11. 욕조, 샤워기로 옮겨 앉기	
이동하기 (locomotion)	12. 걷기/휠체어 이동하기 13. 계단 오르내리기	
의사소통 (communication)	14. 이해하기 15. 표현하기	
사회적 인지 (social cognition)	16. 사회적 상호작용하기 17. 문제해결하기 18. 기억하기	
총점	126	/126

(10) 척수손상에 대한 운동 및 감각평가

척수손상은 손상부위에 따라 크게 팔다리마비(quadriplegia)와 하반신마비(paraplegia)로 구분한다. 팔다리마비는 호흡근 등을 포함한 팔다리와 몸통의 완전마비를 말하며 주로 목뼈 손상 시 나타난다. 하반신마비는 몸통과 하반신의 전체 혹은 부분적 완전마비를 말하며 주로 등, 허리뼈 손상 시 나타난다.

척수손상의 정도에 따라 완전손상(complete injury)과 불완전손상(incomplete injury)으로 구분하며 완전손상은 감각과 운동기능을 완전히 소실하는 것이고 불완전손상은 감각과 운동기능이 일부 잔존하는 경우를 말한다(표 1.11).

표 1.11 ASIA 척도 평가 단계

등급	손상 분류	손상부위 아래 운동과 감각기능 여부
A	완전손상	손상부위 아래 운동 및 감각기능 소실
B	불완전손상(감각만 유지)	손상부위 아래 감각은 남아 있으나 운동기능은 소실
C	불완전손상(기능적 운동 못함)	손상부위 아래 감각이 남아 있고 운동기능이 일부 남아 있으나 근력이 3/5 미만(Fair 미만)
D	불완전손상(기능적 운동 가능)	손상부위 아래 감각이 남아 있고 운동기능의 근력이 3/5 이상(Fair 이상) 남아 있음
E	정상	운동과 감각기능이 정상

척수손상의 정도를 나타내는 척도로서 미국척수손상협회에서 제안한 ASIA (American spinal injury association) 척도는 임상에서 많이 사용되고 있다. 척수손상 대상자의 운동과 감각수준을 주로 평가한다(그림 1.7).

3) 평가

주관적 정보와 객관적 정보를 통하여 얻어진 결과와 의사의 진단 및 의견 등을 바탕으로 대상자의 문제점을 정리하고 치료목표를 설정한다. 치료의 우선순위를 정하여 단기, 장기 치료목표를 세운다.

(1) 단기목표

현재 대상자의 주요 호소에 중점을 두고 일반적으로 일주일 안에 해결할 수 있는 신체적 변화를 기술한다. 장기목표를 이루기 위해 단기적으로 변화시키고자 하는 신체적 상태를 기술한다. 단기목표에서는 주요 호소를 개선하는 것에 대한 언급이 반드시 있어야 한다. 장기목표보다 좀 더 구체적으로 작성하여야 하며 단기목표가 달성되면 새로운 단기목표를 다시 수립해야 한다.

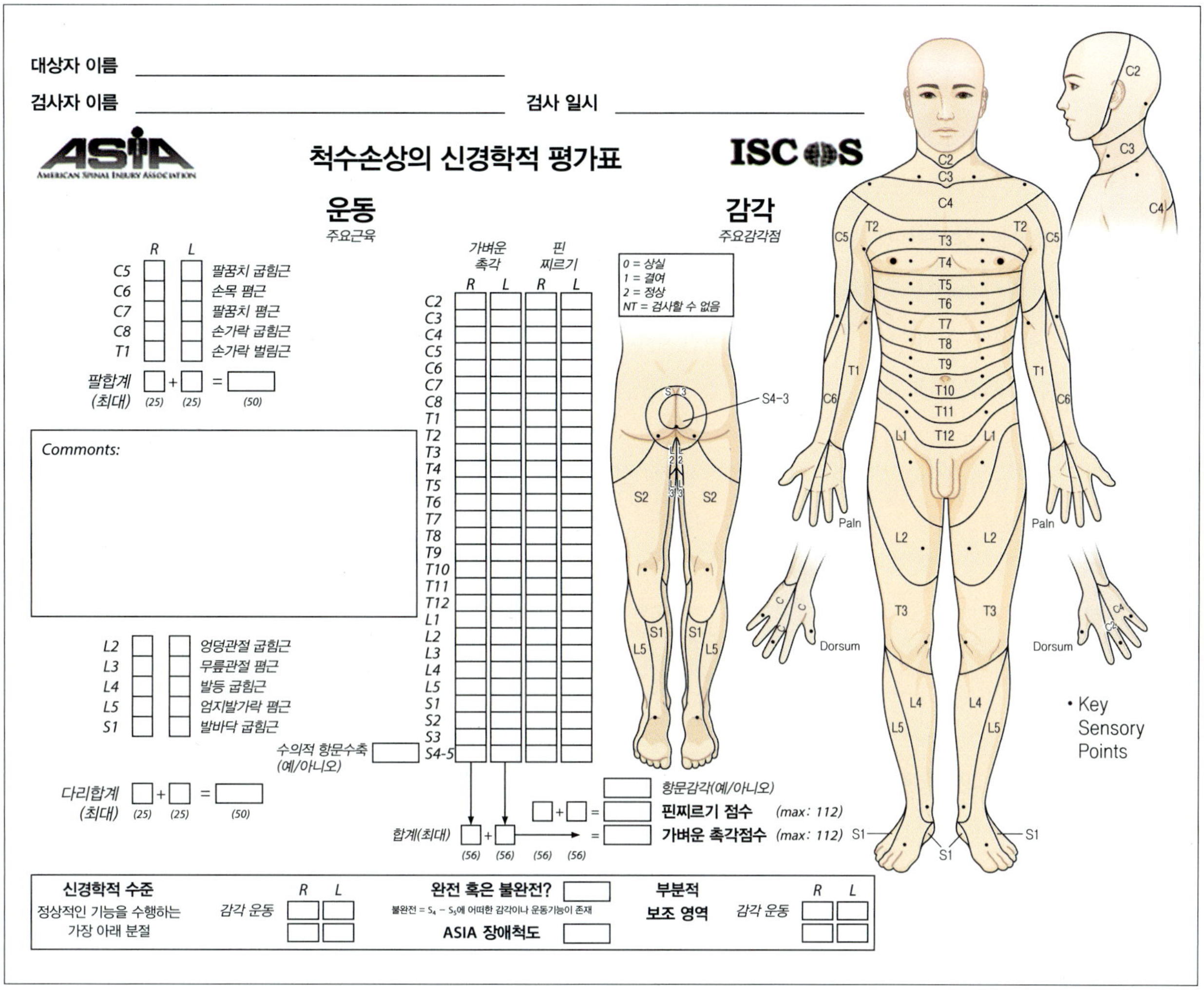

그림 1.7 ASIA 척수손상 척도

(2) 장기목표

대상자의 움직임을 기능적으로 할 수 있도록 하는 것으로 일반적으로 한 달 안에 획득할 수 있는 기능을 기술한다. 대상자의 문제점을 고려하여 장기적으로 획득이 가능한 일상생활동작에 대한 내용을 정한다. 대상자가 원하는 장기적 목표를 파악한 후 대상자와 함께 장기목표를 정하는 것이 이상적이다.

4) 계획

계획(plan)은 주관적 정보와 객관적 정보를 종합하여 평가한 내용을 기반으로 치료계획을 세우는 것이다. 구체적인 치료중재를 설정하고 치료방법, 치료기간, 치료횟수 등을 기록한다. 그리고 대상자 및 보호자 교육, 재평가계획 등도 포함한다.

5) ICF에 근거한 평가 및 치료계획

치료계획은 국제기능장애건강분류(international classification of functioning, disability and health, ICF)의 개념을 고려하여 대상자의 손상(impairment), 활동(activity), 참여(participation)에 대한 모든 내용이 계획에 포함되도록 한다. ICF란 건강과 건강관련 상태를 표현하기 위해 2001년에 세계보건기구(WHO)가 개발한 국제기능장애건강분류 체계이며 건강과 관련된 광범위한 정보를 분류하고 이를 토대로 보건관련전문가와 각 국가 간의 의사소통에 공통언어를 제공하는 것이 목적이다. 알파벳과 숫자를 이용하여 개인의 건강상태를 체계적으로 분류하고 개인의 신체적 손상뿐만 아니라 대상자의 활동과 사회참여에 주목하고 있다. ICF의 구성요소는 크게 신체기능과 구조, 활동, 참여로 구성되어 있고 여기에 여러 가지 변수(건강상태, 환경요인, 개인요인)가 관여하는 구조이다(그림 1.8).

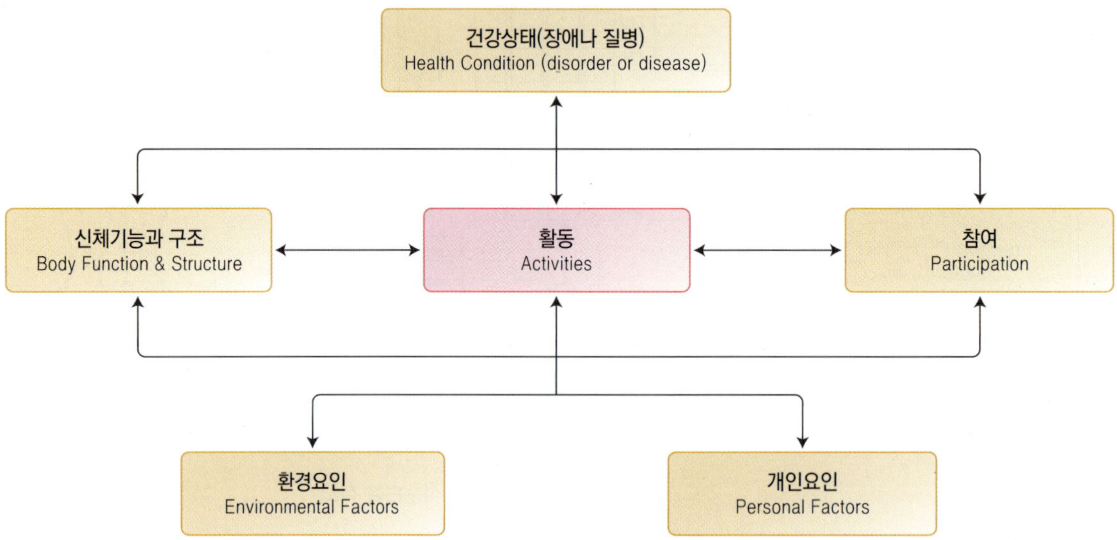

그림 1.8 ICF 구성요소 사이의 상호작용

ICF의 구성요소는 각 코드의 첫 글자로 표시한다.

- b – 신체기능
- s – 신체구조
- d – 활동과 참여(경우에 따라 활동은 'a', 참여는 'p')
- e – 환경요인

첫 글자 b, s, d, e 뒤에는 해당 장의 숫자(한 자리)가 오고, 다음에는 2단계(두 자리) 및 3단계와 4단계(각 한 자리)의 숫자 코드가 붙는다. 예를 들면, 신체기능 분류에서는 다음과 같은 코드가 있다.

- b2 감각기능과 통증(1단계 항목)
- b210 시각기능(2단계 항목)

- b2102 시각의 질(3단계 항목)
- b21022 대비민감도 (4단계 항목)

사용자의 필요에 따라 각 단계에서 해당되는 수의 코드를 사용할 수 있다. 개인의 상황을 설명하기 위해 각 단계에서 한 개 이상의 코드가 적용될 수 있다. 이는 독립적이거나 서로 관련이 있을 수 있다. ICF에서 개인의 건강상태는 분류의 각 구성요소에서 해당 영역에 걸쳐 코드의 배열로 부여될 수 있다. 적용 가능한 최대 코드의 수는 각 장에 해당하는 1단계는 34개(신체기능 8개, 신체구조 8개, 수행 9개, 능력 9개의 코드), 2단계는 362개이다. 3단계와 4단계에서는 최대 1,424개의 코드가 적용 가능하고, 이들이 모두 합쳐져 분류 전체가 구성된다. ICF를 실생활에 적용할 경우에는 2단계(세 자릿수)가 적절하고 사례를 정확하게 설명하기 위해서 3개에서 18개의 코드가 적절하다. 일반적으로 보다 상세한 네 번째 단계는 전문가 서비스용(예: 재활 결과, 노인병학 또는 정신건강)으로 사용되는 반면, 2단계 분류는 설문조사와 건강상태 평가를 위해 사용된다.

ICF 개념을 고려한 평가와 치료목표 및 치료계획은 아래 사례와 같은 내용으로 구성한다(표 1.12).

표 1.12 ICF 개념을 근거로 평가와 치료목표 및 치료계획 사례

대상자 정보	• 이름: ○○○, 남(56세) • 병력: 5년 전 뇌경색으로 오른쪽 편마비와 실어증 발생, 입원치료 후 퇴원함 • 대상자 상태: 누워서 앉기 독립 가능, 앉아서 일어서기는 가능하나 불안정함. 독립보행 불가능함 • 가정환경: 2층 주택에서 아내와 거주함	
평가	신체기능/구조손상	통증감각기능 중등도의 손상(25~49%), 여러 관절운동기능 중등도의 손상(25~49%), 한 관절의 안정성 기능(어깨관절 아탈구) 중등도의 손상(25~49%), 다리지지기능 중등도의 손상(25~49%), 보행기능 중등도의 손상(25~49%)
	활동 및 참여 제한	말하기 영역 매우 어려움(50~95%), 앉기와 기립자세 유지 매우 어려움(50~95%), 손동작, 손과 팔의 이용 매우 어려움(50~95%), 단거리 보행, 장거리 보행 매우 어려움(50~95%)
	환경 및 개인요인	계단이 있는 2층 주택으로 이동영역(d4)에 경도의 방해요인(−1), 가족이 이동과 자기관리를 도와줌으로 이동과 자기관리영역(d5)에 경도의 방해요인(−1), 자산 정도가 병원치료에 중등도의 촉진요인(+2)
치료목표	신체기능/구조손상	통증감각(b280) 완화, 다리지지기능(b7603) 강화, 보행기능(b770) 개선
	활동 및 참여 제한	앉기(기립자세로 변화)(b4103) 개선, 기립자세유지(d4154) 개선, 단거리 보행(d4500) 개선
	환경 및 개인요인	개인 실내외 이동제품, 기술(e1201) 개선, 직계가족 지원과 관계(e310) 개선
치료계획	신체기능/구조손상	관절운동범위 증가운동, 근력강화운동, 통증감소를 위한 전기 및 열치료, 보행기능 개선 훈련 등
	활동 및 참여 제한	균형능력 증진 훈련, 과제지향적 훈련, 개인활동 및 일상생활동작 훈련
	환경 및 개인요인	사회 참여 기회 제공, 대상자 및 보호자 교육

연습문제

1. 다음 중 뇌손상 환자의 의식수준을 평가하는 척도로 적절한 것은?

① 글라스고우 혼수척도(Glasgow coma scale)

② 롬버그 검사(Romberg test)

③ 수정된 애쉬워드 척도(modified Ashworth scale)

④ 일어나 걷기 검사(timed up to go test)

⑤ 수정된 바델 지수(modified Barthel index)

[정답]

①

[해설]

글라스고우 혼수척도는 의식수준 평가를 위해 사용되는 척도로 자극에 대하여 눈뜨기, 말하기, 운동하기 반응으로 나누어 평가한다. 롬버그 검사와 일어나 걷기 검사는 균형능력 평가척도, 수정된 애쉬워드 척도는 근긴장도 평가척도, 수정된 바델 지수는 일상생활동작 평가척도이다.

2. SOAP 평가기록 방법 중 주관적 정보에 해당하는 것은?

① 치료계획

② 단기목표

③ 관절운동범위

④ 과거병력

⑤ 의식수준

[정답]

④

[해설]

SOAP의 주관적 정보는 환자로부터 얻는 환자의 현상태와 관련된 정보로 주요 호소, 환자의 목표, 과거병력, 가족력, 사회력 등이 포함된다.

참고문헌

대한물리치료사협회(2013). 물리치료 임상실습지침서. 범문에듀케이션.

문성기 외(2014). 측정 및 평가. 대한나래출판사.

보건복지부(2016). 국제 기능 · 장애 · 건강 분류. 한글번역본 제2차 개정판. WHO.

일상생활활동교재편찬위원회(2017). 일상생활활동 3판. 현문사.

최원제 외(2013). 측정 및 평가. 범문에듀케이션.

최재청 외(2015). 측정 및 평가. 현문사.

Duncan PW, Weiner DK, Chandler J, et al. (1990). Functional reach: A new clinical measure of balance. Journal of Gerontology. 45(6):192-197.

Isles RC, Choy NL, Steer M. (2004). Normal values of balance tests in women aged 20-80. Journal of American Geriatric Society. 52(8): 1367-1372.

Magee DJ. (2014). Orthopedic physical assessment 6th. F.A Davis

O'Sullivan SB & Schmitz TJ. (1994). Physical rehabilitation assessment and treatment 3rd. Elsevier.

PART 2

관절운동범위 검사

2

관절운동범위 검사 및 측정도구

학습목표

- 관절운동범위의 정의를 설명할 수 있다.
- 관절운동범위 측정의 목적과 원칙을 설명할 수 있다.
- 관절운동범위를 측정하기 위한 다양한 평가도구를 활용할 수 있다.
- 관절운동범위 측정 시 고려사항을 이해할 수 있다.

1 관절운동범위 검사 개요

1) 관절운동범위 정의

관절운동범위(range of motion, ROM)는 근육이나 외부의 힘에 의해 관절을 움직일 수 있는 최대한의 운동범위로, 어느 한 관절에서 일어나는 움직임을 원의 각도로 측정한 값으로 정의할 수 있다. 즉 관절운동범위 측정은 팔다리 및 몸통 각각의 관절이 움직일 때 형성되는 각도에 대하여 측정하는 것이다. 또한 관절에 대하여 각도측정뿐만 아니라 관절과 연계된 근육과 물렁조직(soft tissue)에 대한 평가이기도 하므로 관절운동범위 측정과 근력검사는 서로 연관성이 높다. 이러한 검사는 능동적 · 수동적 검사로부터 받은 정보를 평가하여 치료계획을 세우게 된다.

2) 관절움직임

인간은 기능적 활동을 수행하기 위해 관절마다 다양한 운동범위에서 움직인다. 이러한 움직임은 면과 축에서 뼈 몸통이 움직이는 뼈운동학(osteokinematics)적 움직임과 관절내부에서 일어나는 관절운동학(arthrokinematics)적 움직임이 정상적일 때 가능하다. 또한 정상적인 움직임을 만들기 위해서는 의식상태, 인지능력, 신경계의 완전성, 근력, 감각 등도 정상이어야 한다. 하지만 이와 같은 요소 중 하나라도 손상이 생기면 관절의 운동성이 제한되거나 과하게 된다. 다양한 원인으로 발생된 신경계, 근육계, 관절계의 손상은 다양한 임상적 증상들이 나타나는데, 공통적인 증상으로 비정상적 관절운동범위가 나타나게 된다.

3) 수동관절운동범위 측정

수동관절운동범위(passive ROM, PROM)는 근육의 능동적 수축 없이 생리적 · 해부학적 장벽 사이에 일어나는 관절운동으로 중력, 기계장치 또는 검사자에 의해 제공되는 외부의 힘으로 일어나는 관절운동범위를 말한다. 이는 비수축성 조직인 인대, 관절주머니, 윤활주머니 등이 관여되어 관절운동범위가 정해지므로 비수축성 조직의 문제를 평가할 때 사용된다(그림 2.1). 일반적으로 능동관절운동범위 끝에서 추가적으로 증가하는 수동관절운동범위는 관절주위의 근육과 물렁조직이 이완되어 크기가 감소하기 때문에 수동관절운동범위는 능동관절운동범위보다 크다. 관절운동범위 측정 시 일반적으로 측정하는 방법이며, 측정관절 주위의 수축성 조직과 물렁조직 손상으로 발생되는 통증성 움직임 제한을 최소화하여 실제 측정관절의 운동범위를 알 수 있고, 측정 시 대상작용을 방지할 수 있다. 또한 운동범위 끝지점에서 끝느낌 정보도 제공하기 때문에 어떤 조직의 이상으로 관절운동범위가 제한 또는 과하게 나타나는지에 대한 정보를 제공한다. 수동관절운동범위 측정은 무엇보다 대상자의 이완이 중요하기 때문에 특별한 경우가 아니면 선 자세나 앉은 자세보다 누운 자세로 측정하는 것이 좋다.

4) 능동관절운동범위 측정

능동관절운동범위(active ROM, AROM)는 관절을 가로지르는 근육의 능동적 수축으로, 움직임이 일어나고 생리적 장벽 사이에서 일어나는 관절의 운동범위이다. 능동관절운동범위는 수축성 조직인 근육, 힘줄 등이 관여되어 관절운동범위가 정해지므로 수축성 조직의 문제를 평가할 때 사용된다(그림 2.1). 이와 같은 이유로 능동으로 관절운동범위를 측정하면 근육조절능력, 통증위치나 정도, 근력, 대상자의 의지 등을 평가할 수 있기 때문에 저운동성(hypomobility)과 과운동성(hypermobility)에 대한 원인을 알 수 있는 정보를 제공하여 관절운동범위를 제한시키는 원인에 대한 치료계획을 세울 수 있게 된다.

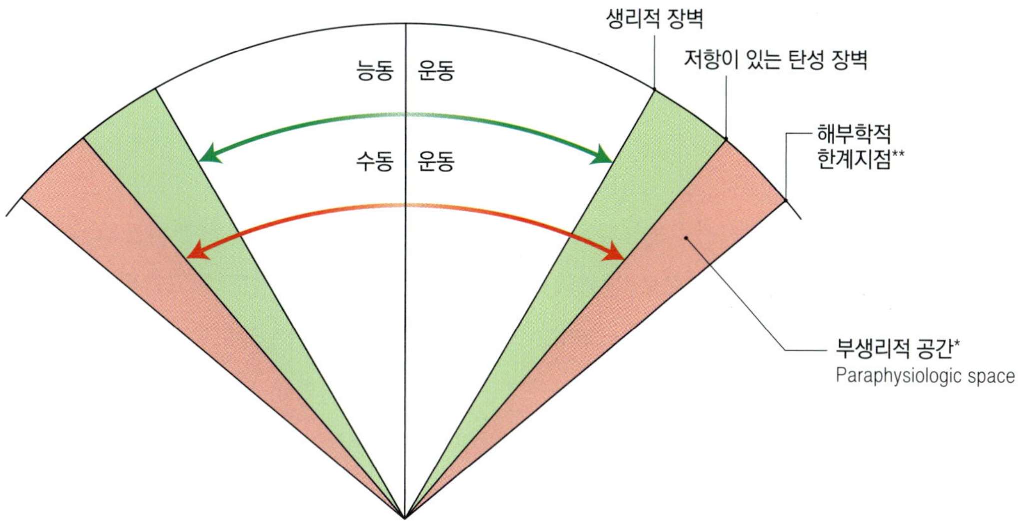

그림 2.1 능동, 수동관절운동범위의 생리적 범위

*저항이 있는 탄성 장벽을 넘어 생리적 한계를 벗어난 범위이지만 해부학적 한계점은 벗어나지 않은 공간

**삠, 수술, 불완전탈구, 탈구

2 관절운동범위 측정의 목적

관절운동범위 측정은 팔다리, 몸통의 각 관절을 검사자가 수동적으로 관절운동범위 내에서 움직여 발생된 운동범위의 측정을 의미한다. 관절운동범위가 정상에 비해 저운동성 또는 과운동성을 나타내는 비정상 관절의 양적평가를 하기 위해 측정한다. 비정상적 관절운동범위가 나타나는 원인은 신경계, 근육계, 관절계 등 다양하지만 수동, 능동, 저항관절운동범위의 측정으로 어느 계통이 원인인지 정보를 제공하기도 한다. 관절운동은 신경계, 근육계, 관절계 등이 서로 유기적으로 상호작용하여 일어나기 때문에 관절운동범위 측정은 임상에서 근육뼈대계 질환이나 신경계 질환의 정도를 평가하기 위한 필수적인 평가항목이다. 관절운동범위 측정의 목적은 다음과 같다.

- 근력검사의 보조수단으로 사용할 수 있다.
- 측정된 정보를 근거로 장 · 단기 목표를 세울 수 있다.
- 대상자에게 관절운동범위를 인지시켜 치료에 적극적으로 참여할 수 있는 동기를 제공한다.
- 치료를 위한 관절의 초기상태를 객관적으로 정량화하여 정확하게 파악한 후 기록할 수 있다.
- 치료 중 반복측정을 통해 치료프로그램의 효율성을 파악하고 치료계획의 수립 및 변경을 할 수 있다.
- 치료에 참여하는 전문가 간 의사소통과 법적으로 치료기록에 대한 자료로 사용될 수 있다.

3 관절운동범위 측정도구

1) 각도계

각도계(goniometer)는 관절운동범위를 측정할 때 가장 보편적으로 사용되는 도구이다. 재질은 플라스틱이나 금속으로 제작되며 일반적으로 신체의 모든 관절을 측정할 수 있도록 고안된 일반각도계(universal goniometer)를 임상에서 많이 사용한다. 그리고 작은 관절을 측정할 수 있도록 고안된 것도 있다(그림 2.2A). 각도계의 형태는 원형(full circle goniometer, 그림 2.2B)과 반원형(half circle goniometer, 그림 2.2C)이 있고 몸통은 각도를 측정할 수 있는 눈금이 있다. 원형 각도계는 0~360°까지 눈금이 있고, 반원형은 0~180°까지 눈금이 있다. 최근에는 측정된 각도를 자동으로 알려주는 디지털 각도계도 개발되었다(그림 2.2D). 이처럼 다양

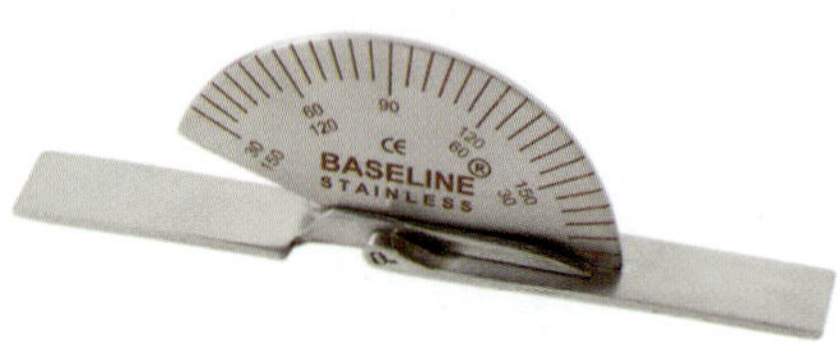

A: 손가락 각도계

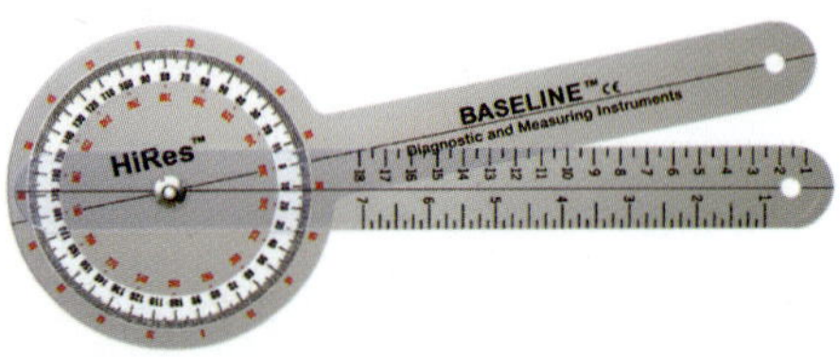

B: 원형 각도계

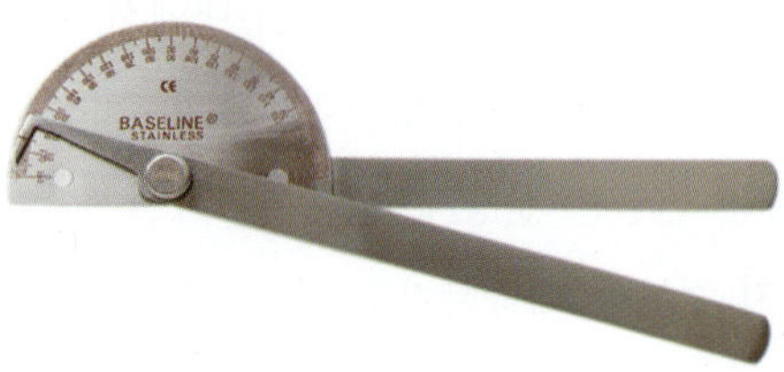

C: 반원형 각도계

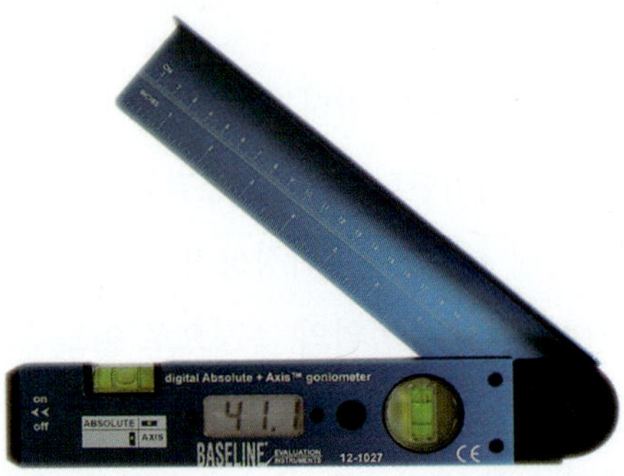

D: 디지털 각도계

그림 2.2 각도계의 종류

한 종류의 각도계가 있지만, 구성은 관절각도를 지시하는 운동팔(moving arm), 눈금이 표시된 각도기가 있는 고정팔(stationary arm), 두 팔을 연결하는 축(axis)으로 동일하다(그림 2.3).

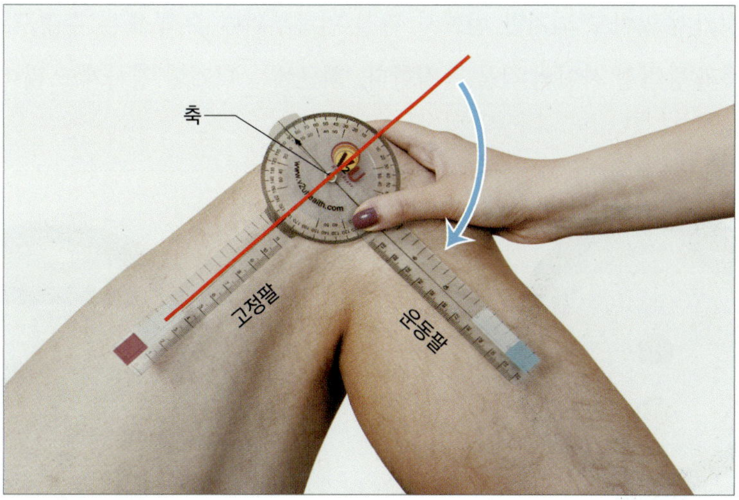

그림 2.3 각도계 팔의 배치와 적용

2) 전자 각도계

전자 각도계(electrical goniometer)는 동적인 관절운동범위를 측정하기 위해 고안된 장비이다(그림 2.4). 전자 각도계의 장점은 2차원 측정이 가능하여 폄/굽힘, 노쪽/자쪽 편위를 동시에 측정할 수 있으며, 측정된 값은 무선으로 기록이 된다. 그리고 물리치료 중재의 효과를 확인하기 위해 중재 전/후의 관절운동범위 측정 시 운동팔과 고정팔, 축의 이동이 없기 때문에 보다 정확한 데이터를 제공한다. 하지만 측정장비의 구입비용이 많이 들어 임상 현장보다 대학이나 연구소에서 연구목적으로 많이 이용된다.

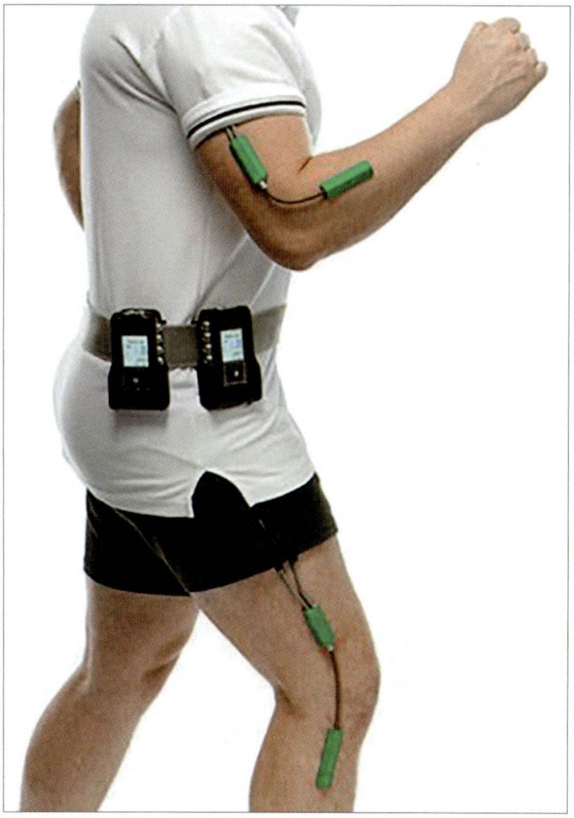

그림 2.4 전자 각도계

3) 경사계

경사계(inclinometer)는 각도계로 측정하기 어려운 관절을 측정하기 위해 개발된 도구인데(그림 2.5) 주로 목뼈, 등뼈, 허리뼈의 관절운동범위를 측정할 때 사용된다. 경사계를 이용한 측정방법은 관절움직임이 일어나는 중심축에 위치시키지 않아도 되지만 반드시 관절 먼쪽부위에 수직 또는 수평으로 고정시키거나 부착시켜 먼쪽부위의 세로축과 중력선 사이의 각을 측정한다. 최근에는 디지털 경사계도 많이 사용된다(그림 2.6).

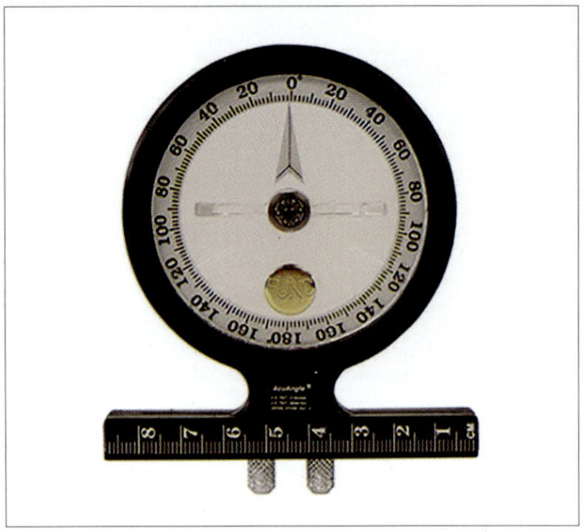

그림 2.5 경사계

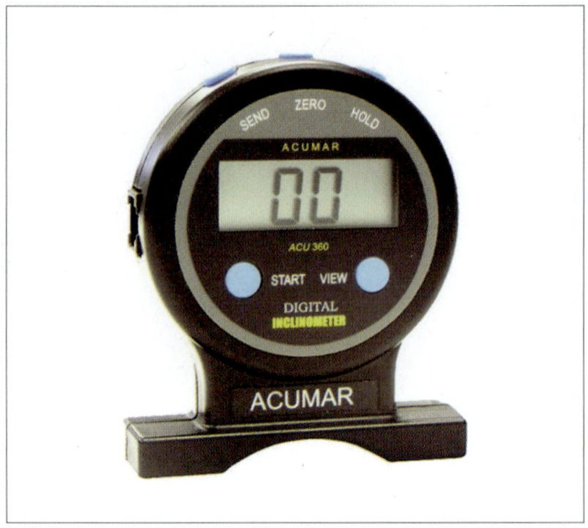

그림 2.6 디지털 경사계

4) 줄자

줄자(tapeline)를 이용한 관절운동범위 측정은 측정하고자 하는 관절의 해부학적 특정 지점 간의 거리를 측정하는 방법이다. 각도계와는 달리 결과가 센티미터(cm)로 표시되며, 주로 척추의 관절운동범위를 측정할 때 사용되지만 팔다리에도 활용될 수 있다. 등뼈의 경우, 등뼈 1번과 12번 가시돌기 사이의 거리 차이를 굽힘 및 폄

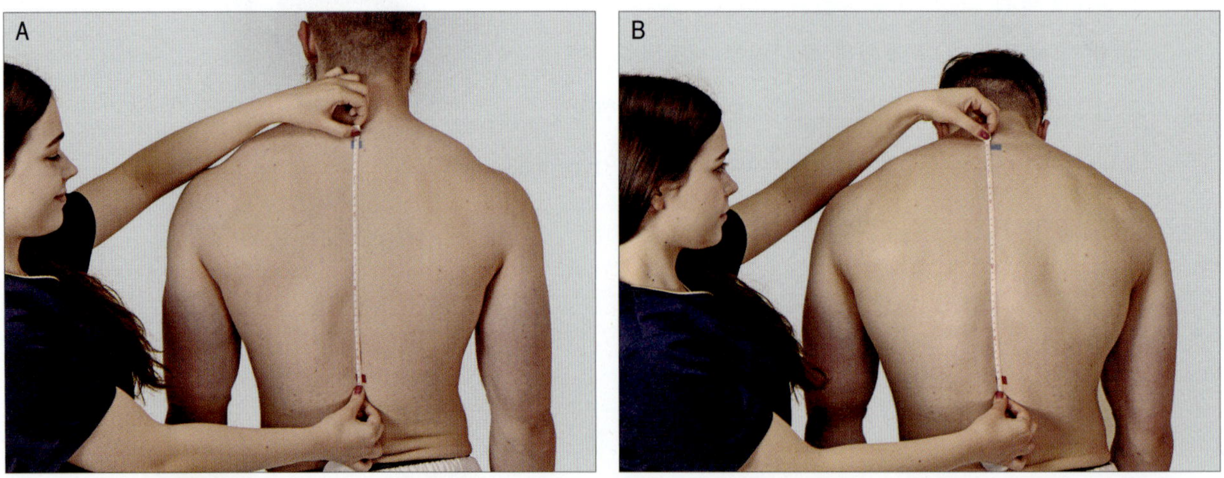

그림 2.7 T1~ T12 가시돌기 사이 거리를 줄자로 등뼈 굽힘 관절운동범위 측정. A: 시작자세, B: 끝자세

동작 전후로 측정하여 관절운동범위를 측정한다(그림 2.7). 최근 임상에서는 척추 관절운동범위 측정 시 줄자보다는 경사계를 많이 이용하는 추세이다.

5) 방사선 사진

방사선 사진(radiograph)을 이용한 검사는 앞서 언급한 검사에 비해 가장 정확한 정보를 제공한다. 하지만 자주 검사할 경우, 방사선 피폭의 우려가 있고 방사선 촬영장소로 이동해야 하는 불편함과 검사비용이 발생하며 결과를 확인하는 데 시간이 많이 걸리는 제한점이 있어 척추측만증 대상자의 뼈대계 수술을 위해 콥 각도(Cobb angle)를 측정할 때와 같이 정확한 정보가 필요하지 않으면 보통 각도계나 경사계를 많이 이용한다(그림 2.8).

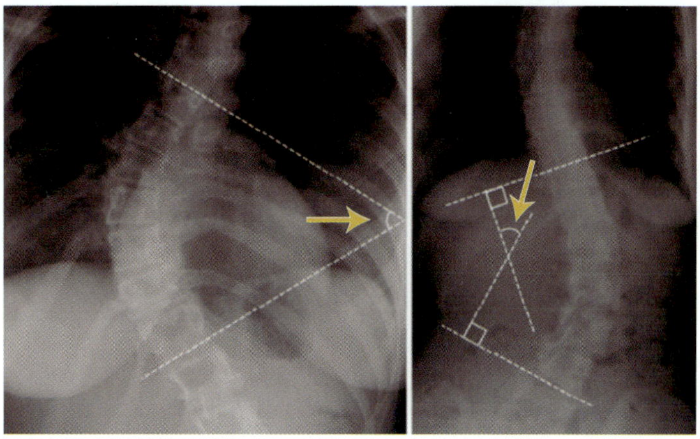

그림 2.8 Cobb 각도 측정을 위한 방사선 사진

6) 스마트폰 경사계

스마트폰 경사계(smartphone inclinometer)는 스마트폰의 자이로스코프 기능을 이용한 응용프로그램이다(그림 2.9). 최근에 출시되는 스마트폰은 자이로스코프 기능을 갖추고 있어 다양한 경사측정 기능을 수행할 수 있다. 스마트폰 경사계는 임상에서 관절운동범위를 측정하는 데 있어 사용의 간편성과 낮은 비용으로 검사자가 쉽게 관절운동범위를 측정할 수 있다. 측정방법은 각도계와 유사하며 사용 편리성이 뛰어나다(그림 2.10). 또한 여러 연구에서 스마트폰 경사계와 각도계가 비슷한 신뢰도를 나타낸다고 보고되고 있어 임상현장에서 많이 사용될 것으로 예상된다.

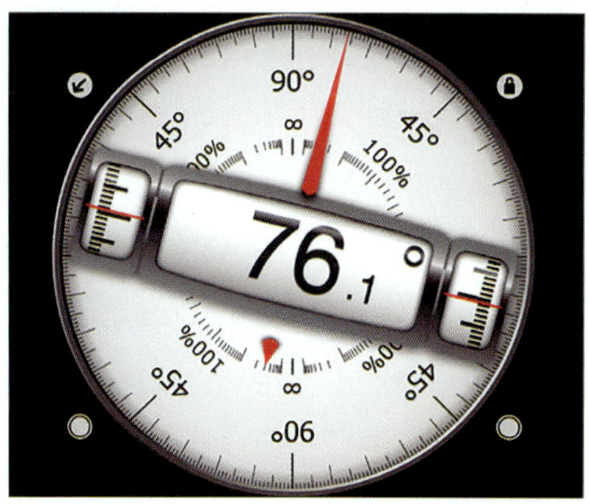

그림 2.9 스마트폰 경사계 앱화면

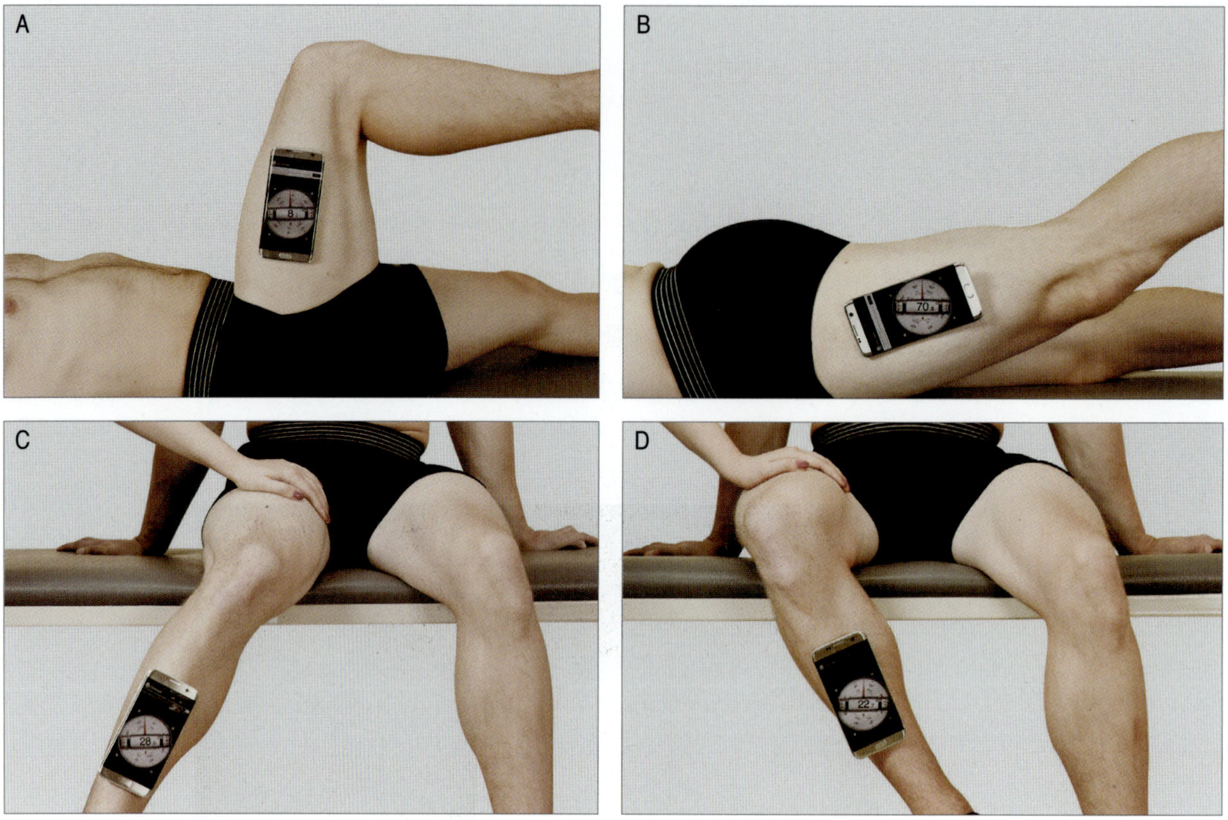

그림 2.10 스마트폰을 이용한 관절운동범위 측정. A: 엉덩관절 굽힘, B: 엉덩관절 폄, C: 엉덩관절 안쪽돌림, D: 엉덩관절 바깥돌림

4 관절운동범위 측정 원칙

1) 관절운동범위 측정 기록방법

(1) 0~180° 방식(해부학적 방법)

해부학적 자세 방식 또는 중립 0 방식(neutral zero method)이라고도 하며(그림 2.11), 가장 일반적으로 사용되는 방법이다. 해부학적 자세를 취했을 때 각도는 0°가 되며 관절운동범위 측정 시 각도가 증가하는 방식이다. 예를 들어, 어깨관절 벌림의 관절운동범위를 측정할 때 해부학적 자세 0°에서 시작하여 어깨관절을 벌림하면서 각도가 증가되고 관절운동범위 끝지점의 각도를 기록하는 방식이다.

(2) 180~0° 방식(반원 방법)

해부학적 자세가 180°가 되며 관절운동범위 측정 시 각도가 감소하는 방식이다. 따라서 관절운동범위가 증가함에 따라 측정 기록각도는 작아진다. 해부학적 방법에서 반대로 적용시키면 된다.

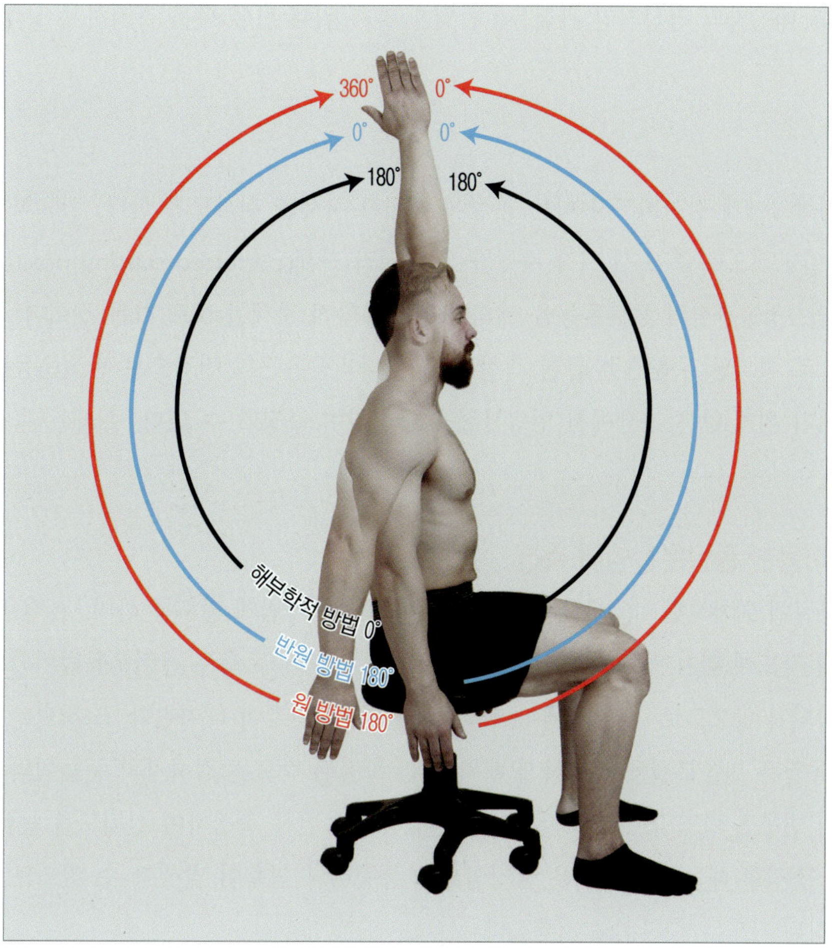

그림 2.11 관절운동범위 기록방법

(3) 360° 방식(원 방법)

360° 방식은 관절운동을 시상면을 기준으로 360°의 전원(full circle)으로 기록하는 방법이며, 해부학적 자세가 180°가 되는 방식이다. 하지만 동작에 따라 기록방법이 다르다. 어깨관절의 경우에는 굽힘과 벌림을 측정할 때 180°에서 시작하여 0°로 진행하면서 각도가 감소하는 방식으로 기록하고, 폄과 모음에서는 180°에서 시작하여 360°로 진행하면서 각도가 증가하는 방식으로 기록한다. 굽힘과 벌림은 측정된 각도로 이해할 수 있지만, 폄과 모음의 경우에는 측정각도가 비현실적으로 높아 잘 사용되지 않는다.

2) 관절운동범위 측정 원리

관절운동범위 측정 시 대상작용을 방지하기 위해 대상자에게 동작을 충분히 설명하여 협조를 구하는 것이 좋다. 일반적으로 수동관절운동범위 측정이 원칙이지만, 저운동성이나 과운동성의 원인 인자를 알아내기 위해 능동관절운동범위도 측정하여 양쪽의 결과를 비교해야 한다. 비교한 결과를 바탕으로 제한의 원인이 근육이면 근육의 약화, 단축, 구축 등을 추가적으로 기록할 수 있다. 통증이 원인이면 통증의 정도를 '+', '++'로 기록

한다. 그리고 대상자의 정상적인 관절운동범위를 알기 위해 정상 쪽을 측정하여 상대적인 관절운동범위를 기록해야 한다.

(1) 측정 자세

검사자는 대상자에게 검사하고자 하는 관절에 적절한 자세를 취하도록 한다. 필요하면 검사자가 시범을 보이도록 한다. 일반적으로 측정 시 시작 자세를 우선 시작 자세(preferred starting position)라고 하며, 이는 어깨관절, 아래팔, 엉덩관절의 돌림운동을 제외하고 해부학적 자세를 0°로 하는 것이다. 누운 자세에서 측정하는 것을 원칙으로 하지만 무릎관절 굽힘 측정 시 넓적다리곧은근의 긴장으로 관절운동범위에 영향을 미칠 경우 긴장을 없애기 위해 앉은 자세에서 엉덩관절을 굽힘하여 측정할 수 있다. 이때는 측정 자세를 기록하는 것이 좋다.

(2) 각도계를 이용한 관절운동범위 측정

각도계를 관절에 위치시킬 때, 대상자의 관절의 바깥쪽에 가볍게 닿도록 하며, 관절운동을 방해하거나 과도한 압력을 가해 각도계 위치가 변하지 않도록 주의한다. 각도계의 축은 관절운동범위의 끝지점이 되기 전까지는 정확히 결정되지 않으므로, 끝지점에서 뼈의 돌출부위에 맞추어 배치한다. 고정팔은 몸쪽분절의 세로축과 평행하게, 운동팔은 먼쪽분절에 평행하게 배치한다. 측정된 각도는 검사자의 눈높이와 동일한 위치에서 확인해야 측정값의 변동을 방지할 수 있으며, 동일한 검사자가 반복 측정하여 신뢰도를 높이는 것이 중요하다. 관절운동범위를 측정할 때는 갑작스러운 움직임으로 통증이나 연축이 발생할 수 있으므로 천천히 진행하는 것이 좋으며, 측정된 각도는 5° 단위로 기록한다.

3) 관절운동범위 측정 시 고려사항

- 관절운동범위 측정 시에는 측정 각도에 영향을 줄 수 있는 요인을 기록하는 것이 좋다.
- 신뢰도를 높이기 위해 측정 시 착용한 옷의 불편함, 측정 시간, 자세 등을 일관되게 유지해야 한다.
- 일반적으로 여성의 관절운동범위가 남성보다 크고, 마른 체형이 비만 체형보다 더 큰 경향이 있다. 또한, 20~30대는 근육이 발달해 있어 관절운동범위가 약간 감소할 수 있으며, 60대 이후에는 관절 주위 조직의 노화로 인해 운동범위가 감소하므로 이를 정상 표준각도와 비교해야 한다. 한쪽 관절에만 문제가 있는 경우에는 정상 쪽과 비교하고, 양쪽 모두에 문제가 발생한 경우 표준각도와 비교한다.
- 질병, 외상, 관절 변형 등은 관절운동범위를 감소시키는 요인이므로 측정 시 고려해야 한다.
- 관절운동범위 측정 시 두 관절 이상을 지나는 근육의 길이도 중요한 요소이다. 한 관절만 지나는 근육과 달리, 두 개 이상의 관절을 지나는 근육은 모든 관절에서 동시에 길이 변화가 발생해 움직임이 제한되며, 이로 인해 근육의 불충분(insufficiency)이 생긴다. 따라서 측정하려는 관절 외에도 인접한 관절의 위치가 측정값에 영향을 미칠 수 있으므로, 검사자는 정확한 측정 자세를 숙지하고 평가해야 한다.

TIP 불충분의 종류

두 개 이상의 관절을 지나는 다관절 근육은 근육의 길이가 짧아짐 혹은 길어짐에 따라 노력 여부와 상관없이 기능적 약화가 일어날 수 있다. 브룬스트롬(Brunnstrom)은 이러한 기능적 약화를 능동불충분(active insufficiency)과 수동불충분(passive insufficiency)으로 분류하였다.

■ **능동불충분**

능동불충분(active insufficiency)은 다관절 근육이 동작을 능동적으로 수행할 때 발생하는 현상으로, 근육이 지나가는 모든 관절이 동시에 움직이면서 근육의 길이가 짧아지는 상황에서 발생한다. 근육의 이는곳과 닿는곳이 가까워져 근육이 느슨한 상태(slack)가 되면 근육의 장력이 감소하게 된다. 예를 들어, 다관절 근육인 위팔두갈래근의 경우에는 팔꿈치를 굽히면서 아래팔을 뒤침하고 동시에 어깨관절을 굽힘하면 두 관절에서 모두 수축하게 되어 능동불충분이 발생한다. 이로 인해 근육의 수축력이 약해지고, 완전한 관절운동범위를 수행하기 어렵게 된다.

■ **수동불충분**

수동불충분(passive insufficiency)은 특정 동작의 대항근이 둘 또는 그 이상의 관절에서 동시에 과다뻗침되어 작용근의 완전한 운동범위와 근력을 허용하지 않아 목적된 동작이 일어나지 않는 상태를 의미한다. 예를 들어, 팔꿈치관절 폄과 아래팔 엎침을 하면서 어깨관절을 폄하면, 위팔두갈래근은 두 관절 모두에서 뻗침이 일어나 근육의 길이가 최대로 길어지면서 목적된 동작을 제한하게 된다.

연습문제

1. 수축성 조직의 문제를 평가하기 위한 관절운동범위 측정방법으로 옳은 것은?

① 해부학적 끝지점에서 측정
② 수동관절운동범위 측정
③ 능동관절운동범위 측정
④ 끝느낌 정보를 알기 위해 측정
⑤ 통증지점에서 관절운동범위 측정

[정답]

③

[해설]

능동관절운동범위는 수축성 조직인 근육, 힘줄 등이 관여되어 관절운동범위가 정해지므로 수축성 조직의 문제를 평가할 때 사용된다. 해부학적 끝지점과 끝느낌은 수동관절운동범위 측정 시 알 수 있는 정보이며 비수축성 조직이상을 알기 위한 목적으로 수동관절운동범위 측정을 한다.

2. 관절운동범위 측정 시 고려사항으로 옳은 것은?

① 각도계 축은 운동관절 뼈의 돌출부위에 배치시킨다.
② 양쪽 관절 모두 문제가 있을 경우 운동범위가 많은 쪽을 기준으로 한다.
③ 반원방법으로 측정 시 관절운동범위가 증가하면 측정 기록각도는 커지게 기록한다.
④ 각도계가 움직이지 않게 특히 각도계 축은 신체에 최대한 압박시켜 각도계를 접촉시킨다.
⑤ 관절운동범위는 순수한 관절의 움직임을 측정하는 것이기 때문에 근육의 긴장도는 고려대상이 아니다.

[정답]

①

[해설]

양쪽 관절 모두 문제가 있을 경우에는 정상 표준각도와 비교해야 하고, 반원방법으로 측정 시 관절운동범위가 증가하면 측정 기록각도는 작아지게 기록하며, 각도계 축을 신체에 최대한 압박시켜 각도계를 접촉하면 통증이 발생하거나 관절운동을 방해할 수가 있으며, 근육의 긴장도가 관절운동범위에 영향을 미치기 때문에 고려해야 한다.

3

척추의 관절운동범위 측정

학습목표

- 척추의 관절운동범위 검사를 이해하고 설명할 수 있다.
- 척추의 관절운동범위에 대한 측정방법을 이해하고 적용할 수 있다.
- 척추의 관절운동범위 검사에 대한 주의사항을 이해할 수 있다.

1 목

1) 목 굽힘 Cervical flexion

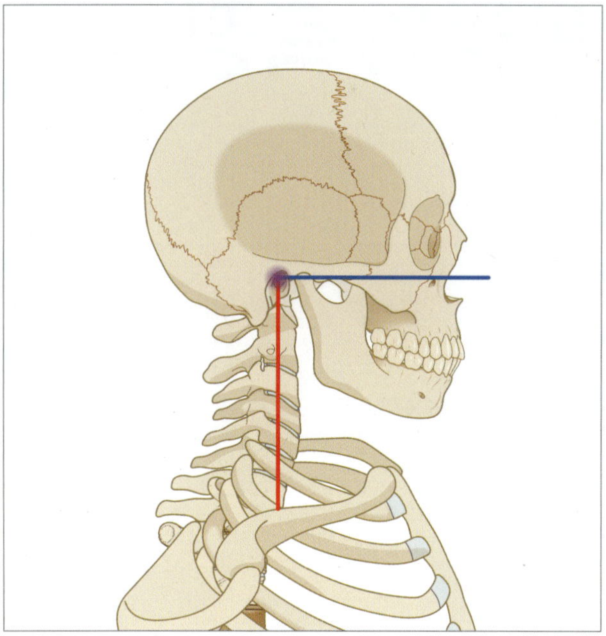

그림 3.1 목 굽힘을 위한 축, 고정팔과 운동팔의 위치

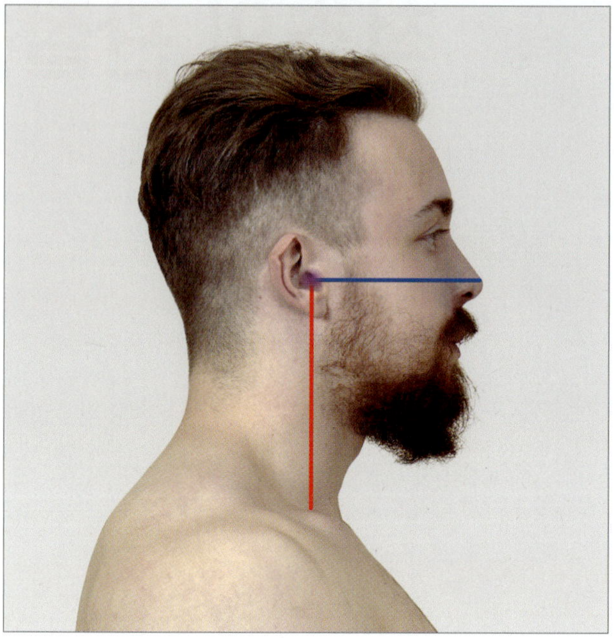

그림 3.2 촉지를 위한 표면해부학

기본 정보

평가자세	선 자세 혹은 앉은 자세	축	외이도 혹은 꼭지돌기
운동범위	40 ~ 60°	고정팔	바닥에서 수직선 방향
끝느낌	단단하다.	운동팔	코끝과 평행

촉지를 위한 지침

- 축, 고정팔, 운동팔 모두 눈으로 쉽게 확인할 수 있다.
- 또는 꼭지돌기(mastoid process)를 축으로 사용할 수도 있는데, 귓불 바로 아래에서 쉽게 큰 융기를 만질 수 있다.

측정하기

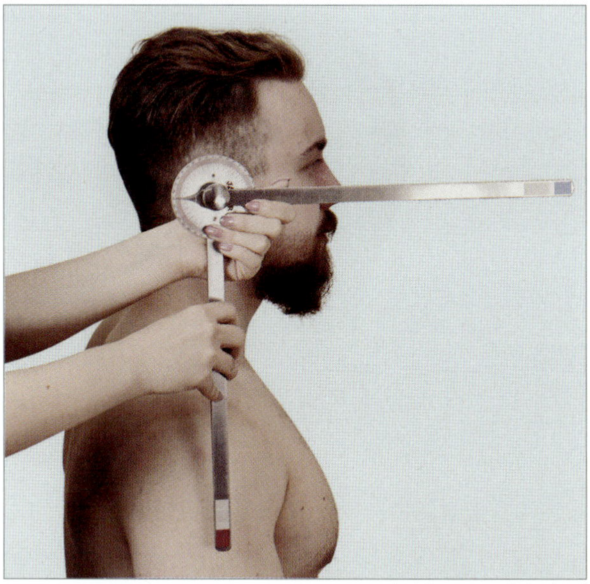

시작 자세

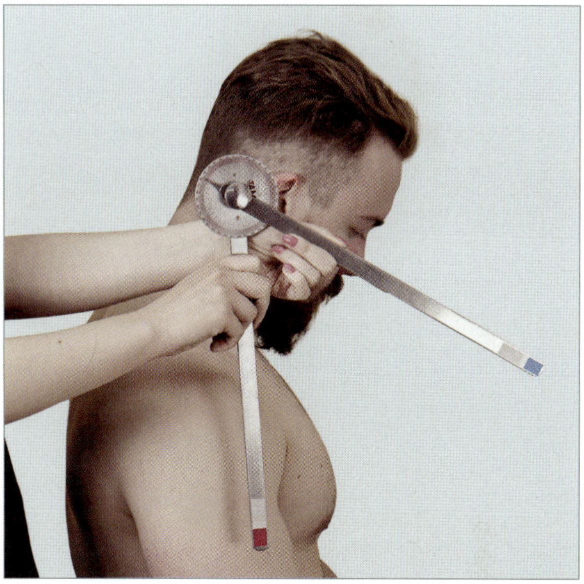

끝 자세

각도계 정렬

1. 각도계의 중심축을 외이도에 맞춘다.
2. 각도계의 고정팔을 지면에 수직이 되도록 맞춘다.
3. 각도계의 운동팔을 코끝과 평행하게 맞춘다.
4. 목이 굽혀지고 난 후 운동팔을 코끝과 나란하게 맞추어 각도를 측정한다.

주의사항

- 등이 움직이지 않도록 한다. 등이 굽힘되면 머리내밈자세를 취하게 되어 올바른 평가가 이루어지지 않는다.
- 각도계는 관절운동범위 시작지점에서 90°를 가리킨다. 하지만 이것은 0°로 바뀌어 기록되어야 한다. 끝지점에서 135°의 경우 45°로 기록되어야 한다.

2) 목 폄 Cervical extension

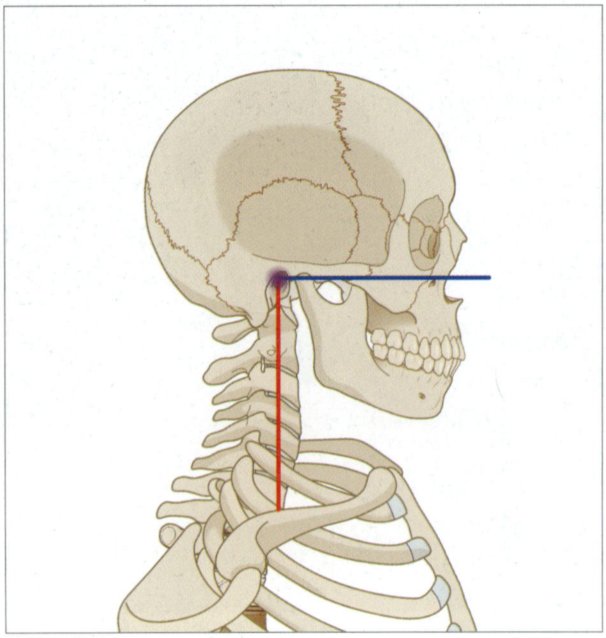

그림 3.3 목 폄을 위한 축, 고정팔과 운동팔의 위치

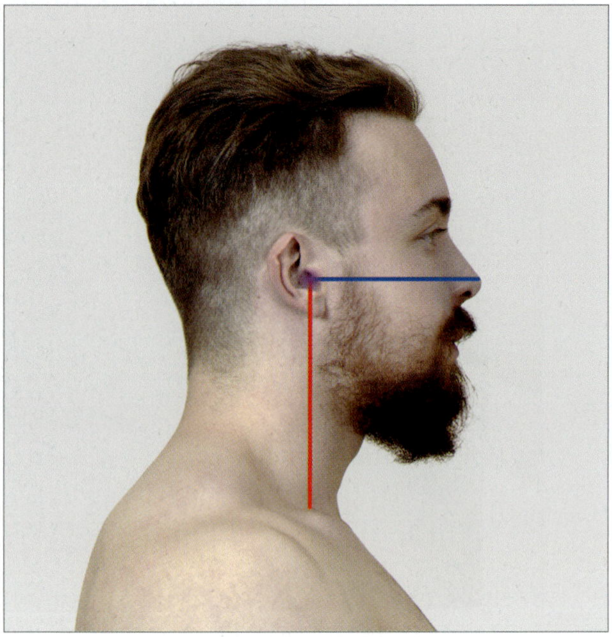

그림 3.4 촉지를 위한 표면해부학

기본 정보

평가자세	선 자세 혹은 앉은 자세	축	외이도 혹은 꼭지돌기
운동범위	50 ~ 70°	고정팔	바닥에서 수직선 방향
끝느낌	단단하다.	운동팔	코끝과 평행

촉지를 위한 지침

- 축, 고정팔, 운동팔 모두 눈으로 쉽게 확인할 수 있다.
- 또는 꼭지돌기(mastoid process)를 축으로 사용할 수도 있는데, 귓불 바로 아래에서 쉽게 큰 융기를 만질 수 있다.

측정하기

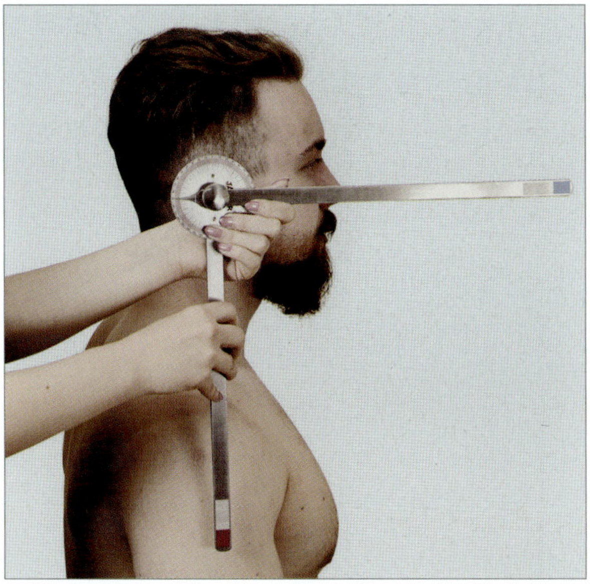

시작 자세

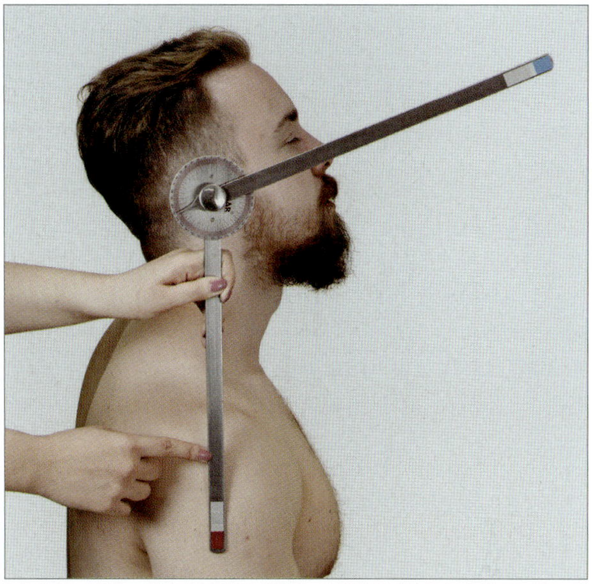

끝 자세

각도계 정렬

1. 각도계의 중심축을 외이도에 맞춘다.
2. 각도계의 고정팔을 지면에 수직이 되도록 맞춘다.
3. 각도계의 운동팔을 코끝과 평행하게 맞춘다.
4. 목을 펴고 난 후 운동팔을 코끝과 나란하게 맞추어 각도를 측정한다.

주의사항

- 몸통 폄을 방지한다.
- 각도계는 관절운동범위 시작지점에서 90°를 가리킨다. 하지만 이것은 0°로 바뀌어 기록되어야 한다. 끝지점에서 130° 역시 40°로 기록되어야 한다.

3) 목 가쪽굽힘 Cervical lateral flexion

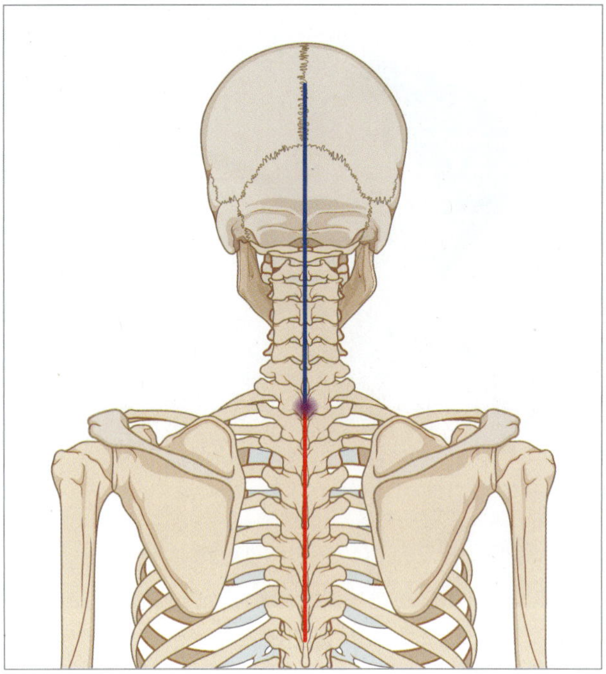

그림 3.5 목 가쪽 굽힘을 위한 축, 고정팔과 운동팔의 위치

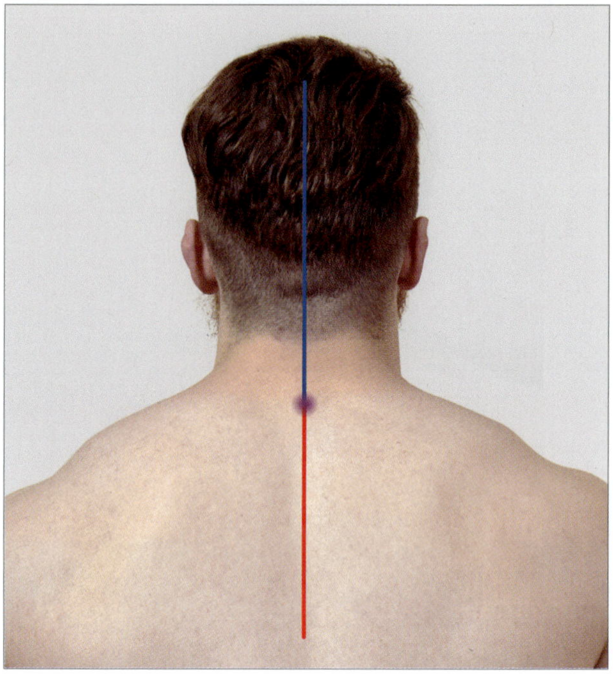

그림 3.6 촉지를 위한 표면해부학

기본 정보

평가자세	선 자세 혹은 앉은 자세	축	C7의 가시돌기
운동범위	20 ~ 45°	고정팔	등뼈의 가시돌기에 맞춰 지면과 수직 방향이 되도록 한다.
끝느낌	단단하다.	운동팔	뒤통수뼈 융기의 중앙

촉지를 위한 지침

- 축, 고정팔, 운동팔 모두 눈으로 쉽게 확인할 수 있다.
- C7은 머리를 앞으로 숙였을 때 가장 두드러지게 나온 부분이다. 간혹 대상자에 따라 T1이 가장 두드러지게 나타나 헷갈릴 수도 있는데, 이때는 머리를 좌우로 돌림시켜 움직임이 많은 쪽을 C7으로 확인하면 된다. T1은 갈비뼈와 접촉하고 있어 돌림이 제한된다.
- 목뼈나 등뼈의 가시돌기는 목을 앞으로 약간 숙이면 쉽게 촉지할 수 있다.

측정하기

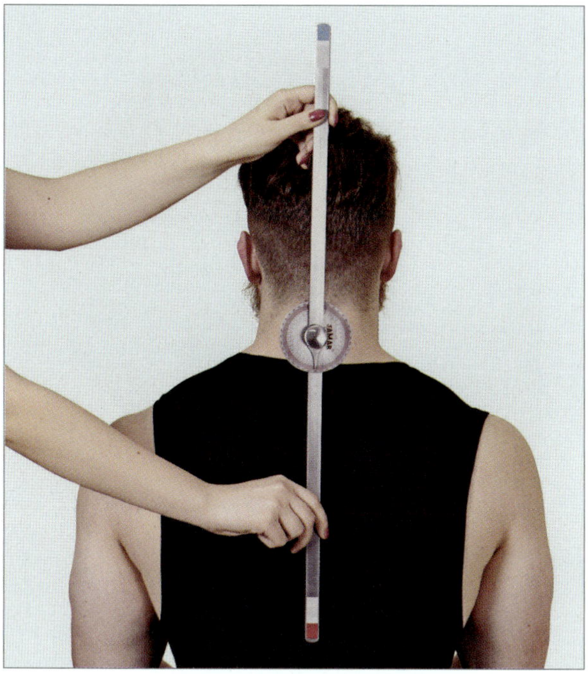

시작 자세

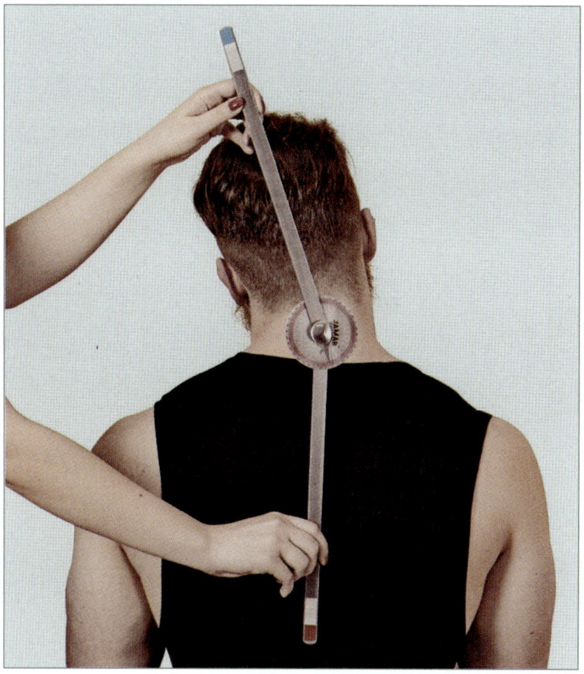

끝 자세

각도계 정렬

1. 각도계의 중심축을 C7에 맞춘다.
2. 각도계의 고정팔을 등뼈의 가시돌기에 고정하여 지면에 수직이 되도록 맞춘다.
3. 각도계의 운동팔을 뒤통수뼈 중앙에 맞춘다.
4. 목을 가쪽으로 굽히고 난 후 운동팔을 뒤통수뼈 중앙에 맞추어 각도를 측정한다.

주의사항

- 몸통의 가쪽굽힘을 방지한다.
- 목의 돌림이 일어나지 않도록 한다.

4) 목 돌림 Cervical rotation

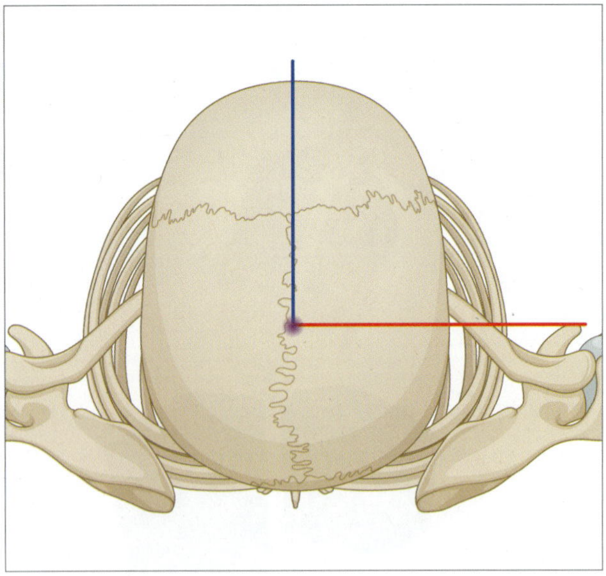

그림 3.7 목 돌림을 위한 축, 고정팔과 운동팔의 위치

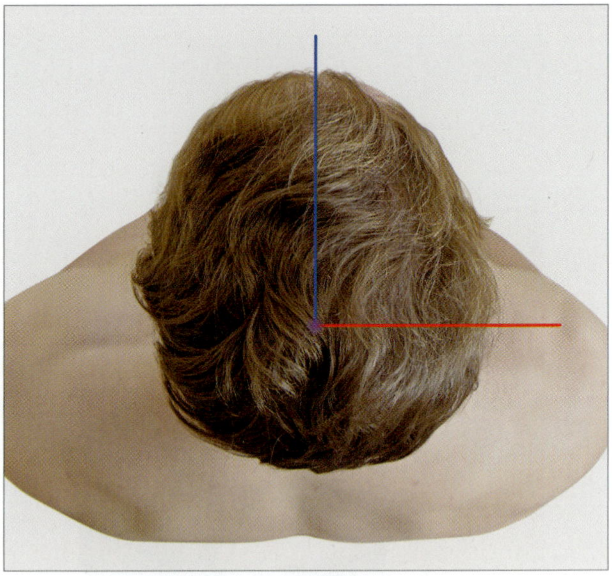

그림 3.8 촉지를 위한 표면해부학

기본 정보

평가자세	앉은 자세	축	머리 꼭대기 중심
운동범위	60 ~ 70°	고정팔	양쪽 어깨뼈봉우리에 가상의 중심선을 그어 정렬
끝느낌	단단하다.	운동팔	코끝과 평행

촉지를 위한 지침

- 축, 고정팔, 운동팔 모두 눈으로 쉽게 확인할 수 있다.
- 어깨뼈봉우리는 손으로 만져보면 어깨 위에서 두드러지게 드러나 쉽게 촉지할 수 있다.

측정하기

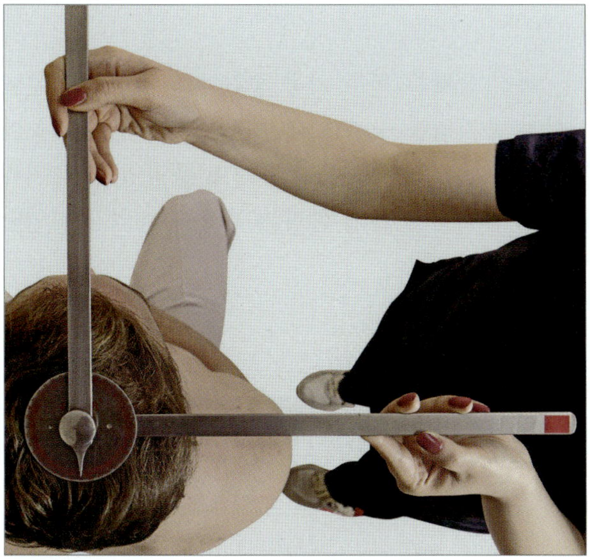

시작 자세

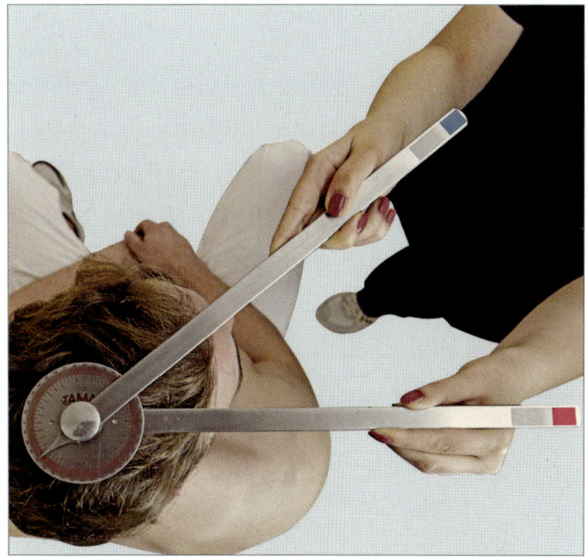

끝 자세

각도계 정렬

1. 각도계의 중심축을 머리 꼭대기의 중심에 놓는다.
2. 각도계의 고정팔을 양쪽 어깨뼈봉우리를 연결하는 가상의 중심선에 고정한다.
3. 각도계의 운동팔을 코의 끝에 정렬한다.
4. 목을 한쪽으로 돌림시킨 후 각도를 측정한다.

주의사항

- 어깨와 등이 움직이지 않도록 한다.
- 목의 과도한 가쪽굽힘이 나타나지 않도록 주의한다.

2 등

1) 등 굽힘 Thoracic flexion

등뼈의 독립적인 전체 운동범위검사는 대단히 어렵다. 특히 등뼈는 척추 기둥 중간에 위치하기 때문에 목의 움직임을 제한시키더라도 허리뼈의 움직임까지 제한시켜 움직임을 구분해 내는 것은 사실상 불가능에 가깝다. 따라서 보편적으로 쓰이는 검사방법은 우선적으로 등뼈에 직접 줄자를 적용하여 움직임 전후 거리 차를 측정하는 줄자를 이용한 방법과 두 번째 등뼈와 허리뼈의 움직임을 함께 살펴본 후 허리뼈의 움직임만큼 운동범위를 제거하는 방법인 이중경사계를 사용한 방법이 있다.

(1) 줄자를 이용한 방법

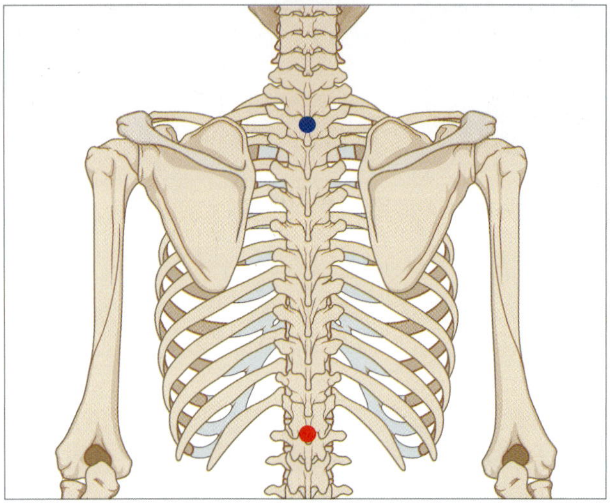

그림 3.9 등 굽힘을 위한 줄자 고정 위치

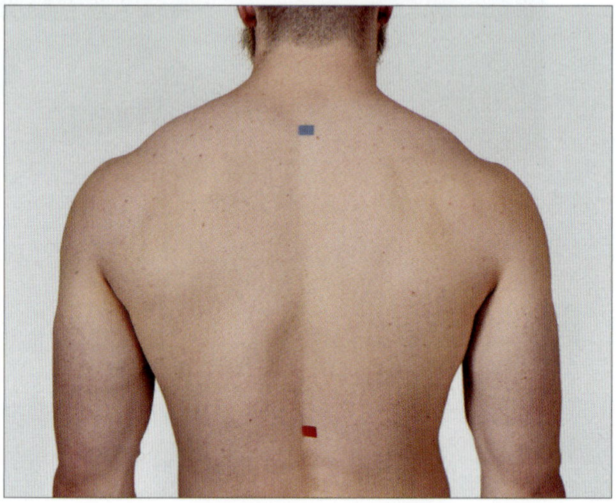

그림 3.10 촉지를 위한 표면해부학

기본 정보

평가자세	선 자세	축	줄자 측정이므로 축이 없다.
운동범위	3 ~ 4 cm	시작점	T1의 가시돌기
끝느낌	단단하다.	끝점	T12의 가시돌기

촉지를 위한 지침

- 시작점은 C7의 바로 아랫부분이므로 쉽게 촉지하여 발견할 수 있다.
- 끝점은 T12의 가시돌기인데 위치를 찾기가 쉽지 않다. 쉽게 찾을 수 있는 방법은 우선 L4의 가시돌기를 촉지한 후에 4개의 가시돌기를 따라 올라간 후 T12를 찾는 방법이다. L4의 가시돌기는 양쪽 엉덩뼈능선과 평행한 곳에 위치하므로 쉽게 발견할 수 있다.

측정하기

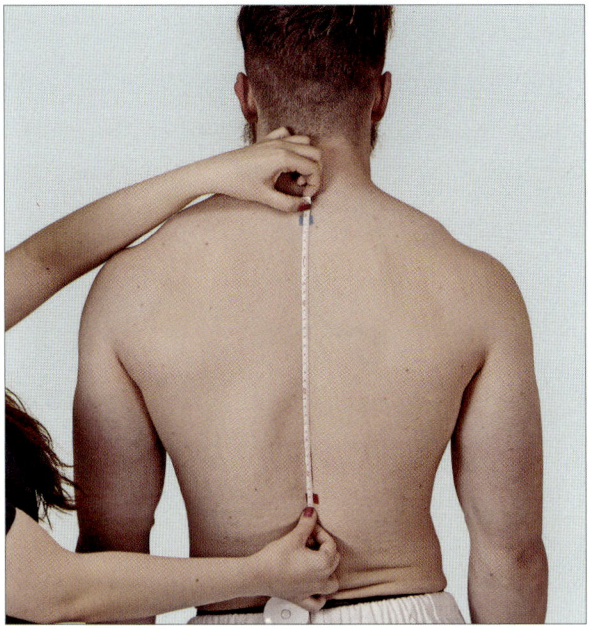

시작 자세

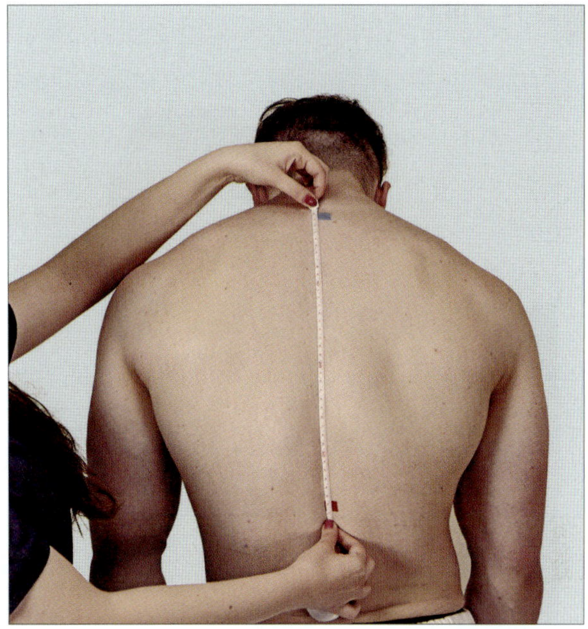

끝 자세

줄자 정렬

1. 줄자의 시작점을 T1의 가시돌기에 놓는다.
2. 검사자는 끝점인 T12의 위치를 L4를 이용하여 찾은 다음 위치를 표시하고 줄자를 위치시킨다. 대상자의 양해를 구하여 접착용 스티커를 사용하거나 펜으로 점을 찍어 위치를 표시한다.
3. 대상자가 등을 굽힌 후에 표시된 끝점이 이동한 거리를 측정한다.

주의사항

- 몸통의 가쪽굽힘이나 돌림 동작이 나타나지 않도록 주의한다.
- 허리뼈의 굽힘이 일어나지 않도록 한다. 골반의 뒤기울임이 일어나지 않는 범위에서 실시한다. 골반의 뒤기울임이 느껴지는 범위가 운동범위 측정의 끝범위이다.

(2) 이중경사계를 이용한 방법

측정하기

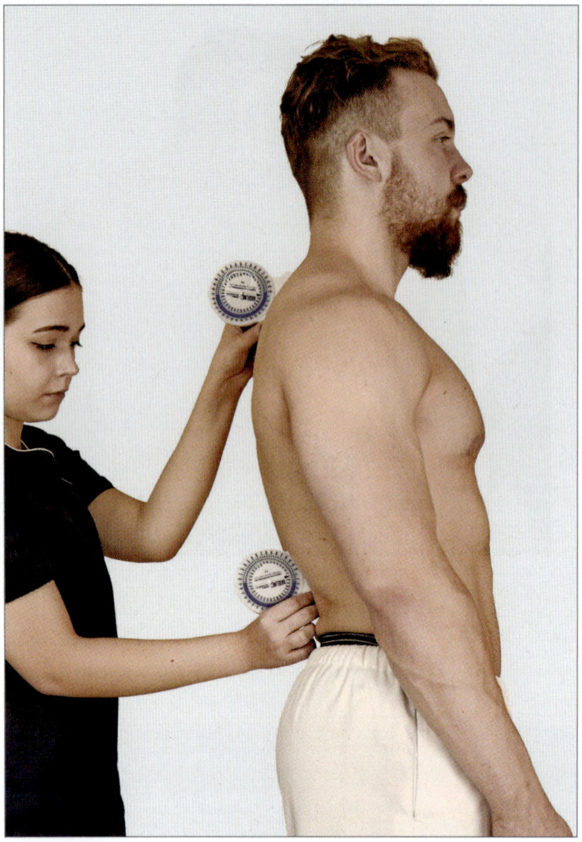

시작 자세

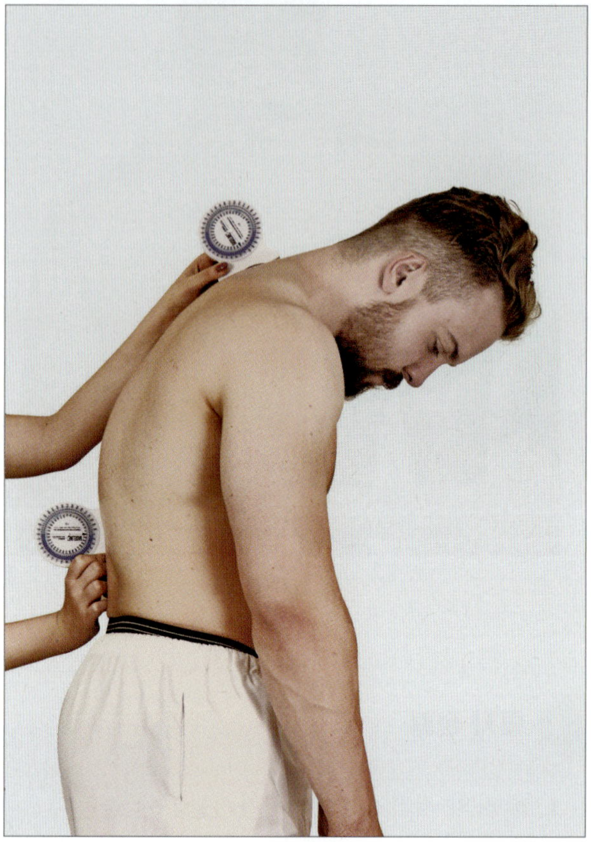

끝 자세

기본 정보

평가자세	선 자세		
운동범위	30 ~ 40°	시작점	T1의 가시돌기
끝느낌	단단하다.	끝점	T12의 가시돌기

경사계 정렬

1. 대상자는 몸을 바로 펴고 선다.
2. 검사자는 시작점인 T1의 가시돌기 위에 경사계를 위치시킨다.
3. T12에 다른 경사계를 위치시킨다.
4. 두 경사계를 0에 맞춘다.
5. 등을 앞으로 굽힌 후 두 경사계 각도의 차이를 기록한다. 두 경사계의 차이값이 등뼈 굽힘의 관절운동범위이다.

주의사항

- 몸통의 가쪽굽힘이나 돌림 동작이 나타나지 않도록 주의한다.
- 허리뼈의 굽힘이 일어나지 않도록 한다. 골반의 뒤기울임이 일어나지 않는 범위에서 실시한다. 골반의 뒤기울임이 느껴지는 범위가 운동범위 측정의 끝범위이다.

2) 등 폄 Thoracic extension

(1) 줄자를 이용한 방법

측정하기

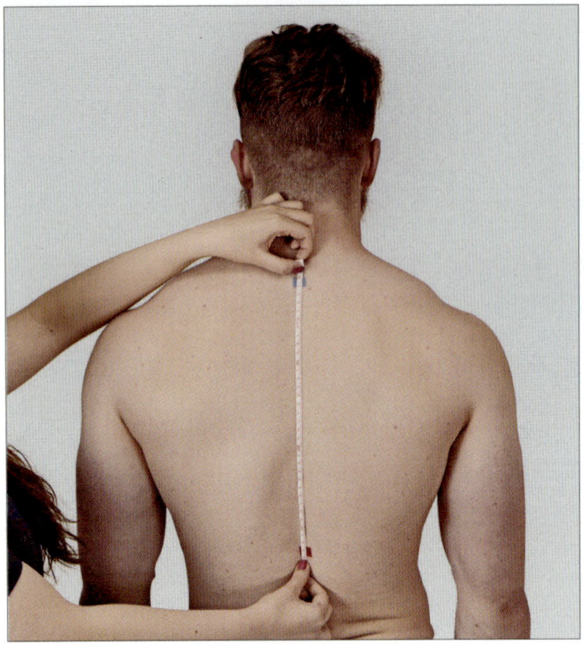

시작 자세

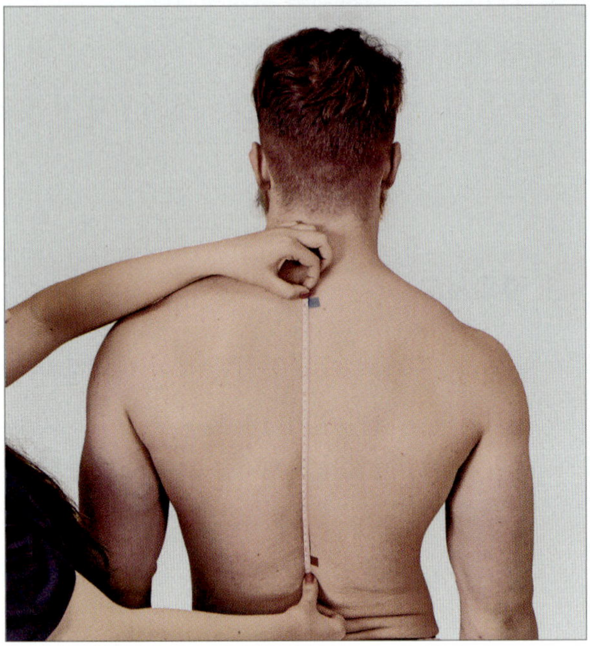

끝 자세

기본 정보

평가자세	선 자세		
운동범위	1 ~ 2cm	시작점	T1의 가시돌기
끝느낌	단단하다.	끝점	T12의 가시돌기

촉지를 위한 지침

- 등 굽힘과 같다.

줄자 정렬

1. 줄자의 시작점을 T1의 가시돌기에 놓는다.
2. 검사자는 끝점인 T12의 위치를 L4를 이용하여 찾은 다음 위치를 표시하고 줄자를 위치시킨다. 대상자의 양해를 구하여 접착용 스티커를 사용하거나 펜으로 점을 찍어 위치를 표시한다.
3. 대상자가 등을 편 후에 표시된 끝점이 이동한 거리를 측정한다.

주의사항

- 등 폄 시 이동거리는 감소한다.
- 몸통이 가쪽굽힘이나 돌림 없이 올바르게 펴지도록 한다.
- 골반의 움직임이 일어나지 않도록 한다.
- 골반의 앞기울임이 일어나지 않는 범위에서 실시한다. 골반의 앞기울임이 느껴지는 범위가 운동범위 측정의 끝범위이다.

(2) 이중경사계를 이용한 방법

측정하기

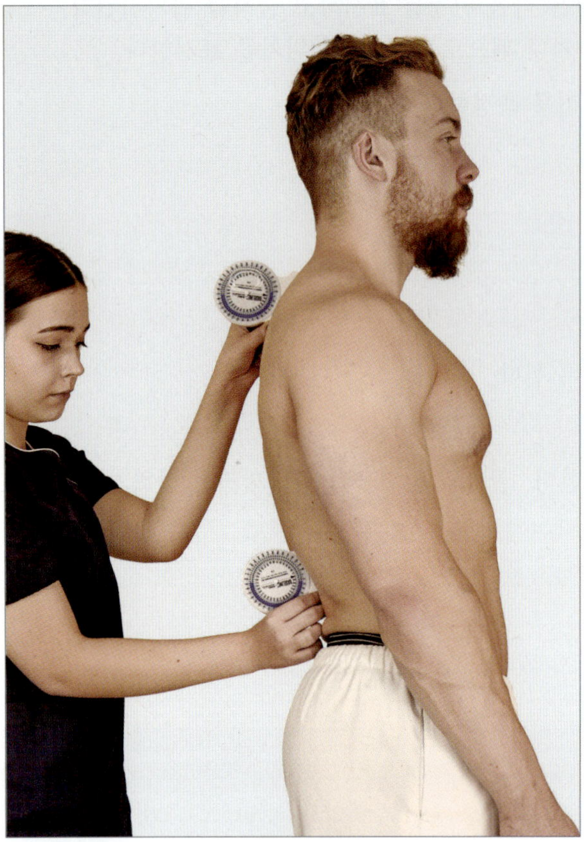

시작 자세

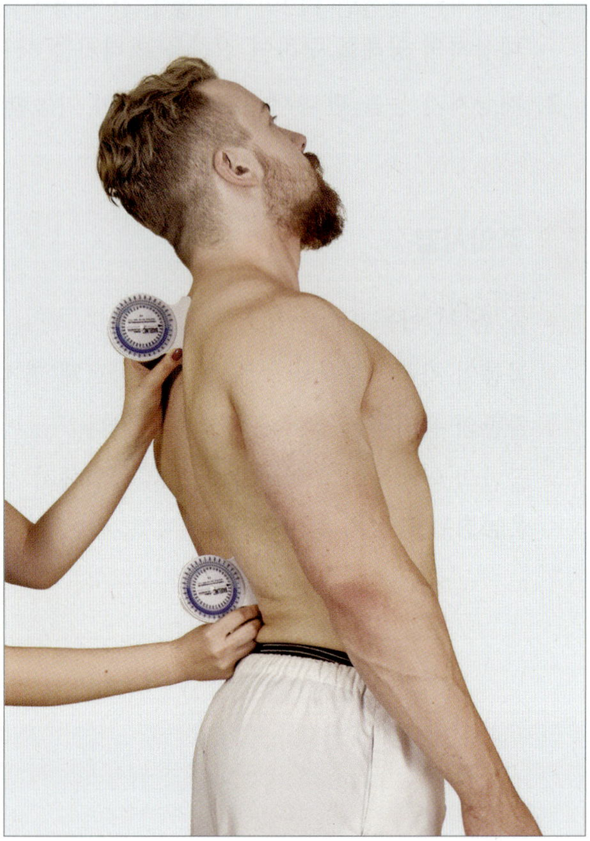

끝 자세

기본 정보

평가자세	선 자세		
운동범위	20 ~ 25°	시작점	T1의 가시돌기
끝느낌	단단하다.	끝점	T12의 가시돌기

경사계 정렬

1. 대상자는 몸을 바로 펴고 선다.
2. 검사자는 시작점인 T1의 가시돌기 위에 경사계를 위치시킨다.
3. T12에 다른 경사계를 위치시킨다.
4. 두 경사계를 0에 맞춘다.
5. 등을 뒤로 편 후 두 경사계 각도의 차이를 기록한다. 두 경사계의 차이값이 등 폄의 관절운동범위이다.

주의사항

- 몸통이 가쪽굽힘이나 돌림 없이 올바르게 펴지도록 한다.
- 골반의 움직임이 일어나지 않도록 한다.
- 골반의 앞기울임이 일어나지 않는 범위에서 실시한다. 골반의 앞기울임이 느껴지는 범위가 운동범위 측정의 끝범위이다.

3) 등 가쪽굽힘 Thoracic lateral flexion

(1) 줄자를 이용한 방법

측정하기

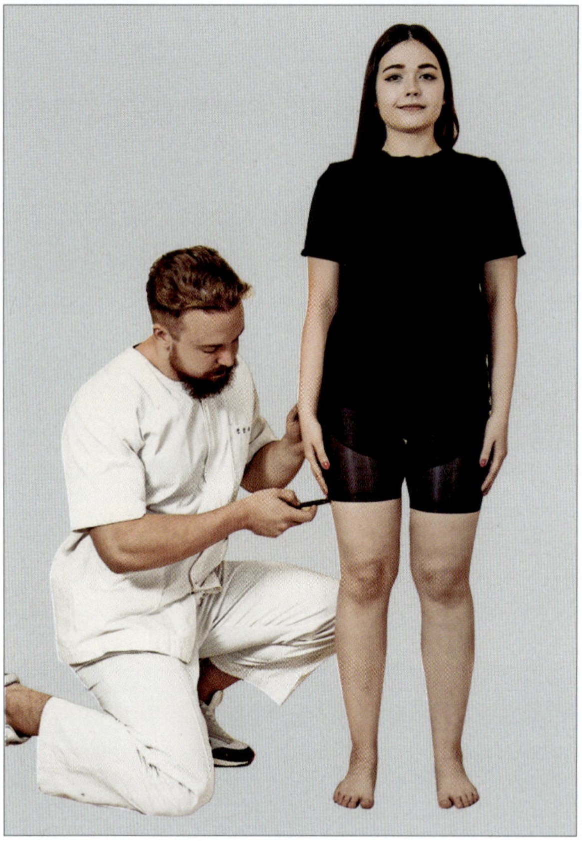
시작 자세

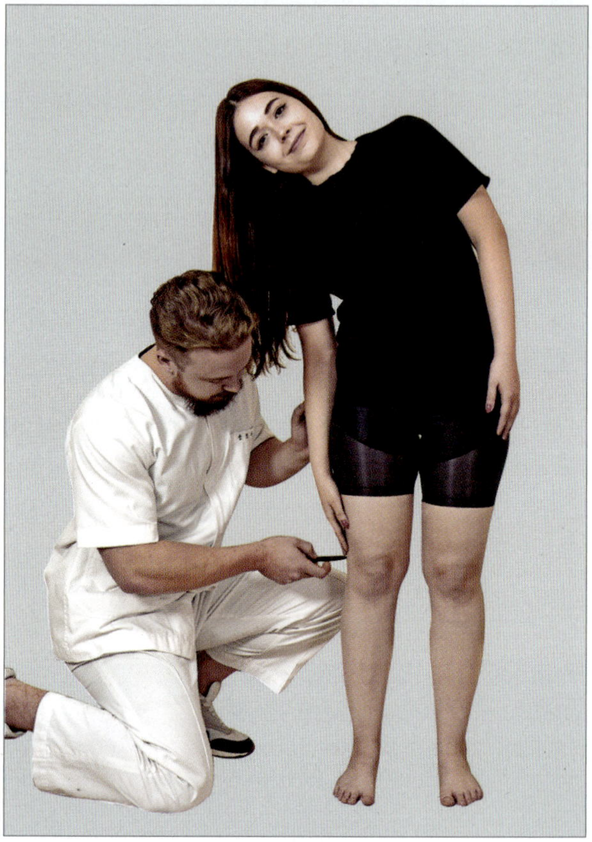
끝 자세

기본 정보

평가자세	선 자세		
운동범위	20 ~ 22cm	시작점	바로 선 자세에서 세 번째 손가락 끝
끝느낌	단단하다.	끝점	가쪽굽힘 후 세 번째 손가락 끝

촉지를 위한 지침

- 손끝이므로 눈으로 쉽게 확인할 수 있다.

줄자 정렬

1. 대상자는 발을 어깨 너비로 벌리고 벽에 기대어 선 채 팔을 늘어뜨린다.
2. 검사자는 세 번째 손가락의 끝부분을 넓적다리에 표시한다.
3. 대상자가 등을 벽에 붙인 채 한쪽 옆으로 최대한 굽힘하게 한 후 세 번째 손가락의 끝부분을 다시 표시한다.
4. 넓적다리에 표시된 두 점의 거리 차이를 측정한다.

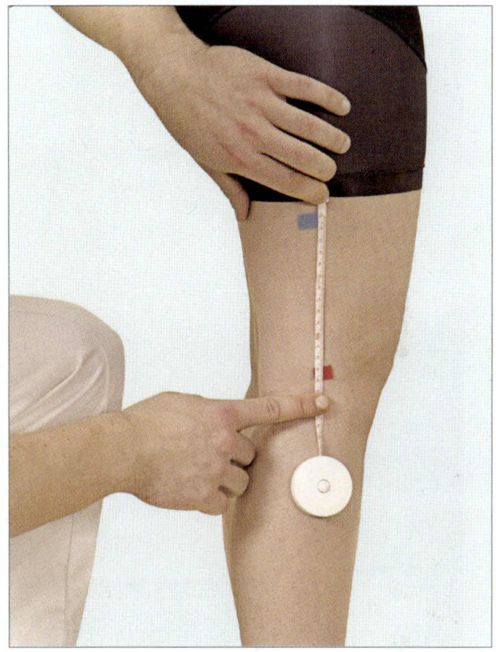

주의사항

- 본 방법은 등과 허리의 가쪽굽힘을 동시에 측정하는 방법이다.
- 평가 시 대상자는 편안한 자세로 벽에 기대어 서서 등과 허리가 벽에서 떨어지지 않도록 주의한다.

(2) 이중경사계를 이용한 방법

측정하기

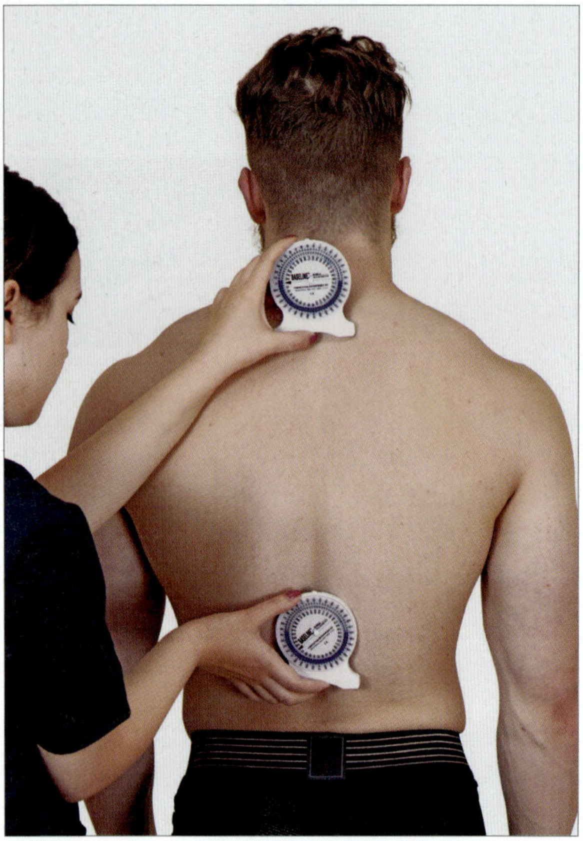

시작 자세

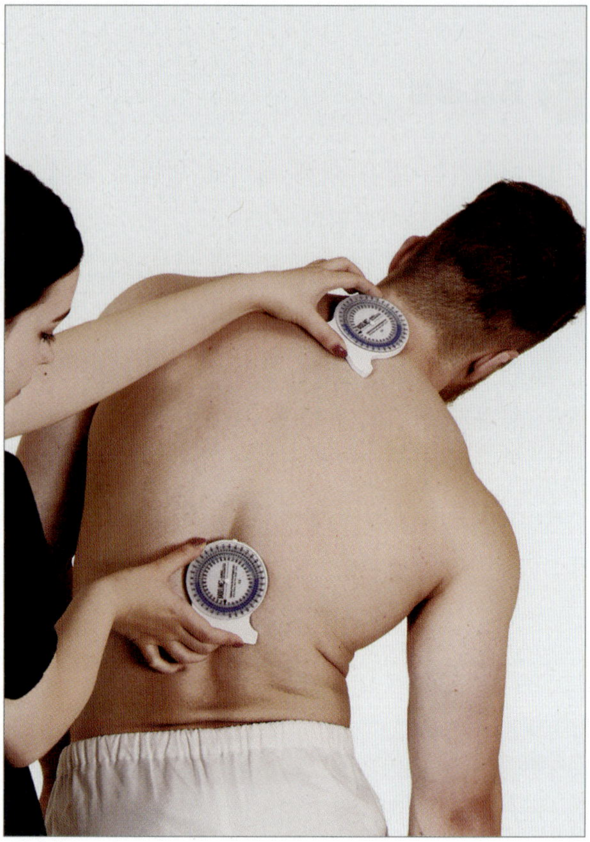

끝 자세

기본 정보

평가자세	선 자세		
운동범위	25 ~ 30°	시작점	T1의 가시돌기
끝느낌	단단하다.	끝점	T12의 가시돌기

경사계 정렬

1. 대상자는 몸을 바로 펴고 선다.
2. 검사자는 시작점인 T1의 가시돌기 위에 경사계를 위치시킨다.
3. T12에 다른 경사계를 위치시킨다.
4. 두 경사계를 0에 맞춘다.
5. 등을 한쪽 옆으로 굽힌 후 두 경사계 각도의 차이를 기록한다. 두 경사계의 차이값이 등뼈 가쪽굽힘의 관절운동범위이다.
6. 반대쪽 운동범위를 측정하여 기록한다.

주의사항

- 몸통이 굽힘, 폄이나 돌림 없이 올바르게 옆으로 내려갈 수 있도록 한다.

4) 등허리 돌림 Thoracolumbar rotation

등허리뼈의 돌림은 척추의 수직축을 따라 수평면에서 발생하므로 골반을 잘 고정한다면 일반 각도계로도 측정이 가능하다. 오히려 등허리뼈 돌림은 수평면에서 발생하기에 줄자를 이용하여 측정하기는 부적합하다.

(1) 각도계를 이용한 방법

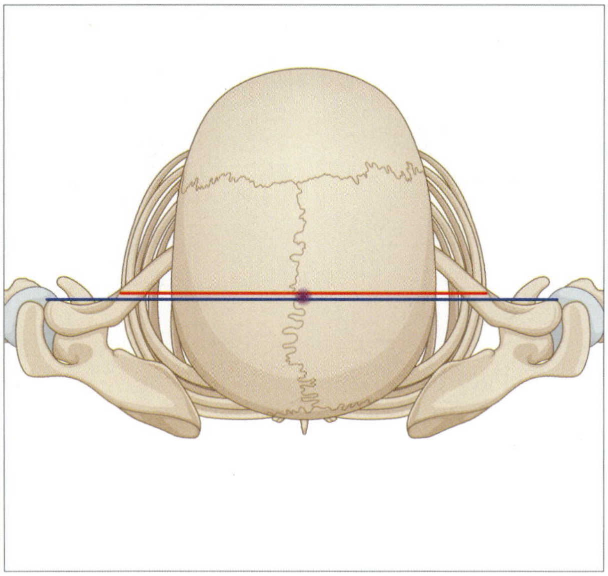

그림 3.11 등허리 돌림을 위한 축, 고정팔과 운동팔의 위치

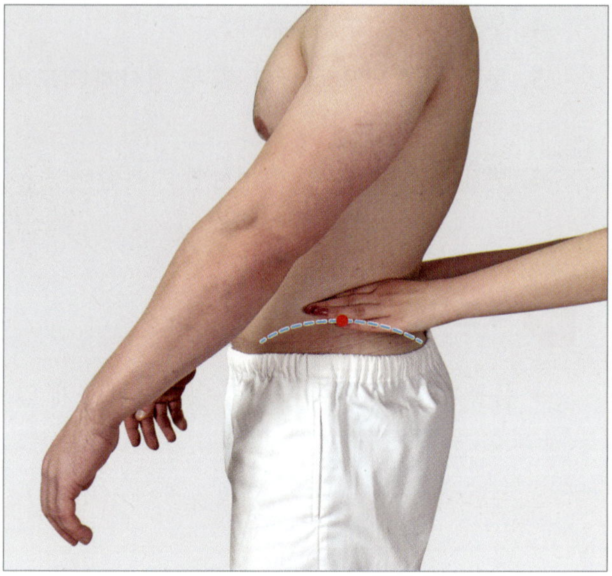

그림 3.12 엉덩뼈능선 촉지

기본 정보

평가자세	앉은 자세	축	머리뼈 중앙
운동범위	45°	고정팔	양측 엉덩뼈능선 중앙의 가상선
끝느낌	단단하다.	운동팔	양쪽 어깨뼈봉우리의 가상선

촉지를 위한 지침

- 양쪽 엉덩뼈능선은 골반의 엉덩뼈 바깥쪽을 따라가면 쉽게 촉지할 수 있다.

측정하기

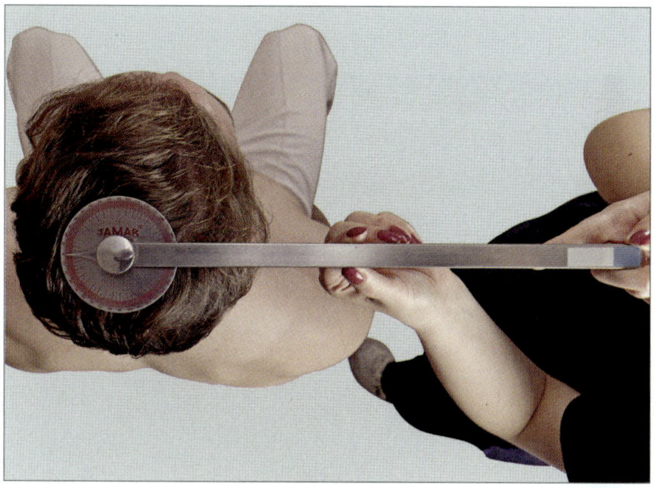

시작 자세

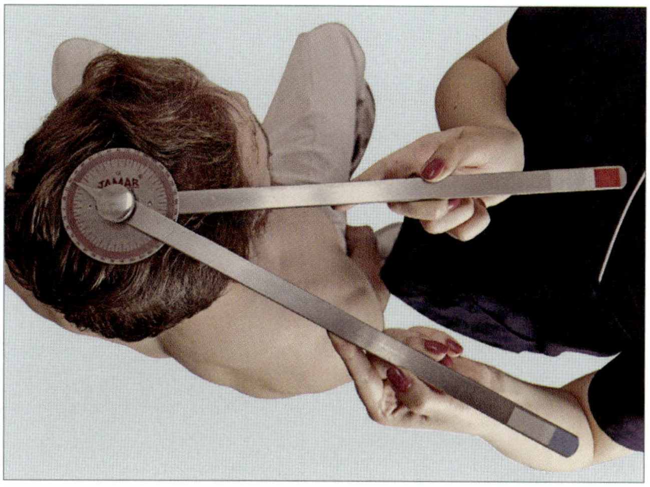

끝 자세

각도계 정렬

1. 대상자는 바닥에 발을 붙이고 골반을 고정한다.
2. 몸을 바로 펴고 앉아 양측 어깨뼈와 양측 엉덩뼈의 가상선을 일치시킨다.
3. 각도계의 중심축을 머리뼈 중앙에 맞춘다.
4. 각도계의 고정팔을 양측 엉덩뼈의 가상선에 위치시킨다.
5. 대상자는 한쪽으로 부드럽게 몸을 돌린다.
6. 돌림측 끝지점 어깨뼈봉우리에 운동팔을 고정하여 측정한다.

주의사항

- 등허리뼈의 돌림 시 골반의 고정이 중요하다. 따라서 검사자는 대상자의 엉덩뼈 끝지점에서 고정하여 골반이 돌림되는 것을 방지한다.

(2) 이중경사계를 이용한 방법

측정하기

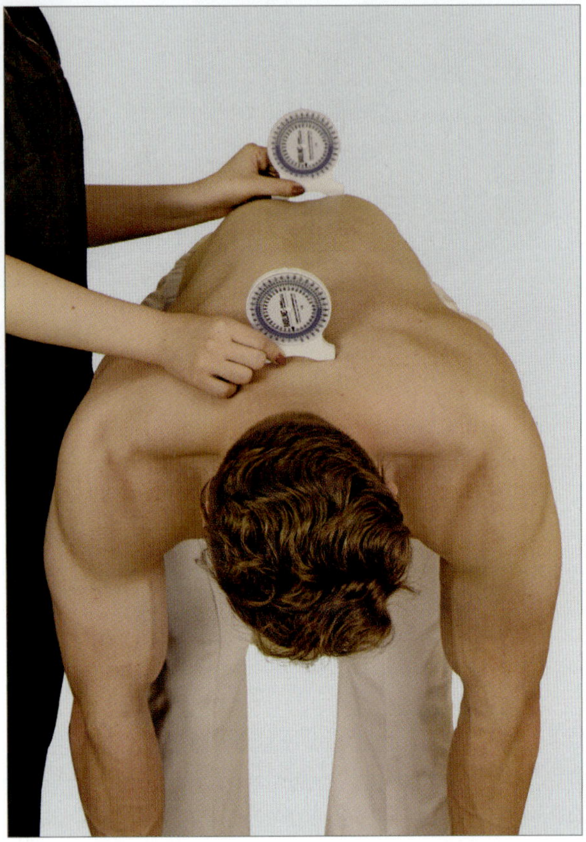

시작 자세

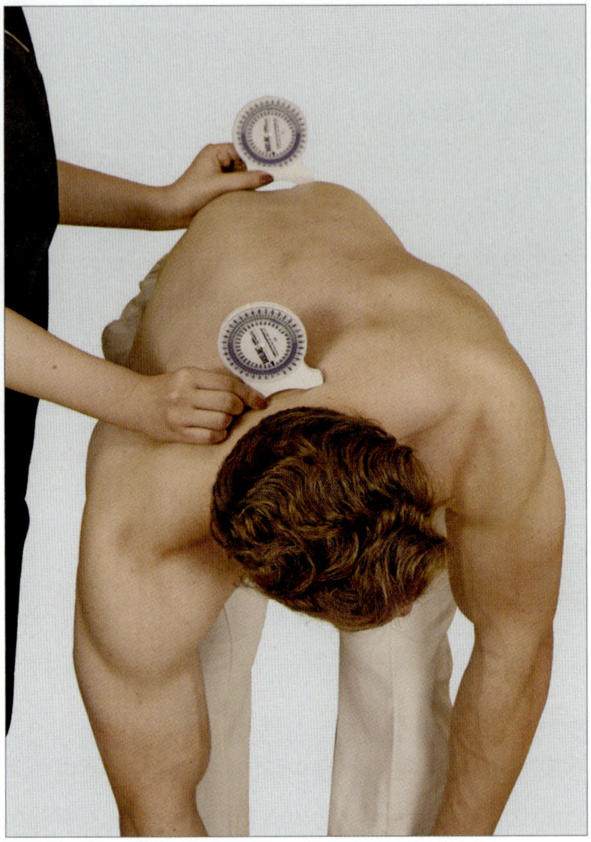

끝 자세

기본 정보

평가자세	선 자세		
운동범위	24 ~ 32°	시작점	T1의 가시돌기
끝느낌	단단하다.	끝점	S2의 가시돌기

경사계 정렬

1. 대상자는 바닥면과 평행하게 허리를 숙인다. 허리를 숙임으로써 골반의 간섭을 최소화할 수 있다.
2. 검사자는 시작점인 T1의 가시돌기 위에 경사계를 위치시킨다.
3. 두 번째 경사계는 S2의 가시돌기 위에 위치시킨다.
4. 두 경사계를 0에 맞춘다.
5. 등을 한쪽 옆으로 돌린 후 두 경사계 각도의 차이를 기록한다. 두 경사계의 차이값이 등허리뼈 돌림의 관절운동범위이다.
6. 반대쪽 운동범위를 측정하여 기록한다.

주의사항

- 경사계를 읽는 동안 등에서 경사계가 단단히 고정되도록 유의한다.

3 허리

1) 허리 굽힘 Lumbar flexion

(1) 줄자를 이용한 방법

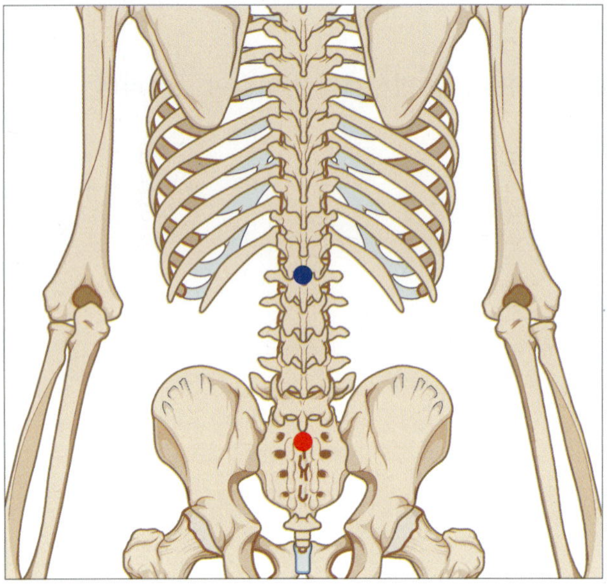

그림 3.13 허리 굽힘을 위한 줄자 고정 위치

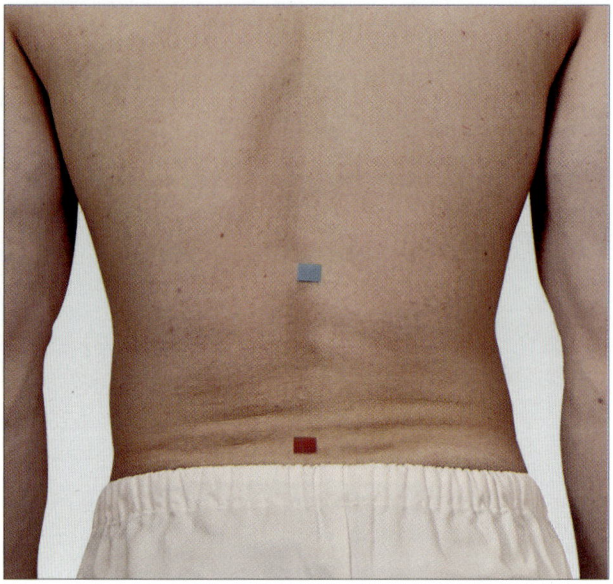

그림 3.14 촉지를 위한 표면해부학

기본 정보

평가자세	선 자세		
운동범위	5 ~ 7cm	시작점	T12의 가시돌기
끝느낌	단단하다.	끝점	S2의 가시돌기

촉지를 위한 지침

- 시작점과 끝점은 엉덩뼈능선을 따라 평행한 위치에 있는 L4의 가시돌기를 촉지하여 가시돌기를 따라 감으로써 T12의 가시돌기와 S2의 가시돌기를 발견할 수 있다.
- S2의 가시돌기는 뒤위엉덩뼈가시(PSIS)의 두 점을 잇는 선의 중간에 위치한다.
- PSIS는 엎드려 누웠을 때 오목하게 드러나 눈으로 쉽게 확인이 가능하다.

측정하기

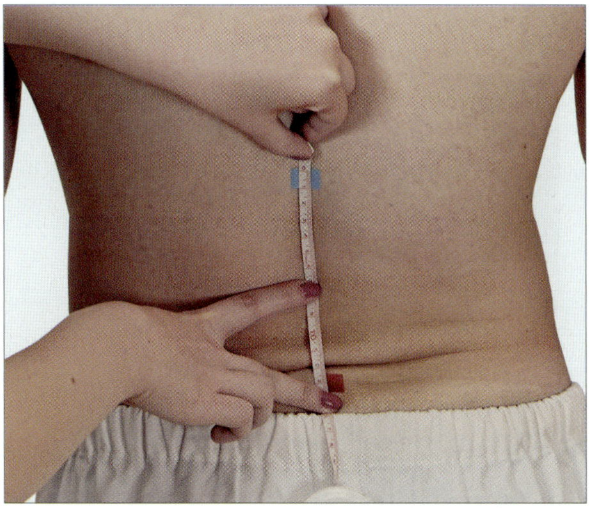

시작 자세

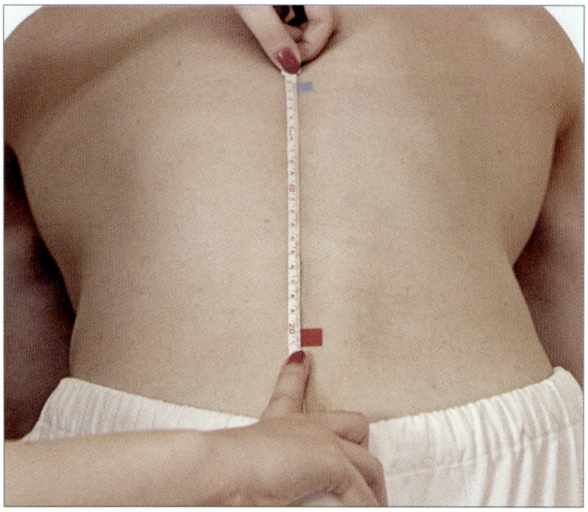

끝 자세

줄자 정렬

1. 줄자의 시작점을 T12의 가시돌기에 놓는다.
2. 검사자는 끝점인 S2에 줄자를 위치시켜 위치를 표시한다.
3. 대상자가 허리를 완전히 굽힌 후에 표시된 끝점이 이동한 거리를 측정한다.

주의사항

- 허리가 가쪽굽힘이나 돌림 없이 올바르게 앞으로 내려갈 수 있도록 한다.
- 골반의 뒤기울임이 일어나지 않는 범위에서 실시한다. 골반의 뒤기울임이 느껴지는 범위가 운동범위 측정의 끝범위이다.

(2) 이중경사계를 이용한 방법

측정하기

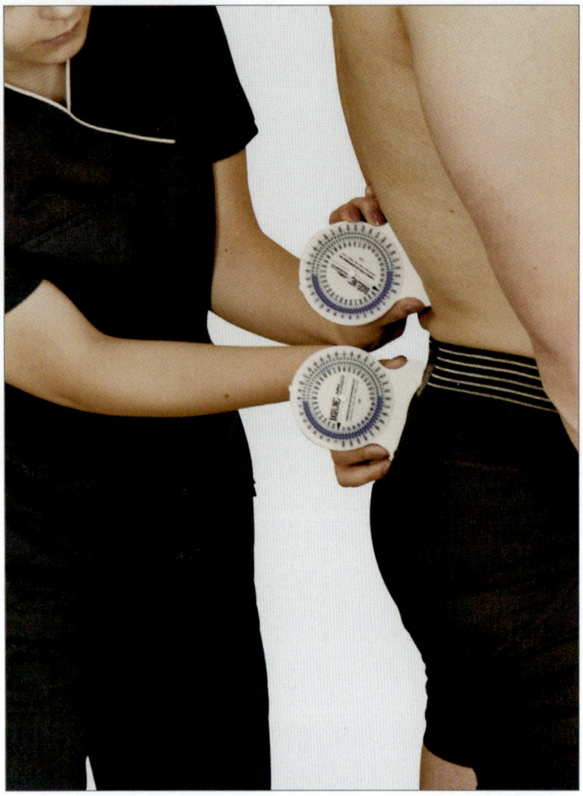

시작 자세

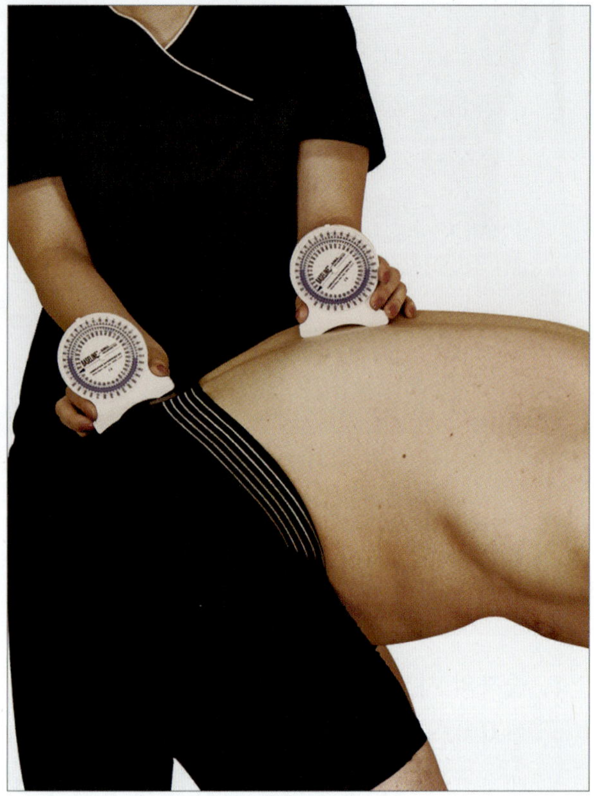

끝 자세

기본 정보

평가자세	선 자세		
운동범위	50 ~ 66°	시작점	T12의 가시돌기
끝느낌	단단하다.	끝점	S2의 가시돌기

경사계 정렬

1. 대상자는 몸을 바로 펴고 선다.
2. 검사자는 시작점인 T12의 가시돌기 위에 경사계를 위치시킨다.
3. S2에 다른 경사계를 위치시킨다.
4. 두 경사계를 0에 맞춘다.
5. 허리를 앞으로 굽힌 후 두 경사계 각도의 차이를 기록한다. 두 경사계의 차이값이 허리뼈 굽힘의 관절운동범위이다.

주의사항

- 허리가 가쪽굽힘이나 돌림 없이 올바르게 앞으로 내려갈 수 있도록 한다.
- 골반의 뒤기울임이 일어나지 않는 범위에서 실시한다. 골반의 뒤기울임이 느껴지는 범위가 운동범위 측정의 끝범위이다.

2) 허리 폄 Lumbar extension

(1) 줄자를 이용한 방법

측정하기

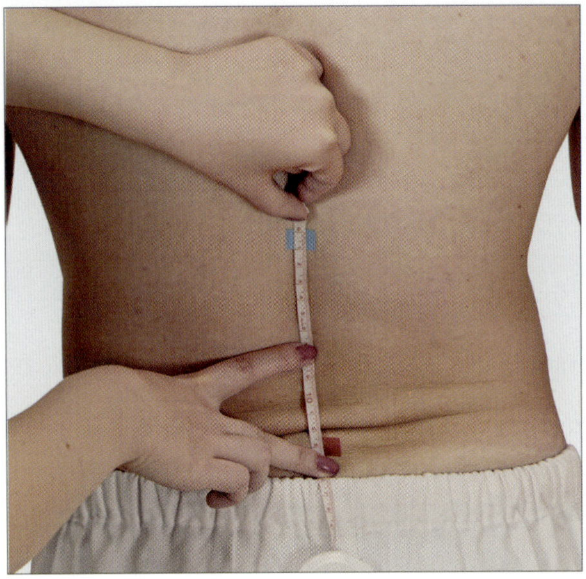

시작 자세

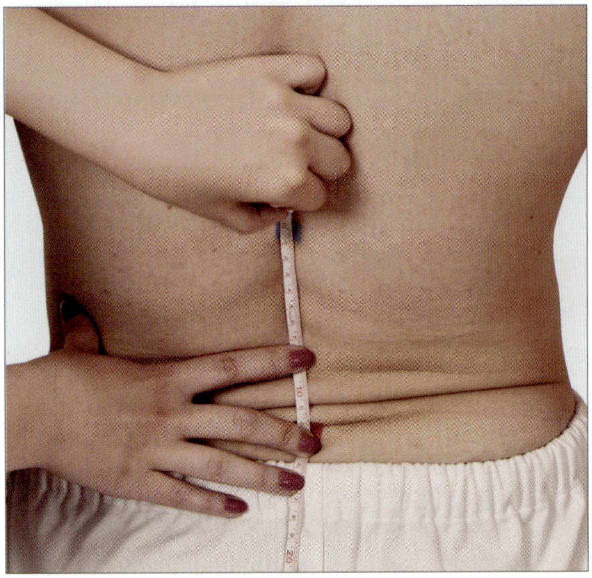

끝 자세

기본 정보

평가자세	선 자세		
운동범위	1 ~ 2cm	시작점	T12의 가시돌기
끝느낌	단단하다.	끝점	S2의 가시돌기

촉지를 위한 지침

- 시작점과 끝점은 엉덩뼈능선을 따라 평행한 위치에 있는 L4의 가시돌기를 촉지하여 가시돌기를 따라감으로써 T12의 가시돌기와 S2의 가시돌기를 발견할 수 있다.

줄자 정렬

1. 줄자의 시작점을 T12의 가시돌기에 놓는다.
2. 검사자는 앞기울임의 끝점인 S2에 줄자를 위치시켜 위치를 표시한다.
3. 대상자가 허리를 완전히 폄한 후에 표시된 끝점이 이동한 거리를 측정한다.

주의사항

- 허리가 가쪽굽힘이나 돌림 없이 올바르게 펴질 수 있도록 한다.

(2) 이중경사계를 이용한 방법

측정하기

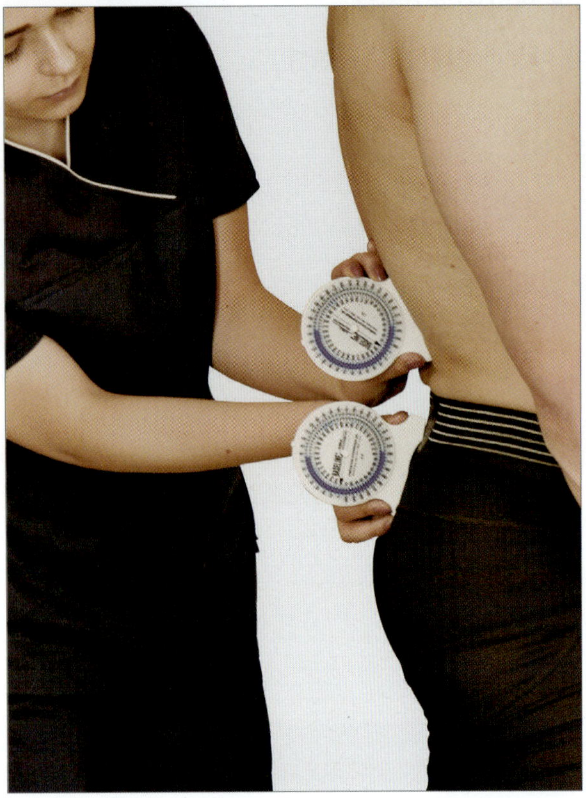

시작 자세

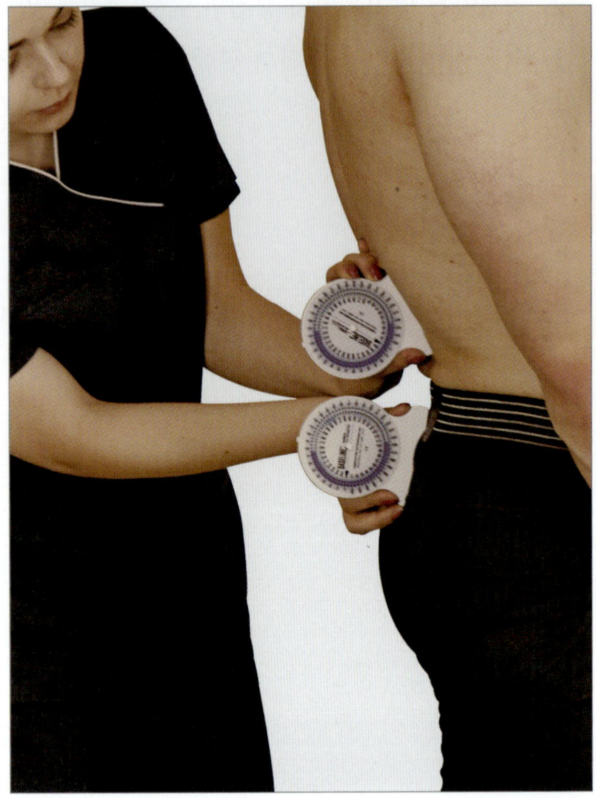

끝 자세

기본 정보

평가자세	선 자세		
운동범위	20 ~ 25°	시작점	T12의 가시돌기
끝느낌	단단하다.	끝점	S2의 가시돌기

경사계 정렬

1. 대상자는 몸을 바로 펴고 선다.
2. 검사자는 시작점인 T12의 가시돌기 위에 경사계를 위치시킨다.
3. S2에 다른 경사계를 위치시킨다.
4. 두 경사계를 0에 맞춘다.
5. 허리를 뒤로 폄한 후 두 경사계 각도의 차이를 기록한다. 두 경사계의 차이값이 허리뼈 폄의 관절운동범위이다.

주의사항

- 허리가 가쪽굽힘이나 돌림 없이 올바르게 폄할 수 있도록 한다.

3) 허리 가쪽굽힘 Lumbar lateral flexion

(1) 줄자를 이용한 방법

등허리의 가쪽굽힘을 참고한다.

(2) 이중경사계를 이용한 방법

측정하기

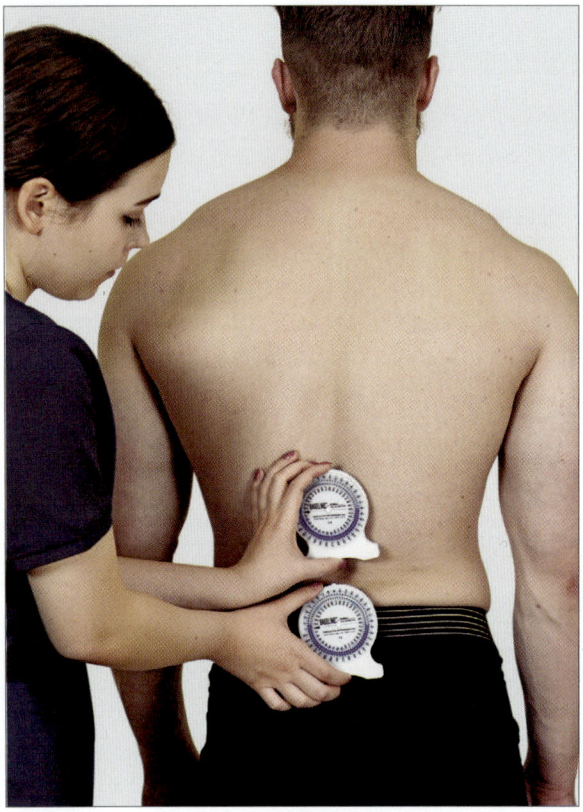

시작 자세

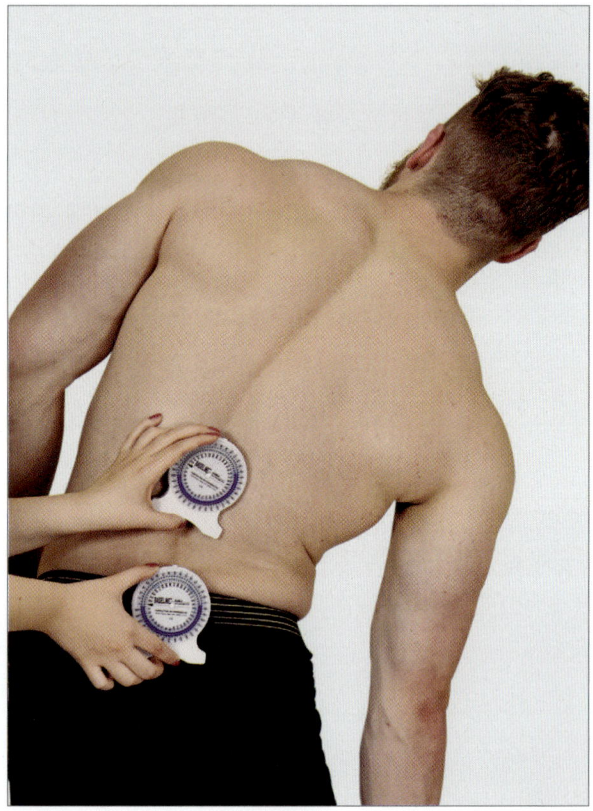

끝 자세

기본 정보

평가자세	선 자세		
운동범위	20°	시작점	T12의 가시돌기
끝느낌	단단하다.	끝점	S2의 가시돌기

촉지를 위한 지침

- 시작점과 끝점은 엉덩뼈능선을 따라 평행한 위치에 있는 L4의 가시돌기를 촉지하여 가시돌기를 따라감으로써 T12의 가시돌기와 S2의 가시돌기를 발견할 수 있다.

경사계 정렬

1. 대상자는 몸을 바로 펴고 선다.
2. 검사자는 시작점인 T12의 가시돌기 위에 경사계를 위치시킨다.
3. S2에 다른 경사계를 위치시킨다.
4. 두 경사계를 0에 맞춘다.
5. 몸통을 최대한 옆으로 굽힘한 후 두 경사계 각도의 차이를 기록한다. 두 경사계의 차이값이 허리뼈 가쪽굽힘의 관절운동범위이다.

주의사항

- 허리가 굽힘이나 돌림 없이 올바르게 가쪽굽힘할 수 있도록 한다.

연습문제

목

1. 목 굽힘 운동범위를 각도계로 측정 시 적합한 축으로 옳은 것은?

① 외이도
② 코
③ 눈
④ 위입술
⑤ 목뼈 7번 가시돌기

[정답]
①

[해설]
목 굽힘 운동범위의 축은 외이도이다.

2. 목 가쪽굽힘 측정 시 주의사항으로 옳은 것은?

① 어깨는 측정하는 방향 쪽으로 움직인다.
② 어깨는 측정하는 방향의 반대 방향으로 움직인다.
③ 목의 돌림이 일어나지 않게 한다.
④ 측정하는 방향의 어깨가 자연스럽게 올라올 때까지 측정한다.
⑤ 턱은 측정하는 반대쪽으로 돌린 후 자연스럽게 굽힘한다.

[정답]
③

[해설]
목 가쪽굽힘 시 어깨가 움직여서는 정확한 측정을 할 수 없다. 어깨는 고정시키고 목과 턱도 돌림이 일어나지 않도록 주의한다.

등허리

3. 등 굽힘의 운동범위 측정에 대한 설명 중 옳지 않은 것은?

① 운동범위는 줄자로도 측정이 가능하다.

② 등 굽힘 시 몸통은 돌림 없이 올바르게 앞으로 내려가도록 한다.

③ 등 굽힘 시 골반의 앞기울임이 나타나면 측정을 멈춘다.

④ 경사계 측정 시 몸통의 가쪽굽힘은 허용할 수 있다.

⑤ 두 개의 경사계를 사용하여 측정할 수 있다.

[정답]

④

[해설]

- 몸통이 가쪽굽힘이나 돌림 없이 올바르게 앞으로 내려갈 수 있도록 한다.
- 골반의 앞기울임이 일어나지 않는 범위에서 실시한다. 골반의 앞기울임이 느껴지는 범위가 운동범위 측정의 끝범위이다. 골반의 움직임이 일어나지 않도록 한다.

4. 등 폄의 운동범위 측정에 대한 설명 중 옳은 것은?

① 줄자를 활용하여 측정 시 T1~10의 가시돌기에 줄자를 위치한다.

② 관절의 끝느낌은 부드럽다(soft).

③ 이중경사계 활용 시 두 값의 더한 값을 기록한다.

④ 등 폄 시 통증이 있다면 옆으로 굽힘을 허용한다.

⑤ 측정 시 골반의 뒤기울임이 나타나지 않게 실시한다.

[정답]

⑤

[해설]

등 폄 시 줄자를 활용하여 등 전체 부위 T1~12를 측정한다. 끝느낌은 단단하다(firm). 이중경사계의 활용 시 두 값의 차이값이 관절운동범위이다. 등 폄 시 통증이 있다면 측정을 멈추고 그 범위를 기록한다. 통증으로 더 이상의 운동이 허용되지 않기에 그 범위가 운동범위이다. 가쪽굽힘은 허용되지 않는다.

4

팔의 관절운동범위 측정

학습목표

- 팔이음뼈, 위팔과 아래팔뼈, 손목뼈, 손의 뼈를 촉지할 수 있다.
- 어깨관절, 팔꿈치관절, 아래팔관절, 손목관절, 손가락관절의 자유도를 이해할 수 있다.
- 관절운동범위를 측정하기 위한 축, 고정팔, 운동팔의 위치를 이해할 수 있다.

1 어깨관절

1) 어깨관절 굽힘 Shoulder flexion

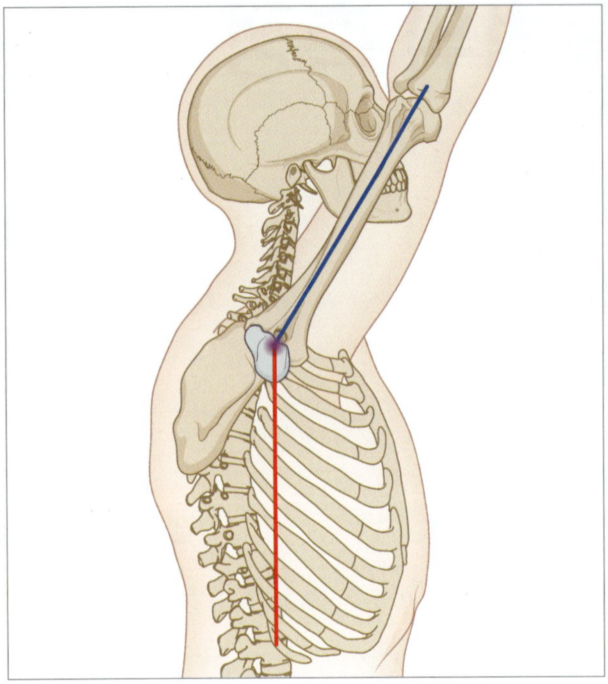

그림 4.1 어깨관절 굽힘의 축, 고정팔과 운동팔의 위치

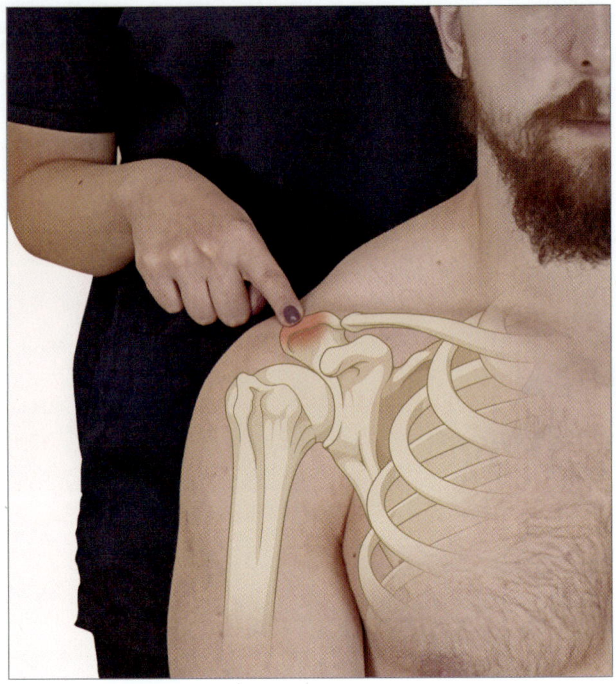

그림 4.2 어깨뼈봉우리 촉지

기본 정보

평가자세	앉은 자세(위팔 중립, 모음)	축	어깨뼈봉우리 약간 아래
운동범위	0 ~ 180°	고정팔	몸통 겨드랑이 중심선
끝느낌	부드럽거나 단단하다.	운동팔	위팔뼈 가쪽 중심선

촉지를 위한 지침

- 먼저 어깨뼈의 부리돌기를 촉진한다.
- 부리돌기 촉지 후 빗장뼈로 돌아와 손을 계속 바깥으로 이동한다.

측정하기

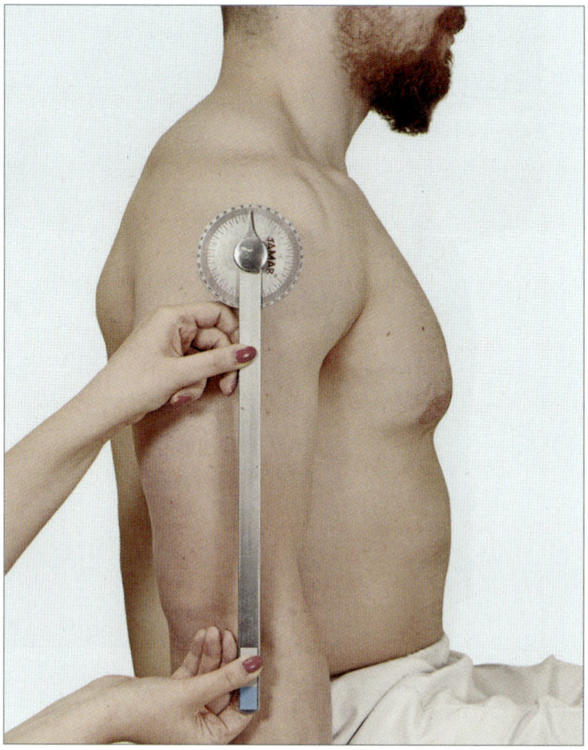

시작 자세

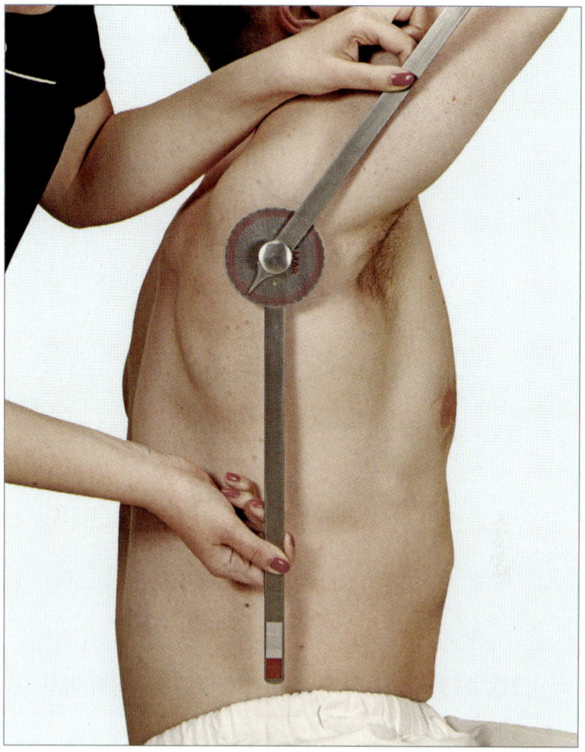

끝 자세

각도계 정렬

1. 각도계의 중심축을 위팔뼈머리를 통과하여 어깨뼈봉우리 약간 아래에 둔다.
2. 각도계의 고정팔을 겨드랑이 중심선부위에 맞춘다.
3. 각도계의 운동팔을 위팔뼈 가쪽 중심선부위에 맞춘다.
4. 팔을 앞으로 올리고 난 후 운동팔과 고정팔 사이의 각도를 측정한다.

주의사항

- 몸통 폄과 굽힘의 동작이 나타나지 않도록 한다.
- 어깨관절 벌림과 어깨뼈 올림이 일어나지 않도록 한다.

2) 어깨관절 폄 Shoulder extension

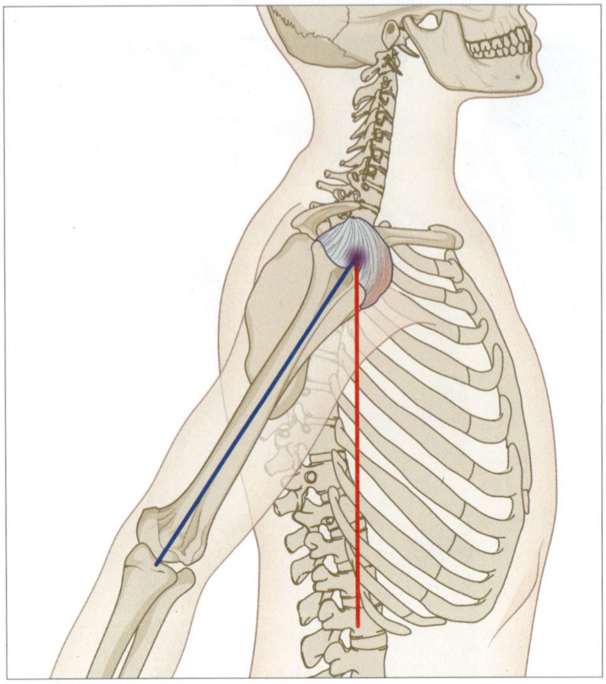

그림 4.3 어깨관절 폄의 축, 고정팔과 운동팔의 위치

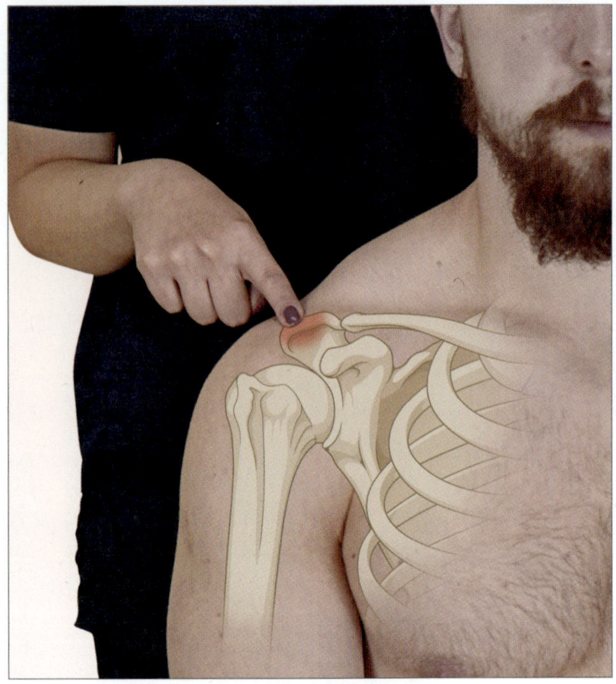

그림 4.4 어깨뼈봉우리 촉지

기본 정보

평가자세	앉은 자세(위팔 중립)	축	어깨뼈봉우리 약간 아래
운동범위	0 ~ 60°	고정팔	몸통 겨드랑이 중심선
끝느낌	단단하다.	운동팔	위팔뼈 가쪽 중심선

촉지를 위한 지침

- 먼저 어깨뼈의 부리돌기를 촉진한다.
- 부리돌기 촉지 후 빗장뼈로 돌아와 손을 계속 바깥으로 이동한다.

측정하기

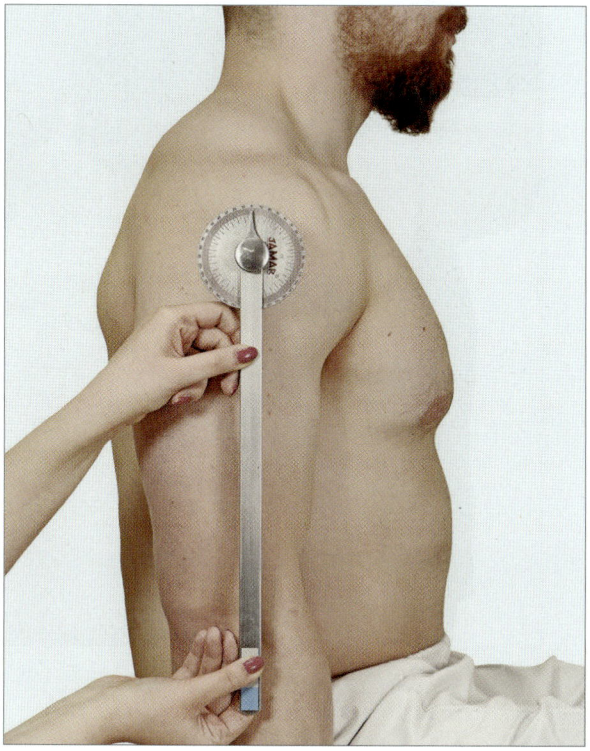
시작 자세

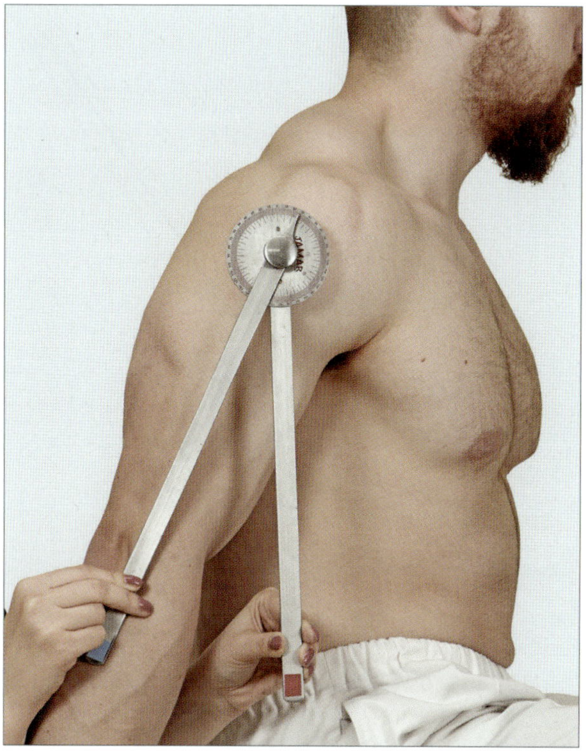
끝 자세

각도계 정렬

1. 각도계의 중심축을 위팔뼈머리를 통과하여 어깨뼈봉우리 약간 아래에 둔다.
2. 각도계의 고정팔을 겨드랑이 중심선부위에 맞춘다.
3. 각도계의 운동팔을 위팔뼈 가쪽 중심선부위에 맞춘다.
4. 팔을 뒤로 올리고 난 후 운동팔과 고정팔 사이의 각도를 측정한다.

주의사항

- 몸통이 움직이지 않도록 고정시키며 앞이나 뒤로 굽힘되지 않도록 한다.
- 어깨관절 벌림과 모음이 일어나지 않도록 한다.

3) 어깨관절 벌림 Shoulder abduction

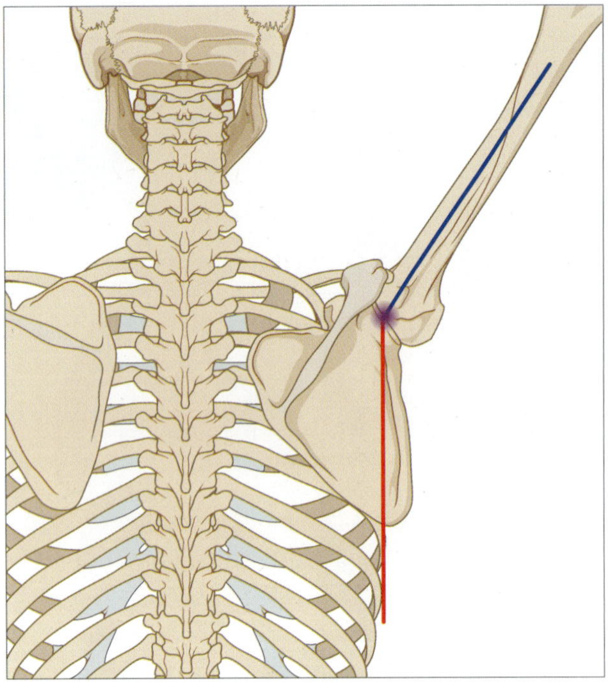

그림 4.5 어깨관절 벌림의 축, 고정팔과 운동팔의 위치

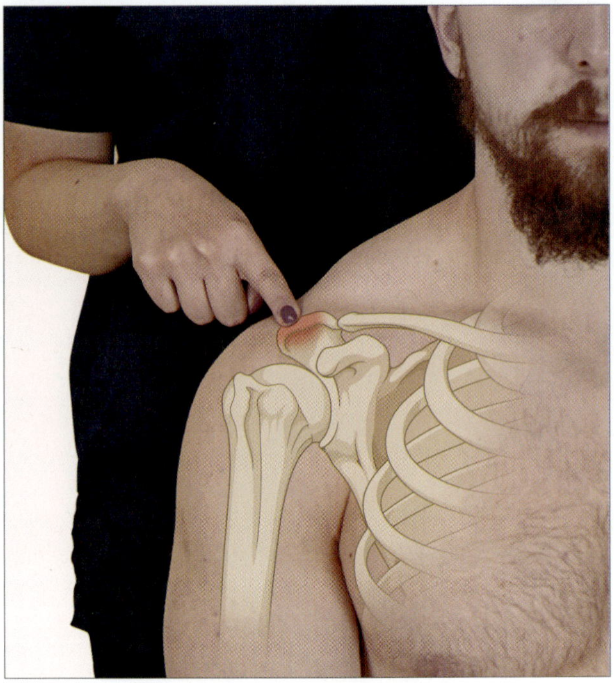

그림 4.6 어깨뼈봉우리 촉지

기본 정보

평가자세	앉은 자세	축	어깨뼈봉우리 또는 어깨관절 뒷면
운동범위	0 ~ 180°	고정팔	복장뼈 정중선 또는 가시돌기와 평행
끝느낌	단단하다.	운동팔	위팔뼈 중심선

촉지를 위한 지침

- 먼저 어깨뼈의 부리돌기를 촉진한다.
- 부리돌기 촉지 후 빗장뼈로 돌아와 손을 계속 바깥으로 이동한다.

측정하기

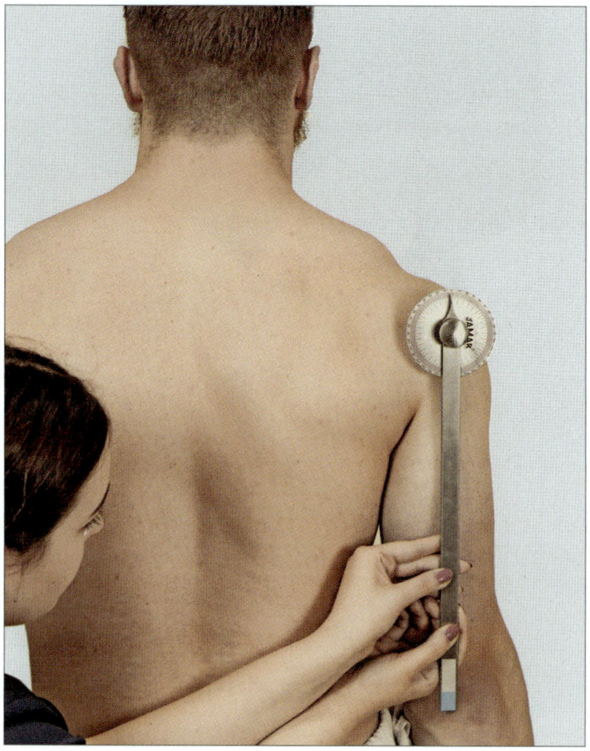

시작 자세

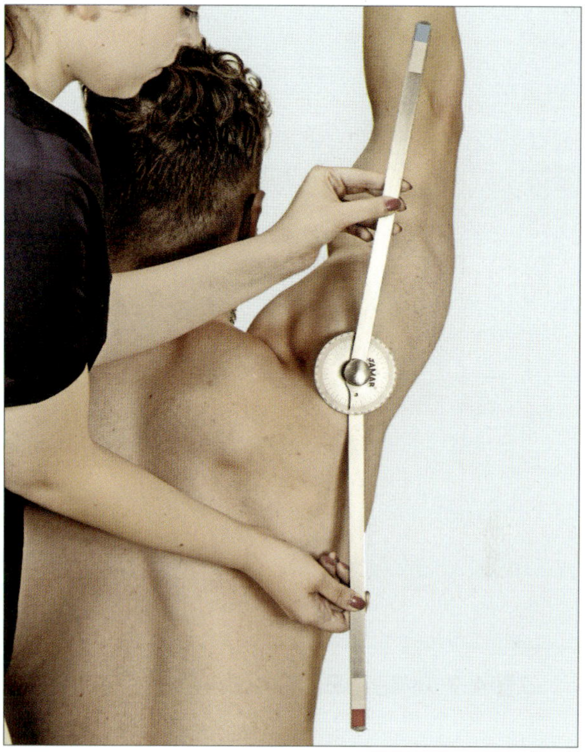

끝 자세

각도계 정렬

1. 각도계의 중심축을 어깨뼈봉우리 뒷면 혹은 어깨관절 앞/뒤를 통과하는 중앙부 뒷면에 둔다.
2. 각도계의 고정팔을 지면과 수직으로 어깨뼈봉우리를 통과하게 맞춘다.
3. 각도계의 운동팔을 팔 중심 방향으로 맞춘다.
4. 팔을 벌리고 난 후 운동팔과 고정팔 사이의 각도를 측정한다.

주의사항

- 몸통 가쪽굽힘과 어깨뼈 올림이 나타나지 않도록 한다.
- 어깨관절 90° 이상이 되면 어깨관절을 바깥돌림하여 벌리도록 한다.

4) 어깨관절 모음 Shoulder adduction

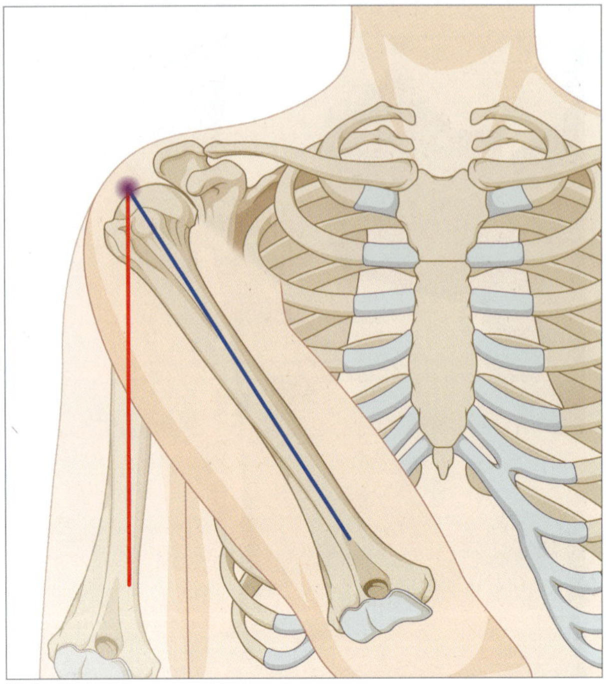

그림 4.7 어깨관절 모음의 축, 고정팔과 운동팔의 위치

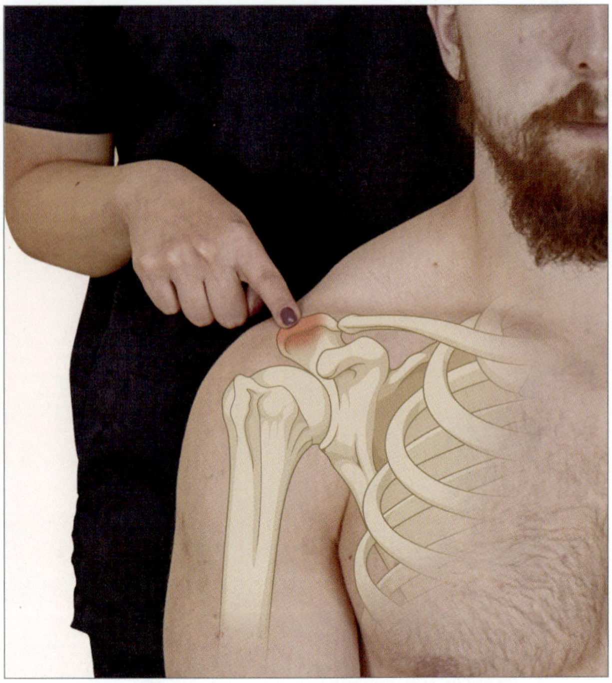

그림 4.8 어깨뼈봉우리 촉지

기본 정보

평가자세	선 자세	축	어깨뼈봉우리 또는 어깨관절 앞면
운동범위	0 ~ 45°	고정팔	복장뼈 정중선 또는 가시돌기와 평행
끝느낌	단단하다.	운동팔	위팔뼈 중심선

촉지를 위한 지침

- 먼저 어깨뼈의 부리돌기를 촉진한다.
- 부리돌기 촉지 후 손을 계속 바깥 아래쪽으로 이동한다.

측정하기

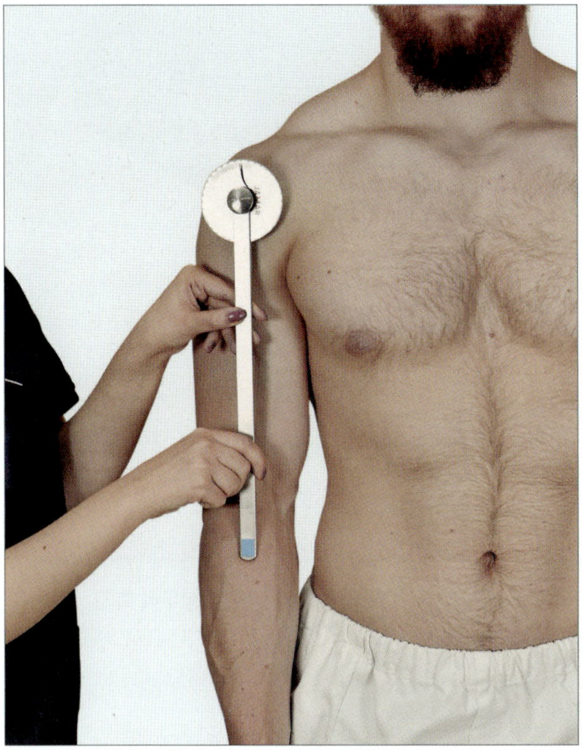

시작 자세

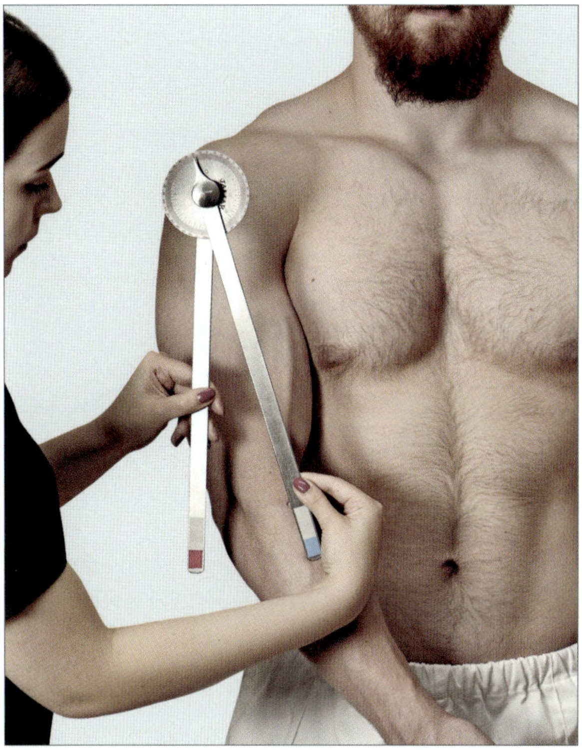

끝 자세

각도계 정렬

1. 각도계의 중심축을 어깨관절 앞/뒤를 통과하는 중앙부 앞면 혹은 어깨뼈봉우리 앞면에 둔다.
2. 각도계의 고정팔을 지면과 수직으로 어깨뼈봉우리를 통과하게 맞춘다.
3. 각도계의 운동팔을 팔 중심 방향으로 맞춘다.
4. 팔을 모으고 난 후 운동팔과 고정팔 사이의 각도를 측정한다.

주의사항

- 몸통의 가쪽굽힘과 어깨뼈 내림 동작이 나타나지 않도록 한다.

5) 어깨관절 수평벌림 Shoulder horizontal abduction

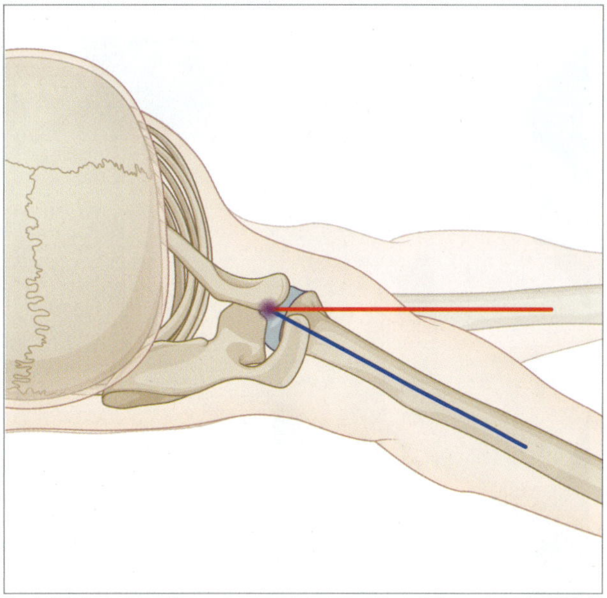

그림 4.9 어깨관절 수평벌림의 축, 고정팔과 운동팔의 위치

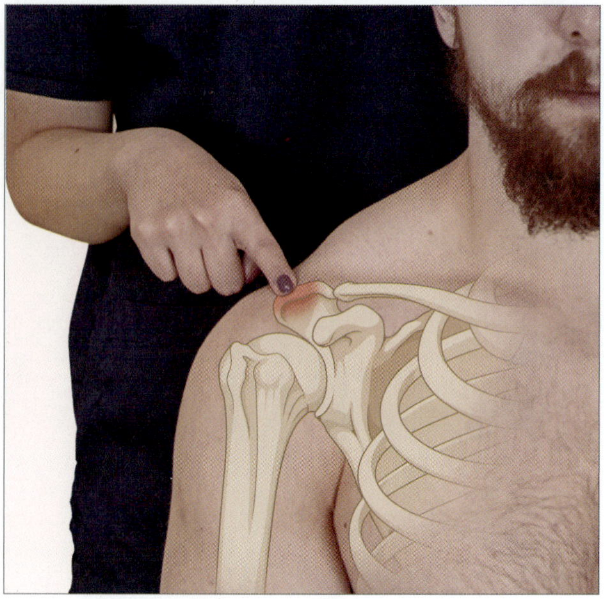

그림 4.10 어깨뼈봉우리 촉지

기본 정보

평가자세	앉은 자세/선 자세(어깨관절 90° 벌림)	축	어깨뼈봉우리 위
운동범위	0 ~ 30°	고정팔	위팔뼈 중심선과 어깨뼈봉우리를 통과하는 수평선(전두면과 평행)
끝느낌	단단하다.	운동팔	위팔뼈 중심선

촉지를 위한 지침

- 먼저 어깨뼈의 부리돌기를 촉진한다.
- 부리돌기 촉지 후 빗장뼈로 돌아와 손을 계속 바깥으로 이동한다.

측정하기

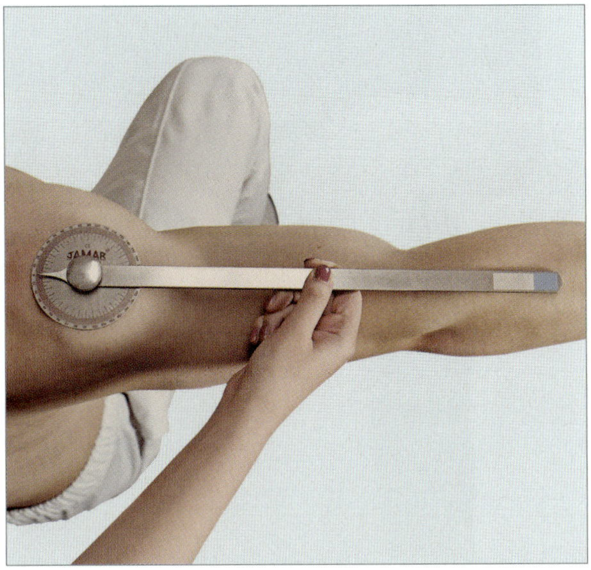

시작 자세

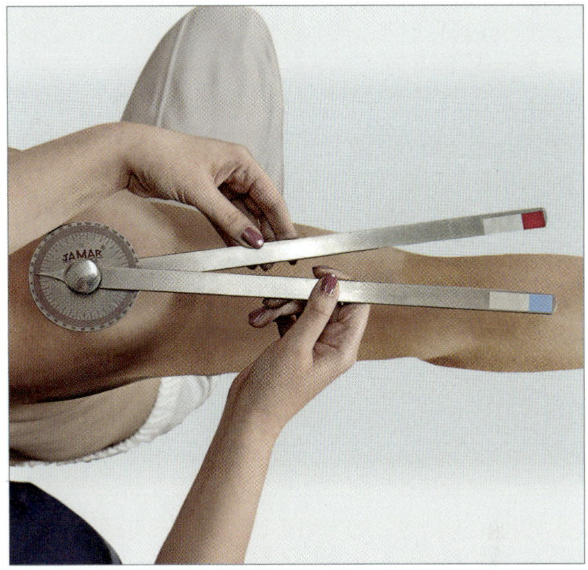

끝 자세

각도계 정렬

1. 각도계의 중심축을 어깨뼈봉우리 위 지점에 둔다.
2. 각도계의 고정팔을 위팔뼈 중심선과 어깨뼈봉우리를 통과하는 수평선 방향에 맞춘다.
3. 각도계의 운동팔을 위팔 중앙 방향으로 맞춘다.
4. 팔을 몸통 뒤쪽 방향으로 벌리고 난 후 운동팔과 고정팔 사이의 각도를 측정한다.

주의사항

- 몸통의 돌림이 나타나지 않도록 한다.
- 손바닥은 바닥을 향하도록 한다.

6) 어깨관절 수평모음 Shoulder horizontal adduction

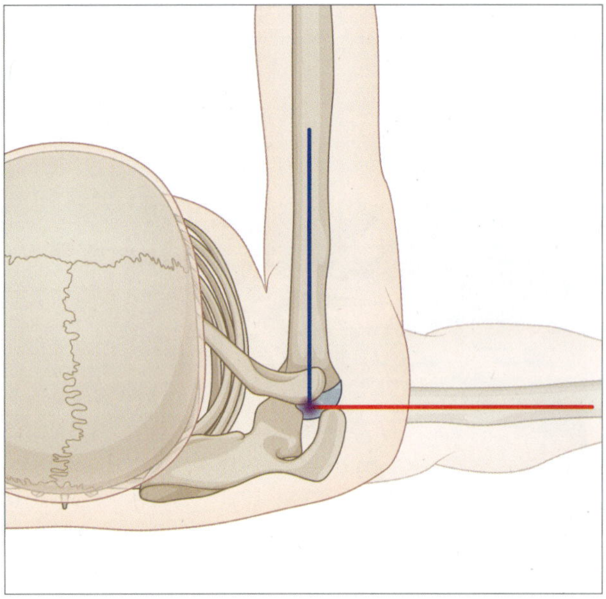

그림 4.11 어깨관절 수평모음의 축, 고정팔과 운동팔의 위치

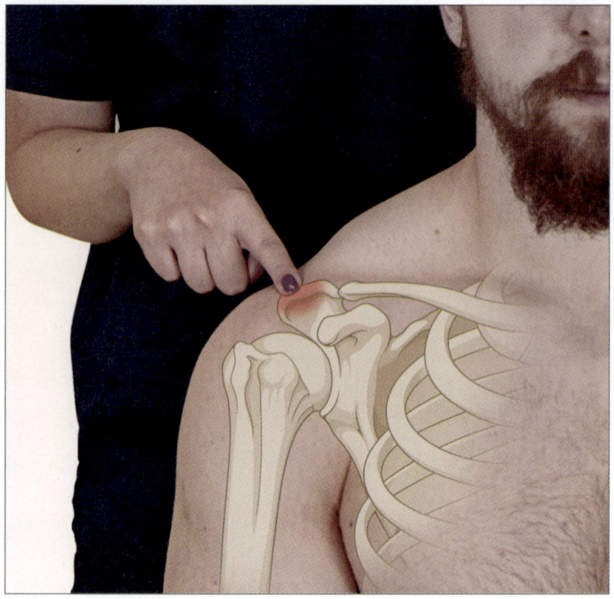

그림 4.12 어깨뼈봉우리 촉지

기본 정보

평가자세	앉은 자세/선 자세(어깨관절 90°벌림)	축	어깨뼈봉우리 위
운동범위	0 ~ 135°	고정팔	위팔뼈 중심선과 어깨뼈봉우리를 통과하는 수평선(전두면과 평행)
끝느낌	단단하다.	운동팔	위팔뼈 중심선

촉지를 위한 지침

- 먼저 어깨뼈의 부리돌기를 촉진한다.
- 부리돌기 촉지 후 빗장뼈로 돌아와 손을 계속 바깥으로 이동한다.

측정하기

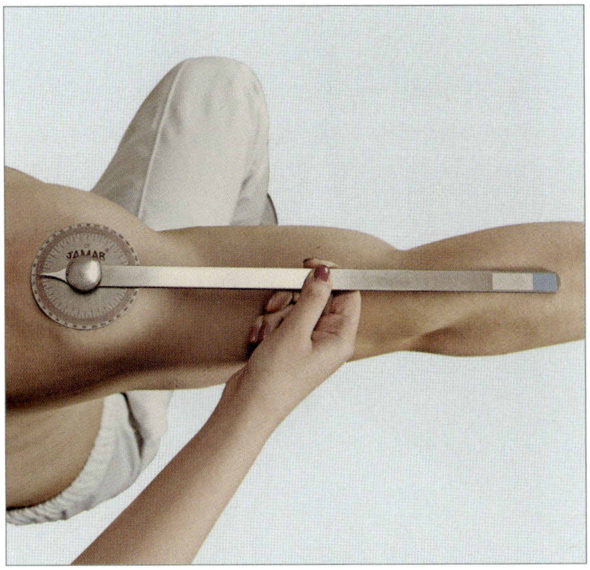

시작 자세

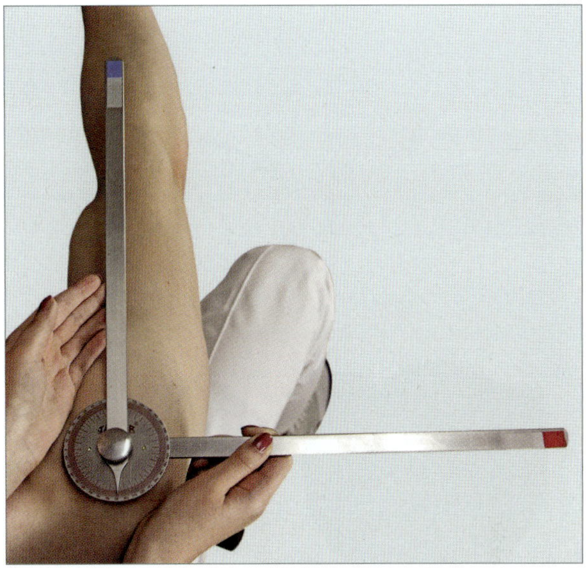

끝 자세

각도계 정렬

1. 각도계의 중심축을 어깨뼈봉우리 위 지점에 둔다.
2. 각도계의 고정팔을 위팔뼈 중심선과 어깨뼈봉우리를 통과하는 수평선 방향에 맞춘다.
3. 각도계의 운동팔을 위팔 중앙 방향으로 맞춘다.
4. 팔을 몸통 앞쪽 방향으로 모으고 난 후 운동팔과 고정팔 사이의 각도를 측정한다.

주의사항

- 몸통의 돌림이 나타나지 않도록 한다.
- 손바닥은 바닥을 향하도록 한다.

7) 어깨관절 안쪽돌림 Shoulder internal rotation

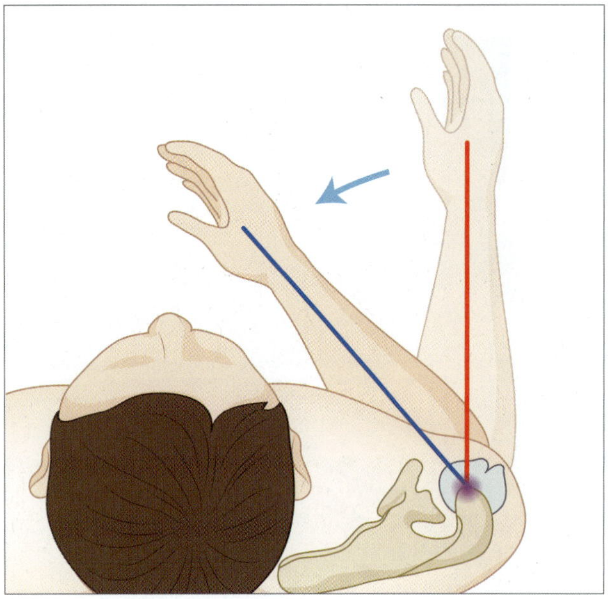

그림 4.13 어깨관절 안쪽돌림의 축, 고정팔과 운동팔의 위치

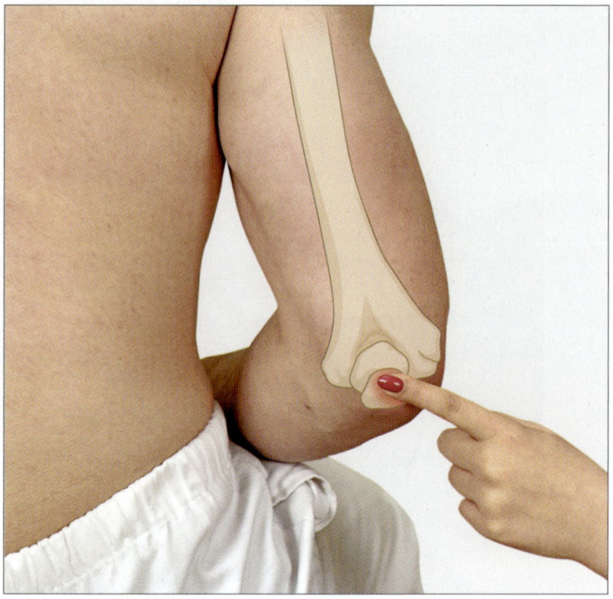

그림 4.14 팔꿈치머리 촉지(뒤쪽)

기본 정보

평가자세	앉은 자세(팔꿈치관절 90° 굽힘, 아래팔 중립 혹은 엎침)	축	자뼈의 팔꿈치머리
운동범위	0 ~ 70°	고정팔	팔꿈치머리와 평행한 수평선(시상면 평행)
끝느낌	단단하다.	운동팔	자뼈 중앙과 자뼈붓돌기를 잇는 중심

촉지를 위한 지침

- 위팔뼈의 안쪽과 가쪽위관절융기에 엄지와 가운데 손가락을 놓는다.
- 두 번째 손가락으로 2개의 위관절융기 중앙에 있는 팔꿈치머리를 촉지한다.

측정하기

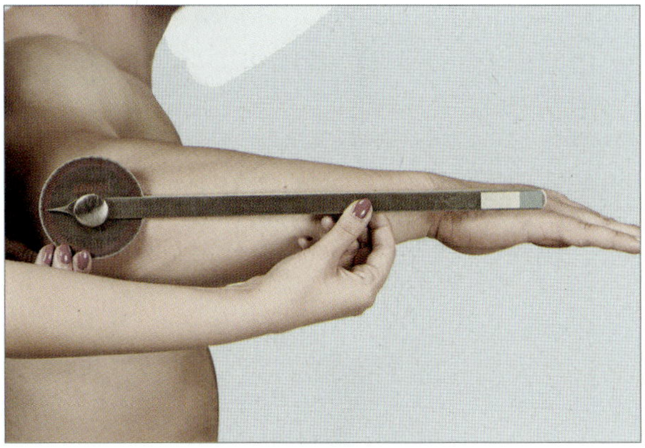

시작 자세(시상면 상)

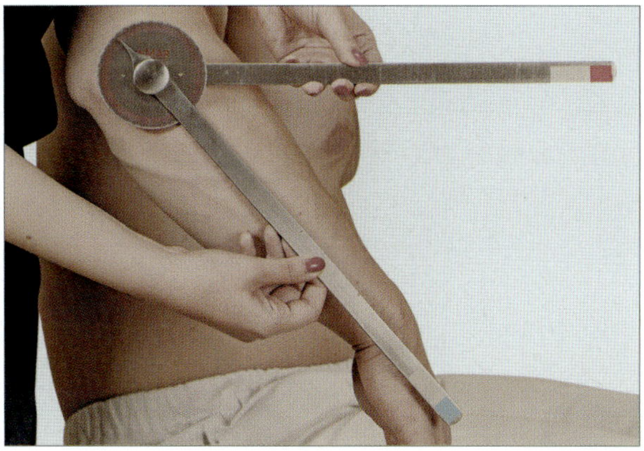

끝 자세(시상면 상)

각도계 정렬

1. 각도계의 중심축을 팔꿈치머리에 둔다.
2. 각도계의 고정팔을 팔꿈치머리와 평행한 수평선에 맞춘다.
3. 각도계의 운동팔을 자뼈 중앙과 자뼈붓돌기를 잇는 중심에 맞춘다.
4. 어깨관절을 안쪽돌림하고 난 후 운동팔과 고정팔 사이의 각도를 측정한다.

주의사항

- 몸통 굽힘과 팔꿈치관절 폄 동작이 나타나지 않도록 한다.
- 어깨뼈 올림과 내밂이 일어나지 않도록 한다.

※ 수평면 상에서의 측정 방법

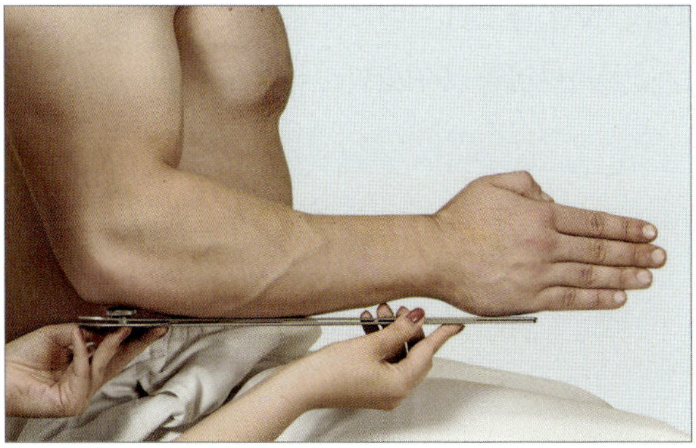

시작 자세(수평면 상)

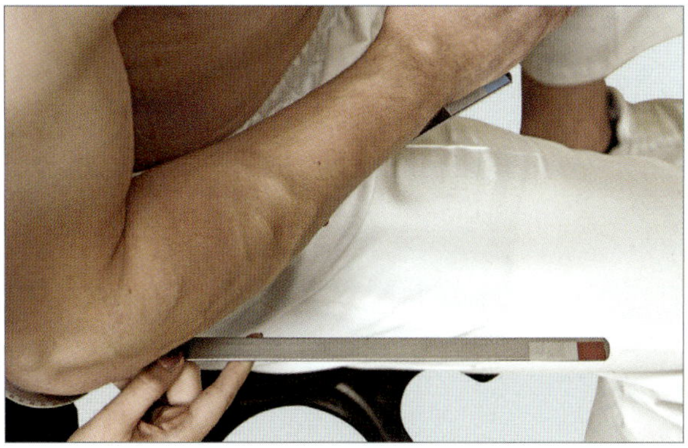

끝 자세(수평면 상)

8) 어깨관절 바깥돌림 Shoulder external rotation

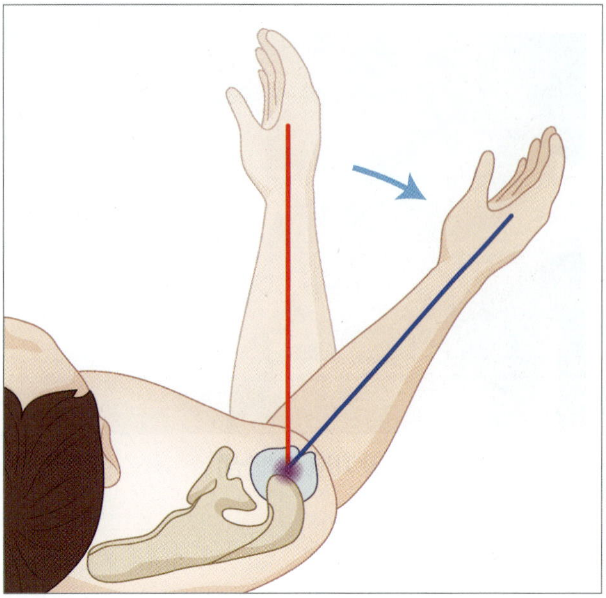

그림 4.15 어깨관절 바깥돌림의 축, 고정팔과 운동팔의 위치

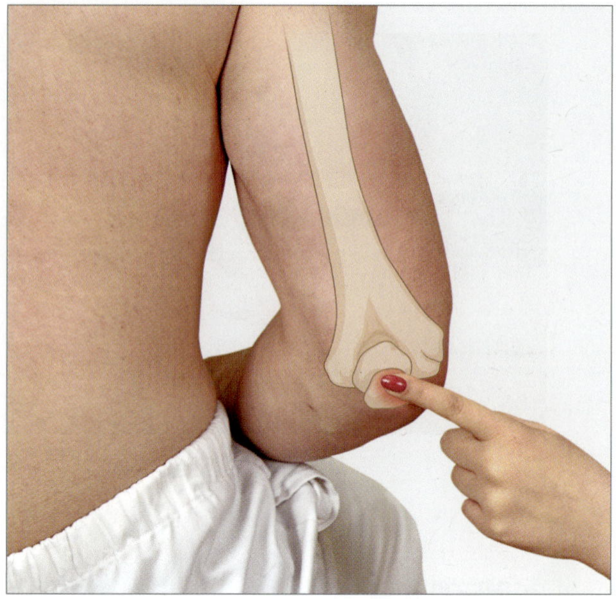

그림 4.16 팔꿈치머리 촉지(뒤쪽)

기본 정보

평가자세	앉은 자세(팔꿈치관절 90° 굽힘, 아래팔 중립 혹은 엎침)	축	자뼈의 팔꿈치머리
운동범위	0 ~ 90°	고정팔	팔꿈치머리와 평행한 수평선(시상면 평행)
끝느낌	단단하다.	운동팔	자뼈 중앙과 자뼈붓돌기를 잇는 중심

촉지를 위한 지침

- 위팔뼈의 안쪽과 가쪽위관절융기에 엄지와 가운데 손가락을 놓는다.
- 두 번째 손가락으로 2개의 위관절융기 중앙에 있는 팔꿈치머리를 촉지한다.

측정하기

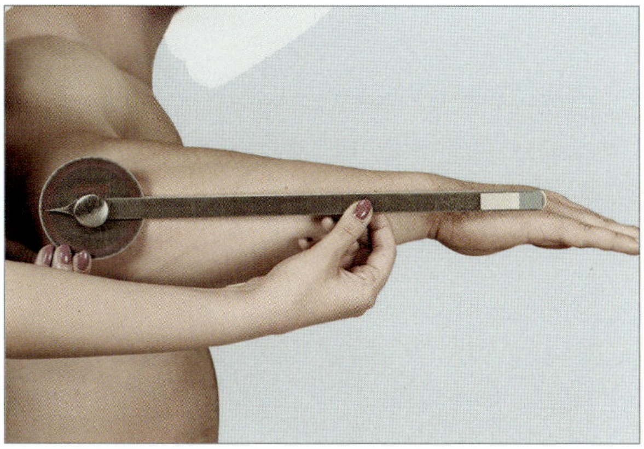
시작 자세(시상면 상)

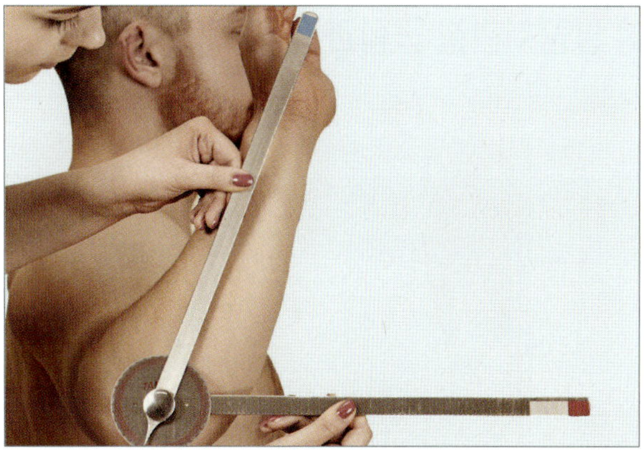
끝 자세(시상면 상)

각도계 정렬

1. 각도계의 중심축을 팔꿈치머리에 둔다.
2. 각도계의 고정팔을 팔꿈치머리와 평행한 수평선에 맞춘다.
3. 각도계의 운동팔을 자뼈 중앙과 자뼈붓돌기를 잇는 중심에 맞춘다.
4. 어깨관절을 바깥돌림하고 난 후 운동팔과 고정팔 사이의 각도를 측정한다.

주의사항

- 몸통 폄과 팔꿈치관절 폄 동작이 나타나지 않도록 한다.
- 어깨관절의 굽힘, 모음, 어깨뼈 들임(retraction)이 일어나지 않도록 한다.

※ 수평면 상에서의 측정 방법

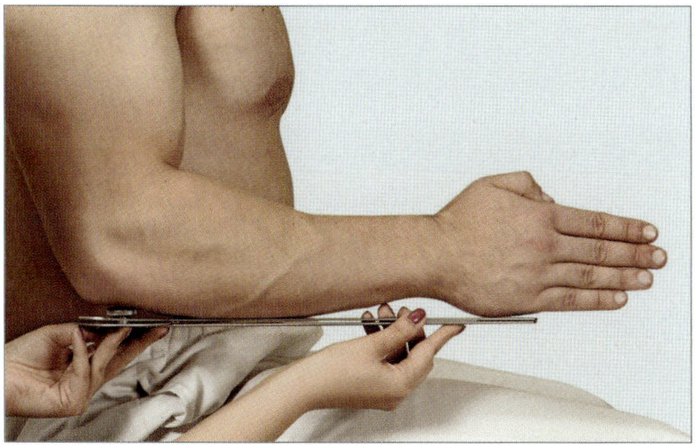
시작 자세(수평면 상)

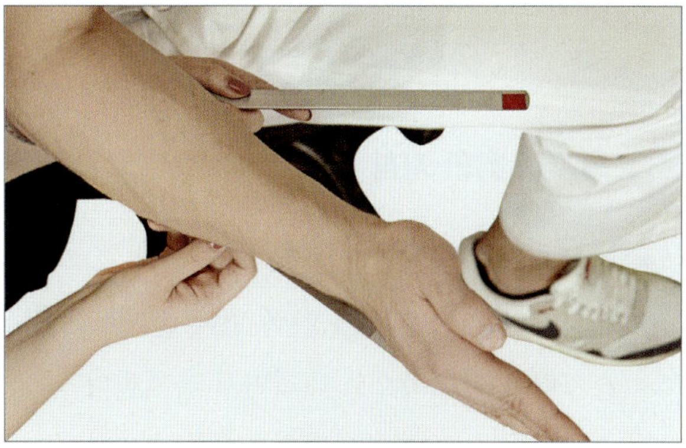
끝 자세(수평면 상)

2 팔꿈치관절

1) 팔꿈치관절 굽힘과 폄 Elbow flexion and extension

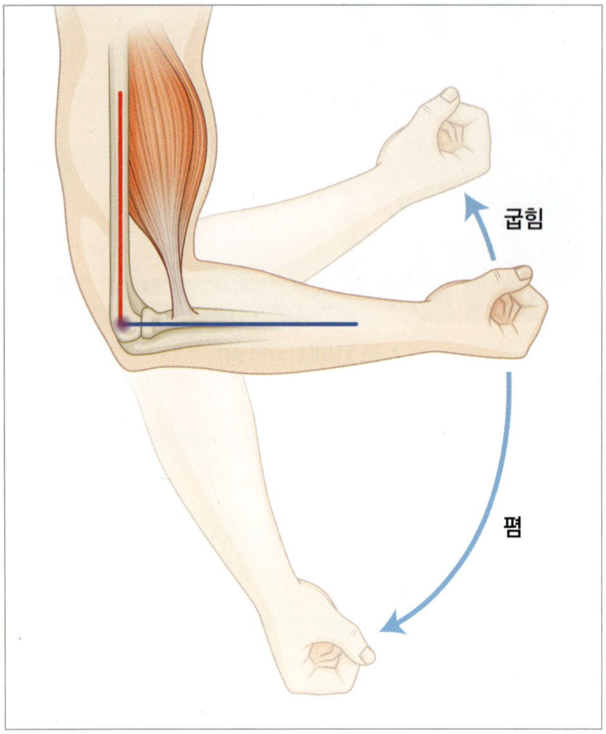

그림 4.17 팔꿈치관절 굽힘과 폄의 축, 고정팔과 운동팔의 위치

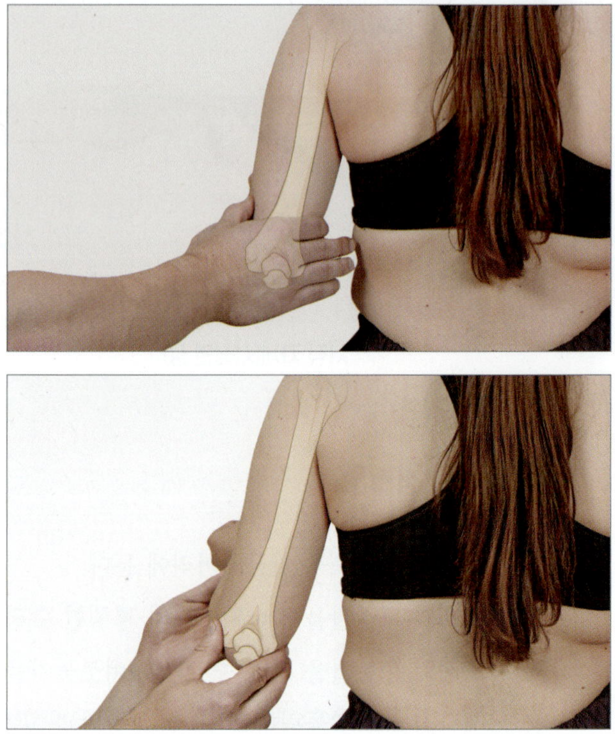

그림 4.18 가쪽위관절융기의 촉지(뒤쪽)

기본 정보

평가자세	바로 누운 자세 혹은 앉은 자세	축	가쪽위관절융기
운동범위	0 ~ 145°	고정팔	위팔 중앙과 어깨뼈봉우리를 잇는 가쪽 중심선
끝느낌	부드럽다.	운동팔	노뼈 중앙과 노뼈붓돌기 잇는 중심선

촉지를 위한 지침

- 대상자의 팔꿈치관절을 90° 굽힌다.
- 대상자의 위팔 안쪽과 가쪽 면에 손가락을 놓는다.
- 손가락을 아래쪽으로 내리면서 촉지한다.
- 손가락 끝으로 가쪽위관절융기를 촉지한다.

측정하기

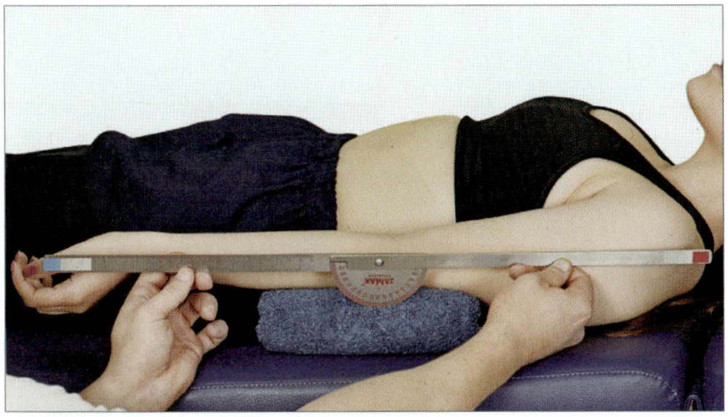

시작 자세(굽힘)

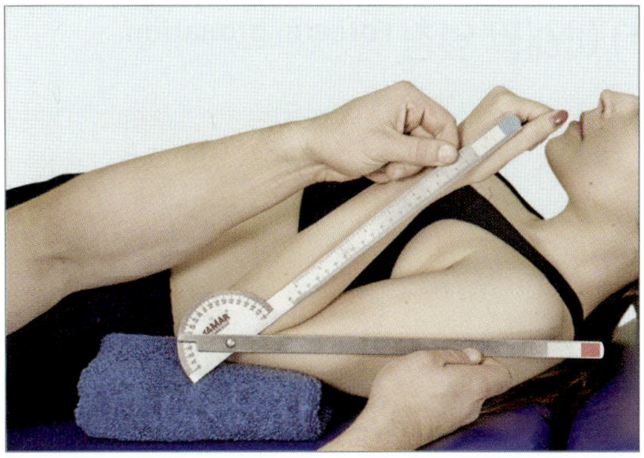

끝 자세(굽힘)

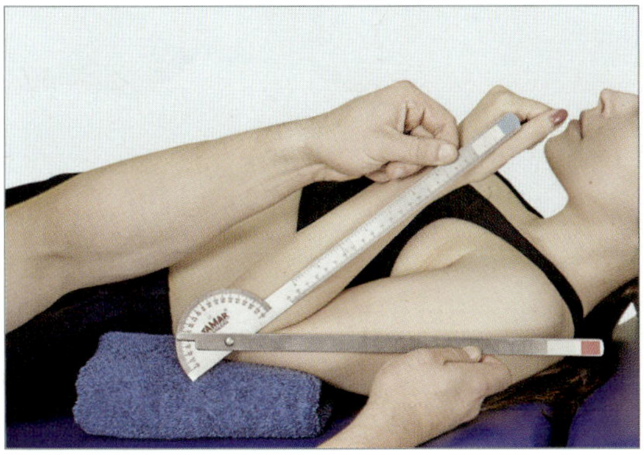

시작 자세(폄)

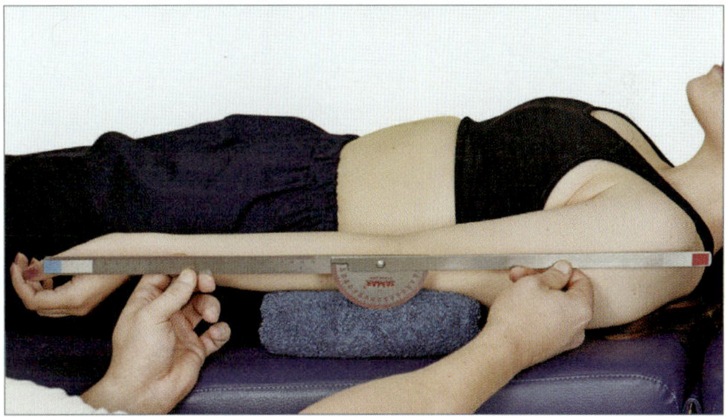

끝 자세(폄)

각도계 정렬

1. 각도계의 중심축을 가쪽위관절융기에 둔다.
2. 각도계의 고정팔을 위팔 중앙과 어깨뼈봉우리를 잇는 가쪽 중심선 방향에 맞춘다.
3. 각도계의 운동팔을 노뼈 중앙 방향으로 맞춘다.
4. 아래팔을 위쪽 방향으로 올리거나(굽힘) 아래쪽 방향으로 내리고 난 후(폄) 운동팔과 고정팔 사이의 각도를 측정한다.

주의사항

- 어깨관절 굽힘 동작이 나타나지 않도록 한다.
- 해부학적 자세가 어려운 경우 제한 각도를 기록하여 운동범위를 측정한다.

3 아래팔

1) 아래팔 엎침 Forearm pronation

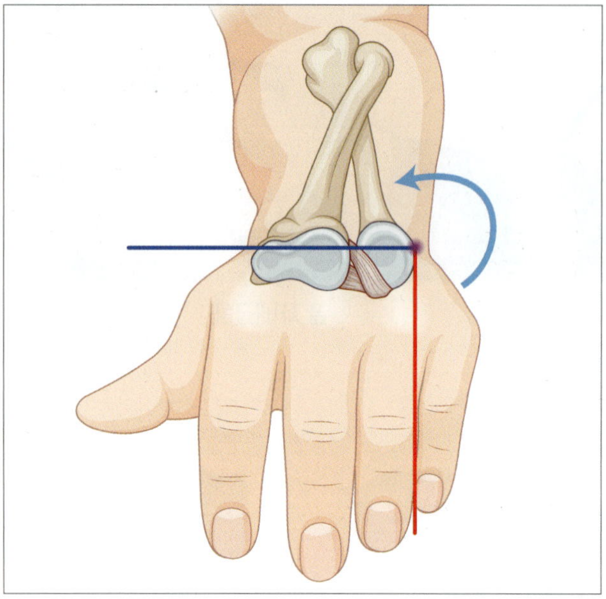

그림 4.19 아래팔 엎침의 축, 고정팔과 운동팔의 위치

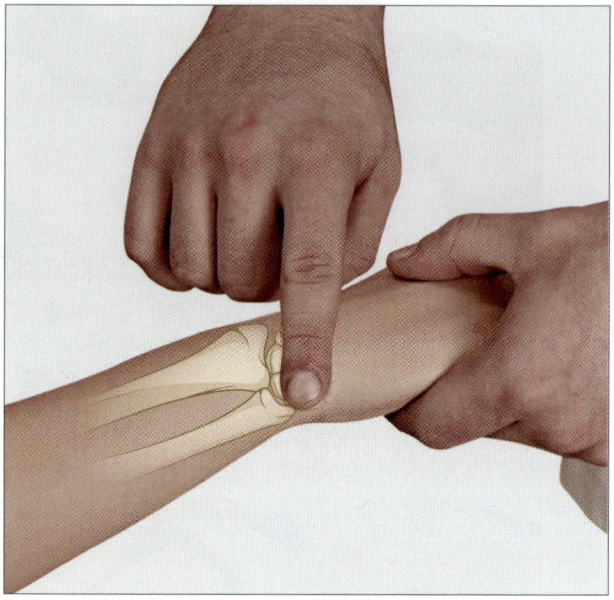

그림 4.20 자뼈붓돌기의 촉지

기본 정보

평가자세	앉은 자세 (팔꿈치관절 90° 굽힘, 아래팔 중립)	축	자뼈붓돌기 가쪽(손등쪽)
운동범위	0 ~ 90°	고정팔	자뼈붓돌기와 바닥을 잇는 수직선 (지면과 수직)
끝느낌	단단하다.	운동팔	노뼈와 자뼈의 붓돌기와 평행한 선 (손등쪽)

촉지를 위한 지침

- 자뼈의 가쪽몸통을 찾는다.
- 자뼈 가쪽몸통의 아래쪽 끝에 있는 자뼈붓돌기가 촉지될 때까지 손이 아래쪽으로 내려간다.

측정하기

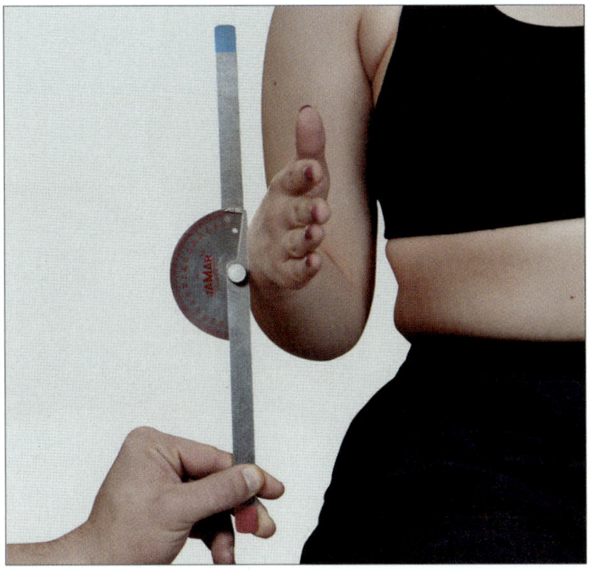

시작 자세

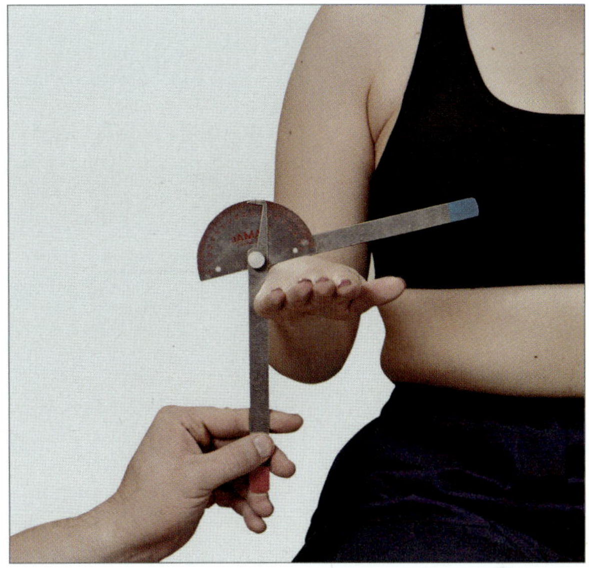

끝 자세

각도계 정렬

1. 각도계의 중심축을 자뼈붓돌기(ulnar styloid process) 가쪽에 둔다.
2. 각도계의 고정팔을 자뼈붓돌기와 바닥을 잇는 수직선 방향에 고정한다.
3. 각도계의 운동팔을 노뼈와 자뼈의 붓돌기와 평행하게 맞춘다.
4. 아래팔을 아래쪽 방향으로 돌리고 난 후 운동팔과 고정팔 사이의 각도를 측정한다.

주의사항

- 어깨관절의 안쪽돌림, 벌림 동작이 나타나지 않도록 한다.
- 손바닥이 바닥을 향한 상태에서 운동범위를 측정한다.

2) 아래팔 뒤침 Forearm supination

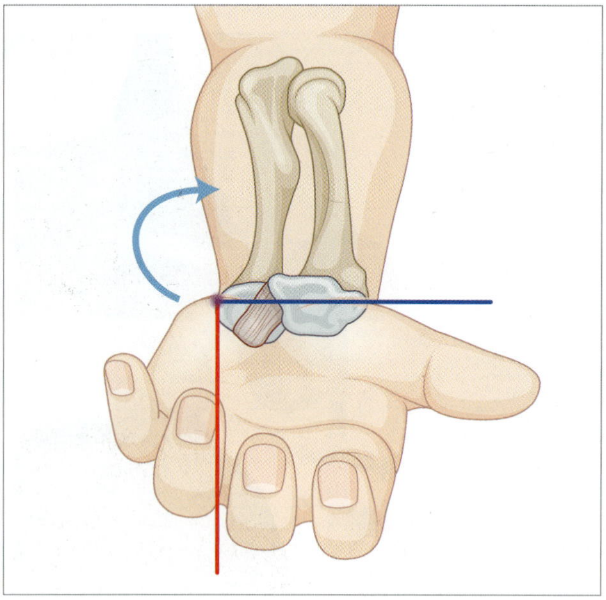

그림 4.21 아래팔 뒤침의 축, 고정팔과 운동팔의 위치

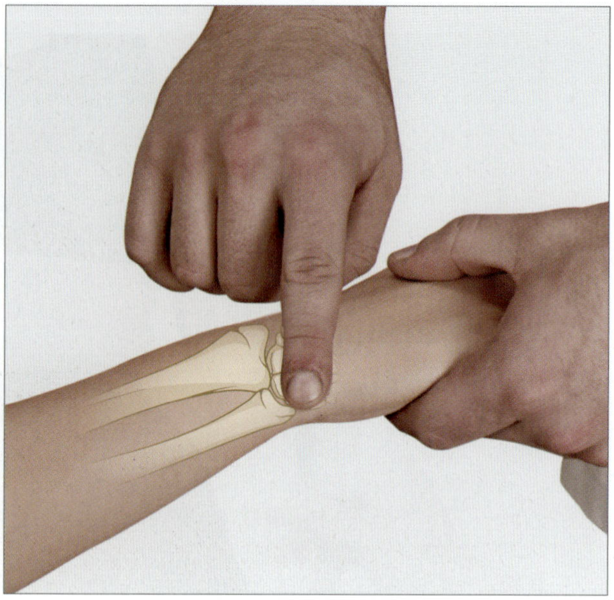

그림 4.22 자뼈붓돌기의 촉지

기본 정보

평가자세	앉은 자세 (팔꿈치관절 90° 굽힘, 아래팔 중립)	축	자뼈붓돌기 안쪽(손바닥쪽)
운동범위	0 ~ 90°	고정팔	자뼈붓돌기와 바닥을 잇는 수직선 (지면과 수직)
끝느낌	단단하다.	운동팔	노뼈와 자뼈의 붓돌기와 평행한 선 (손바닥쪽)

촉지를 위한 지침

- 자뼈의 가쪽몸통을 찾는다.
- 자뼈 가쪽몸통의 아래쪽 끝에 있는 자뼈붓돌기가 촉지될 때까지 손이 아래쪽으로 내려간다.

측정하기

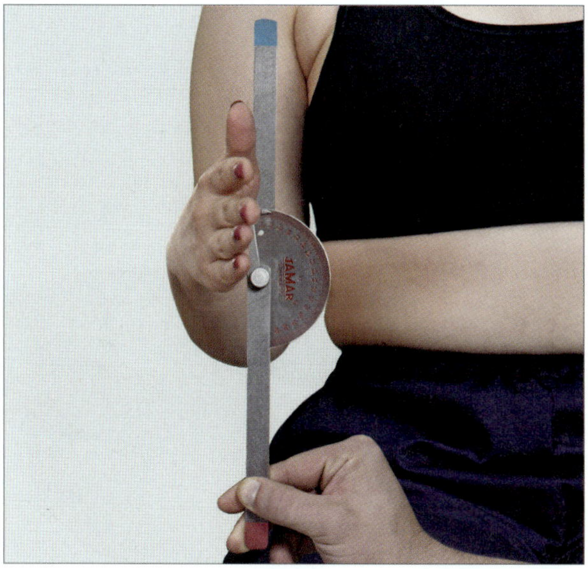
시작 자세

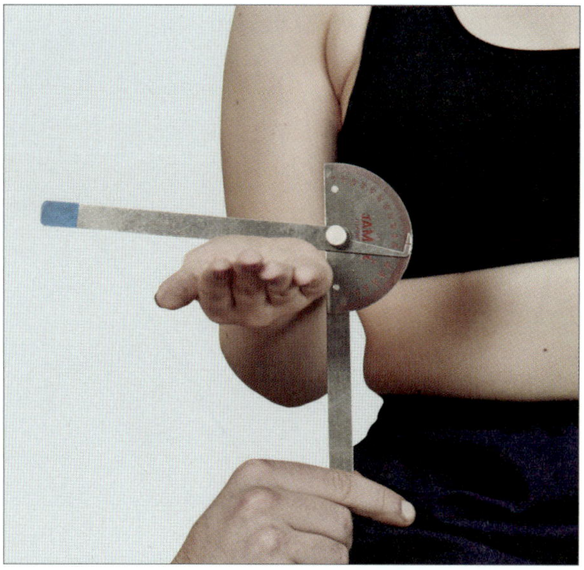
끝 자세

각도계 정렬

1. 각도계의 중심축을 자뼈붓돌기 안쪽에 둔다.
2. 각도계의 고정팔을 자뼈붓돌기와 바닥을 잇는 수직선 방향에 고정한다.
3. 각도계의 운동팔을 노뼈 방향에 맞춘다.
4. 아래팔을 위쪽 방향으로 돌리고 난 후 운동팔과 고정팔 사이의 각도를 측정한다.

주의사항

- 어깨관절의 바깥돌림, 모음 동작이 나타나지 않도록 한다.
- 손바닥이 천장을 향한 상태에서 운동범위를 측정한다.

4 손목관절

1) 손목관절 굽힘 Wrist flexion

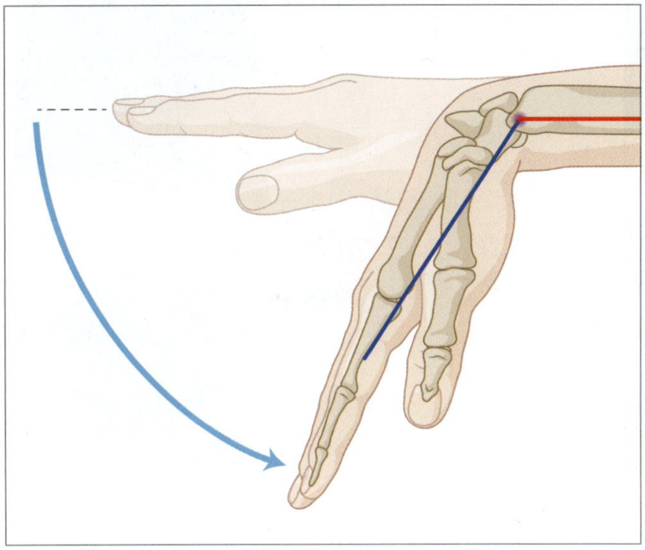

그림 4.23 손목관절 굽힘의 축, 고정팔과 운동팔의 위치

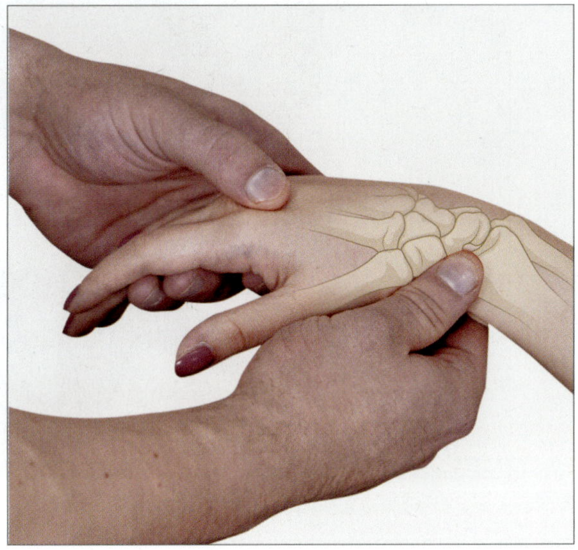

그림 4.24 노뼈붓돌기의 촉지

기본 정보

평가자세	앉은 자세(아래팔 엎침, 손목 중립)	축	노뼈붓돌기
운동범위	0 ~ 90°	고정팔	노뼈 중심선
끝느낌	단단하다.	운동팔	2번 손허리뼈 중심선

촉지를 위한 지침

- 노뼈의 안쪽몸통을 찾는다.
- 노뼈 안쪽몸통의 아래쪽 끝에 있는 노뼈붓돌기가 촉지될 때까지 아래쪽으로 손이 내려간다.

측정하기

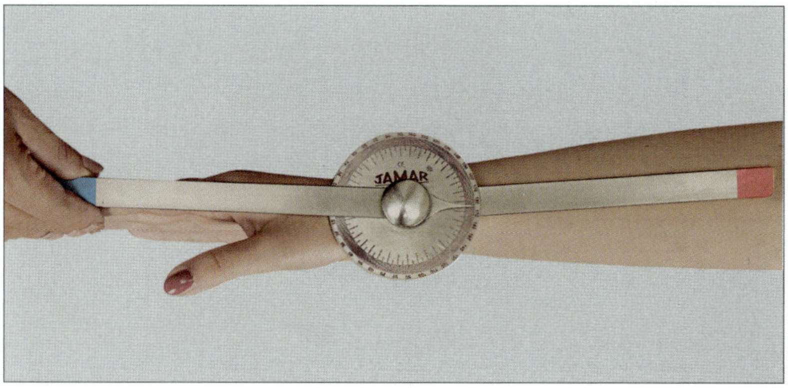

시작 자세

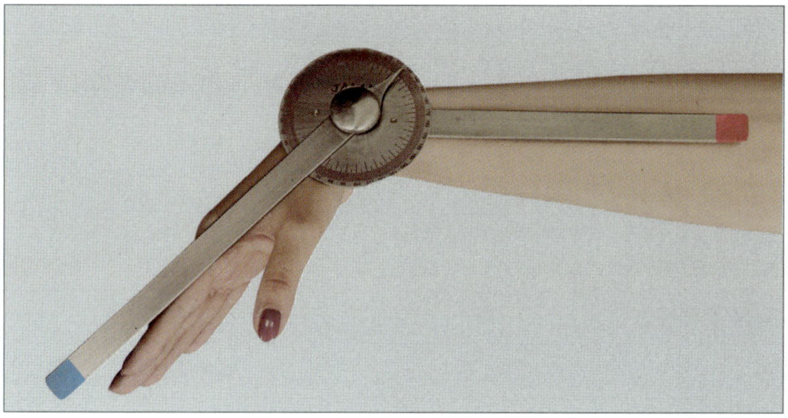

끝 자세

각도계 정렬

1. 각도계의 중심축을 노뼈붓돌기에 둔다.
2. 각도계의 고정팔을 노뼈 중심선 방향에 고정한다.
3. 각도계의 운동팔을 2번 손허리뼈 중앙에 맞춘다.
4. 손목을 굽히고 난 후 운동팔과 고정팔 사이의 각도를 측정한다.

주의사항

- 손가락은 이완시키고 노뼈와 자뼈의 치우침(deviation)이 나타나지 않도록 한다.

2) 손목관절 폄 Wrist extension

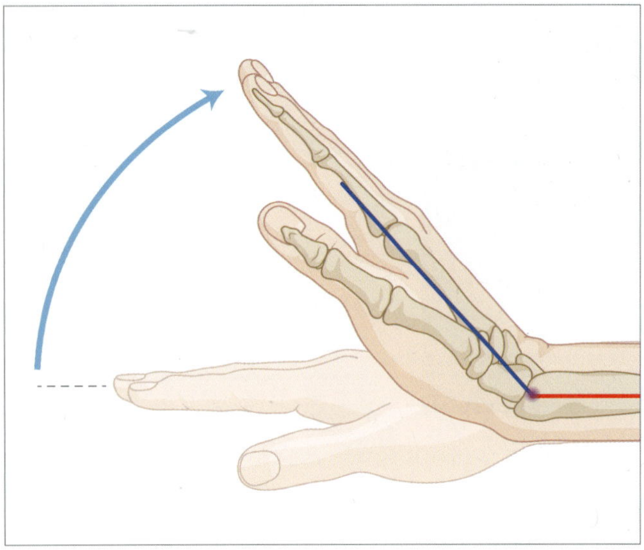

그림 4.25 손목관절 폄의 축, 고정팔과 운동팔의 위치

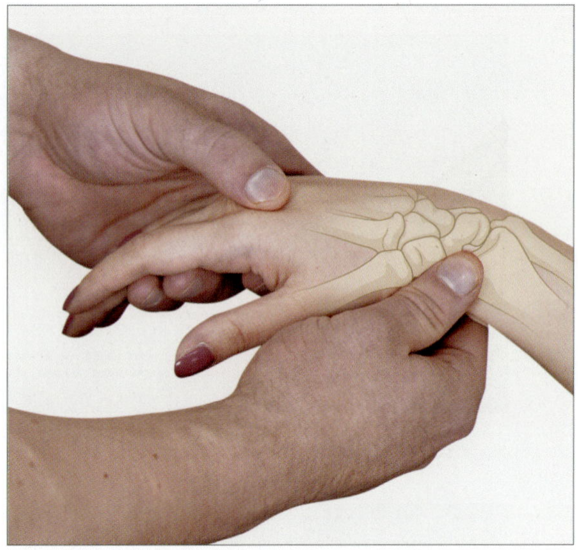

그림 4.26 노뼈붓돌기의 촉지

기본 정보

평가자세	앉은 자세(아래팔 엎침, 손목 중립)	축	노뼈붓돌기
운동범위	0 ~ 70°	고정팔	노뼈 중심선
끝느낌	단단하다.	운동팔	2번 손허리뼈 중심선

촉지를 위한 지침

- 노뼈의 안쪽몸통을 찾는다.
- 노뼈 안쪽몸통의 아래쪽 끝에 있는 노뼈붓돌기가 촉지될 때까지 손이 아래쪽으로 내려간다.

측정하기

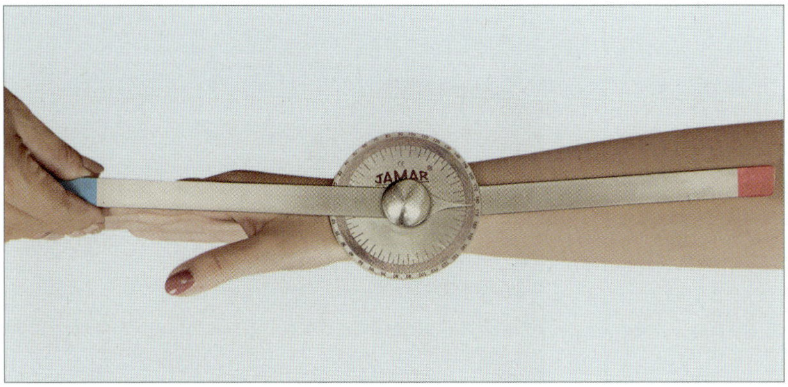

시작 자세

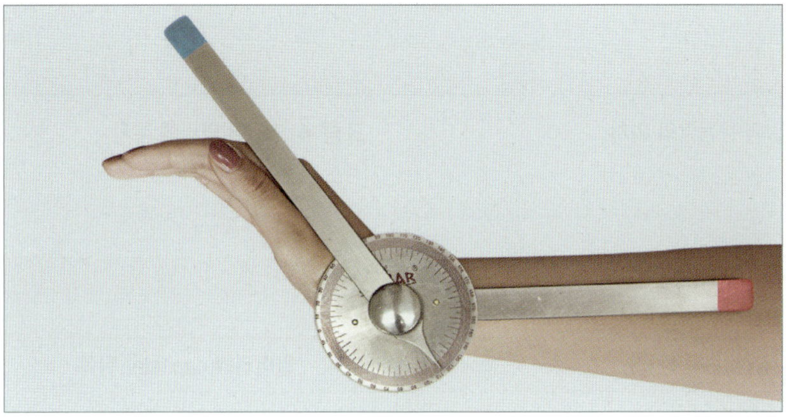

끝 자세

각도계 정렬

1. 각도계의 중심축을 노뼈붓돌기에 둔다.
2. 각도계의 고정팔을 노뼈 중심선 방향에 고정한다.
3. 각도계의 운동팔을 2번 손허리뼈 중앙에 맞춘다.
4. 손목을 펴고 난 후 운동팔과 고정팔 사이의 각도를 측정한다.

주의사항

- 손가락 폄과 노뼈와 자뼈 치우침 동작이 나타나지 않도록 한다.

3) 손목관절 노쪽치우침 Wrist radial deviation

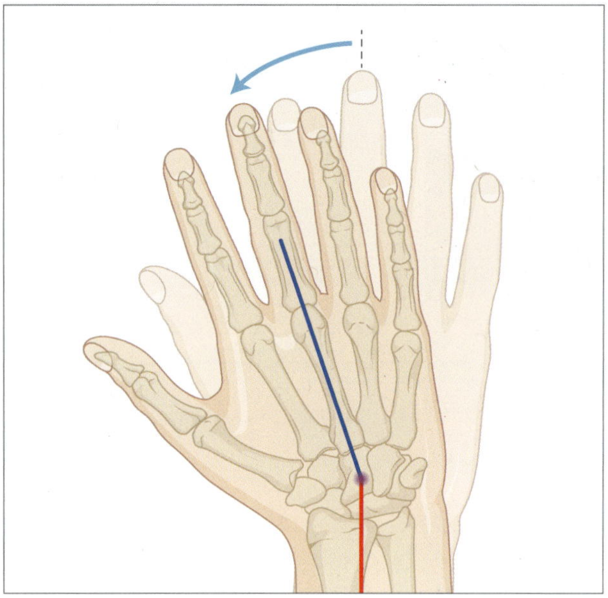

그림 4.27 손목관절 노쪽치우침의 축, 고정팔과 운동팔의 위치

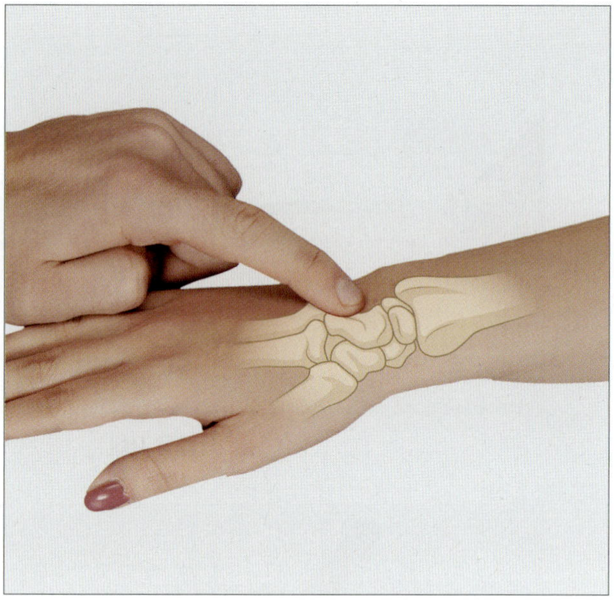

그림 4.28 알머리뼈 촉지

기본 정보

평가자세	앉은 자세(아래팔 엎침, 손목 중립)	축	알머리뼈(capitate) 뒤쪽
운동범위	0 ~ 25°	고정팔	아래팔 뒤쪽 중심선
끝느낌	단단하다.	운동팔	3번 손허리뼈 뒤쪽 중심선

촉지를 위한 지침

- 노뼈의 등쪽결절을 찾는다.
- 아래쪽으로 손을 이동하여 세 번째 손허리뼈바닥을 촉지한다.
- 손허리뼈바닥에서 손을 위쪽으로 조금만 이동하여 알머리뼈를 촉지한다.

측정하기

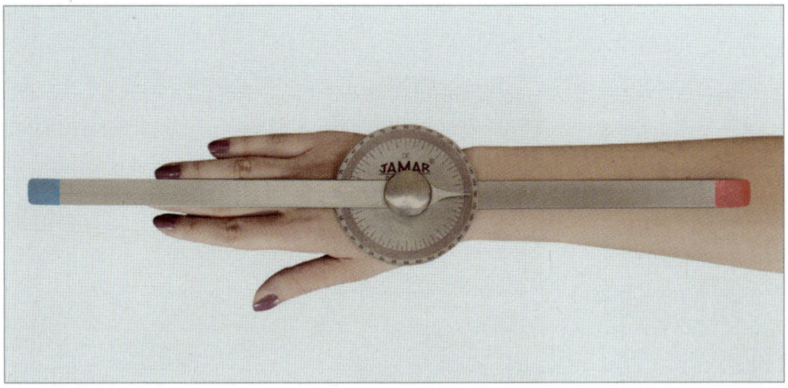

시작 자세

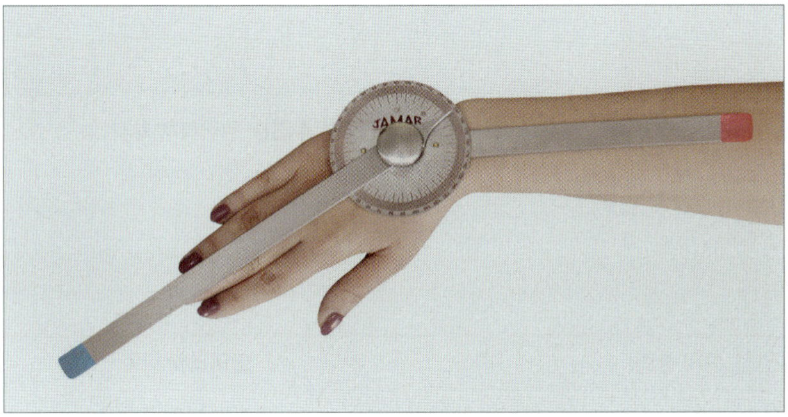

끝 자세

각도계 정렬

1. 각도계의 중심축을 알머리뼈 뒤쪽에 둔다.
2. 각도계의 고정팔을 아래팔 뒤쪽 중심선 방향에 고정한다.
3. 각도계의 운동팔을 3번 손허리뼈 뒤쪽 중앙과 가운데 손가락을 잇는 방향에 맞춘다.
4. 손목을 노쪽으로 치우치게 한 후 운동팔과 고정팔 사이의 각도를 측정한다.

주의사항

- 손목관절 굽힘과 폄, 아래팔 엎침과 뒤침 동작이 나타나지 않도록 한다.

4) 손목관절 자쪽치우침 Wrist ulnar deviation

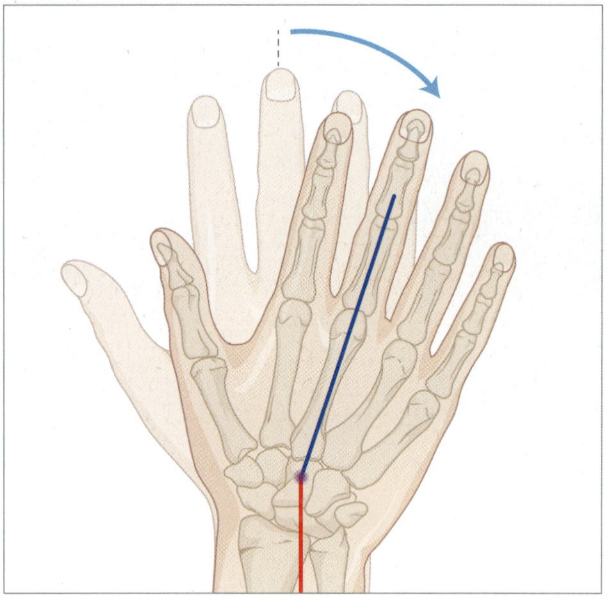

그림 4.29 손목관절 자쪽치우침의 축, 고정팔과 운동팔의 위치

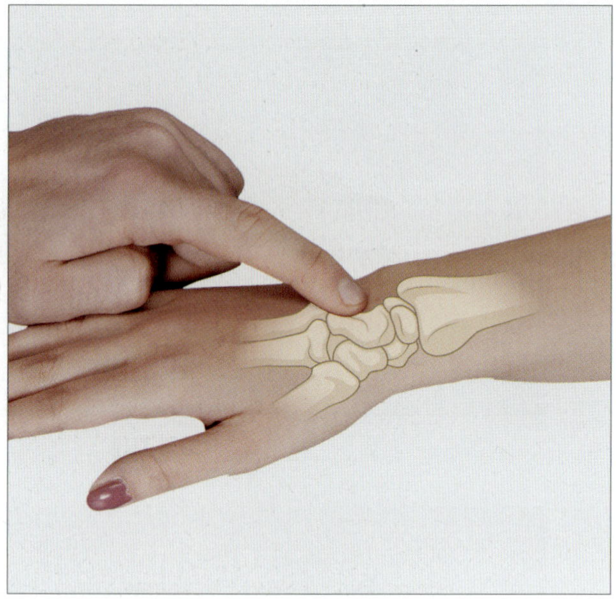

그림 4.30 알머리뼈 촉지

기본 정보

평가자세	앉은 자세(아래팔 엎침, 손목 중립)	축	알머리뼈 뒤쪽
운동범위	0 ~ 35°	고정팔	아래팔 뒤쪽 중심선
끝느낌	단단하다.	운동팔	3번 손허리뼈 뒤쪽 중심선

촉지를 위한 지침

- 노뼈의 등쪽결절을 찾는다.
- 아래쪽으로 손을 이동하여 세 번째 손허리뼈바닥을 촉지한다.
- 손허리뼈바닥에서 손을 위쪽으로 조금만 이동하여 알머리뼈를 촉지한다.

측정하기

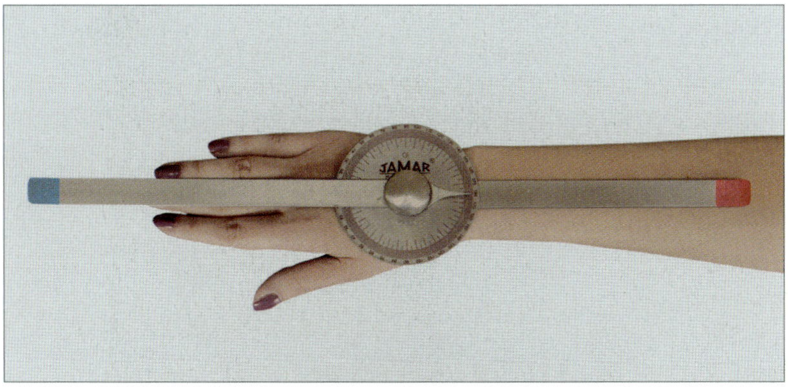

시작 자세

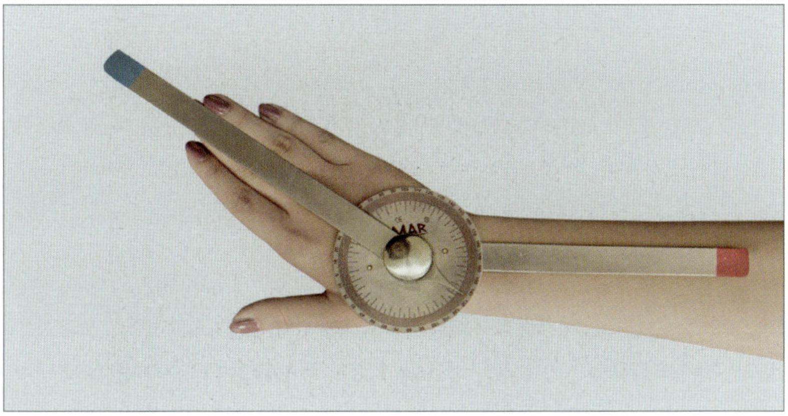

끝 자세

각도계 정렬

1. 각도계의 중심축을 알머리뼈 뒤쪽에 둔다.
2. 각도계의 고정팔을 아래팔 뒤쪽 중심선 방향에 고정한다.
3. 각도계의 운동팔을 3번 손허리뼈 뒤쪽 중앙과 가운데 손가락을 잇는 방향에 맞춘다.
4. 손목을 자쪽으로 치우치게 한 후 운동팔과 고정팔 사이의 각도를 측정한다.

주의사항

- 손목관절 굽힘과 폄, 아래팔 엎침과 뒤침 동작이 나타나지 않도록 한다.

5 손허리손가락관절

1) 손허리손가락관절 굽힘 MP flexion

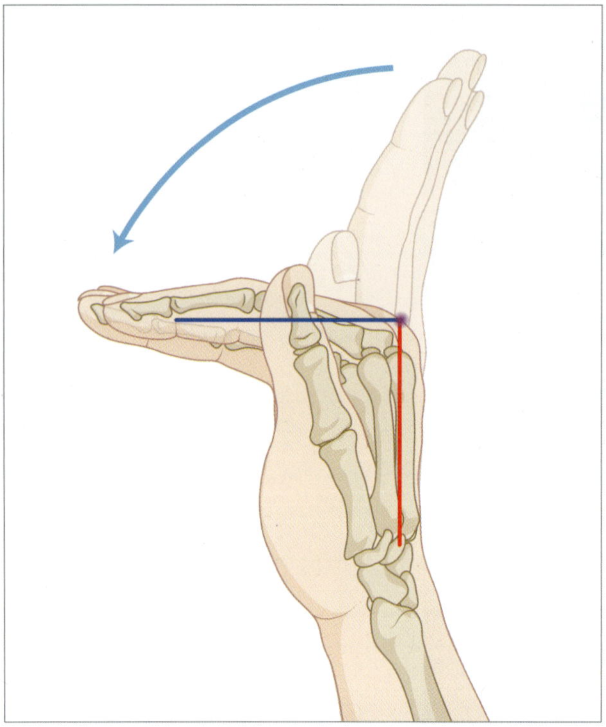

그림 4.31 손허리손가락관절 굽힘의 축, 고정팔과 운동팔의 위치

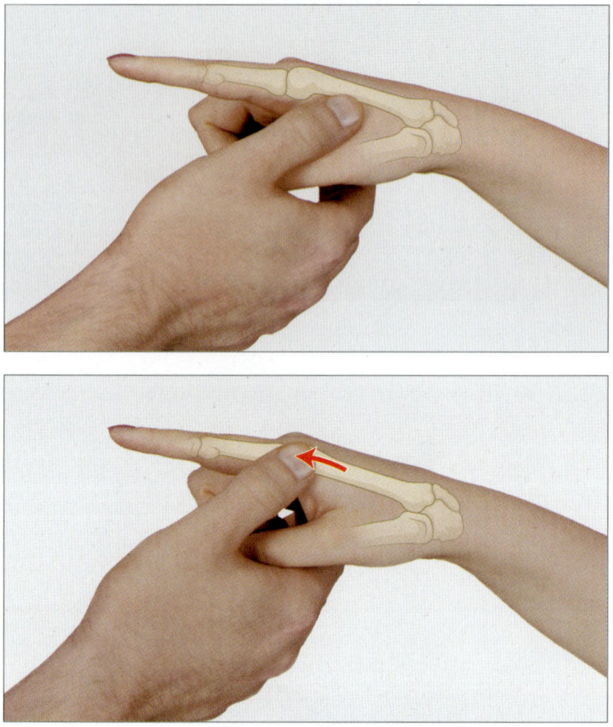

그림 4.32 두 번째 손허리손가락관절 촉지

기본 정보

평가자세	앉은 자세(아래팔 엎침, 손목 중립)	축	손허리손가락관절 위쪽
운동범위	0 ~ 90˚	고정팔	손허리뼈 위쪽
끝느낌	단단하다.	운동팔	몸쪽손가락뼈 위쪽

촉지를 위한 지침

- 검사자의 엄지손가락으로 측정하고자 하는 손허리손가락관절부위의 손허리뼈 몸통 등쪽을 찾는다.
- 손허리뼈 몸통을 따라서 손가락 끝부분으로 손가락을 이동하여 손허리손가락관절을 촉지한다.

측정하기

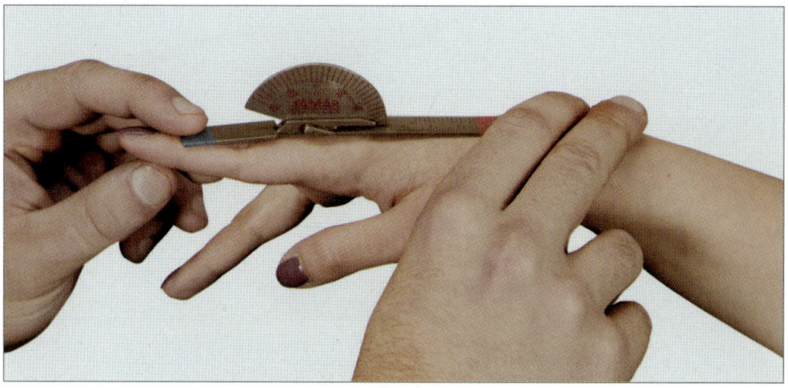

시작 자세

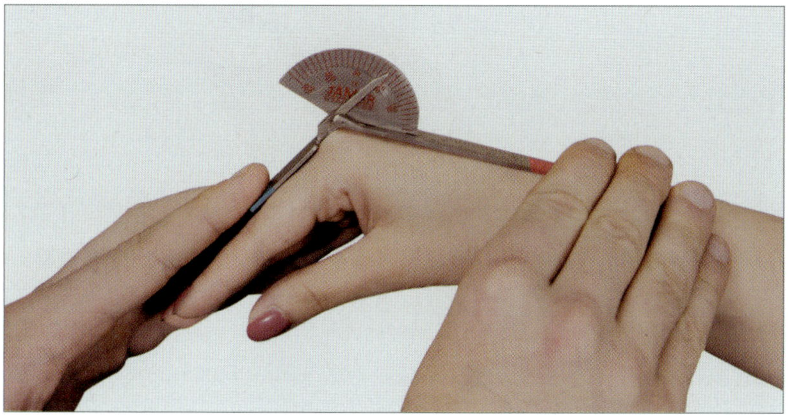

끝 자세

각도계 정렬

1. 각도계의 중심축을 손허리손가락관절 위쪽에 둔다.
2. 각도계의 고정팔을 손허리부위 위쪽과 아래팔을 잇는 중심선 방향에 고정한다.
3. 각도계의 운동팔을 손가락부위 위쪽 방향에 맞춘다.
4. 손허리손가락관절을 손바닥 방향으로 굽힌 후 운동팔과 고정팔 사이의 각도를 측정한다.

주의사항

- 손목관절 굽힘이 나타나지 않도록 한다.
- 손허리손가락관절부위의 손가락사이관절 굽힘이 나타나지 않도록 한다.

2) 손허리손가락관절 벌림 MP abduction

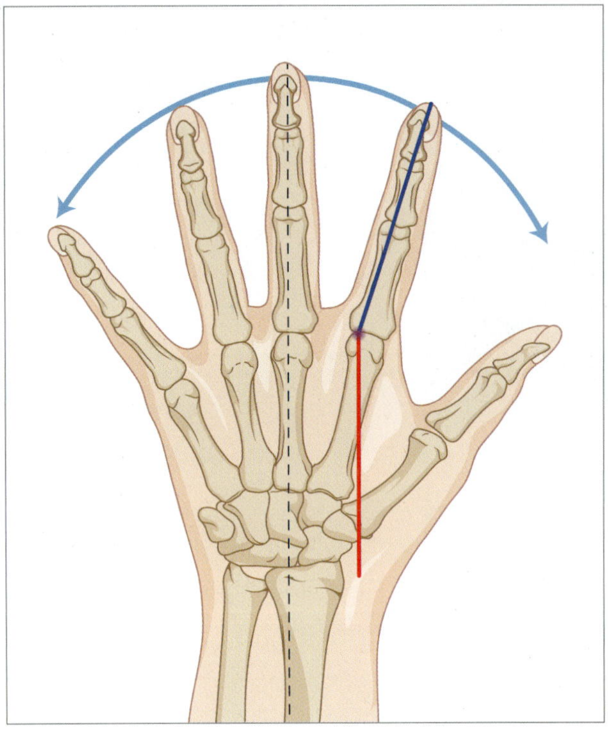

그림 4.33 손허리손가락관절 벌림의 축, 고정팔과 운동팔의 위치

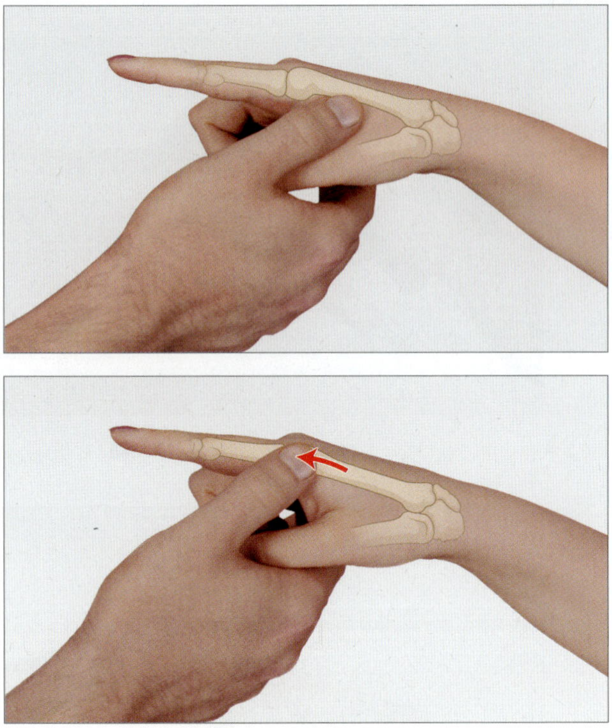

그림 4.34 두 번째 손허리손가락관절 촉지

기본 정보

평가자세	앉은 자세(아래팔 엎침, 손목 중립)	축	두 번째 손허리손가락관절 위쪽
운동범위	0 ~ 20°	고정팔	세 번째 손허리뼈 중심선과 평행
끝느낌	단단하다.	운동팔	두 번째 몸쪽손가락뼈 중심선

촉지를 위한 지침

- 검사자의 엄지손가락으로 측정하고자 하는 손허리손가락관절부위의 손허리뼈 몸통 등쪽을 찾는다.
- 손허리뼈 몸통을 따라서 손가락 끝부분으로 손허리손가락관절을 촉지한다.

측정하기

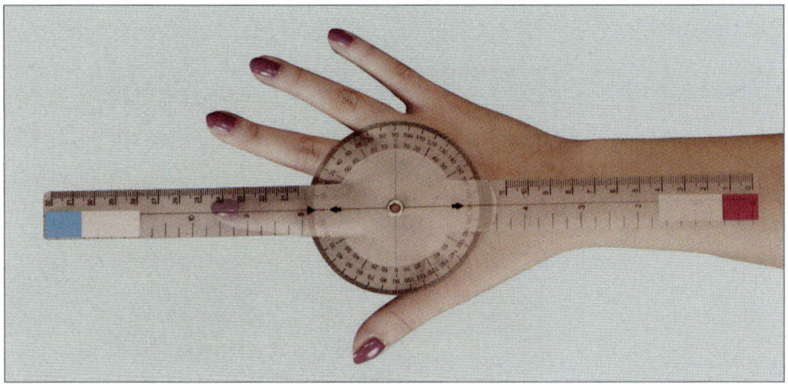

시작 자세

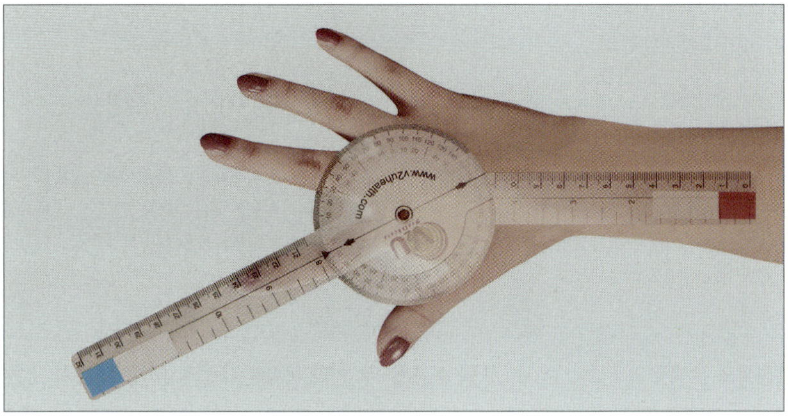

끝 자세

각도계 정렬

1. 각도계의 중심축을 손허리손가락관절 위쪽에 둔다.
2. 각도계의 고정팔을 손허리부위 위쪽과 아래팔을 잇는 중심선 방향에 고정한다.
3. 각도계의 운동팔을 손가락부위 위쪽 방향에 맞춘다.
4. 손허리손가락관절을 벌린 후 운동팔과 고정팔 사이의 각도를 측정한다.

주의사항

- 손허리손가락관절을 벌림할 때 손목관절 노쪽치우침이 일어나지 않도록 한다.

6 손가락뼈사이관절

1) 몸쪽손가락뼈사이관절 굽힘 PIP flexion

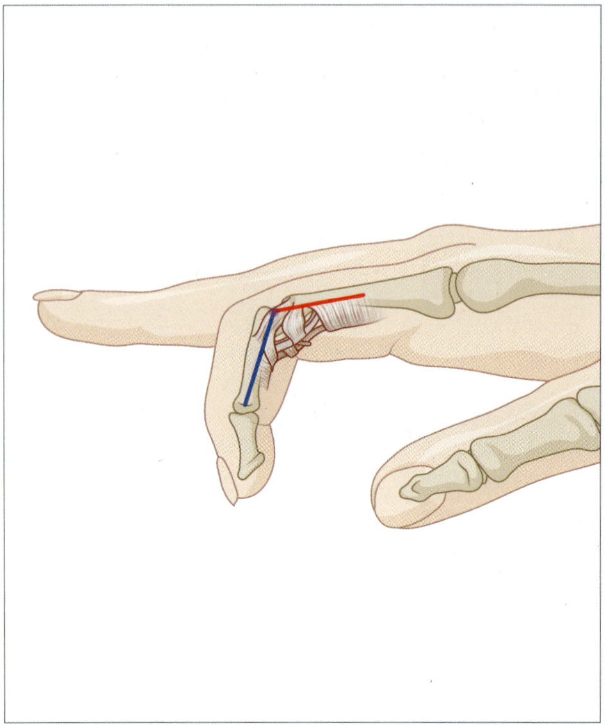

그림 4.35 몸쪽손가락뼈사이관절 굽힘의 축, 고정팔과 운동팔의 위치

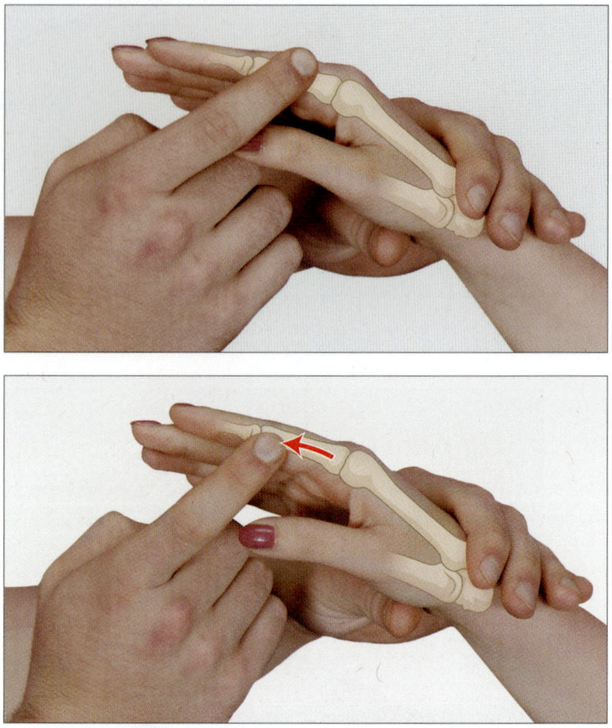

그림 4.36 두 번째 몸쪽손가락뼈사이관절 촉지(오른쪽)

기본 정보

평가자세	앉은 자세(아래팔 엎침, 손목 중립)	축	몸쪽손가락뼈사이관절 위쪽
운동범위	0 ~ 100˚	고정팔	몸쪽손가락뼈 중심선에 평행
끝느낌	단단하다.	운동팔	중간손가락뼈 중심선에 평행

촉지를 위한 지침

- 검사자의 집게손가락으로 측정하고자 하는 몸쪽손가락뼈 몸통을 찾는다.
- 몸쪽손가락뼈 몸통을 따라서 손가락 끝부분으로 몸쪽손가락뼈사이관절을 촉지한다.

측정하기

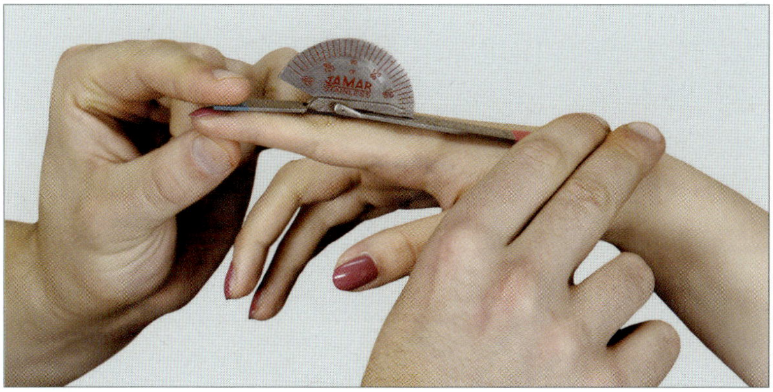

시작 자세

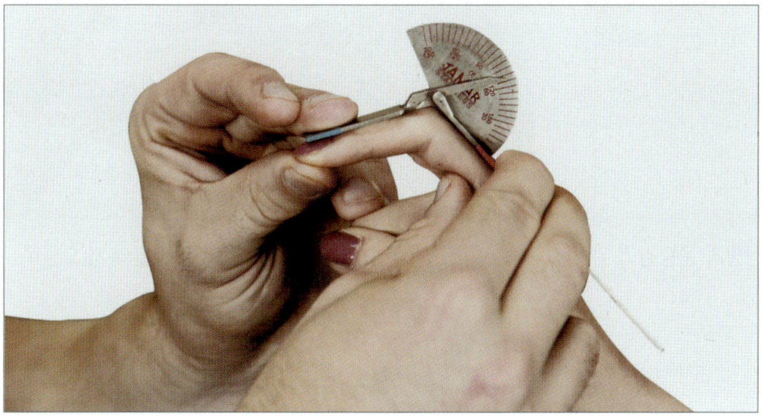

끝 자세

각도계 정렬

1. 각도계의 중심축을 몸쪽손가락뼈사이관절 위쪽에 둔다.
2. 각도계의 고정팔을 몸쪽손가락뼈 위쪽과 손허리뼈를 잇는 중심선 방향에 고정한다.
3. 각도계의 운동팔을 중간손가락뼈 위쪽 방향에 맞춘다.
4. 중간손가락뼈와 먼쪽손가락뼈를 손바닥 방향으로 굽힌 후 운동팔과 고정팔 사이의 각도를 측정한다.

주의사항

- 짧은 팔의 각도계를 사용하면 보다 정확한 측정을 할 수 있다.
- 손허리손가락관절 굽힘이 일어나지 않도록 한다.

2) 먼쪽손가락뼈사이관절 굽힘 DIP flexion

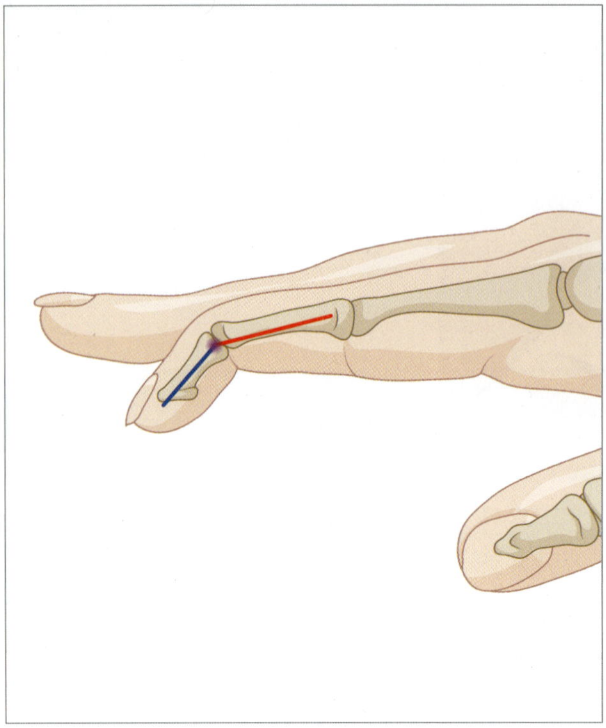

그림 4.37 먼쪽손가락뼈사이관절 굽힘의 축, 고정팔과 운동팔의 위치

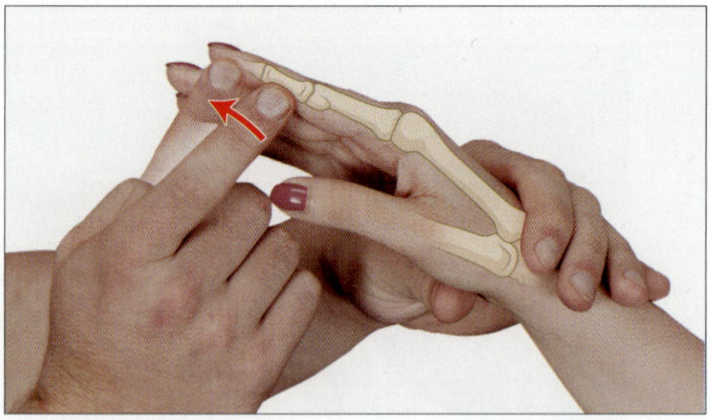

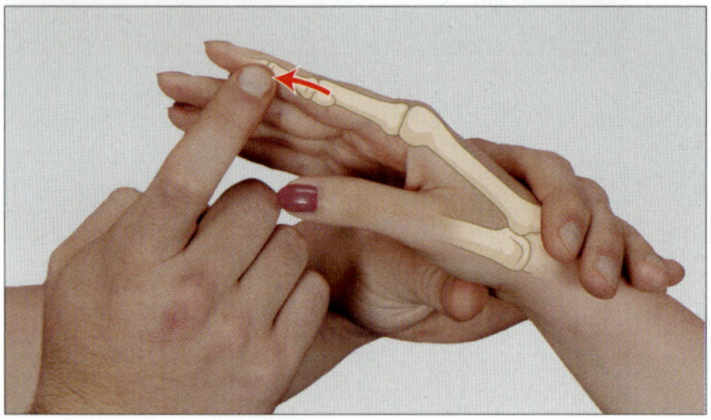

그림 4.38 먼쪽손가락뼈사이관절 촉지(오른쪽)

기본 정보

평가자세	앉은 자세(아래팔 엎침, 손목 중립)	축	먼쪽손가락뼈사이관절 위쪽
운동범위	0 ~ 90°	고정팔	중간손가락뼈 중심과 평행
끝느낌	단단하다.	운동팔	먼쪽손가락뼈 중심과 평행

촉지를 위한 지침

- 검사자의 집게손가락으로 측정하고자 하는 중간손가락뼈 몸통을 찾는다.
- 중간손가락뼈 몸통을 따라서 손가락 끝부분으로 먼쪽손가락뼈사이관절을 촉지한다.

측정하기

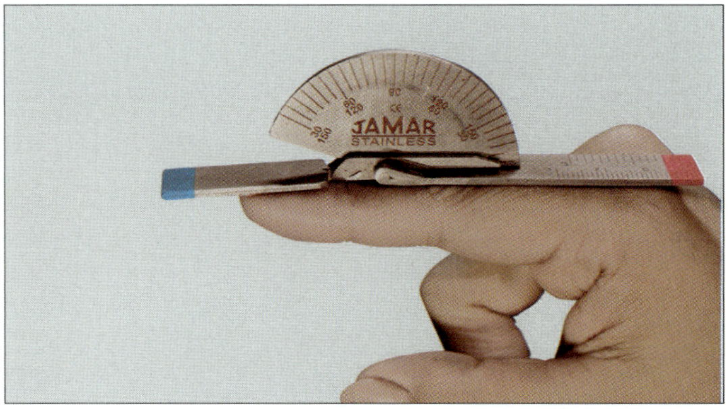

시작 자세

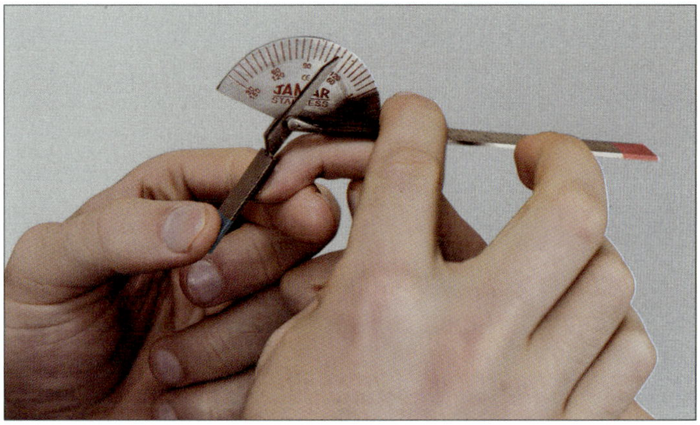

끝 자세

각도계 정렬

1. 각도계의 중심축을 먼쪽손가락뼈사이관절 위쪽에 둔다.
2. 각도계의 고정팔을 먼쪽손가락뼈 위쪽과 중간손가락뼈, 몸쪽손가락뼈를 잇는 중심선 방향에 고정한다.
3. 각도계의 운동팔을 먼쪽손가락뼈 위쪽 방향에 맞춘다.
4. 먼쪽손가락뼈를 손바닥 방향으로 굽힌 후 운동팔과 고정팔 사이의 각도를 측정한다.

주의사항

- 짧은 팔의 각도계를 사용하면 보다 정확한 측정을 할 수 있다.
- 손허리손가락관절과 몸쪽손가락뼈사이관절의 굽힘이 일어나지 않도록 한다.

연습문제

어깨관절

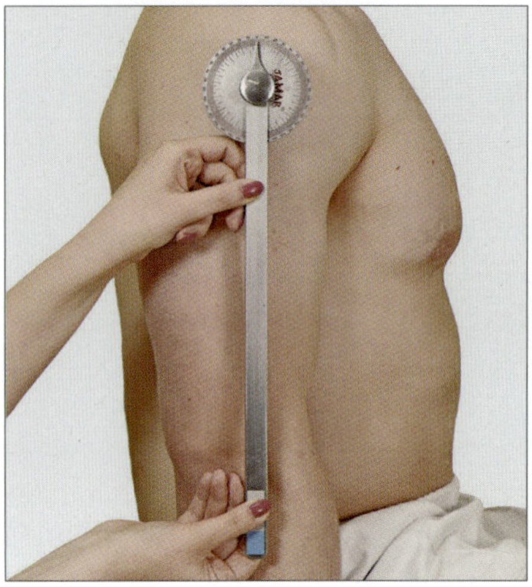

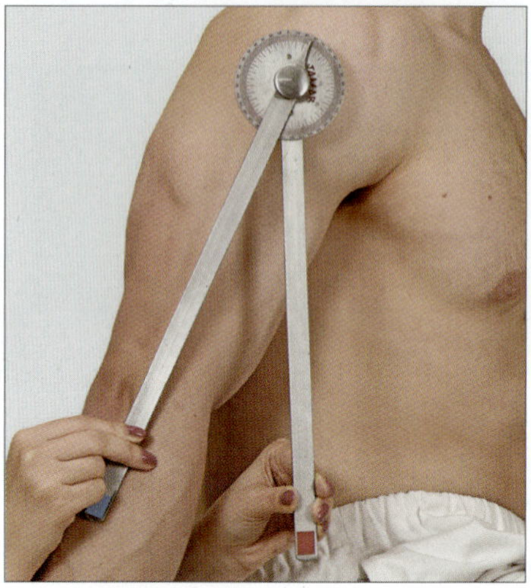

1. 위 그림과 같은 관절운동범위 측정의 동작으로 옳은 것은?

① 어깨관절 굽힘
② 어깨관절 벌림
③ 어깨관절 폄
④ 어깨관절 바깥돌림
⑤ 어깨관절 안쪽돌림

2. 관절운동범위 측정으로 옳은 것은?

① 축은 어깨뼈봉우리 약간 아래이다.
② 고정팔은 겨드랑 뒤쪽 선이다.
③ 운동팔은 아래팔뼈 가쪽 중심선이다.
④ 정상 관절운동범위는 0~90°이다.
⑤ 끝느낌은 부드럽다.

[정답]

1. ③ 2. ①

[해설]

어깨관절 폄 운동범위 측정이다. 축은 어깨뼈봉우리 약간 아래에 둔다. 고정팔은 겨드랑의 중심선에 둔다. 운동팔은 위팔뼈 가쪽 중심선이다. 관절운동범위는 0~60°이다. 끝느낌은 단단하다.

아래팔

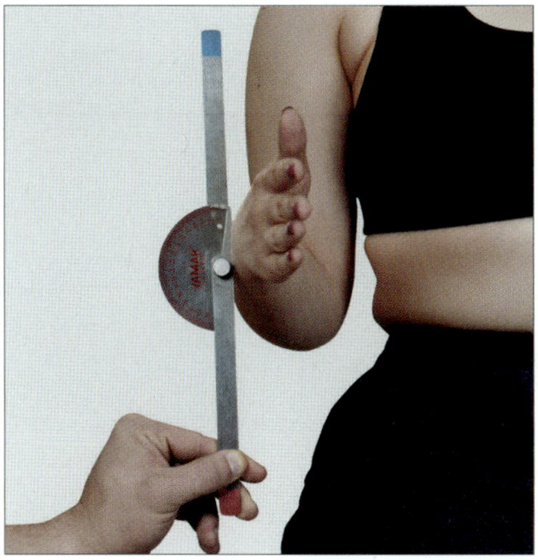

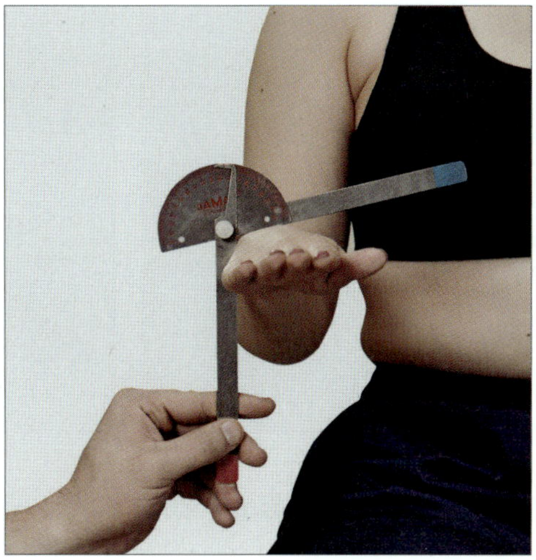

3. 위 그림과 같은 관절운동범위 측정의 동작으로 옳은 것은?

① 팔꿈치관절 굽힘
② 팔꿈치관절 폄
③ 아래팔 엎침
④ 아래팔 뒤침
⑤ 아래팔 굽힘

4. 관절운동범위 측정으로 옳은 것은?

① 축은 노뼈붓돌기 가쪽이다.
② 고정팔은 자뼈붓돌기와 바닥을 잇는 수평선이다.
③ 운동팔은 노뼈와 자뼈의 붓돌기와 평행한 선이다.
④ 정상 관절운동범위는 0~50°이다.
⑤ 끝느낌은 부드럽다.

[정답]

3. ③ 4. ③

[해설]

아래팔 엎침 운동범위 측정이다. 축은 자뼈붓돌기 가쪽이다. 고정팔은 자뼈붓돌기와 바닥을 잇는 수직선이다. 운동팔은 노뼈와 자뼈의 붓돌기와 평행한 선이다. 운동범위는 0~90°이다. 끝느낌은 단단한 느낌이다.

손목관절

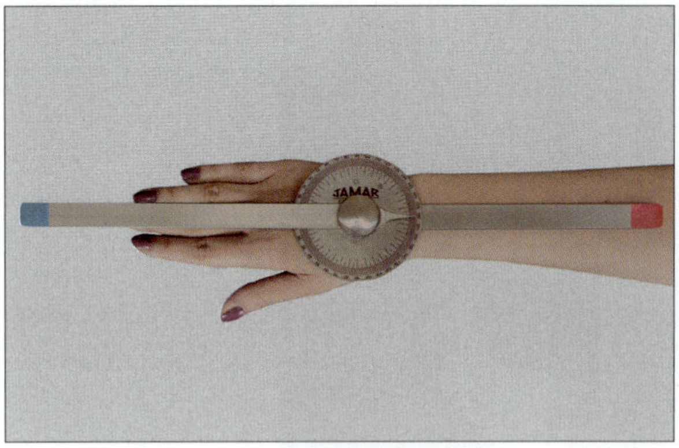

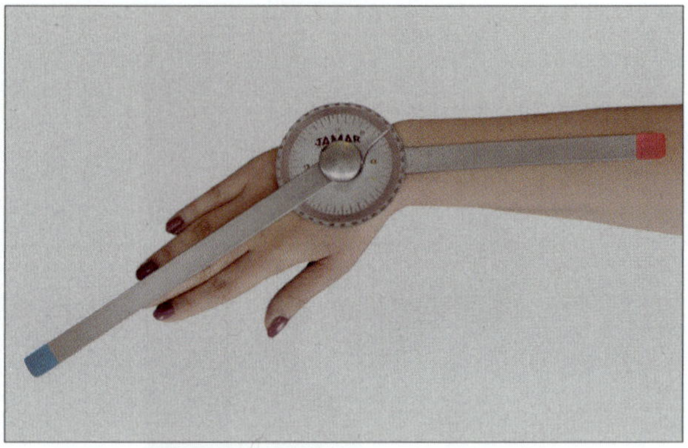

5. 위 그림과 같은 관절운동범위 측정의 동작으로 옳은 것은?

① 손목관절 굽힘
② 손목관절 폄
③ 손목관절 자쪽치우침
④ 손목관절 노쪽치우침
⑤ 손목관절 휘돌림

6. 관절운동범위 측정으로 옳은 것은?

① 축은 손허리손가락관절이다.
② 고정팔은 위팔 뒤쪽 중심선이다.
③ 운동팔은 3번 손허리뼈 뒤쪽 중심선이다.
④ 정상 관절운동범위는 0~60°이다.
⑤ 끝느낌은 부드럽다.

[정답]

5. ④ 6. ③

[해설]

손목관절 노쪽치우침 운동범위 측정이다. 축은 알머리뼈 뒤쪽이다. 고정팔은 아래팔 뒤쪽 중심선이다. 운동팔은 3번 손허리뼈 뒤쪽 중심선이다. 운동범위는 0~25°이다. 끝느낌은 단단한 느낌이다.

손가락뼈사이관절

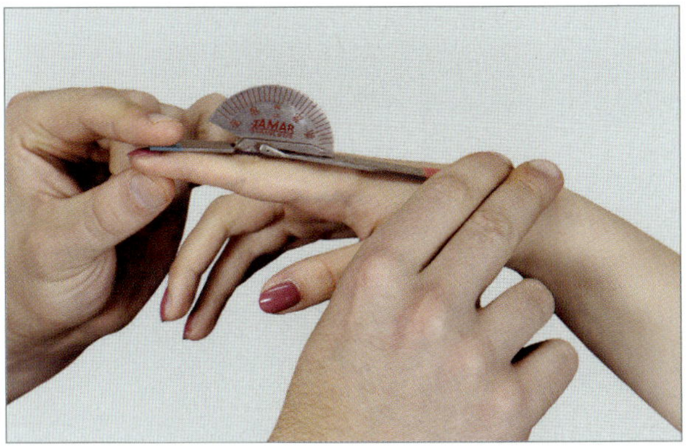

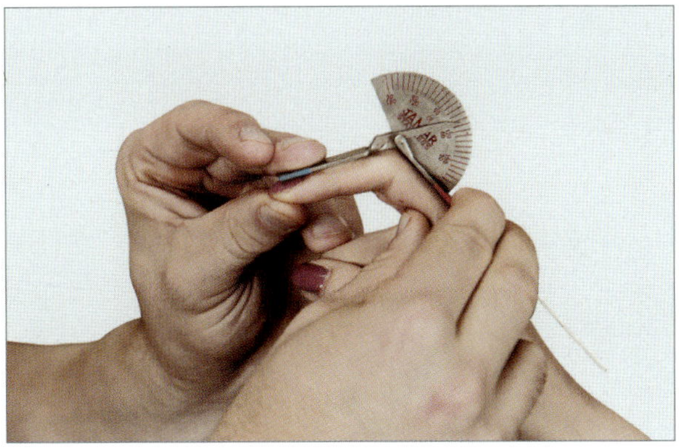

7. 위 그림과 같은 관절운동범위 측정의 동작으로 옳은 것은?

① 몸쪽손가락뼈사이관절 굽힘
② 먼쪽손가락뼈사이관절 굽힘
③ 몸쪽손가락뼈사이관절 벌림
④ 먼쪽손가락뼈사이관절 벌림
⑤ 몸쪽손가락뼈사이관절 모음

8. 관절운동범위 측정으로 옳은 것은?

① 축은 먼쪽손가락뼈사이관절 위쪽이다.
② 고정팔은 몸쪽손가락뼈 중심선에 평행한다.
③ 운동팔은 먼쪽손가락뼈 중심선에 평행한다.
④ 정상 관절운동범위는 0~50°이다.
⑤ 끝느낌은 부드럽다.

[정답]

7. ① 8. ②

[해설]

몸쪽손가락뼈사이관절 굽힘 운동범위 측정이다. 축은 몸쪽손가락뼈사이관절 위쪽이다. 고정팔은 몸쪽손가락뼈 중심선에 평행한다. 운동팔은 중간손가락뼈 중심선에 평행한다. 운동범위는 0~100°이다. 끝 느낌은 단단한 느낌이다.

5

다리의 관절운동범위 측정

학습목표

- 다리의 관절운동범위 검사를 이해하고 설명할 수 있다.
- 다리의 관절운동범위에 대한 측정방법을 이해하고 설명할 수 있다.
- 다리의 관절운동범위 검사에 대한 주의사항을 이해할 수 있다.

1 엉덩관절

1) 무릎 폄상태에서 엉덩관절 굽힘 Hip flexion with knee extension

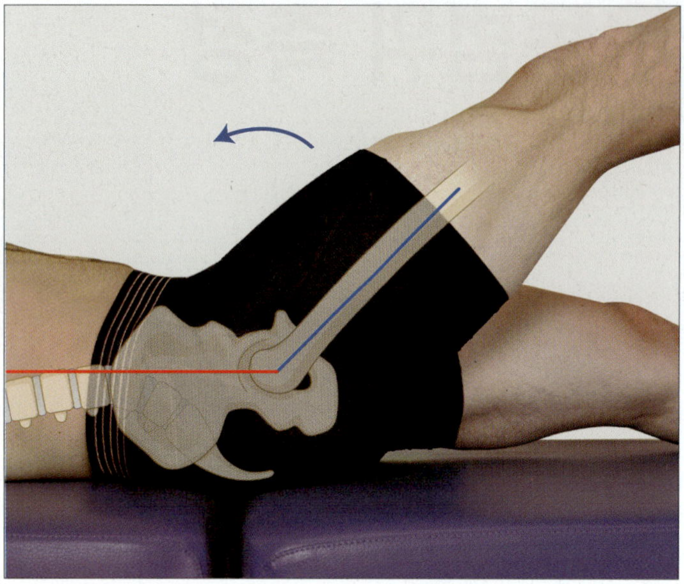

그림 5.1 엉덩관절 굽힘의 축, 고정팔과 운동팔의 위치

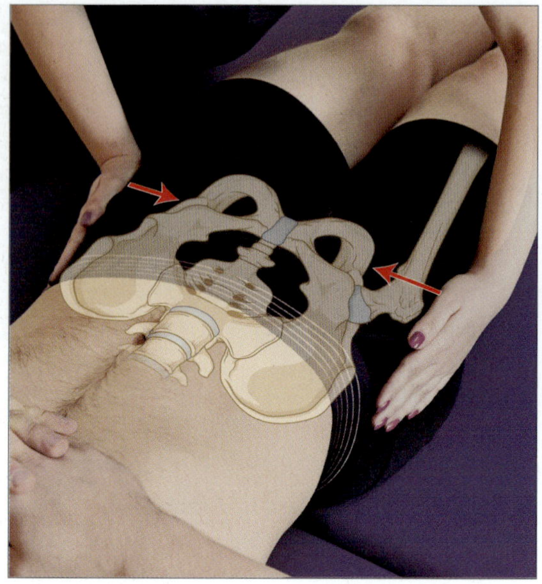

그림 5.2 넓적다리뼈 큰돌기 촉지

기본 정보

평가자세	바로 누운 자세	축	넓적다리뼈 큰돌기
운동범위	0 ~ 90°	고정팔	몸통 가쪽의 중심선과 평행
끝느낌	부드럽다.	운동팔	넓적다리뼈 가쪽의 중심선과 평행

촉지를 위한 지침

- 검사자는 오른쪽과 왼쪽의 넓적다리 가쪽을 동시에 압박하면 손바닥에 큰돌기를 느낄 수 있다.

측정하기

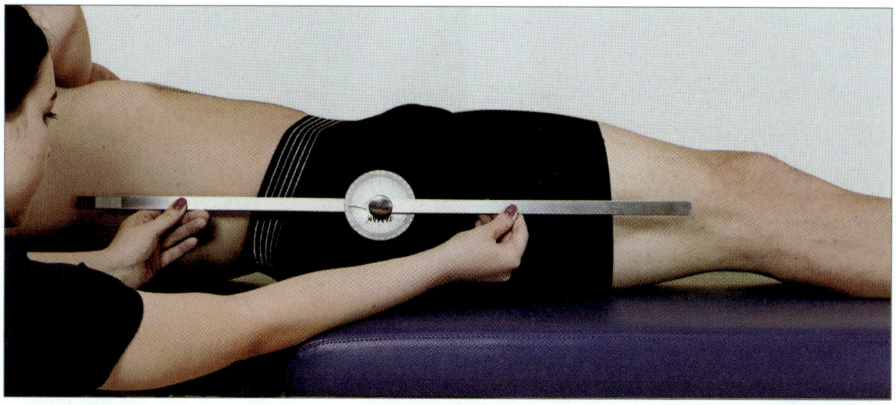

시작 자세

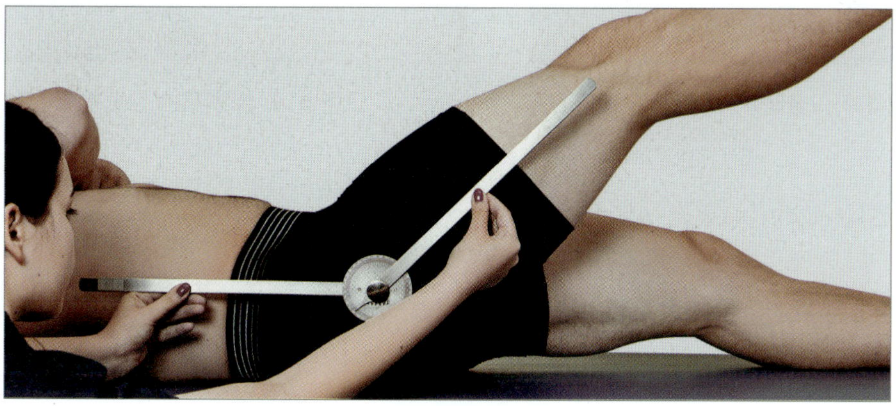

끝 자세

각도계 정렬

1. 각도계의 중심축은 넓적다리뼈 큰돌기 위치에 둔다.
2. 각도계의 고정팔은 몸통 가쪽의 중심선과 평행하게 맞춘다.
3. 각도계의 운동팔은 넓적다리뼈 가쪽의 중심선과 평행하게 맞춘다.
4. 무릎 폄을 유지하면서 엉덩관절 굽힘에 대한 각도를 측정한다.

주의사항

- 골반의 뒤기울임(posterior tilt)을 조절하기 위해 반대편 다리는 검사대 위에 놓는다.
- 순수한 엉덩관절의 운동범위를 위해 허리뼈와 엉치뼈 운동을 제한한다.

2) 무릎 굽힘상태에서 엉덩관절 굽힘 Hip flexion with knee flexion

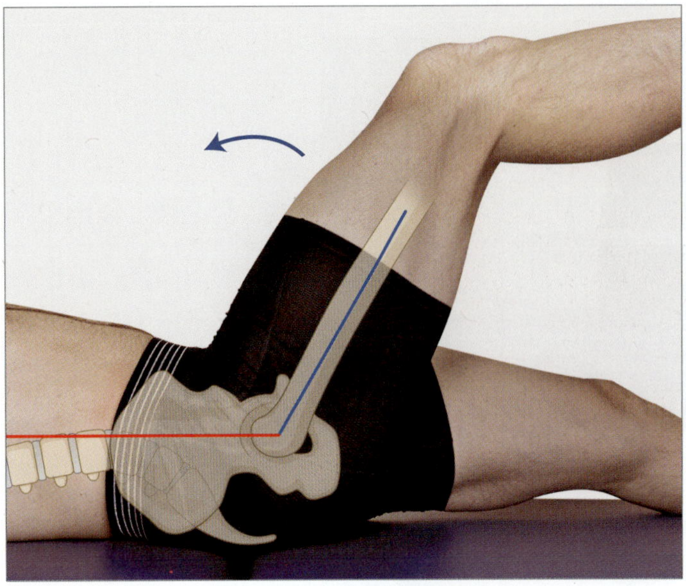

그림 5.3 엉덩관절 굽힘의 축, 고정팔과 운동팔의 위치

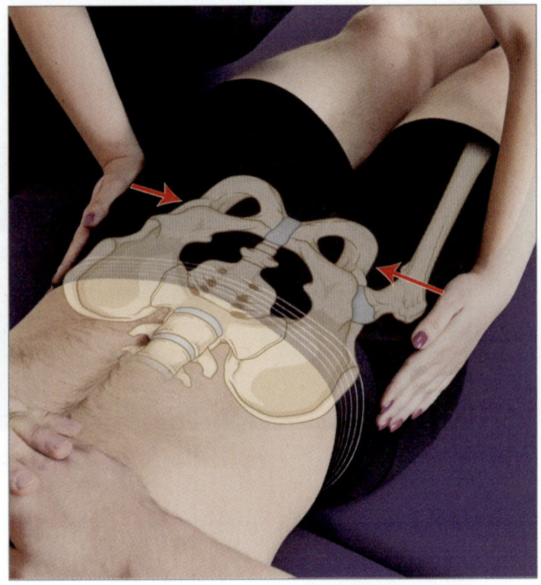

그림 5.4 넓적다리뼈 큰돌기 촉지

기본 정보

평가자세	바로 누운 자세	축	넓적다리뼈 큰돌기
운동범위	0 ~ 125°	고정팔	몸통 가쪽의 중심선과 평행
끝느낌	부드럽다.	운동팔	넓적다리뼈 가쪽의 중심선과 평행

촉지를 위한 지침

- 검사자는 오른쪽과 왼쪽의 넓적다리 가쪽을 동시에 압박하면 손바닥에 큰돌기를 느낄 수 있다.

측정하기

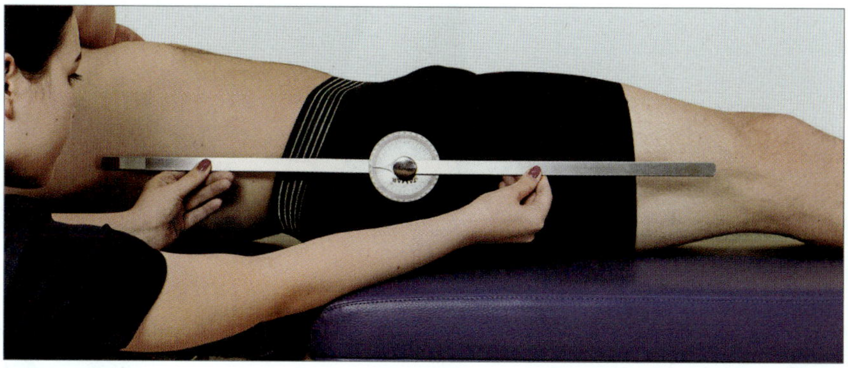

시작 자세

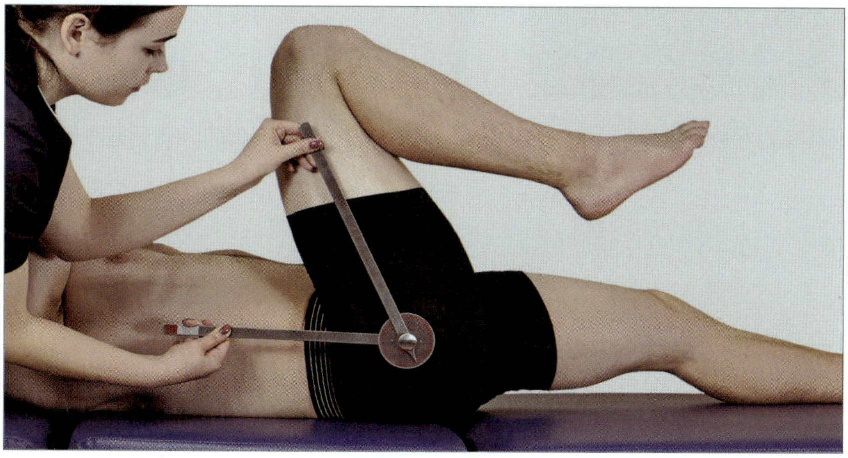

끝 자세

각도계 정렬

1. 각도계의 중심축은 넓적다리뼈 큰돌기 위치에 둔다.
2. 각도계의 고정팔은 몸통 가쪽의 중심선과 평행하게 맞춘다.
3. 각도계의 운동팔은 넓적다리뼈 가쪽의 중심선과 평행하게 맞춘다.
4. 무릎 굽힘을 유지하면서 엉덩관절 굽힘에 대한 각도를 측정한다.

주의사항

- 넓적다리뒤근(hamstring muscle)의 긴장을 줄이기 위해 무릎을 굽힌다.
- 골반의 뒤기울임을 조절하기 위해 반대편 다리는 검사대 위에 놓는다.
- 순수한 엉덩관절의 운동범위를 위해 허리뼈와 엉치뼈 운동을 제한한다.

3) 무릎 폄상태에서 엉덩관절 폄 Hip extension with knee extension

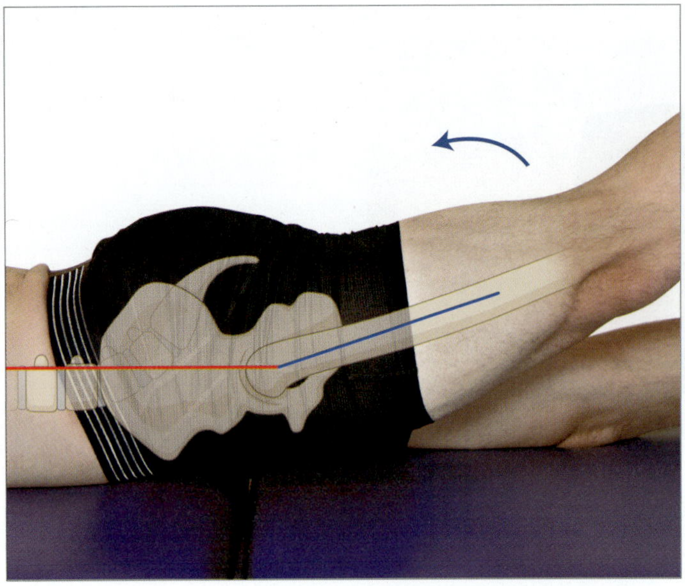

그림 5.5 엉덩관절 폄의 축, 고정팔과 운동팔의 위치

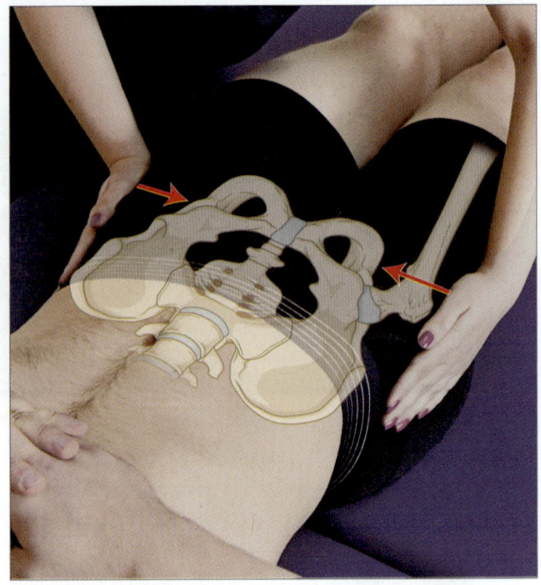

그림 5.6 넓적다리뼈 큰돌기 촉지

기본 정보

평가자세	엎드려 누운 자세	축	넓적다리뼈 큰돌기
운동범위	0 ~ 20°	고정팔	몸통 가쪽의 중심선과 평행
끝느낌	단단하다.	운동팔	넓적다리뼈 가쪽의 중심선과 평행

촉지를 위한 지침

- 검사자는 오른쪽과 왼쪽의 넓적다리 가쪽을 동시에 압박하면 손바닥에 큰돌기를 느낄 수 있다.

측정하기

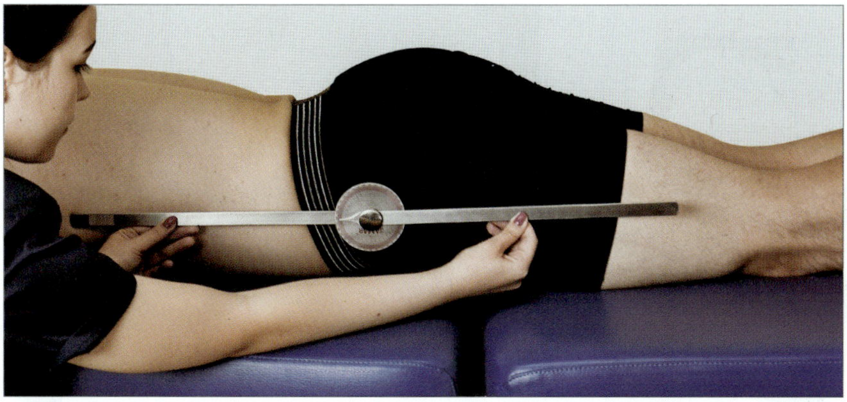

시작 자세

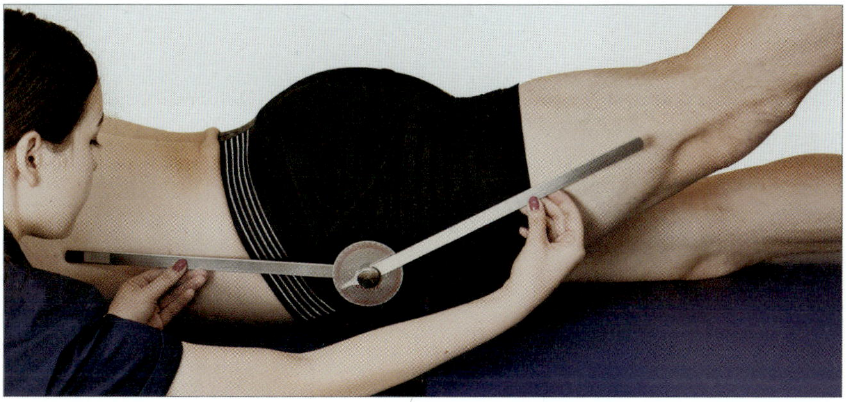

끝 자세

각도계 정렬

1. 각도계의 중심축은 넓적다리뼈 큰돌기 위치에 둔다.
2. 각도계의 고정팔은 몸통 가쪽의 중심선과 평행하게 맞춘다.
3. 각도계의 운동팔은 넓적다리뼈 가쪽의 중심선과 평행하게 맞춘다.
4. 무릎 폄을 유지하면서 엉덩관절 폄에 대한 각도를 측정한다.

주의사항

- 넓적다리곧은근의 긴장을 줄이기 위해 무릎을 편다.
- 골반의 앞쪽기울임(anterior tilt)을 조절하기 위해 반대편 다리는 검사대 위에 놓는다.
- 순수한 엉덩관절의 운동범위를 위해 허리뼈와 엉치뼈 운동을 제한한다.

4) 엉덩관절 벌림 Hip abduction

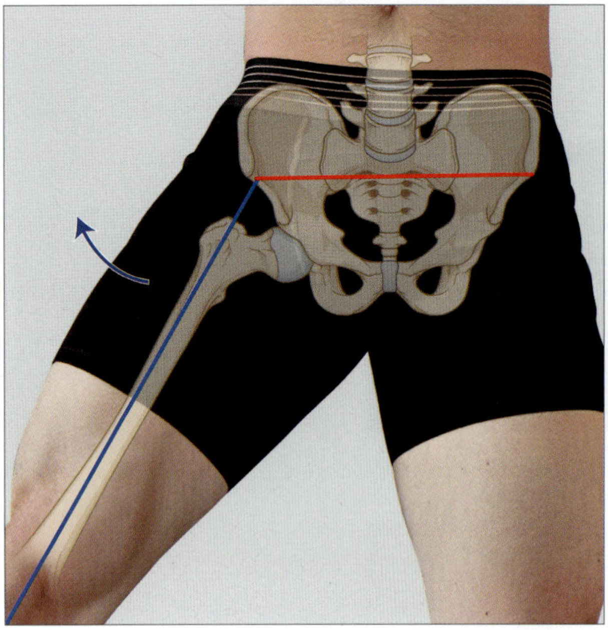

그림 5.7 엉덩관절 벌림의 축, 고정팔과 운동팔의 위치

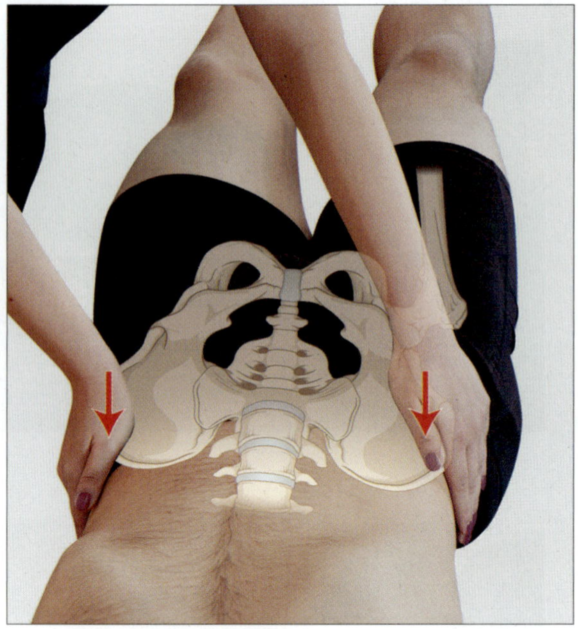

그림 5.8 앞위엉덩뼈가시 촉지

기본 정보

평가자세	바로 누운 자세	축	앞위엉덩뼈가시
운동범위	0~40/45°	고정팔	양쪽 앞위엉덩뼈가시를 연결한 가상의 선과 평행
끝느낌	단단하다.	운동팔	넓적다리뼈 앞쪽의 중심선과 평행

촉지를 위한 지침

- 검사자는 손바닥을 사용하여 골반의 위앞면을 압박하면 가장 앞쪽으로 돌출한 뼈융기를 느낄 수 있다.

측정하기

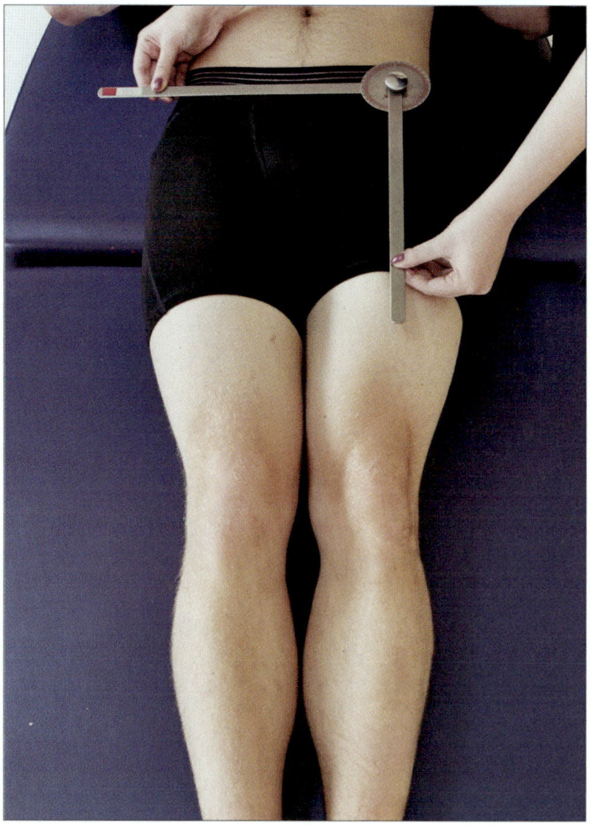

시작 자세

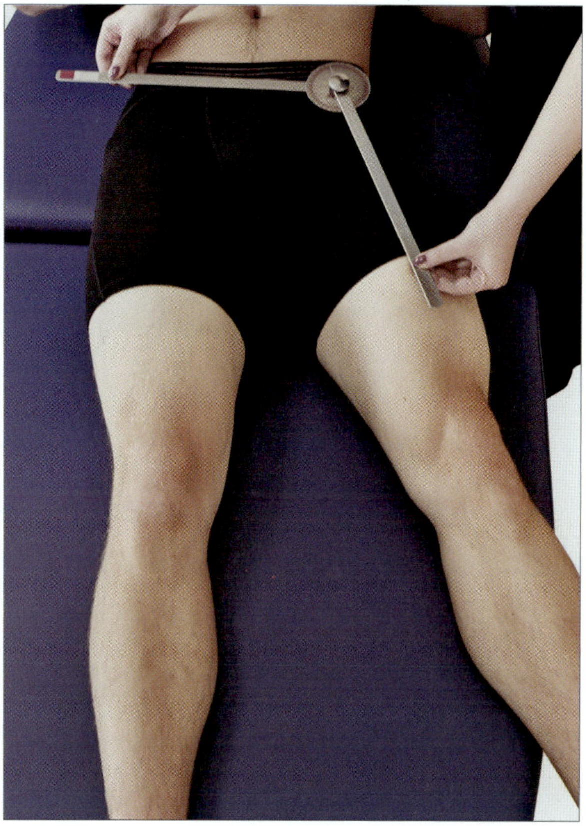

끝 자세

각도계 정렬

1. 각도계의 중심축은 앞위엉덩뼈가시 위치에 둔다.
2. 각도계의 고정팔은 양쪽 앞위엉덩뼈가시를 연결한 가상의 선과 평행하게 맞춘다.
3. 각도계의 운동팔은 넓적다리뼈 앞쪽의 중심선과 평행하게 맞춘다.
4. 엉덩관절 벌림에 대한 각도를 측정한다.

주의사항

- 골반의 가쪽기울임(lateral tilt)을 방지하기 위해 골반을 고정한다.
- 엉덩관절 바깥돌림을 방지한다.

5) 엉덩관절 모음 Hip adduction

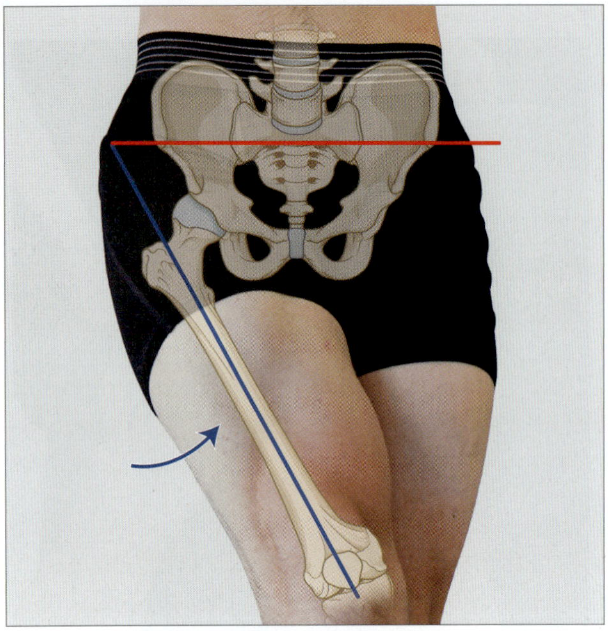

그림 5.9 엉덩관절 모음의 축, 고정팔과 운동팔의 위치

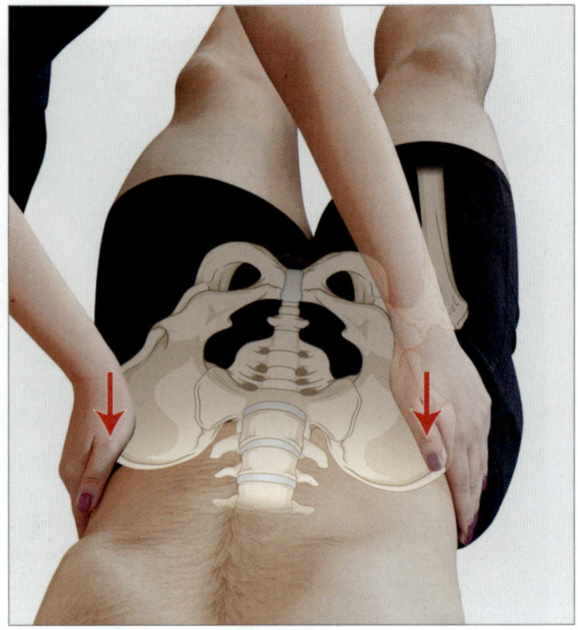

그림 5.10 앞위엉덩뼈가시 촉지

기본 정보

평가자세	바로 누운 자세	축	앞위엉덩뼈가시
운동범위	0 ~ 20°	고정팔	양쪽 앞위엉덩뼈가시를 연결한 가상의 선과 평행
끝느낌	단단하다.	운동팔	넓적다리뼈 앞쪽의 중심선과 평행

촉지를 위한 지침

- 검사자는 손바닥을 사용하여 골반의 위앞면을 압박하면 가장 앞쪽으로 돌출한 뼈융기를 느낄 수 있다.

측정하기

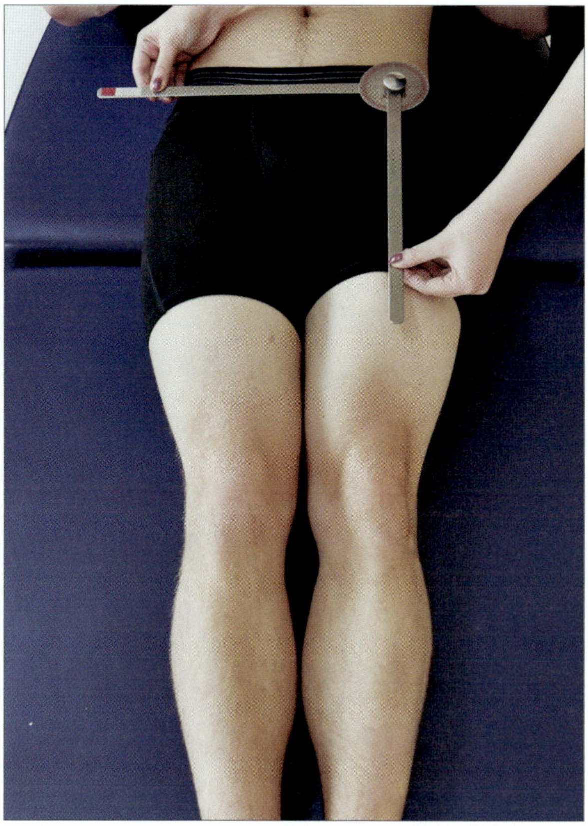

시작 자세

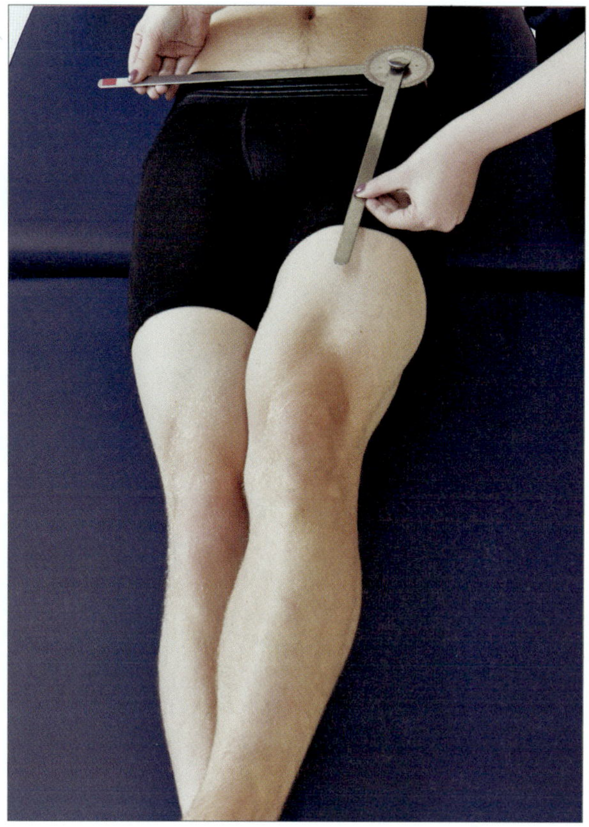

끝 자세

각도계 정렬

1. 각도계의 중심축은 앞위엉덩뼈가시 위치에 둔다.
2. 각도계의 고정팔은 양쪽 앞위엉덩뼈가시를 연결한 가상의 선과 평행하게 맞춘다.
3. 각도계의 운동팔은 넓적다리뼈 앞쪽의 중심선과 평행하게 맞춘다.
4. 엉덩관절 모음에 대한 각도를 측정한다.

주의사항

- 엉덩관절 안쪽돌림을 방지한다.

6) 엉덩관절 바깥돌림 Hip external rotation

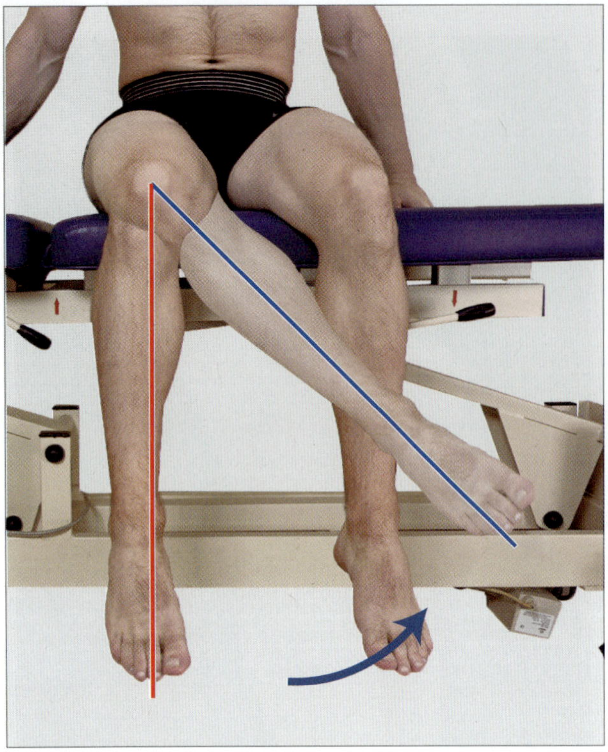

그림 5.11 엉덩관절 바깥돌림의 축, 고정팔과 운동팔의 위치

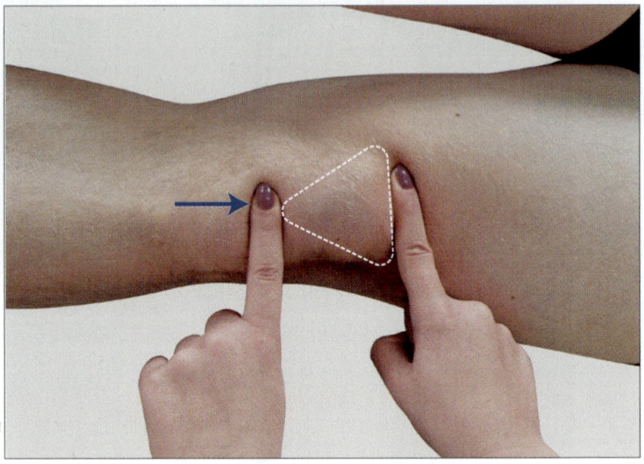

그림 5.12 무릎뼈 촉지

기본 정보

평가자세	앉은 자세	축	무릎뼈 정중앙
운동범위	0 ~ 45°	고정팔	지면과 수직
끝느낌	단단하다.	운동팔	정강뼈 앞쪽 중심선과 평행

촉지를 위한 지침

- 무릎뼈를 만질 때에는 한쪽에서부터 만지는 것보다 무릎뼈 모서리의 마주보는 면을 동시에 만지면 무릎뼈가 이동하지 않아 촉진하기 쉽다.

측정하기

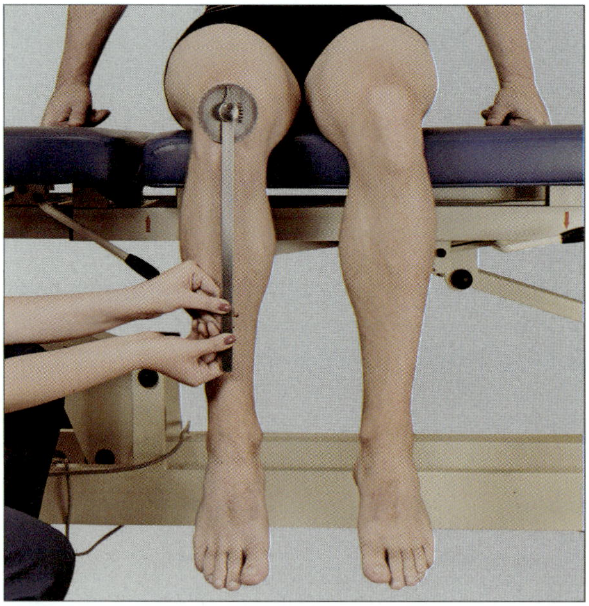

시작 자세

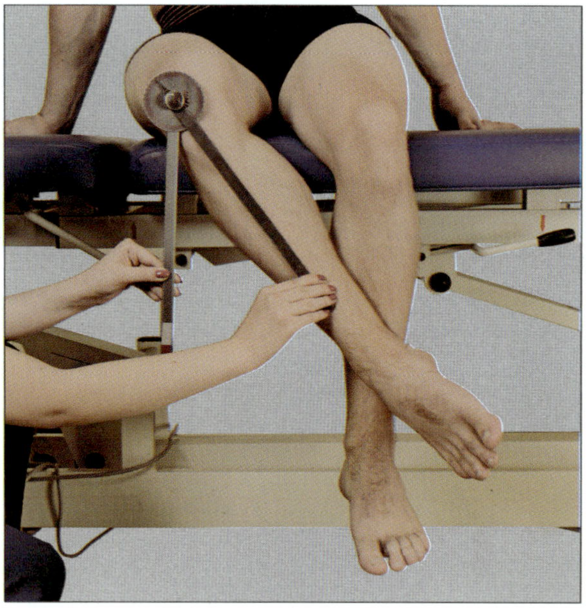

끝 자세

각도계 정렬

1. 각도계의 중심축은 무릎뼈 정중앙 위치에 둔다.
2. 각도계의 고정팔은 지면과 수직으로 맞춘다.
3. 각도계의 운동팔은 정강뼈 앞쪽 중심선과 평행하게 맞춘다.
4. 엉덩관절 바깥돌림에 대한 각도를 측정한다.

주의사항

- 엉덩관절 굽힘과 벌림을 방지하기 위해 넓적다리뼈 먼쪽부위에 고정한다.
- 반대쪽 골반 들기를 방지한다.
- 반대쪽으로 몸통 가쪽굽힘을 방지한다.

7) 엉덩관절 안쪽돌림 Hip internal rotation

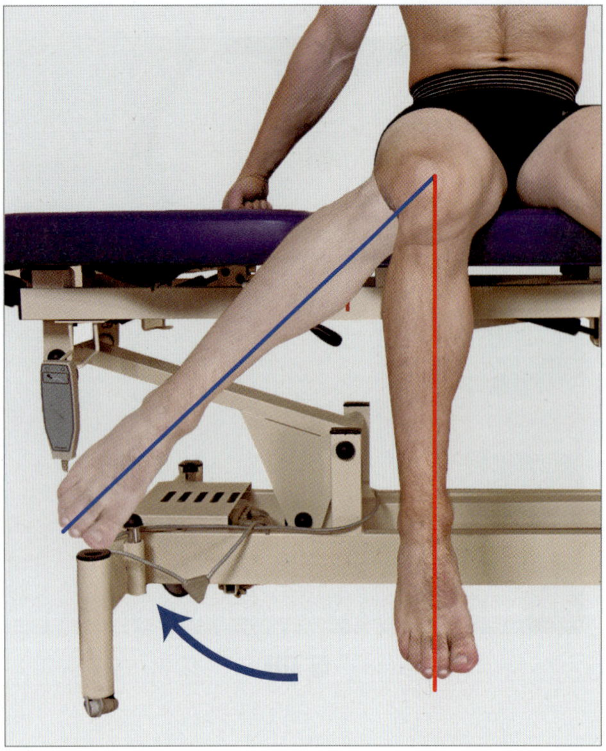

그림 5.13 엉덩관절 안쪽돌림의 축, 고정팔과 운동팔의 위치

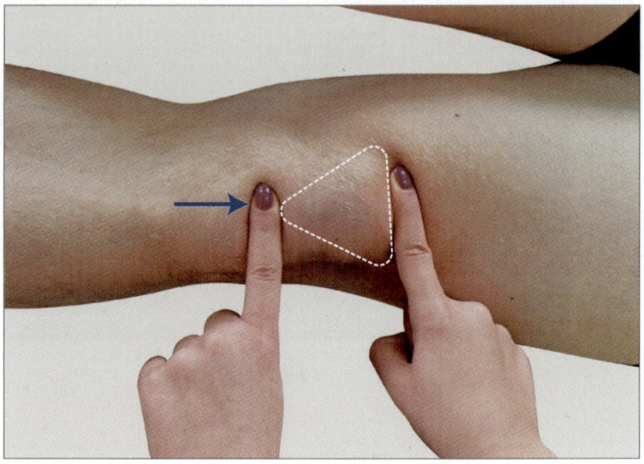

그림 5.14 무릎뼈 촉지

기본 정보

평가자세	앉은 자세	축	무릎뼈 정중앙
운동범위	0 ~ 45°	고정팔	지면과 수직
끝느낌	단단하다.	운동팔	정강뼈 앞쪽 중심선과 평행

촉지를 위한 지침

- 무릎뼈를 만질 때에는 한쪽에서부터 만지는 것보다 무릎뼈 모서리의 마주보는 면을 동시에 만지면 무릎뼈가 이동하지 않아 촉진하기 쉽다.

측정하기

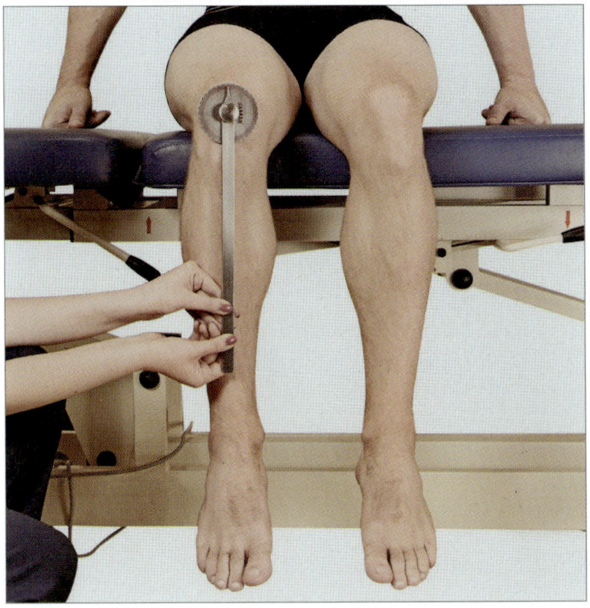

시작 자세

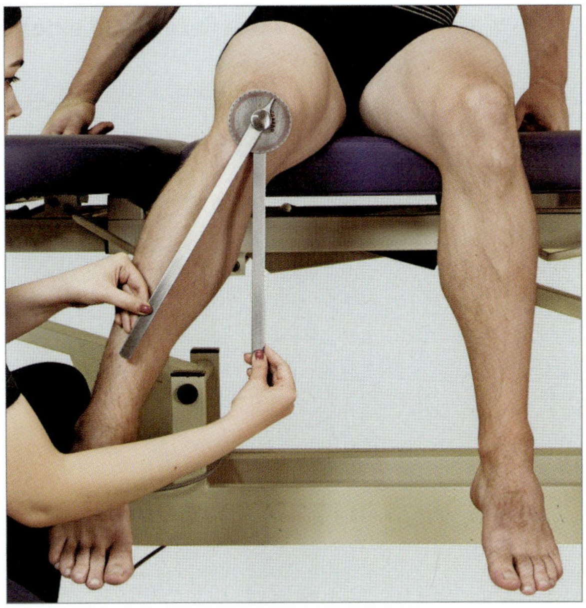

끝 자세

각도계 정렬

1. 각도계의 중심축은 무릎뼈 정중앙 위치에 둔다.
2. 각도계의 고정팔은 지면과 수직으로 맞춘다.
3. 각도계의 운동팔은 정강뼈 앞쪽 중심선과 평행하게 맞춘다.
4. 엉덩관절 안쪽돌림에 대한 각도를 측정한다.

주의사항

- 엉덩관절 폄과 모음을 방지하기 위해 넓적다리뼈 먼쪽부위에 고정한다.
- 같은 쪽 골반 들기를 방지한다.
- 같은 쪽으로 몸통 가쪽굽힘을 방지한다.

2 무릎관절

1) 무릎관절 굽힘과 폄 Knee flexion and extension

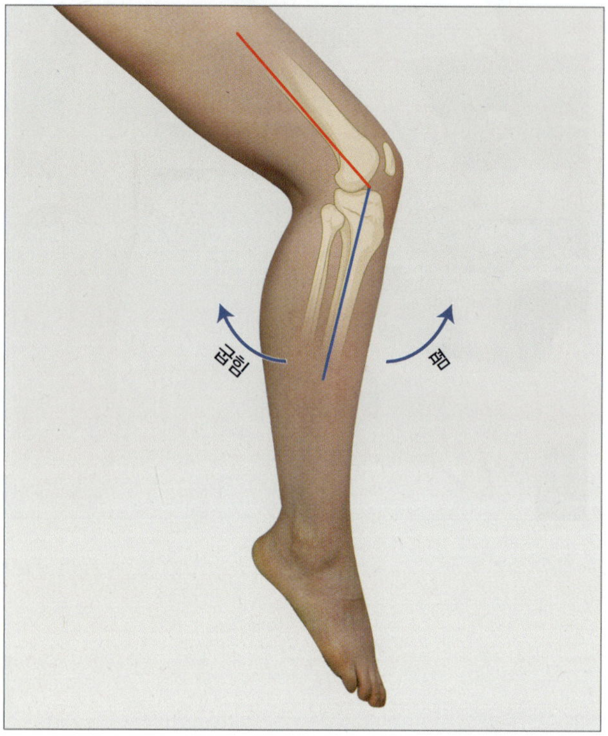

그림 5.15 무릎관절 굽힘과 폄의 축, 고정팔과 운동팔의 위치

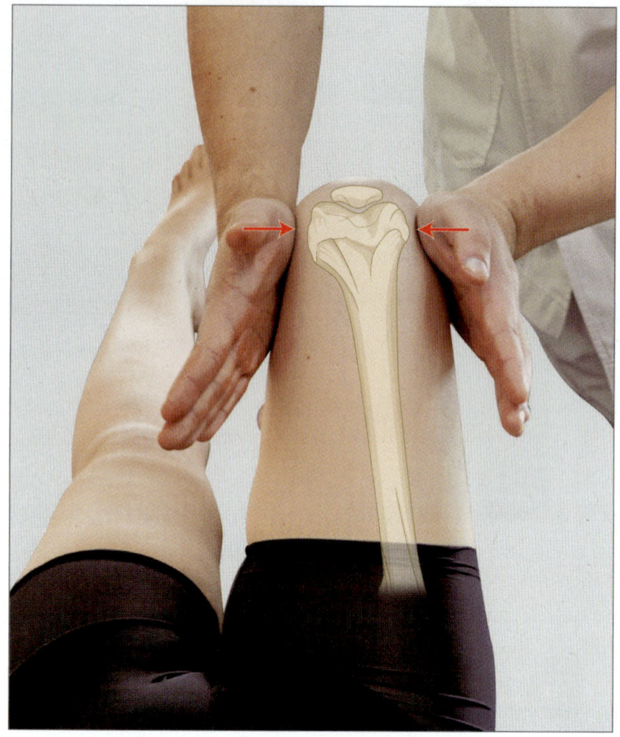

그림 5.16 넓적다리뼈 가쪽위관절융기 촉지

기본 정보

평가자세	엎드려 누운 자세	축	넓적다리뼈 가쪽위관절융기 또는 종아리뼈 머리
운동범위	0 ~ 135°	고정팔	넓적다리뼈 가쪽의 중심선과 평행
끝느낌	일반적으로 부드러운(soft) 느낌이지만 넓적다리네갈래근이 단축되었다면 단단하다.	운동팔	종아리뼈 가쪽의 중심선과 평행

촉지를 위한 지침

- 무릎관절을 90° 굽힘상태에서 넓적다리뼈의 관절융기부위를 가볍게 압박하면 가장 돌출한 뼈 융기부위를 느낄 수 있다.

측정하기

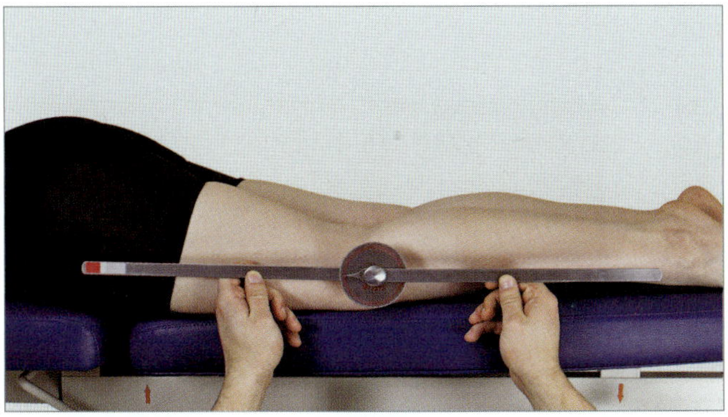

시작 자세(굽힘)

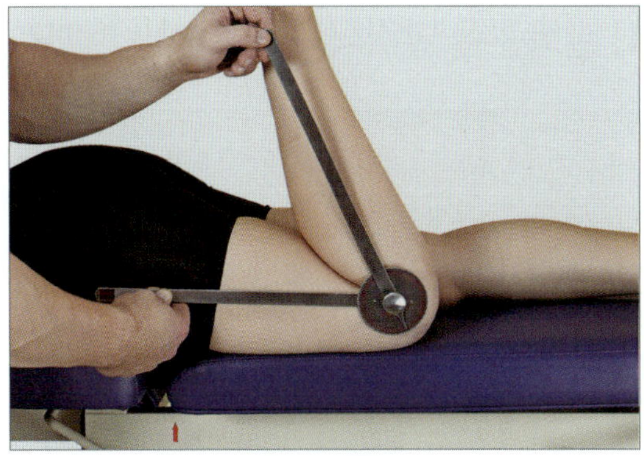

끝 자세(굽힘)

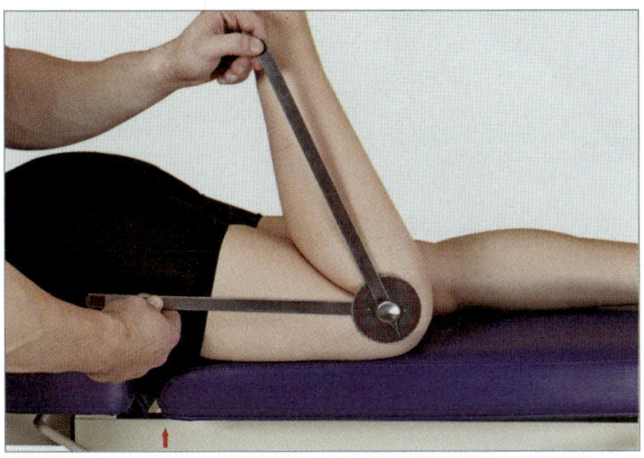

시작 자세(폄)

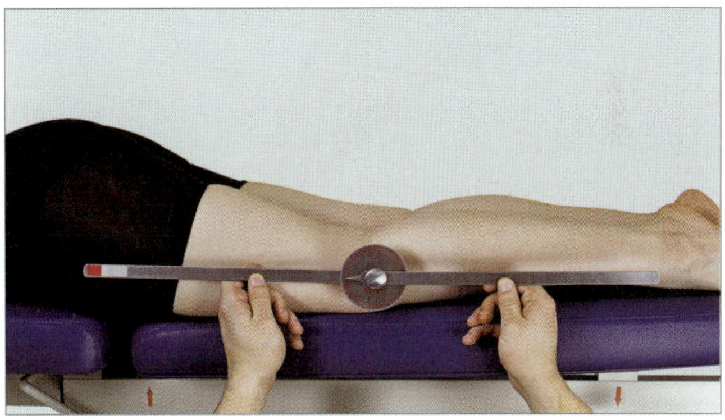

끝 자세(폄)

각도계 정렬

1. 각도계의 중심축은 넓적다리뼈 가쪽위관절융기 또는 종아리뼈 머리 위치에 둔다.
2. 각도계의 고정팔은 넓적다리뼈 가쪽의 중심선과 평행하게 맞춘다.
3. 각도계의 운동팔은 종아리뼈 가쪽의 중심선과 평행하게 맞춘다.
4. 무릎관절 굽힘 또는 폄에 대한 각도를 측정한다.

주의사항

- 엉덩관절 굽힘을 방지한다.
- 몸통 및 허리뼈 과다 폄을 방지한다.

3 발목관절과 목말밑관절

1) 발목관절 발바닥쪽굽힘 Ankle plantar flexion

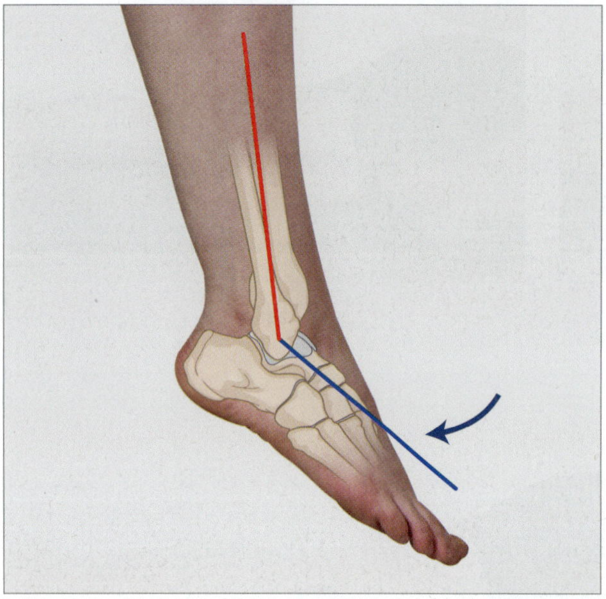

그림 5.17 발목관절 발바닥쪽굽힘의 축, 고정팔과 운동팔의 위치

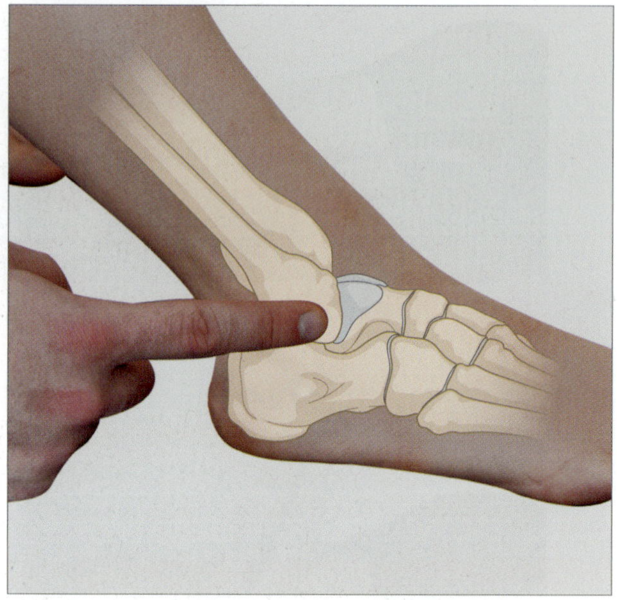

그림 5.18 가쪽복사 촉지

기본 정보

평가자세	엎드려 누운 자세 또는 앉은 자세에서 무릎관절 90° 굽힘	축	가쪽복사
운동범위	0 ~ 45°	고정팔	종아리뼈 가쪽의 중심선과 평행
끝느낌	인대의 장력으로 단단한(firm) 느낌 또는 뼈의 부딪힘으로 단단하다.	운동팔	다섯째 발허리뼈 가쪽의 중심선과 평행

촉지를 위한 지침

- 검사자는 종아리뼈 가쪽모서리를 먼쪽 방향으로 따라가면 먼쪽 끝에 있는 가쪽복사의 돌출부분을 느낄 수 있다.

측정하기

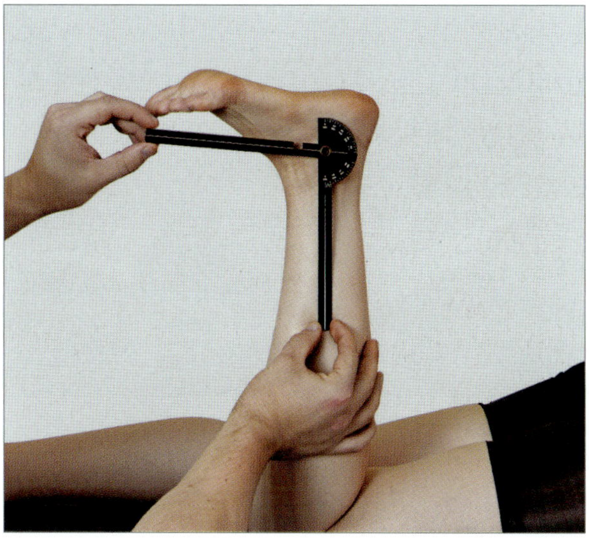

시작 자세

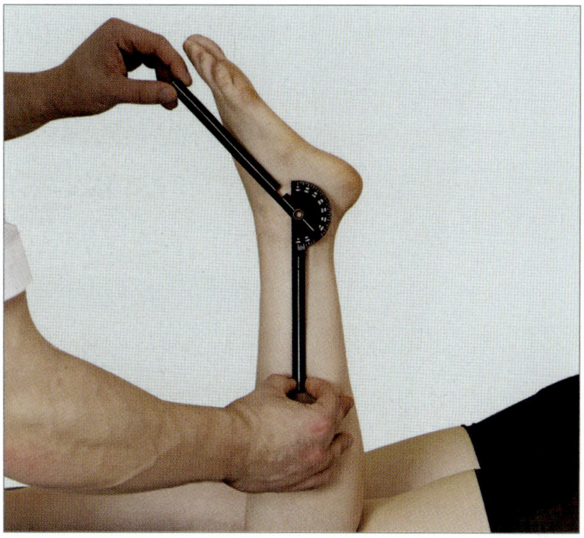

끝 자세

각도계 정렬

1. 각도계의 중심축은 발목의 가쪽복사 위치에 둔다.
2. 각도계의 고정팔은 종아리뼈 가쪽의 중심선과 평행하게 맞춘다.
3. 각도계의 운동팔은 다섯째 발허리뼈 가쪽의 중심선과 평행하게 맞춘다.
4. 발목관절의 발바닥쪽굽힘에 대한 각도를 측정한다.

주의사항

- 발목의 가쪽들림(eversion)과 안쪽들림(inversion)을 방지하기 위해 발목의 중립위치에서 측정한다.

2) 발목관절 등쪽굽힘 Ankle dorsiflexion

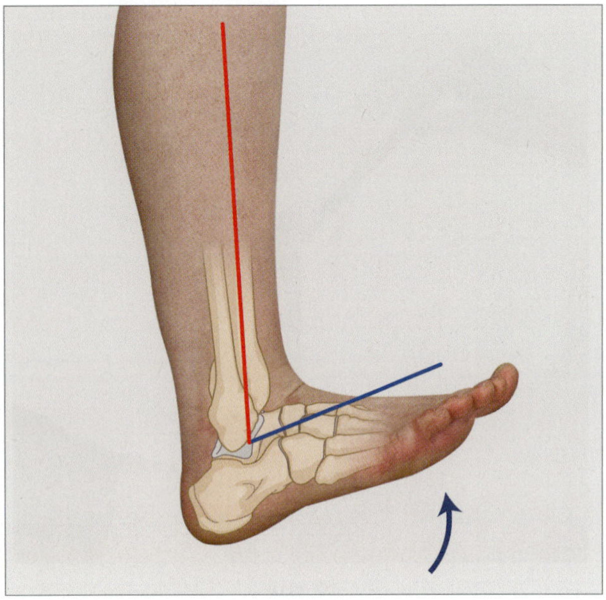

그림 5.19 발목관절 등쪽굽힘의 축, 고정팔과 운동팔의 위치

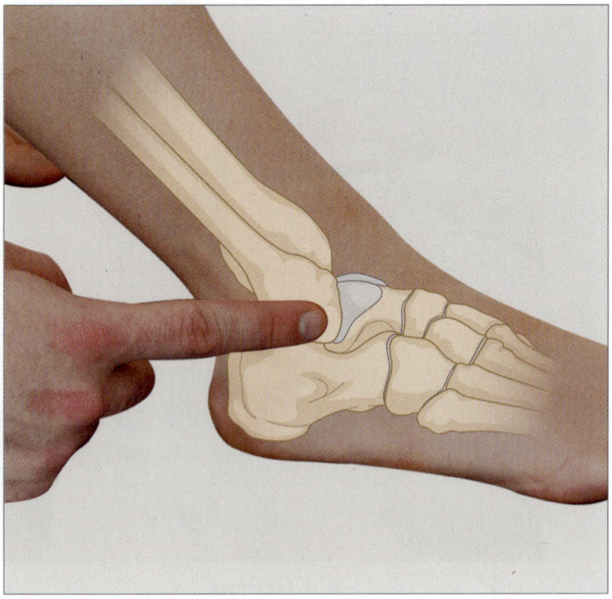

그림 5.20 가쪽복사 촉지

기본 정보

평가자세	엎드려 누운 자세 또는 앉은 자세에서 무릎관절 90° 굽힘	축	가쪽복사
운동범위	0 ~ 20°	고정팔	종아리뼈 가쪽의 중심선과 평행
끝느낌	단단하다.	운동팔	다섯째 발허리뼈 가쪽의 중심선과 평행

촉지를 위한 지침

- 검사자는 종아리뼈 가쪽모서리를 먼쪽 방향으로 따라가면 먼쪽 끝에 있는 가쪽복사의 돌출부분을 느낄 수 있다.

측정하기

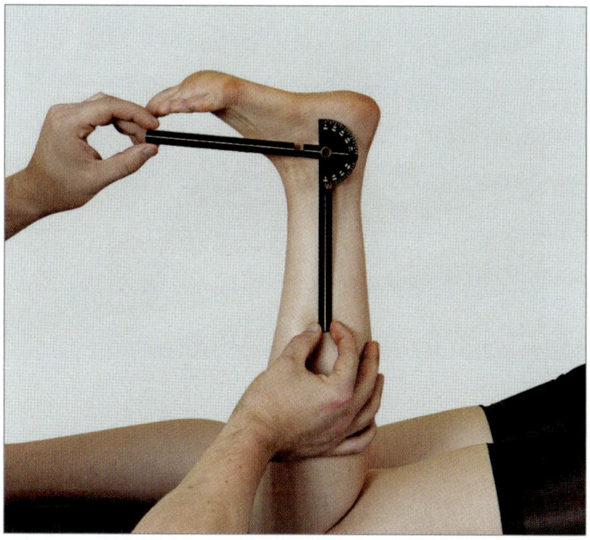

시작 자세

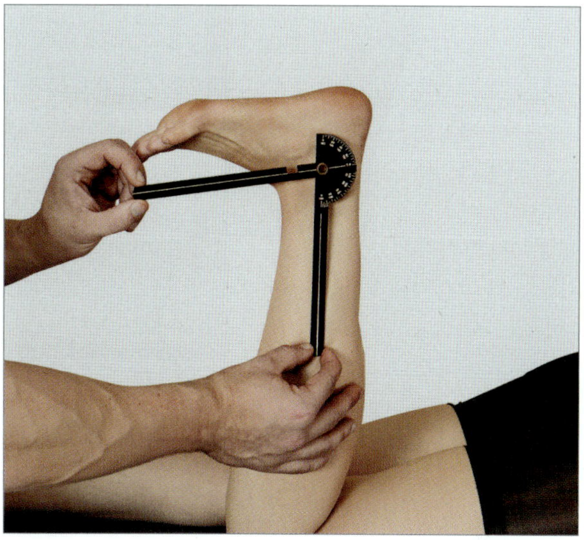

끝 자세

각도계 정렬

1. 각도계의 중심축은 발목의 가쪽복사 위치에 둔다.
2. 각도계의 고정팔은 종아리뼈 가쪽의 중심선과 평행하게 맞춘다.
3. 각도계의 운동팔은 다섯째 발허리뼈 가쪽의 중심선과 평행하게 맞춘다.
4. 발목관절의 등쪽굽힘에 대한 각도를 측정한다.

주의사항

- 장딴지근(calf muscle)의 긴장을 줄이기 위해 무릎을 굽힌다.
- 발목의 가쪽들림과 안쪽들림을 방지하기 위해 발목의 중립위치에서 측정한다.

3) 목말밑관절 안쪽들림 Subtalar inversion

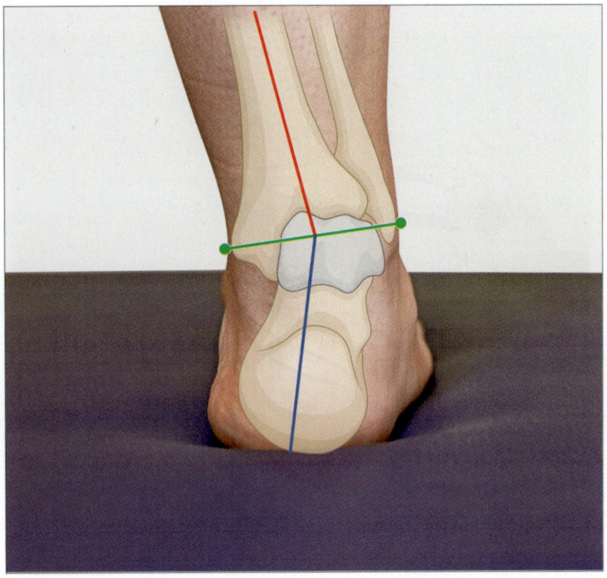

그림 5.21 목말밑관절 안쪽들림의 축, 고정팔과 운동팔의 위치

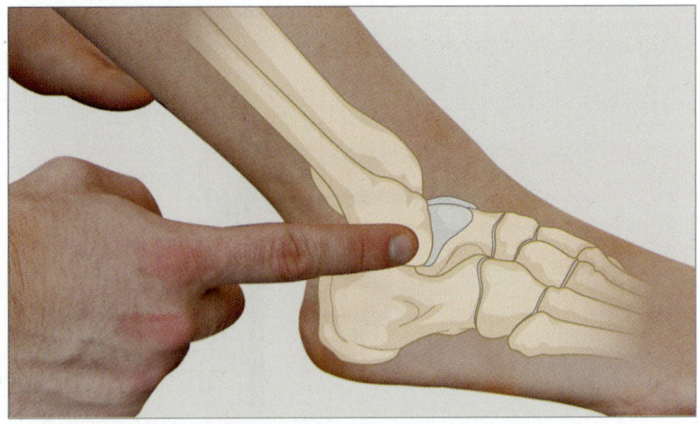

그림 5.22 가쪽복사 촉지

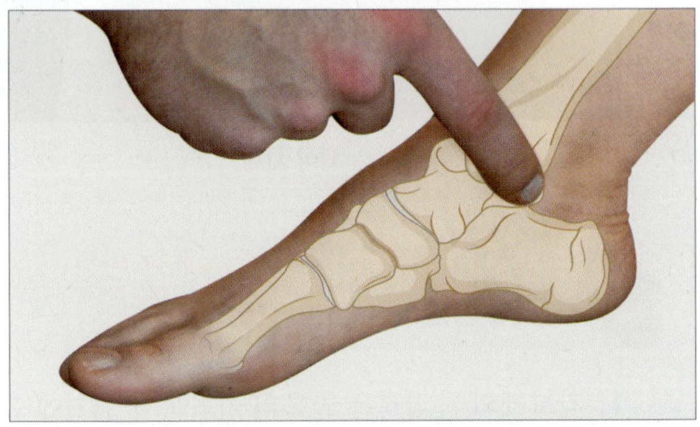

그림 5.23 안쪽복사 촉지

기본 정보

평가자세	엎드려 누운 자세	축	양쪽 복사 사이의 발목 중간 뒷면
운동범위	0 ~ 15°	고정팔	종아리뼈 뒤쪽의 중심선과 평행
끝느낌	단단하다.	운동팔	발꿈치뼈 뒤쪽의 중심선과 평행

촉지를 위한 지침

- 검사자는 종아리뼈 가쪽모서리를 먼쪽 방향으로 따라가면 먼쪽 끝에 있는 가쪽복사의 돌출부분을 느낄 수 있다.
- 검사자는 정강뼈 안쪽모서리를 먼쪽 방향으로 따라가면 먼쪽 끝에 있는 안쪽복사의 돌출부분을 느낄 수 있다.

측정하기

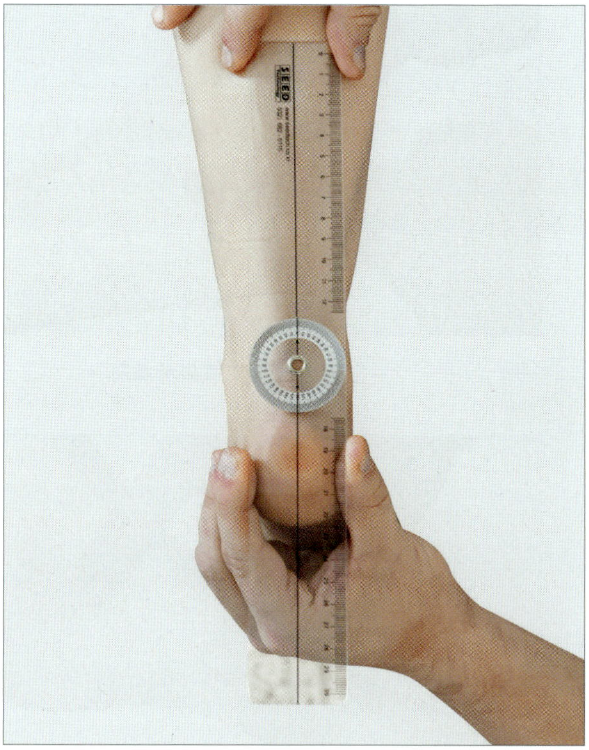

시작 자세

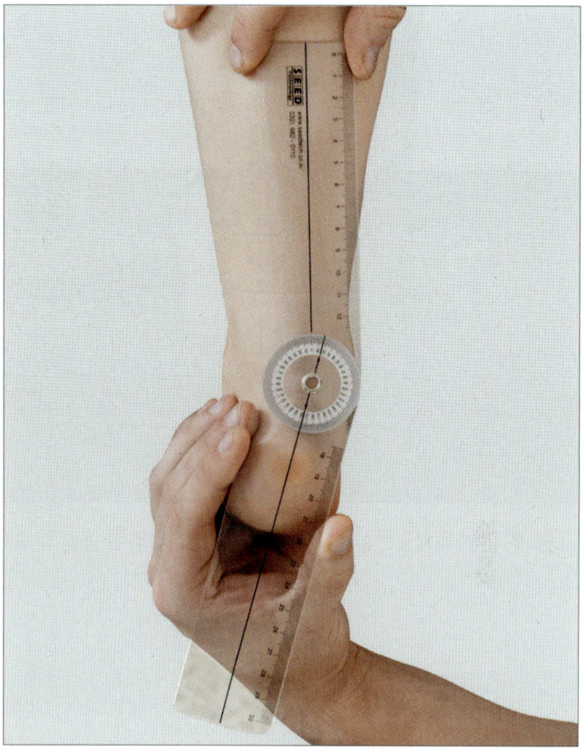

끝 자세

각도계 정렬

1. 각도계의 중심축은 양쪽 복사 사이의 발목 중간 뒷면 위치에 둔다.
2. 각도계의 고정팔은 종아리뼈 뒤쪽의 중심선과 평행하게 맞춘다.
3. 각도계의 운동팔은 발꿈치뼈 뒤쪽의 중심선과 평행하게 맞춘다.
4. 목말밑관절의 안쪽들림에 대한 각도를 측정한다.

주의사항

- 엉덩관절의 바깥돌림과 모음을 방지하기 위해 정강뼈와 종아리뼈를 고정한다.

4) 목말밑관절 가쪽들림 Subtalar eversion

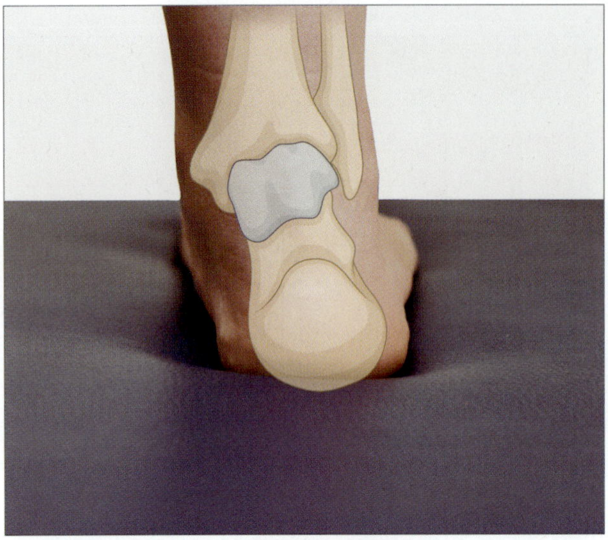

그림 5.24 목말밑관절 가쪽들림의 축, 고정팔과 운동팔의 위치

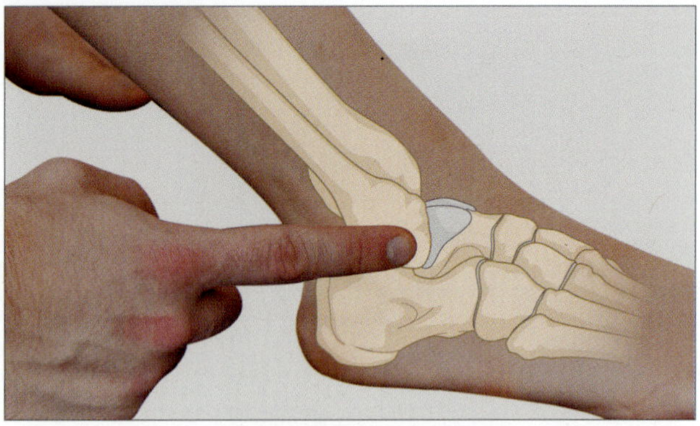

그림 5.25 가쪽복사 촉지

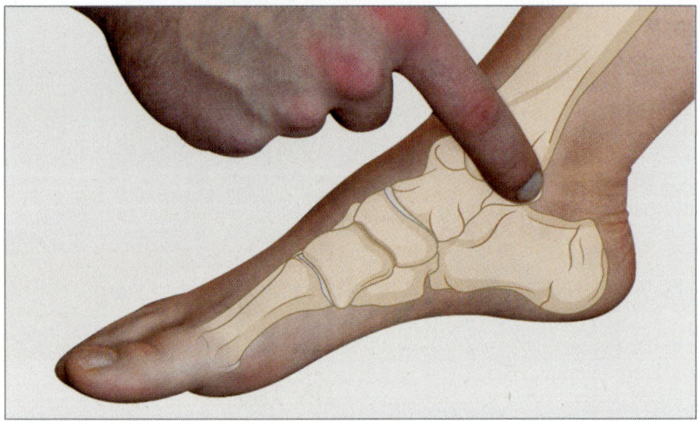

그림 5.26 안쪽복사 촉지

기본 정보

평가자세	엎드려 누운 자세	축	양쪽 복사 사이의 발목 중간 뒷면
운동범위	0 ~ 9°	고정팔	종아리뼈 뒤쪽의 중심선과 평행
끝느낌	단단하다.	운동팔	발꿈치뼈 뒤쪽의 중심선과 평행

촉지를 위한 지침

- 검사자는 종아리뼈 가쪽모서리를 먼쪽 방향으로 따라가면 먼쪽 끝에 있는 가쪽복사의 돌출부분을 느낄 수 있다.
- 검사자는 정강뼈 안쪽모서리를 먼쪽 방향으로 따라가면 먼쪽 끝에 있는 안쪽복사의 돌출부분을 느낄 수 있다.

측정하기

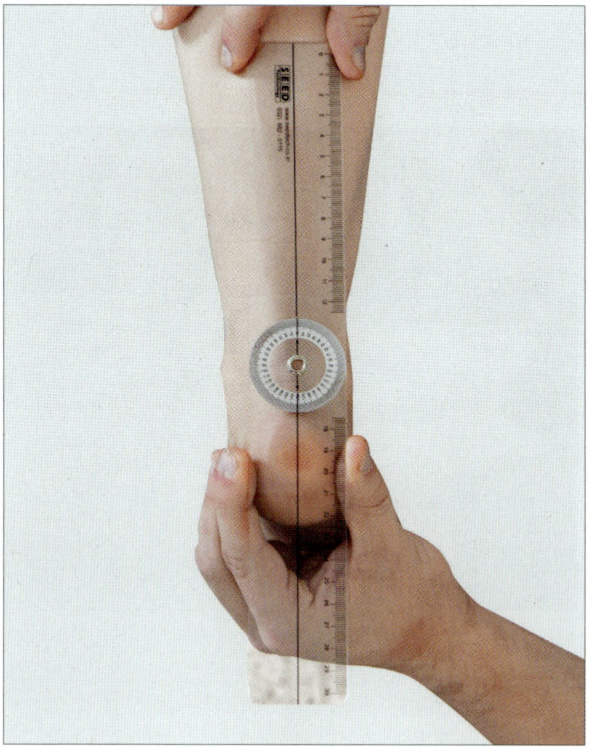

시작 자세

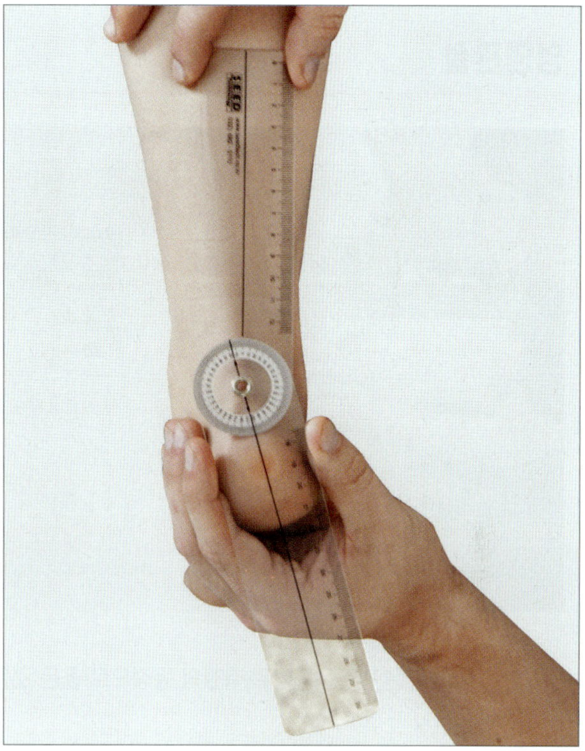

끝 자세

각도계 정렬

1. 각도계의 중심축은 양쪽 복사 사이의 발목 중간 뒷면 위치에 둔다.
2. 각도계의 고정팔은 종아리뼈 뒤쪽의 중심선과 평행하게 맞춘다.
3. 각도계의 운동팔은 발꿈치뼈 뒤쪽의 중심선과 평행하게 맞춘다.
4. 목말밑관절의 가쪽들림에 대한 각도를 측정한다.

주의사항

- 엉덩관절의 안쪽돌림과 벌림을 방지하기 위해 정강뼈와 종아리뼈를 고정한다.

연습문제

엉덩관절

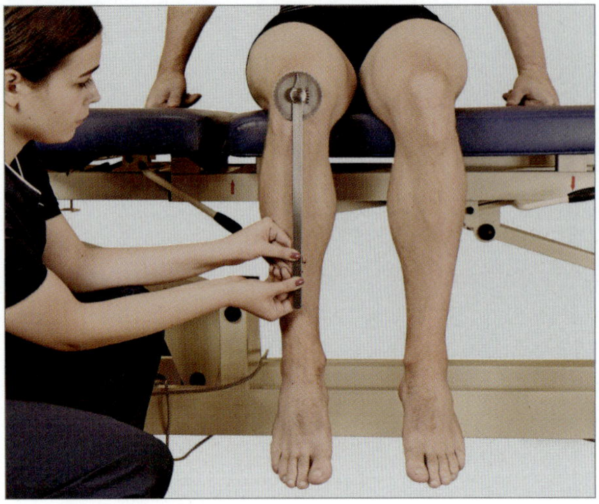

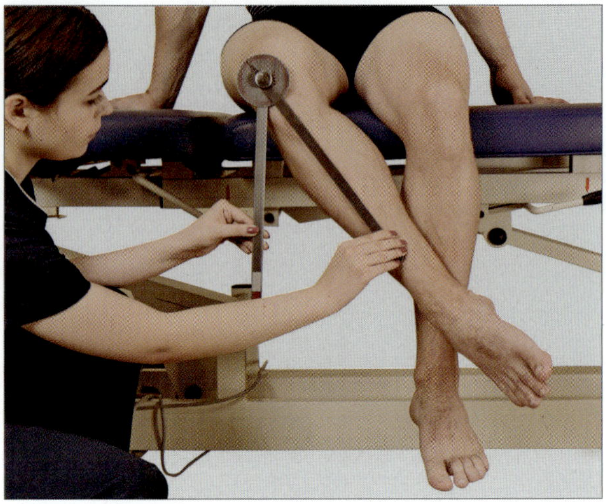

1. 위 그림과 같은 관절운동범위 측정의 동작으로 옳은 것은?

① 엉덩관절 모음
② 무릎 모음
③ 엉덩관절 안쪽돌림
④ 엉덩관절 바깥돌림
⑤ 무릎 바깥돌림

2. 관절운동범위 측정에 대한 설명으로 옳은 것은?

① 축은 엉덩관절 정중앙이다.
② 운동팔은 지면과 수직이다.
③ 정상 관절운동범위는 90°이다.
④ 고정팔은 정강뼈 앞쪽 중심선과 평행하다.
⑤ 반대쪽 골반 들기를 방지해야 한다.

[정답]

1. ④ 2. ⑤

[해설]

엉덩관절 바깥돌림 운동범위 측정이다. 축은 무릎뼈 정중앙이다. 정상 운동범위는 0~45°이며, 고정팔은 지면과 수직, 운동팔은 정강뼈 앞쪽 중심선과 평행해야 한다. 주의사항으로 엉덩관절 굽힘과 벌림을 방지해야 하며 반대쪽 골반 들기, 반대쪽으로 몸통 가쪽굽힘을 방지해야 한다.

무릎관절

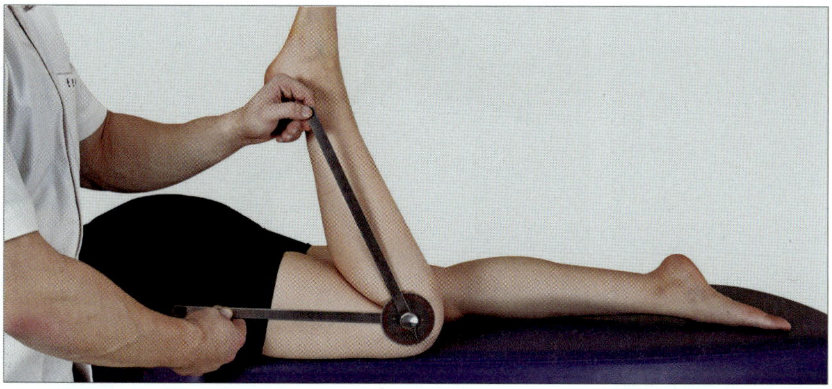

3. 위 그림과 같은 관절운동범위 측정에서 정상 관절운동범위는?

① 0~45°

② 0~90°

③ 0~135°

④ 0~180°

⑤ 0~270°

4. 관절운동범위 측정에 대한 설명으로 옳은 것은?

① 축은 넓적다리뼈 가쪽위관절융기이다.

② 엉덩관절 굽힘 운동범위 측정이다.

③ 운동팔은 넓적다리뼈 가쪽 중심선과 평행하다.

④ 엉덩관절 굽힘을 허용한다.

⑤ 고정팔은 종아리뼈 가쪽 중심선과 평행하다.

[정답]

3. ③ 4. ①

[해설]

무릎관절 굽힘 운동범위 측정이다. 정상 운동범위는 0~135°이며, 고정팔은 넓적다리뼈 가쪽 중심선과 평행, 운동팔은 종아리뼈 가쪽 중심선과 평행해야 한다. 주의사항으로 엉덩관절 굽힘을 방지해야 하며 몸통 및 허리뼈 과다 폄을 방지해야 한다.

발목관절과 목말밑관절

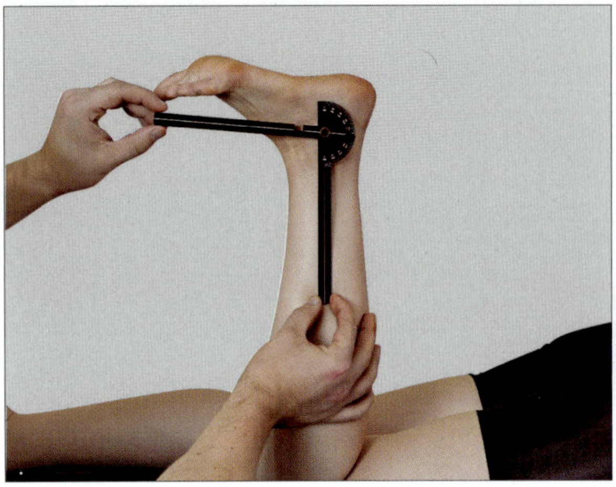

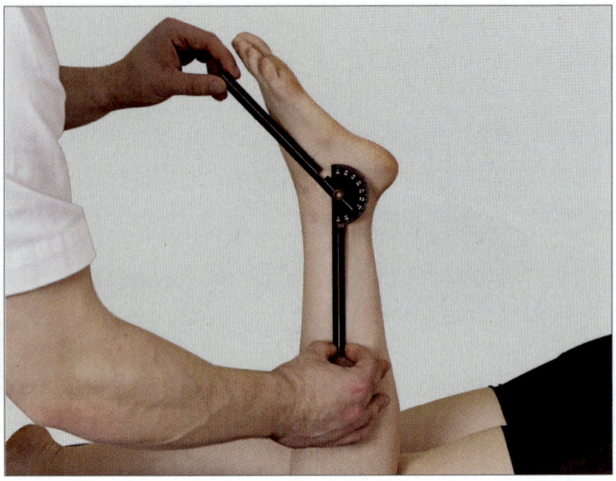

5. 위 그림과 같은 관절운동범위 측정에서 적절한 축의 위치는?

① 가쪽복사
② 넓적다리뼈의 가쪽위관절융기
③ 가쪽 발목관절
④ 안쪽 발목관절
⑤ 가쪽 목말밑관절

6. 관절운동범위 측정에 대한 설명으로 옳은 것은?

① 발목의 등쪽굽힘 운동범위 측정이다.
② 발목의 가쪽들림, 안쪽들림을 방지해야 한다.
③ 시작자세는 무릎 폄 자세이다.
④ 운동팔은 종아리뼈 가쪽의 중심선과 평행하다.
⑤ 고정팔은 다섯째 발허리뼈 가쪽의 중심선과 평행하다.

[정답]

5. ① 6. ②

[해설]

발목관절의 발바닥쪽굽힘 운동범위 측정이다. 정상 관절운동범위는 0~45°이며, 축은 가쪽복사이다. 고정팔은 종아리뼈 가쪽의 중심선과 평행, 운동팔은 다섯째 발허리뼈 가쪽의 중심선과 평행해야 한다. 주의사항으로 발목의 가쪽들림, 안쪽들림을 방지하기 위해 발목의 중립위치에서 측정해야 한다.

참고문헌

김경모 외(2016). 신체검사 및 평가. 범문에듀케이션.

김동대 외(2005). 측정 및 평가. 현문사.

김동대 외 역(2009). 측정 및 평가. 현문사.

김상수 외(2003). 물리치료 진단학. 현문사.

김종만 외(2009). 근육뼈대계의 기능해부 및 운동학. 학지사메디컬.

문성기 외(2017). 측정 및 평가. 대한나래출판사.

신체검사 및 평가(2016). 교재편찬위원회 신체검사 및 평가. 범문에듀케이션.

영문출판사 편집부(2005). 척추와 사지의 검진. 영문출판사.

이현옥 외(2005). 촉진 기능해부학(하체,체간). 영문출판사.

장정훈 외(2014). 근력검진. 현문사.

최원제 외(2013). 측정 및 평가. 범문에듀케이션.

최재청 외(2015). 측정 및 평가. 현문사.

Ainsworth B, Cahalin L, Buman M, Ross R. The current state of physical activity assesment tools. Prog Cardiovasc Dis. 2015;57(4):387–95: 10.1016/j.pcad.2014.10.005. Epub, 2014, Oct, 31.

Andrew Biel [근골격계 palpation road map]

Castle H, Kozak K, Sidhu A, Khan RJK, Haebich S, Bowden V, Fick DP, Goonatillake H. Smartphone technology: a reliable and valid measure of knee movement in knee replacement. Int J Rehabil Res. 2018 Jun;41(2):152–158. doi: 10.1097/MRR.0000000000000276.

Cynthia C. Norkin, D. Joyce White: Measurement of Joint Motion: A Guide to Goniometry, Fourth Edition.

Cynthia C. Norkin [관절운동 측정법]

Flens G, de Beurs E. The future of ROM: computerised adaptive testing. Tijdschr Psychiatr. 2017;59(12):767–744.

Jseph EM, et al. The muscle and bone palpation manual. Elsevier, 2009.

Milani P, Coccetta CA, Rabini A, Sciarra T, Massazza G, Ferriero G. Mobile smartphone applications for body position measurement in rehabilitation: a review of goniometric tools. PM R. 2014 Nov;6(11):1038–43. doi: 10.1016/j.pmrj.2014.05.003. Epub 2014 May 15.

Nichola J P. Neuromusculoskeletal examination and assessment. Elsevier. 3rd edit. 2006.

Nikita A. Vizniak [Muscle Manual]

Physiatric therapeutics. 1. Physiatric evaluation. Geiringer SR, deLateur BJ. Arch Phys Med Rehabil. 1990 Mar;71(4–S):S258–9.

Pokora M, Ober L. Tangential goniometry–Angulator. Prosthet Orthot Int. 1987 Aug;11(2):96–7.

Susan Caplan, et al(2016). Physical Examination & Health Assessment. Elsevier.

PART 3

근력검사

6

근력검사 개요

학습목표

- 근력검사의 관련 용어를 이해할 수 있다.
- 근력검사의 금기증과 주의사항을 이해할 수 있다.
- 맨손근력검사의 원리를 이해하고 적용할 수 있다.

1 맨손근력검사의 개요

- 맨손근력검사(manual muscle testing, MMT)는 중력과 맨손저항에 대한 효과적인 수행력에 근거하여 각각의 근육 또는 근육군의 기능과 근력을 평가하는 과정이다.
- 해부학적 지식과 임상적 관찰은 근육 약화, 최소 근수축, 움직임, 대상작용을 평가하기 위한 근력평가의 매우 중요한 요소이며, 근력평가는 표준화된 방법으로 일관성 있게 적용해야 한다.
- 기구를 이용한 다른 양적 측정도구에 비해 신뢰도는 다소 낮지만, 가장 실용적인 임상적 방법으로 알려져 있다.
- 신뢰도를 높이기 위해서는 동일한 검사자, 동일한 환경, 동일한 대상자 자세에서 이루어져야 하며, 표준화된 검사 과정을 따라야 한다.
- 검사자의 근력에 따라 맨손저항의 양이 달라질 수 있다. 그러므로 정상(N, 5)과 우(G, 4)의 경우에는 양적 측정도구가 보완될 필요가 있다.

2 근육검진 용어

1) 근력

근력(muscle strength)은 하나의 근육 또는 근육군이 특정한 근수축의 형태, 속도, 관절각도에서 한 번의 최대 수의적 노력으로 발휘할 수 있는 최대장력(또는 힘)이며, 임상적으로는 회전우력을 의미할 수 있다. 근력에 영향을 미치는 요소에는 나이, 성별, 근육크기, 근수축 속도, 근수축의 형태, 관절 위치, 근육의 당김각도, 길이–장력 관계, 하루의 변화, 온도, 이전의 훈련효과, 피로 등이 있다.

2) 회전우력

회전우력(torque)은 돌림축(관절) 주변에서 지렛대(팔 또는 다리)를 시계 방향(clockwise, CW) 또는 시계반대 방향(counter clockwise, CCW)으로 돌리기 위한 힘의 경향(예: 근긴장, 검사자의 당김과 밈, 중력)이다. 회전우력(T)은 힘(F)과 거리(d, 돌림축~힘)의 곱이다(그림 6.1).

3) 근지구력

근지구력(muscle endurance)은 외부 저항에 대항하여 반복적으로 수축하거나 일정 기간 동안 수축을 유지할 수 있는 개별 근육 또는 근육군의 능력이다.

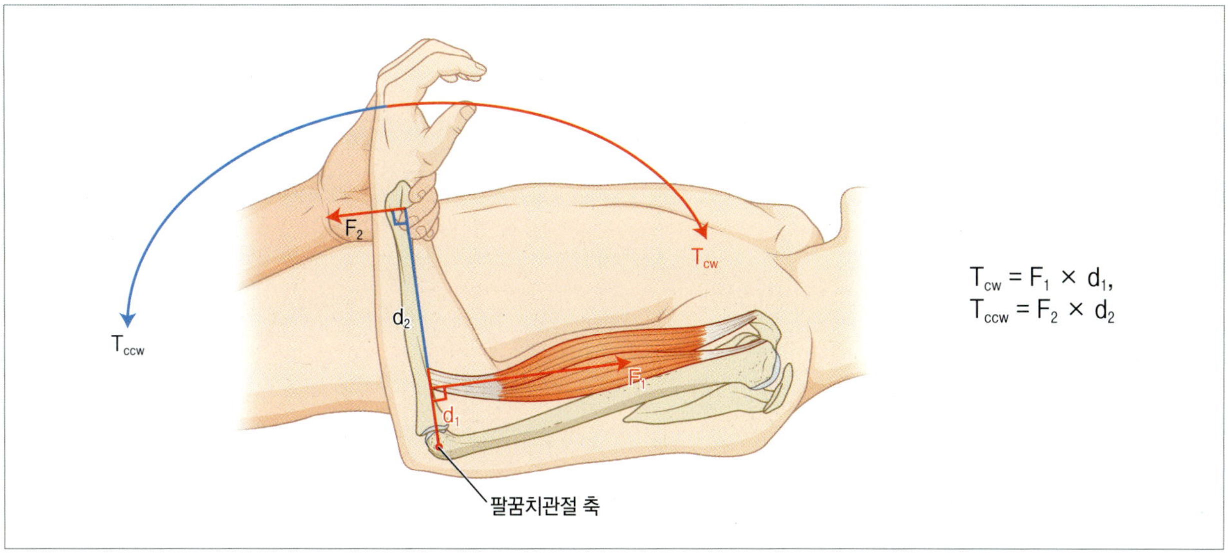

그림 6.1 회전우력

4) 근피로

근피로(muscle fatigue)는 힘을 내는 동안 근육반응이 감소하는 것을 의미한다. 에너지 저장소 또는 산소의 소실, 젖산의 축적, 중추신경계로부터 방어적 억제 영향, 근신경연접에서의 전도자극의 감소로 인해 근피로가 발생할 수 있다.

5) 과로

과로(overwork)는 대상자의 상태에 비하여 과도한 활동이나 운동으로 인해 이미 약해진 근육에서 일시적 또는 영구적인 근력의 소실을 일으키는 현상이다. 그러므로 근피로에 민감한 특정 신경근육 질환, 전신성 · 대사성 · 염증성 질환자는 운동 시 피로가 발생하지 않도록 주의해야 한다.

6) 근육 일의 범위

완전뻗침에서 최대단축까지의 근육 작용범위를 완전범위(full range)라고 한다. 완전범위는 세부적으로 가쪽범위(outer range), 안쪽범위(inner range), 중간범위(middle range)로 나눌 수 있다. 가쪽범위는 완전뻗침 위치에서 완전범위의 1/2 위치까지, 안쪽범위는 완전범위의 1/2 위치에서 근육이 완전히 짧아지는 위치까지, 중간범위는 가쪽범위의 중간지점과 안쪽범위의 중간지점 사이이다(그림 6.2).

7) 능동불충분과 수동불충분

두 관절 또는 다관절 근육에서 나타나는 능동불충분(active insufficiency)은 근육이 지나가는 모든 관절이 동시에 움직일 때와 장력을 발생시킬 수 없을 정도로 근육이 짧아져 느슨한 상태(slack)일 때 발생할 수 있다. 예를 들어, 엎드려 누운 자세에서 엉덩관절 폄에서 무릎 굽힘을 하는 경우, 넓적다리뒤근이 짧아진 위치에서 작

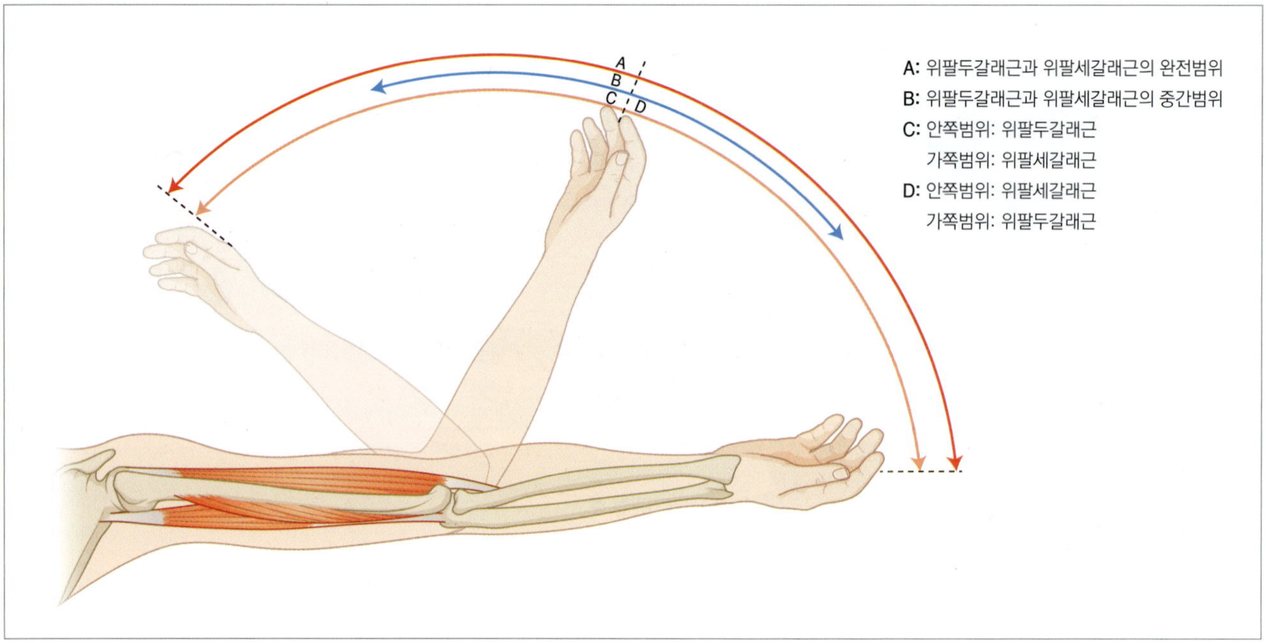

그림 6.2 근육 일의 범위

용함으로써 장력 발생 능력이 감소할 수 있다(그림 6.3). 반면, 바로 누운 자세에서 무릎 폄에서 엉덩관절 굽힘을 하는 경우 운동범위 제한을 일으키는 넓적다리뒤근의 수동불충분(passive insufficiency)과 구별되어야 한다(그림 6.4).

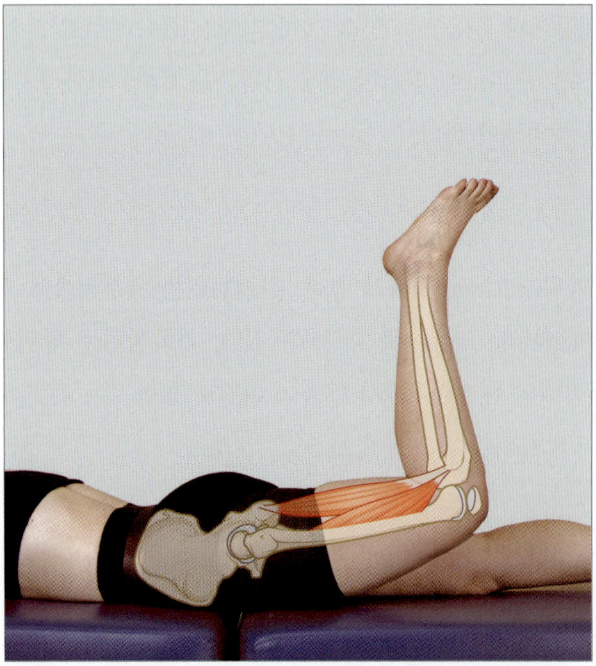

그림 6.3 넓적다리뒤근의 능동불충분

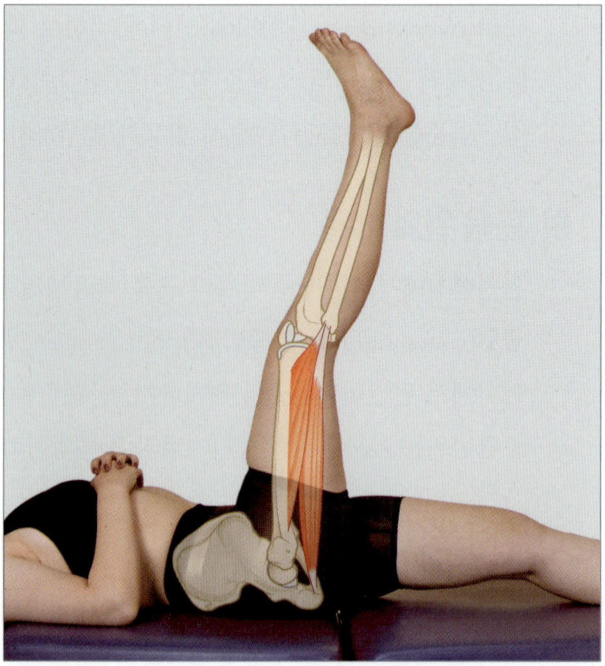

그림 6.4 넓적다리뒤근의 수동불충분

3 금기증과 주의사항

- 평가 자체가 치료과정을 방해하고, 대상자의 상태를 악화시킬 수 있다면 평가는 중지되어야 한다. 검사부위에 염증이 있는 경우, 염증성 신경근육 질환(예: 길랑–바레 증후군, 피부근염), 심한 심호흡계 질환, 급성기 증상과 관련된 질환, 통증이 있는 부위가 해당된다.
- 저항운동이 대상자의 상태를 악화시킬 수 있을 때에는 특별한 주의가 요구된다. 예를 들어, 신경 또는 눈 수술 후, 원반탈출 · 배벽 탈장이 있는 경우, 심혈관 질환의 병력이 있는 대상자들은 근력검사 동안 발살바 현상(valsalva phenomenon)이 일어나지 않도록 지도해야 한다.
- 피로가 대상자의 상태를 악화시킬 수 있다면 과격한 검사는 피해야 한다. 피로의 증상은 피로감, 통증, 근연축(muscle spasm), 느린 근수축, 떨림, 능동운동범위의 감소이다.

4 맨손근력검사의 등급

맨손근력검사의 등급은 근수축 유무, 중력 유무, 맨손저항의 양에 근거하여 분류한다. 일반적인 0~5등급의 근력등급(표 6.1)에 추가적으로 +와 –부호를 사용하여 더욱 세분하여 구분한 근력등급(표 6.2)의 형태가 있다. 그러나 이 책에서는 현재 가장 많이 사용되고 있는 일반적인 맨손근력검사 등급 체계에 맞추어서 설명하고자 한다.

표 6.1 일반적인 맨손근력검사 등급

	숫자(등급)	문자(등급)	비율(%)	설명
중력에 대한 검사	5	정상 (normal, N)	100%	최대저항을 이기며 중력에 대항하여 완전한 운동범위 수행
	4	우 (good, G)	75%	중등도의 저항을 이기며 중력에 대항하여 완전한 운동범위 수행
	3	양 (fair, F)	50%	저항 없이 중력에 대항하여 완전한 운동범위 수행
중력을 최소화한 검사	2	가 (poor, P)	25%	중력 최소화 상태에서 완전한 운동범위 수행
	1	불가 (trace, T)	10%	중력 최소화 상태에서 관절운동이 없으며, 촉지나 시진을 통한 근수축(연축) 확인 가능
	0	영 (zero, Z)	0%	중력 최소화 상태에서 관절운동이 없으며, 촉지나 시진을 통한 근수축이 없음

표 6.2 수정된 맨손근력검사 등급

	숫자(등급)	문자(등급)	설명
중력에 대한 검사	5	정상 (normal, N)	중력과 최대저항에 대항하여 완전한 운동범위 수행
	4	우 (good, G)	중력과 중등도의 저항에 대항하여 완전한 운동범위 수행
	4−	우$^-$ (good$^-$, G$^-$)	중력과 중등도의 저항에 대항하여 완전한 운동범위의 1/2 이상 가능
	3+	양$^+$ (fair$^+$, F$^+$)	중력과 중등도의 저항에 대항하여 완전한 운동범위의 1/2 이하 가능
	3	양 (fair, F)	중력에 대항하여 완전한 운동범위 수행
중력을 최소화한 검사	3−	양$^-$ (fair$^-$, F$^-$)	중력에 대항하여 완전한 운동범위의 1/2 이상 가능
	2+	가$^+$ (poor$^+$, P$^+$)	중력에 대항하여 운동범위의 1/2 이하 가능
	2	가 (poor, P)	중력 최소화 상태에서 완전한 운동범위 수행
	2−	가$^-$ (poor$^-$, P$^-$)	중력 최소화 상태에서 완전한 운동범위의 이하 가능
	1	불가 (trace, T)	중력 최소화 상태에서 관절운동이 없으며, 촉지나 시진을 통한 근수축(연축) 확인 가능
	0	영 (zero, Z)	중력 최소화 상태에서 관절운동이 없으며, 촉지나 시진을 통한 근수축이 없음

5 맨손근력검사 시 고려해야 할 사항

먼저 맨손근력검사 과정을 대상자에게 간단히 설명한 후 시범을 보인다. 그 후 비손상측의 근력을 먼저 평가한 다음, 손상측의 근력을 평가한다. 맨손근력검사 시 고려해야 할 사항은 다음과 같다.

1) 대상자의 자세

중력 제거 또는 중력에 대항하는 자세에서 검사 동안 편안하고 안정적으로 지지될 수 있도록 대상자의 자세를 설정한다. 근육은 가쪽범위에 두고, 약간 긴장된 상태에서 검사를 시작한다. 관절면이 완전히 일치하는 잠김자세(closed-packed position)는 피하도록 한다.

2) 고정

일반적으로 근육의 먼쪽부분인 닿는곳에서 가운데로 당겨지므로, 몸쪽부분인 근육의 이는곳 부위를 고정해야 한다. 확실한 고정은 근육의 불필요한 대상작용을 방지할 수 있고, 검사 근육을 선택적으로 수축하도록 할 수 있다. 고정을 위해 대상자의 신체 무게, 자세, 정상 근육, 외적 힘(예: 검사자의 맨손저항, 벨트 또는 모래주머니) 등을 이용할 수 있다.

3) 대상작용

고정이 적절하지 않거나 근육 약화에 의해 움직임을 정상적으로 수행하지 못할 때, 다른 근육이 대신 일을 하게 되는 현상이다.

4) 선별검사

선별검사는 근력평가를 간소화하고 대상자의 피로를 피하기 위하여 실시한다. 이전의 근력평가 결과나 기능적 활동의 관찰 등을 통하여 시작점을 임의로 부여할 수 있다. 주로 양(F, 3) 등급의 수준에서 대상자에게 중력에 대항하여 완전한 운동범위 동안 신체부위를 능동적으로 움직이도록 지시함으로써 선별검사를 시작할 수 있다.

5) 맨손저항

일반적으로 저항은 룸브리컬 쥐기(lumbrical grip)를 이용하여, 근육이 움직임을 일으키는 관절의 먼쪽에서 수직으로 가한다. 이때 저항팔(관절 축과 저항부위 사이의 거리)의 길이는 측정 동안 일정하게 유지되어야 한다. 저항팔의 길이가 길수록 근육의 회전우력에 대항하기 위해 요구되는 검사자의 맨손저항력이 적게 필요하기 때문이다. 맨손저항의 방법에는 동심성 근수축을 이용하여 전체 운동범위에 걸쳐 저항을 제공하는 방법(through range grading)과 등척성 근수축을 이용하여 특정 각도에서 저항을 제공하는 방법(isometric grading)이 있다.

운동범위 방법에서 저항의 크기는 움직임이 멈춰질 정도보다 약간 약하게 적용하여야 하며, 관절운동범위에 걸쳐 저항의 크기는 길이–장력 관계에 근거하여 지속적으로 수정되어야 한다. 그러므로 맨손근력검사 측정의 신뢰성을 높이기 위해서는 검사자의 상당한 기술과 경험이 요구된다. 반면, 등척성 방법의 신뢰성을 높이기 위해서는 근력검사가 같은 관절 위치에서 측정되어야 한다.

6 기록

기록 양식은 그림 6.5에 제시되어 있다. 정확한 근력 측정이 불가능할 때(예: 통증, 대상자의 비협조) 기록지의 등급 옆에 물음표를 사용할 수 있으며, 부가적 이유를 기입한 후 추후 재평가할 수 있다.

근력검사

이름 ______________________ 차트번호 ____________

생년월일 ______________________ 나이 ____________ 성별 ____________

진단명 ______________________ 발병일 ______________________

장애 ______________________ 평가일 ____________ 담당검사자 ________(인)

LEFT								RIGHT			
				Examiner's initials							
				Date							
				NECK	Flexors		Sternocleidomastoid				
					Extensor group						
				TRUNK	Flexors		Rectus abdominis				
					Right external oblique Left internal oblique	Rotators	Left external oblique Right internal oblique				
					Extensors		Throacic group Lumbar group				
					Pelvic elevation		Quadratus lumborum				
				HIP	Flexors		Iliopsoas				
					Extensors		Gluteus maximus				
					Abductors		Gluteus medius				
					Adductor group						
					External rotator group						
					Internal rotator group						
					Sartorius						
					Tensor fasciae latae						
				KNEE	Flexors		Biceps femoris Inner hamstrings				
					Extensors		Quadriceps				
				ANKLE	Plantar flexors		Gastrocnemius Soleus				

그림 6.5 근력검사 기록 양식

				FOOT	Invertors	Tibialis anterior Tibialis posterior				
					Evertors	Peroneus brevis Peroneus longus				
				TOES	Metacarpal phalangeal flexors	Lumbricaies				
					Interphalangeal flexors(frist)	Flexor digitorum brevis				
					Interphalangeal flexors(second)	Flex digitorum longus				
					Metacarpal phalangeal extensors	Extensor digitorum longus Extensor digitorum brevis				
				HALLUX	Metacarpal phalangeal flexor	Flexor hallucis brevis				
					Interphalangeal flexor	Flexor hallucis longus				
					Metacarpal phalangeal extensor	Extensor hallucis brevis				
					Interphalangeal extensor	Extensor hallucis longus				
				SCAPULA	Abductor	Serratus anterior				
					Elevator Depressor	Upper trapezius Lower trapezius				
					Adductors	Middle trapezius Rhomboids				
				SHOULDER	Flexor	Anterior deltoid				
					Extensors	Latissimus dorsi Teres major				
					Abductor	Middle deltoid				
					Horizontal abductor	Middle deltoid				
					Horizontal adductor	Pectoralis major				
					External rotator group					
					Internal rotator group					
				ELBOW	Flexors	Biceps brachii Brachioradialis				
					Extensor	Triceps				
				FOREARM	Supinator group					
					Pronator group					

그림 6.5 근력검사 기록 양식(계속)

				WRIST	Flexors	Flexor carpi radialis Flexor carpi ulnaris					
					Extensors	Extensor carpi radialis longus & brevis Extensor carpi ulnaris					
				FLNGERS	Metacarpal phalangeal flexors	Lumbricales					
					Interphalangeal flexors(frist)	Flexor digitorum superficialis					
					Interphalangeal flexors(second)	Flexor digitorum profundus					
					Metacarpal phalangeal extensor	Extensor digitorum communis					
					Adductors	Palmar interossei					
					Abductors	Dorsal interossei					
					Abductor digiti quinti						
					Opponens digiti quinti						
				THUMB	Metacarpal phalangeal flexor	Flexor pollicis brevis					
					Interphalangeal flexor	Flexor pollicis longus					
					Metacarpal phalangeal extensor	Extensor pollicis brevis					
					Interphalangeal extensor	Extensor pollicis longus					
					Abductors	Abductor pollicis brevis Abductor pollicis longus					
					Adductor pollicis						
					Opponens pollicis						
				FACE							

그림 6.5 근력검사 기록 양식(계속)

연습문제

1. 맨손근력검사 과정에서 대상자의 자세를 바꾸어야 할 경우는?

① 정상(normal, 5)과 우(good, 4)를 구별 시
② 우(good, 4)와 양(fair, 3)을 구별 시
③ 양(fair, 3)과 가(poor, 2)를 구별 시
④ 가(poor, 2)와 불가(trace, 1)를 구별 시
⑤ 불가(trace, 1)와 영(zero, 0)을 구별 시

[정답]
③

[해설]
중력의 유무에 따라 양(fair)과 가(poor)의 측정 자세로 구분할 수 있음

2. 그림에 표시된 근육의 수축력을 증가시키기 어려운 이유는?

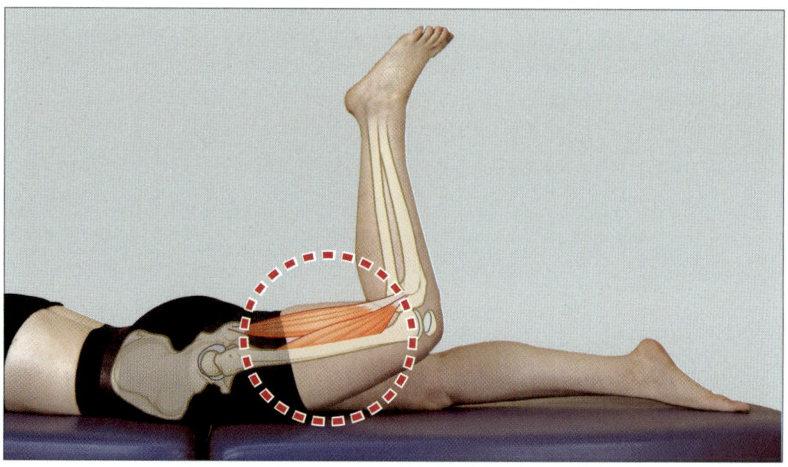

① 넓적다리뒤근의 능동불충분
② 넓적다리뒤근의 수동불충분
③ 넓적다리네갈래근의 능동불충분
④ 넓적다리네갈래근의 수동불충분
⑤ 모두 정답

[정답]
①

[해설]
엉덩관절 폄과 함께 수행된 무릎 굽힘은 넓적다리뒤근이 짧아진 위치에서 작용함으로써 장력 발생 능력을 감소시킴

7

머리, 목, 몸통의 근력검사

학습목표

- 머리, 목, 몸통의 근육과 작용을 이해할 수 있다.
- 머리, 목, 몸통의 근력검사 원리를 이해하고 적용할 수 있다.

1 머리와 목

1) 머리와 목 굽힘Head and neck flexion 검사

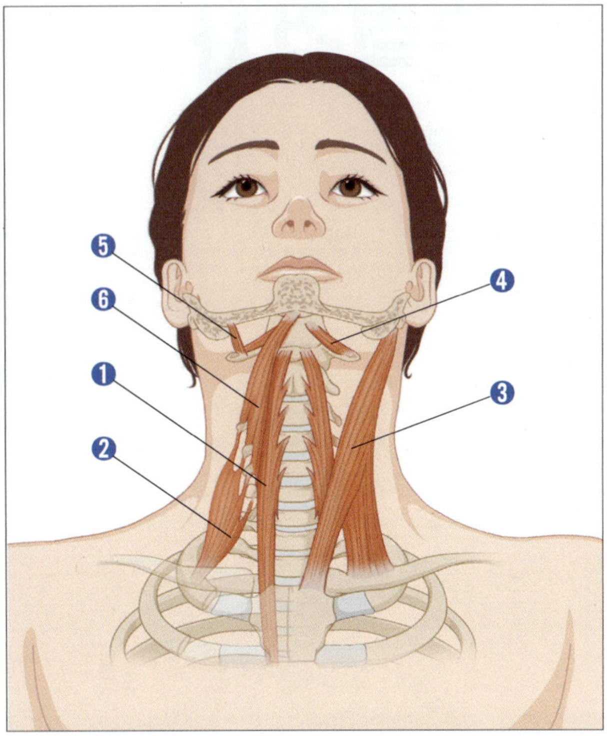

그림 7.1 머리와 목 굽힘 근육

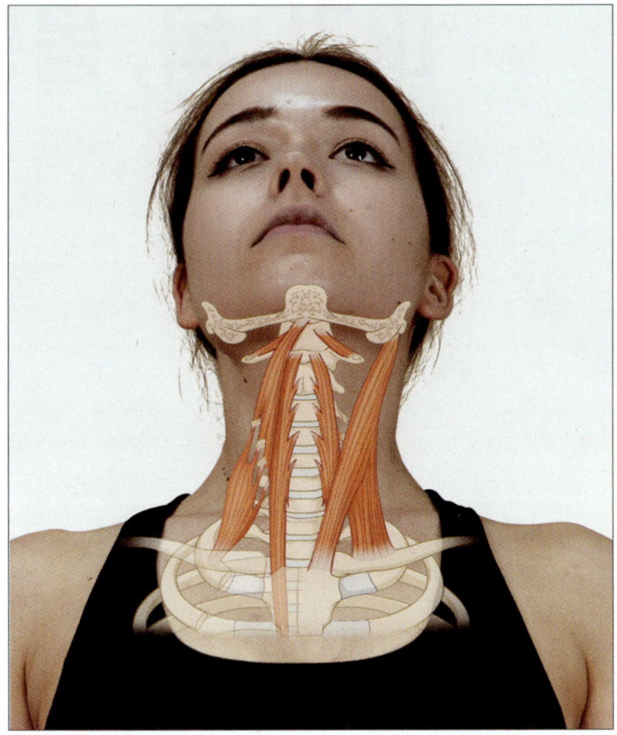

그림 7.2 머리와 목 굽힘 근육의 촉지

근육명	이는곳	닿는곳	신경지배
❶ 목긴근 (longus colli)	a. 아래사선부분: T1~3 몸통의 앞면 (front bodies of vertebrae T1~3) b. 위쪽 사선부분: C3~5 가로돌기의 앞쪽 결절(anterior tubercle of transverse process C3~5) c. 수직부분: T1~3, C5~7의 앞면 (front bodies of vertebrae T1~3, C5~7)	a. 아래사선부분: C5와 C6 가로돌기의 앞쪽결절(anterior tubercle of transverse process of vertebrae C5~6) b. 고리뼈 앞쪽 활 위 결절의 앞가쪽 면 (anterior of the atlas) c. C2~4의 척추뼈몸통의 앞쪽면 (front bodies of vertebrae C2~4)	• C3~8
❷ 앞목갈비근 (scalenus anterior)	• C3~6 가로돌기의 앞쪽 결절 (transverse process of C3~6)	• 첫 번째 갈비뼈의 목갈비결절과 빗장밑동맥을 위한 고랑 앞쪽에 갈비뼈의 위쪽 면 능선 (scalene tubercle of the first rib)	• C3~8
❸ 목빗근 (sternocleidomastoid)	a. 복장갈래: 복장뼈자루 (manubrium of sternum) b. 빗장갈래: 빗장뼈의 안쪽 1/3 (medial portion 1/3 of clavicle)	• 관자뼈의 꼭지돌기 (mastoid process of the temporal bone)	• 더부신경 XI C2~4 (accessory nerve XI C2~4)
❹ 앞머리곧은근 (rectus capitis anterior)	• 고리뼈 가로돌기의 앞쪽면 (transverse process of atlas)	• 뒤통수뼈 바닥의 아랫면 (basilar part of occipital bone)	• 뒤통수밑신경 C1~2 (suboccipital nerve C1~2)
❺ 가쪽머리곧은근 (rectus capitis lateralis)	• 고리뼈 가로돌기 (transverse process of atlas)	• 뒤통수뼈관절융기 가쪽 (lateral to occipital condyle)	• 뒤통수밑신경 C1~2 (suboccipital nerve C1~2)
❻ 머리긴근 (longus capitis)	• C3~6 가로돌기의 앞쪽 결절 (anterior tubercles of the transverse process of C3~6)	• 뒤통수뼈의 바닥면의 아랫면 (inferior surface of basilar part of occipital bone)	• 목신경 C1~3 (cervical nerve C1~3)

정상(N, 5)

우(G, 4)

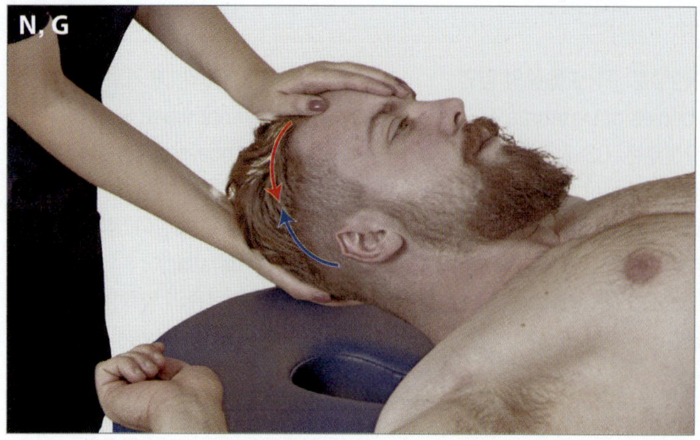

| **시작 자세** • 바로 누운 자세(손을 머리 위로 올리고 팔꿈치관절 굽힘)

| **고정** • 몸통은 검사대에 의해 고정, 배근육 약화가 있는 경우에는 가슴우리의 고정

| **검사동작** • 턱 아래내림을 유지하면서 목 굽힘

| **저항** • 대상자의 이마뼈에 손바닥을 대고, 머리와 목의 폄 방향으로 저항을 줌

| **등급판정** • 정상(N, 5): 중력과 최대 저항에 대항하여 머리와 목 굽힘의 완전한 운동범위 수행 또는 유지
• 우(G, 4): 중력과 중등도 저항에 대항하여 완전한 운동범위 수행 또는 유지

양(F, 3)

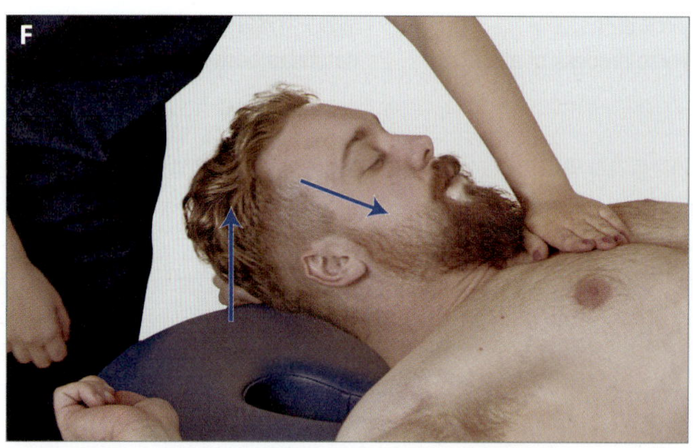

| **시작 자세** • 바로 누운 자세(손을 머리 위로 올리고 팔꿈치관절 굽힘)

| **고정** • 몸통은 검사대에 의해 고정, 배근육 약화가 있는 경우에는 가슴우리의 고정

| **검사동작** • 턱 아래내림을 유지하면서 목 굽힘

| **등급판정** • 양(F, 3): 저항 없이 중력에 대항하여 완전한 운동범위 수행

가(P, 2)

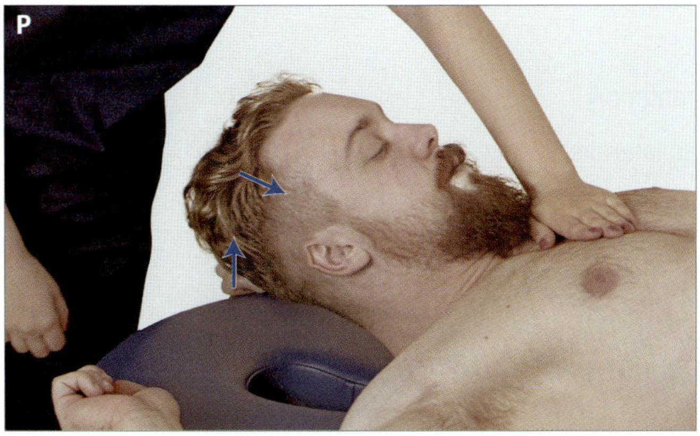

| 시작 자세
- 바로 누운 자세(손을 머리 위로 올리고 팔꿈치관절 굽힘)

| 고정
- 몸통은 검사대에 의해 고정, 배근육 약화가 있는 경우에는 가슴우리의 고정

| 검사동작
- 턱 아래내림을 유지하면서 목 굽힘

| 등급판정
- 가(P, 2): 저항 없이 중력에 대항하여 부분 운동범위 수행

불가(T, 1)

영(Z, 0)

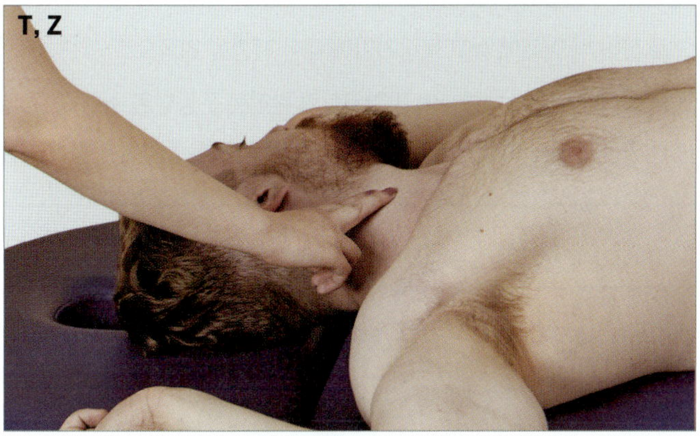

| 시작 자세
- 바로 누운 자세(손을 머리 위로 올리고 팔꿈치관절 굽힘)

| 고정
- 몸통은 검사대에 의해 고정, 배근육 약화가 있는 경우에는 가슴우리의 고정

| 검사동작
- 턱 아래내림을 유지하면서 목 굽힘

| 촉지
- 머리긴근, 목긴근, 앞머리곧은근은 너무 깊이 위치해서 촉지가 어려움
- 목빗근은 빗장뼈와 복장뼈의 몸쪽에서 촉지. 앞목갈비근은 빗장뼈 위쪽, 목빗근 뒤에서 촉지됨

| 등급판정
- 불가(T, 1): 근수축 촉지 가능
- 영(Z, 0): 근수축 없음

❶ 머리 굽힘Capital flexion, chin tuck 단독 검사

- 머리긴근(longus capitis)
- 앞머리곧은근(rectus capitis anterior)
- 가쪽머리곧은근(rectus capitis lateralis)

정상(N, 5)

우(G, 4)

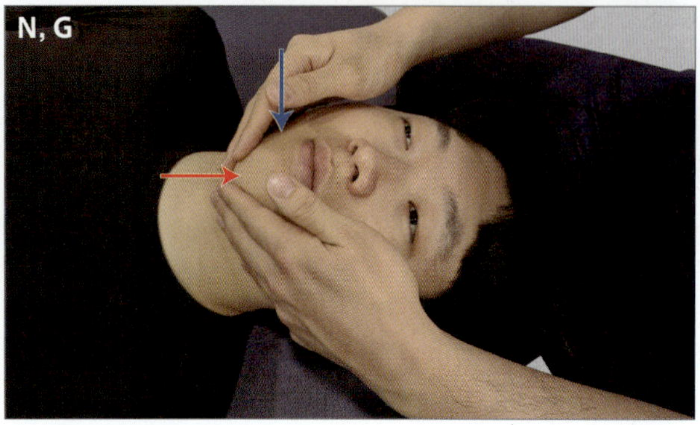

| 시작 자세 • 바로 누운 자세

| 고정 • 몸통은 검사대에 의해 고정. 배근육 약화가 있는 경우 가슴우리 고정

| 검사동작 • 턱을 아래로 당김(목뼈 굽힘 없이 끄덕이는 동작)

| 저항 • 손을 컵모양으로 하여 턱 아래에 놓고 턱당기기에 대한 저항을 위쪽으로 줌

| 등급판정
- 정상(N, 5): 중력과 최대저항에 대항하여 머리굽힘의 완전한 운동범위 수행 또는 유지
- 우(G, 4): 중력과 중등도 저항에 대항하여 머리 굽힘의 완전한 운동범위 수행 또는 유지

양(F, 3)

가(P, 2)

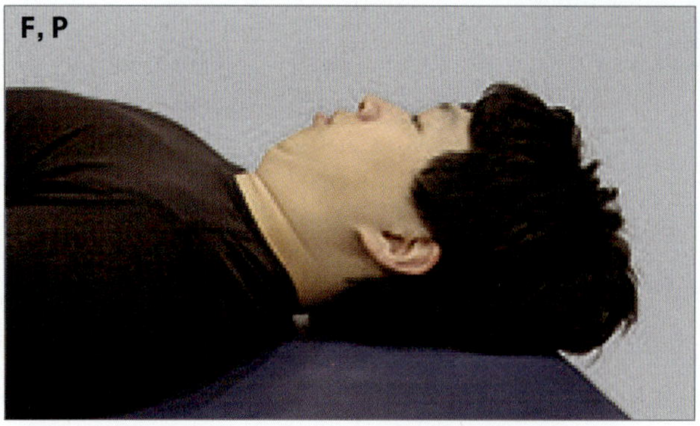

| 시작 자세 • 바로 누운 자세

| 고정 • 몸은 검사대에 의해 고정

| 검사동작 • 목뼈 굽힘 없이 끄덕이듯 턱을 아래로 당김

| 등급판정
- 양(F, 3): 중력에 대항하여 완전한 운동범위 수행
- 가(P, 2): 중력에 대항하여 부분 운동범위 수행

불가(T, 1)

영(Z, 0)

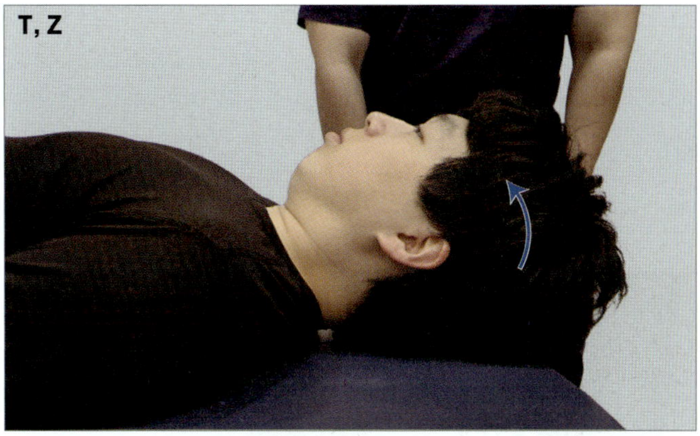

| 시작 자세
- 바로 누운 자세

| 고정
- 몸은 검사대에 의해 고정

| 검사동작
- 목뼈 굽힘 없이 끄떡이듯 턱을 아래로 당김

| 등급판정
- 불가(T, 1): 근수축 촉진 가능
- 영(Z, 0): 근수축 없음

❷ 목 굽힘 Cervical flexion 단독 검사

- 목빗근(sternocleidomastoid)
- 목긴근(longus colli)
- 앞목갈비근(scalenus anterior)

정상(N, 5)

우(G, 4)

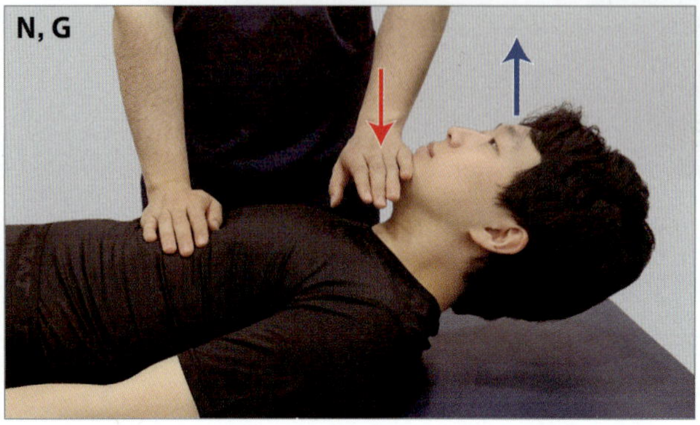

시작 자세	• 바로 누운 자세
고정	• 몸통은 검사대에 의해 고정. 배근육 약화가 있는 경우 가슴우리 고정
검사동작	• 턱을 당긴 상태로 검사대에서 똑바로 머리를 들어 올림
저항	• 두 손가락만을 사용하여 환자의 턱에 저항을 줌
등급판정	• 정상(N, 5): 두 손가락에 의한 최대 저항에 대항하여 목 굽힘의 완전한 운동범위 수행 또는 유지 • 우(G, 4): 두 손가락에 의한 중등도 저항에 대항하여 목 굽힘의 완전한 운동범위 수행 또는 유지

양(F, 3)

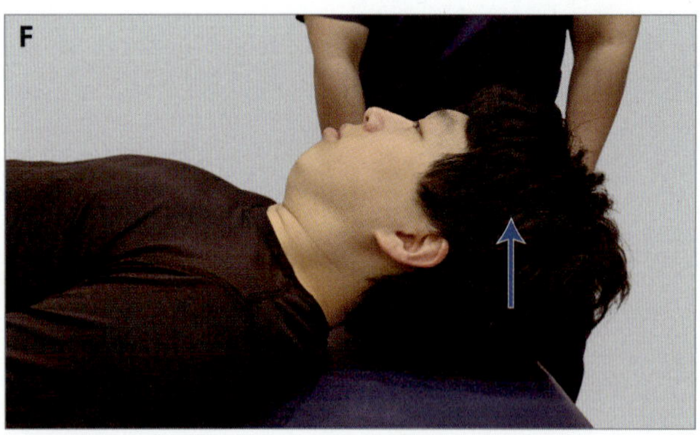

시작 자세	• 바로 누운 자세
고정	• 몸통은 검사대에 의해 고정. 배근육 약화가 있는 경우 가슴우리 고정
검사동작	• 천장을 바라보며 턱 내림 후 머리를 들어 목 굽힘
등급판정	• 양(F, 3): 중력에 대항하여 완전 운동범위 수행

가(P, 2)

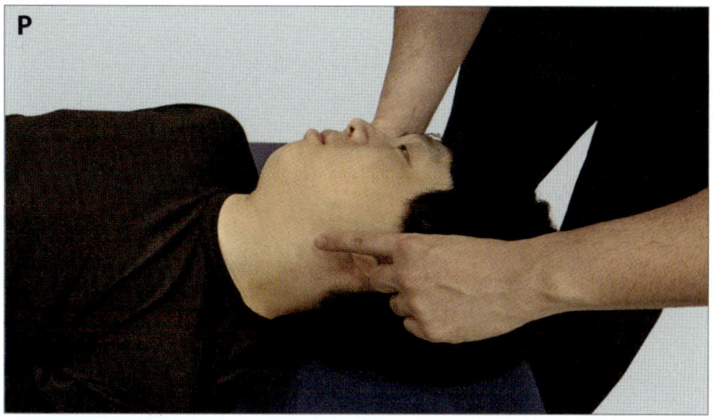

| **시작 자세** • 바로 누운 자세

| **고정** • 몸통은 검사대에 의해 고정. 배근육 약화가 있는 경우 가슴우리 고정

| **검사동작** • 오른쪽 목빗근은 목의 왼쪽 돌림, 왼쪽 목빗근은 목의 오른쪽 돌림

| **등급판정** • 가(P, 2): 중력에 대하여 부분 운동범위 수행

불가(T, 1)

영(Z, 0)

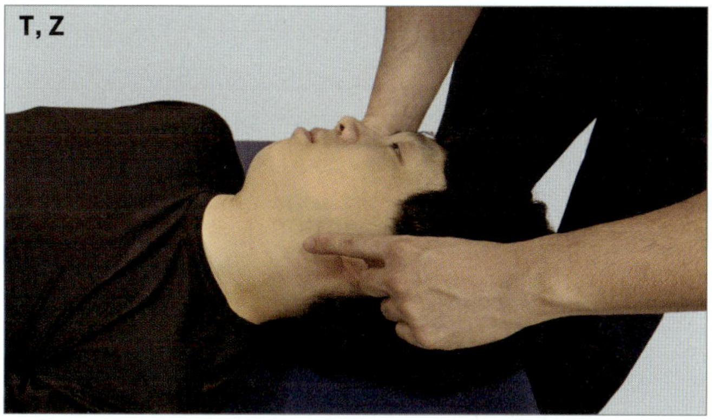

| **시작 자세** • 바로 누운 자세

| **고정** • 몸통은 검사대에 의해 고정. 배근육 약화가 있는 경우 가슴우리 고정

| **검사동작** • 오른쪽 목빗근은 목의 왼쪽 돌림, 왼쪽 목빗근은 목의 오른쪽 돌림

| **등급판정** • 불가(T, 1): 근수축 촉진 가능
• 영(Z, 0): 근수축 없음

대상작용

- 목굽힘 또는 복합목굽힘 동안 목빗근의 근력이 약한 경우 입꼬리가 아래로 당겨지면서 찡그린 표정이 나타나는 넓은목근(platysma)의 대상작용이 나타날 수 있음

2) 머리와 목 굽힘, 돌림, 가쪽굽힘 Head and neck flexion, rotation and lateral flexion

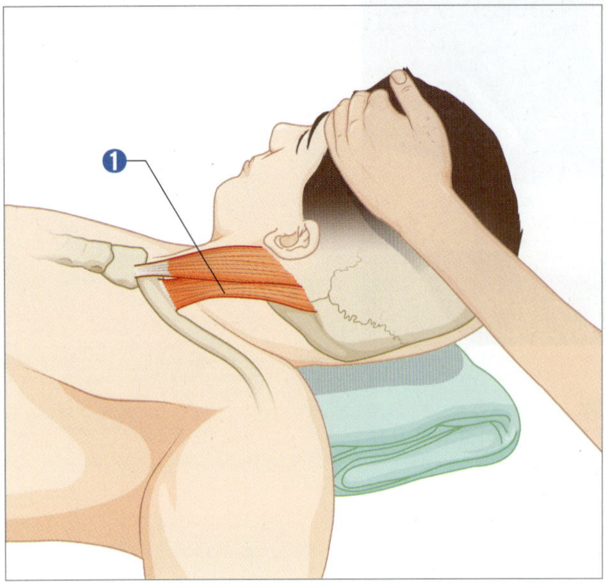

그림 7.3 목빗근

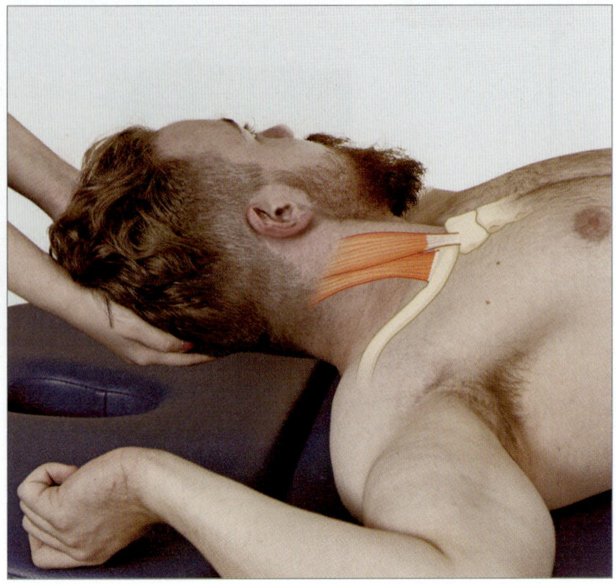

그림 7.4 목빗근의 촉지

근육명	이는곳	닿는곳	신경지배
❶ 목빗근 (sternocleidomastoid)	a. 복장갈래: 복장뼈자루 (manubrium of sternum) b. 빗장갈래: 빗장뼈의 안쪽 1/3 (medial portion 1/3 of clavicle)	• 관자뼈의 꼭지돌기 (mastoid process of the temporal bone)	• 더부신경 XI (accessory nerve XI C2~4)

정상(N, 5)

우(G, 4)

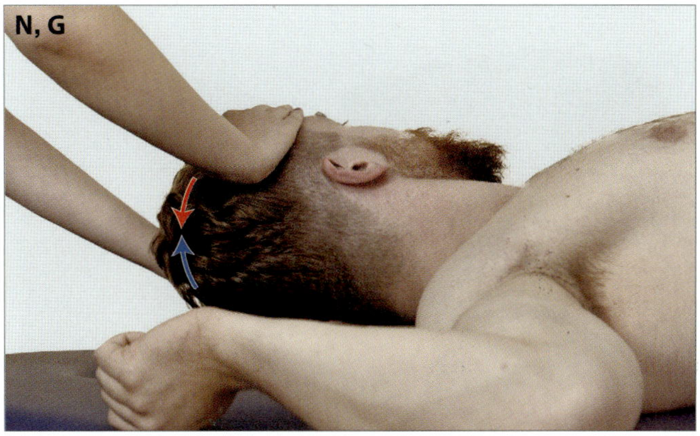

| 시작 자세 | • 바로 누운 자세(손을 머리 위로 하고 팔꿈치관절 굽힘)
| 고정 | • 검사대에 의해 몸통 고정. 배근육 약화가 있는 경우에는 가슴우리의 고정이 필요
| 검사동작 | • 검사측으로 목 가쪽굽힘, 반대쪽으로 돌림을 실시. 양측 각각 검사
| 저항 | • 대상자의 관자뼈에 손을 대고 목 굽힘 방향으로 저항을 줌
| 등급판정 | • 정상(N, 5): 최대 저항에 대항하여 완전한 운동범위 수행 또는 유지
• 우(G, 4): 중등도 저항에 대항하여 완전한 운동범위 수행 또는 유지

양(F, 3)

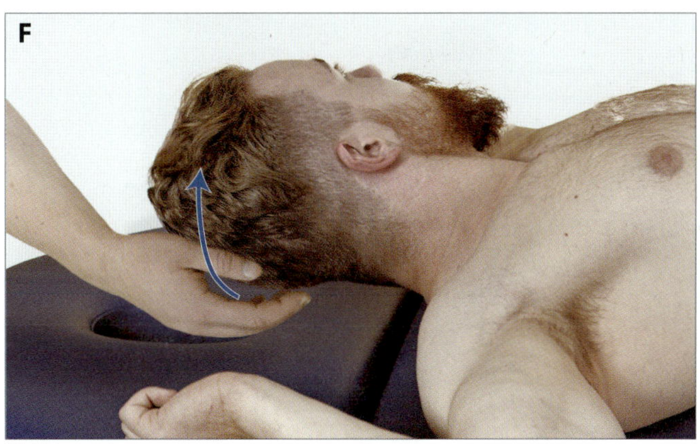

| 시작 자세 | • 바로 누운 자세(손을 머리 위로 하고 팔꿈치관절 굽힘)
| 고정 | • 검사대에 의해 몸통 고정. 배근육 약화가 있는 경우에는 가슴우리의 고정이 필요
| 검사동작 | • 검사측으로 목 가쪽굽힘, 반대쪽으로 돌림을 실시. 양측 각각 검사
| 등급판정 | • 양(F, 3): 저항 없이 중력에 대항하여 완전한 운동범위 수행

* 중력을 이기지 못할 경우를 대비하여 머리 아래에 손으로 받칠 준비를 함

가(P, 2)

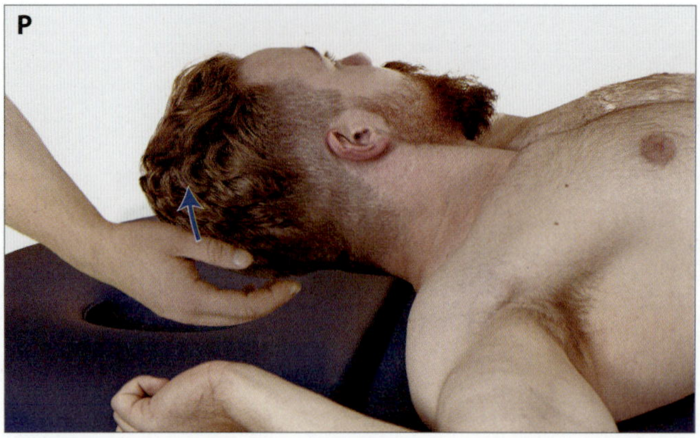

| 시작 자세 • 바로 누운 자세(손을 머리 위로 하고 팔꿈치관절 굽힘)

| 고정 • 검사대에 의해 몸통 고정. 배근육 약화가 있는 경우에는 가슴우리의 고정이 필요

| 검사동작 • 검사측으로 목 가쪽굽힘, 반대쪽으로 돌림을 실시. 양측 각각 검사

| 등급판정 • 가(P, 2): 중력에 대항하여 부분 운동범위 수행

* 중력을 이기지 못할 경우를 대비하여 머리 아래에 손으로 받칠 준비를 함

불가(T, 1)

영(Z, 0)

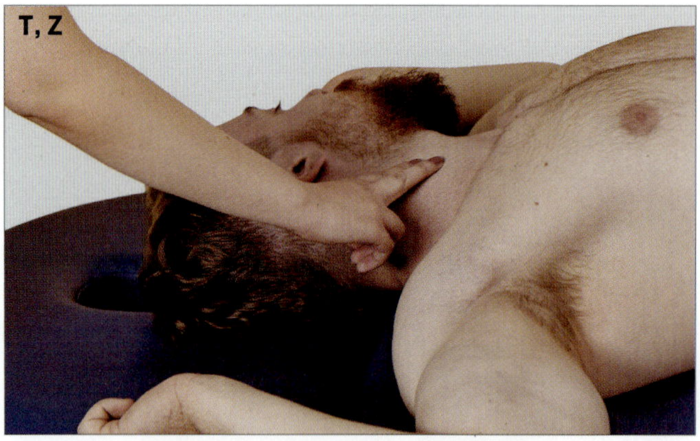

| 시작 자세 • 바로 누운 자세(손을 머리 위로 하고 팔꿈치관절 굽힘)

| 고정 • 검사대에 의해 몸통 고정. 배근육 약화가 있는 경우에는 가슴우리의 고정이 필요

| 검사동작 • 검사측으로 목 가쪽굽힘, 반대쪽으로 돌림을 실시. 양측 각각 검사

| 촉지 • 꼭지돌기에서 복장뼈까지 근육 촉지

| 등급판정 • 불가(T, 1): 근수축 촉지 가능

• 영(Z, 0): 근수축 없음

3) 머리와 목 폄 Head and neck extension

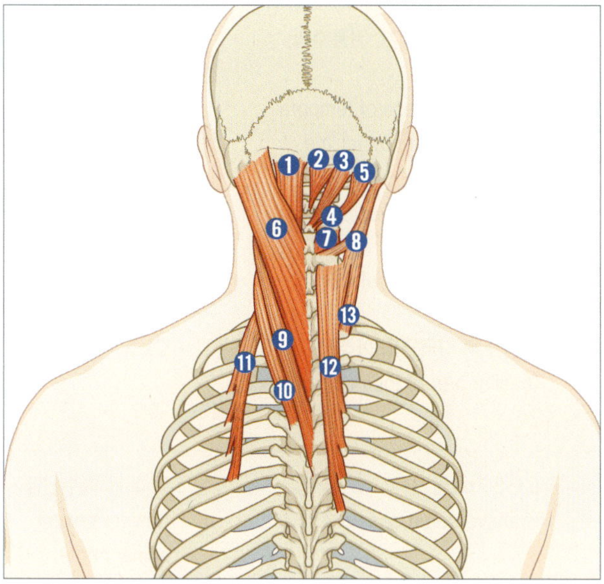

그림 7.5 머리와 목 폄

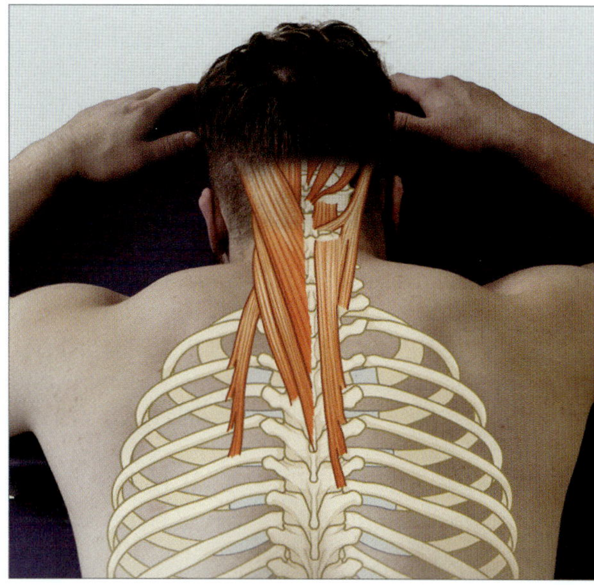

그림 7.6 머리와 목 폄 근육의 촉지

근육명	이는곳	닿는곳	신경지배
❶ 머리반가시근 (semispinalis capitis)	• C7과 T1~7 가로돌기 끝, C4~6 관절돌기 (tips of the transverse process of the upper T1~7 and C7, articular process of C4~6)	• 뒤통수뼈에서 위와 아래 목덜미선 사이의 안쪽면(superior and inferior nuchal lines of the occipital bone)	• C2~T1
❷ 작은뒤머리곧은근 (rectus capitis posterior minor)	• 고리뼈뒤쪽 활의 위쪽결절 (tubercle on the posterior arch of the atlas)	• 뒤통수뼈의 아래 목덜미선 안쪽 부위와 그 사이면 그리고 큰구멍 (medial part of the inferior nuchal line of the occipital bone and the surface between it and the foramen magnum)	• 뒤통수밑신경 (suboccipital nerve)
❸ 큰뒤머리곧은근 (rectus capitis posterior major)	• 중쇠뼈(axis)의 가시돌기 (spinous process of the axis)	• 아래 목덜미선의 가쪽 (inferior nuchal line of the occipital bone)	• 뒤통수밑신경 (suboccipital nerve)
❹ 아랫머리빗근 (obliquus capitis inferior)	• 중쇠뼈의 가시돌기 (spinous process of the axis)	• 고리뼈의 가로돌기 (lateral mass of atlas)	• 뒤통수밑신경 (suboccipital nerve)
❺ 윗머리빗근 (obliquus capitis superior)	• 고리뼈의 가로돌기 (lateral mass of atlas)	• 위와 아래 목덜미선 사이의 뒤통수뼈 (occipital bone between the superior nuchal line and inferior nuchal line)	• 뒤통수밑신경 (suboccipital nerve)

근육명	이는곳	닿는곳	신경지배
❻ 머리널판근 (splenius capitis)	• 목덜미인대의 아래쪽, C7~T3의 가시돌기 (nuchal ligament and spinous process of C7~T3)	• 관자뼈의 꼭지돌기, 뒤통수의 위목덜미선 (mastoid process of temporal bone, superior nuchal line of occipital bone)	• C3~4
❼ 목반가시근 (semispinalis cervicis)	• T1~6 가로돌기 (transverse process of T1~6)	• C2~5 가시돌기 (spinous process of C2~5)	• C2~T1
❽ 머리가장긴근 (longissimus capitis)	• C3~6 가로돌기의 앞쪽 결절 (anterior tubercles of the transverse process of C3~6)	• 뒤통수뼈 바닥면의 아래면 (basilar part of the occipital bone)	• C1~3
❾ 목널판근 (splenius cervicis)	• T3~6 가시돌기 (spinous process of T3~6)	• C1~3 가로돌기 (transverse process of C1~3)	• 아래 목 척수신경 (lower cervical spinal nerve)
❿ 목가장긴근 (longissimus cervicis)	a. 아래 사선부분: T1~3 몸통의 앞쪽면(front bodies of vertebrae T1~3) b. 위쪽 사선부분: C3~5 가로돌기의 앞쪽 결절(anterior tubercles of the transverse process of C3~5) c. 수직부분: T1~3, T5~7 몸통의 앞쪽면(front bodies of vertebrae T1~3, T5~7)	a. 아래 사선부분: C5~6 가로돌기의 앞쪽 결절(anterior tubercles of the transverse process of C5~6) b. 고리뼈 앞쪽 활위 결절의 앞가쪽면 (anterior of the atlas) c. C2~4 몸통의 앞쪽면 (front bodies of vertebrae C2~4)	• C2~6
⓫ 목엉덩갈비근 (iliocostalis cervicis)	• 3~6번째 갈비뼈 각 (rib 3~6)	• C4~6 가로돌기의 뒤쪽 결절 (posterior tubercle of the transverse process of C4~6)	• 아래쪽 목 척수신경, 등신경, 위쪽 허리 척수신경 (lower cervical spinal nerve, thoracic nerve, upper lumbar spinal nerve)
⓬ 머리가시근 (spinalis capitis)	• C7~T7 가로돌기의 끝, C4~7 관절돌기(transverse process of C7~T7, articular process of C4~7)	• 뒤통수에서 위와 아래 목덜미선 사이(between the superior nuchal line and inferior nuchal line of occipital)	• 목 척수신경 (cervical spinal nerve)
⓭ 목가시근 (spinalis cervicis)	• 목덜미인대의 아랫부분, C7~T2의 가시돌기(inferior of nuchal ligament, spinous process of C7~T2)	• C1~3의 가시돌기 (spinous process of C1~3)	• 목 척수신경 (cervical spinal nerve)

정상(N, 5)

우(G, 4)

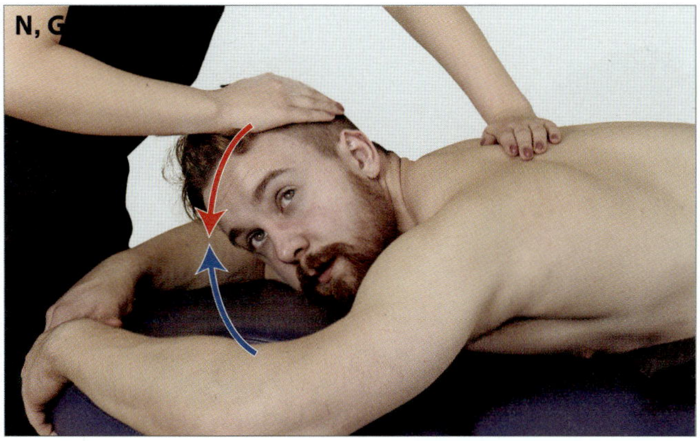

시작 자세	• 엎드려 누운 자세(손을 머리 위로 하고 팔꿈치관절 굽힘)
고정	• 대상자는 테이블의 끝을 잡고, 검사자는 위쪽 등을 고정(몸통 폄 예방)
검사동작	• 머리와 목을 펴고 돌림
저항	• 뒤통수의 몸쪽에서, 머리, 목 굽힘과 돌림 방향으로 저항을 줌
등급판정	• 정상(N, 5): 중력과 최대 저항에 대항하여 완전한 운동범위 수행 또는 유지 • 우(G, 4): 중력과 중등도 저항에 대항하여 완전한 운동범위 수행 또는 유지

양(F, 3)

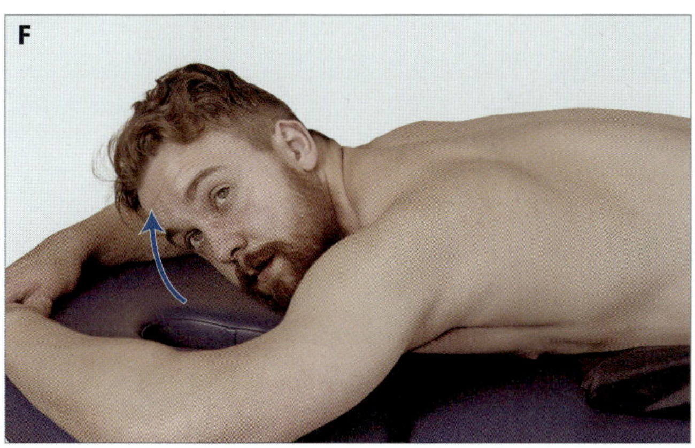

시작 자세	• 엎드려 누운 자세(손을 머리 위로 하고 팔꿈치관절 굽힘)
고정	• 대상자는 테이블의 끝을 잡고, 검사자는 위쪽 등을 고정(몸통 폄 방지)
검사동작	• 머리와 목을 펴고 돌림
등급판정	• 양(F, 3): 저항 없이 중력에 대항하여 완전한 운동범위 수행

가(P, 2)

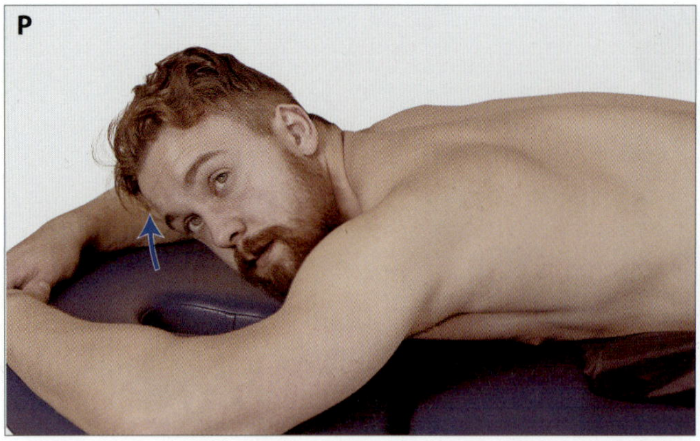

| 시작 자세 · 엎드려 누운 자세(손을 머리 위로 하고 팔꿈치관절 굽힘)

| 고정 · 대상자는 테이블의 끝을 잡고, 검사자는 위쪽 등을 고정(몸통 폄 예방)

| 검사동작 · 머리와 목을 펴고 돌림

| 등급판정 · 가(P, 2): 저항 없이 중력에 대항하여 부분 운동범위 수행

불가(T, 1)

영(Z, 0)

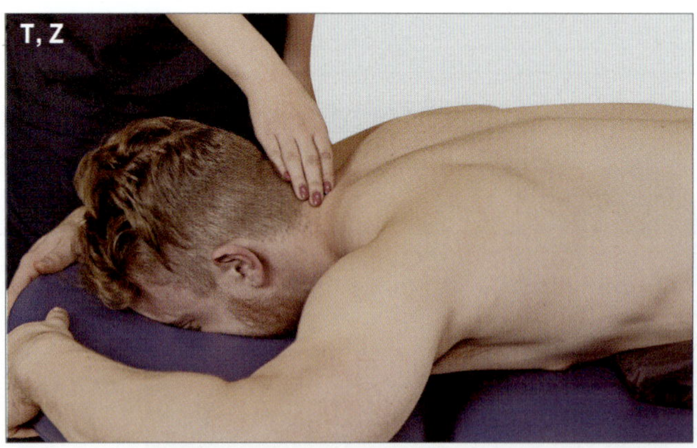

| 시작 자세 · 엎드려 누운 자세(손을 머리 위로 하고 팔꿈치관절 굽힘)

| 고정 · 대상자는 테이블의 끝을 잡고, 검사자는 위쪽 등을 고정(몸통 폄 방지)

| 검사동작 · 머리와 목을 펴고 돌림

| 촉지 · 폄근은 척추 옆에서 근육군으로 촉지

| 등급판정 · 불가(T, 1): 근수축 촉지 가능

· 영(Z, 0): 근수축 없음

❶ 머리 폄 Capital extension 단독 검사

- 큰머리곧은근(rectus capitis posterior major)
- 머리가장긴근(longissimus capiti)
- 아래머리빗근(obliquus capitis inferior)
- 머리반가시근(semispinalis capitis)
- 작은뒤머리곧은근(rectus capitis posterior minor)
- 위머리빗근(obliquus capitis superior)
- 머리널판근(splenius capitis)

정상(N, 5)

우(G, 4)

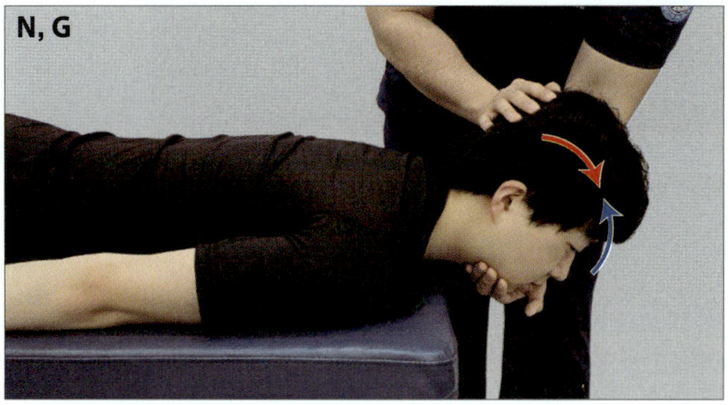

시작 자세	• 엎드려 누운 자세
고정	• 대상자는 테이블의 끝을 잡고, 검사자는 위쪽 등을 고정(몸통 폄 예방)
검사동작	• 목 폄 없이 벽을 보면서 머리 폄
저항	• 뒤통수에서 머리 폄의 반대 방향으로 저항을 줌
등급판정	• 정상(N, 5): 중력과 최대 저항에 대항하여 완전한 운동범위 수행 또는 유지 • 우(G, 4): 중력과 중등도 저항에 대항하여 완전한 운동범위 수행 또는 유지

양(F, 3)

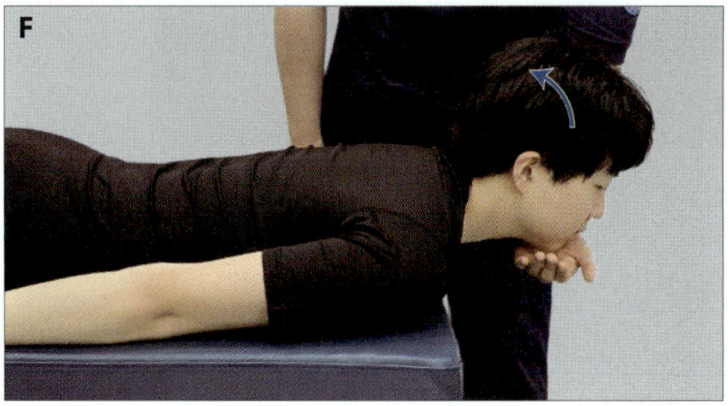

시작 자세	• 엎드려 누운 자세
고정	• 대상자는 테이블의 끝을 잡고, 검사자는 위쪽 등을 고정(몸통 폄 방지)
검사동작	• 목 폄 없이 벽을 보면서 머리 폄
등급판정	• 양(F, 3): 저항 없이 중력에 대항하여 완전한 운동범위 수행

가(P, 2)

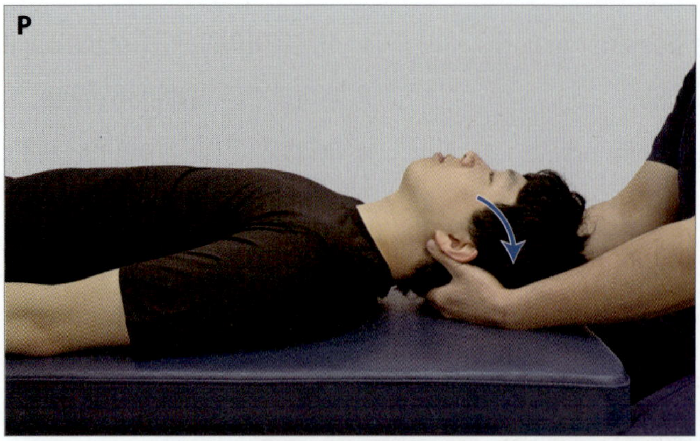

| 시작 자세 • 바로 누운 자세(뒤통수 밑에서 머리 지지)

| 고정 • 몸통 고정

| 검사동작 • 검사대에서 머리를 들지 않고 턱을 들어 검사자를 봄

| 등급판정 • 가(P, 2): 검사자의 손을 누르면서 부분 운동범위 수행

※ 대체 자세: 엎드려 누운 자세에서 머리 폄 시 부분 운동범위 수행

불가(T, 1)

영(Z, 0)

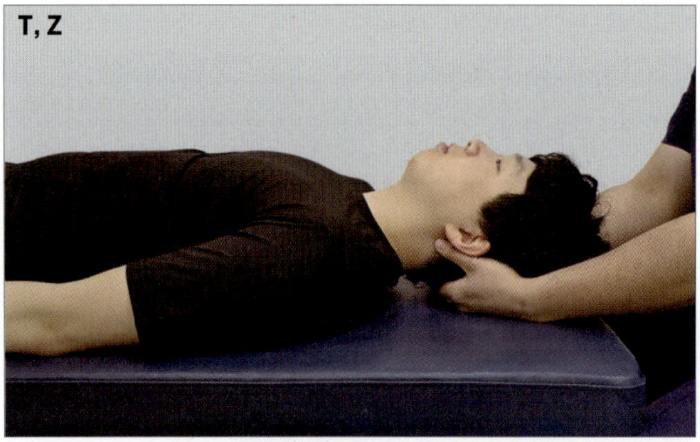

| 시작 자세 • 바로 누운 자세(뒤통수 밑에서 머리 지지)

| 고정 • 몸통 고정

| 검사동작 • 검사대에서 머리를 들지 않고 턱을 들어 검사자를 봄

| 등급판정 • 불가(T, 1): 근수축 촉지 가능

• 영(Z, 0): 근수축 없음

※ 대체 자세: 엎드려 누운 자세에서 머리 폄 시 근수축 촉진 유무 확인

❷ 목 폄Cervical extension 단독 검사

- 목반가시근(semispinalis cervicis)
- 목널판근(splenius cervicis)
- 목엉덩갈비근(iliocostalis cervicis)
- 목가장긴근(longissimus cervicis)

정상(N, 5)

우(G, 4)

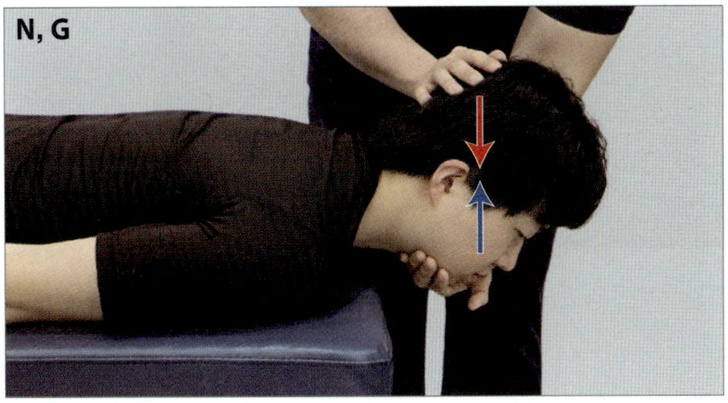

| 시작 자세 | • 엎드려 누운 자세
| 고정 | • 대상자는 테이블의 끝을 잡고, 검사자는 위쪽 등을 고정
| 검사동작 | • 턱을 들지 않고 목을 폄
| 저항 | • 마루뒤통수부위에서 바닥쪽으로 저항을 줌
| 등급판정 | • 정상(N, 5): 중력과 최대 저항에 대항하여 완전한 운동범위 수행 또는 유지
• 우(G, 4): 중력과 중등도 저항에 대항하여 완전한 운동범위 수행 또는 유지

양(F, 3)

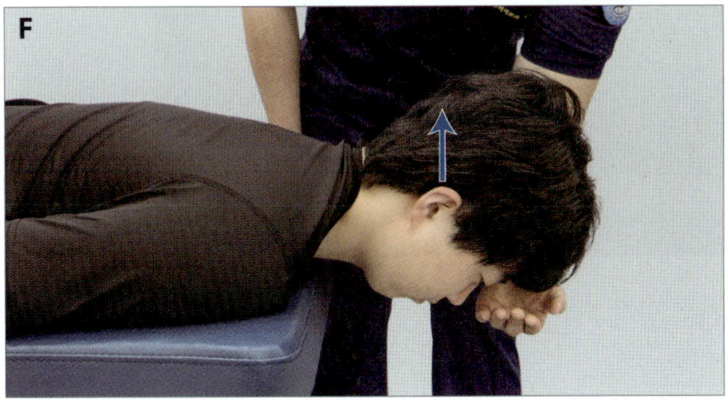

| 시작 자세 | • 엎드려 누운 자세
| 고정 | • 대상자는 테이블의 끝을 잡고, 검사자는 위쪽 등을 고정
| 검사동작 | • 턱을 들지 않고 목을 폄
| 등급판정 | • 양(F, 3): 저항 없이 중력에 대항하여 완전한 운동범위 수행

가(P, 2)

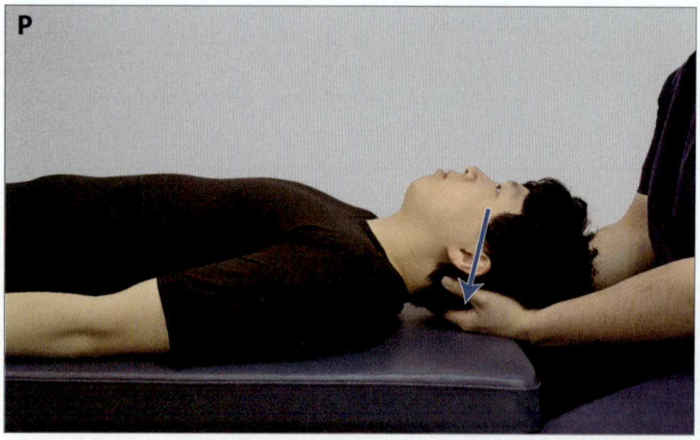

| 시작 자세 • 바로 누운 자세(검사자는 양손으로 머리를 지지)

| 고정 • 몸통 고정

| 검사동작 • 치료사의 양손을 누르면서 목을 폄

| 등급판정 • 가(P, 2): 치료사의 손을 밀면서 부분 운동범위 수행

※ 대체 자세: 엎드려 누운 자세에서 머리 폄 시 부분 운동범위 수행

불가(T, 1)

영(Z, 0)

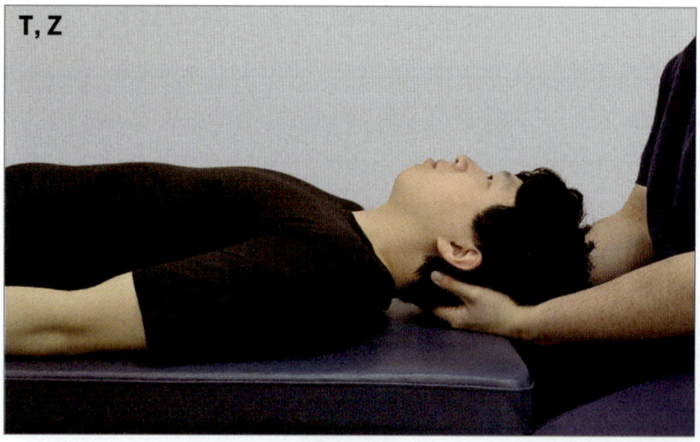

| 시작 자세 • 바로 누운 자세(검사자는 양손으로 머리를 지지)

| 고정 • 몸통 고정

| 검사동작 • 치료사의 양손을 누르면서 목을 폄

| 등급판정 • 불가(T, 1): 근수축 촉지 가능

• 영(Z, 0): 근수축 없음

※ 대체 자세: 엎드려 누운 자세에서 머리 폄 시 근수축 촉진 유무 확인

2 몸통

1) 몸통 굽힘 Trunk flexion

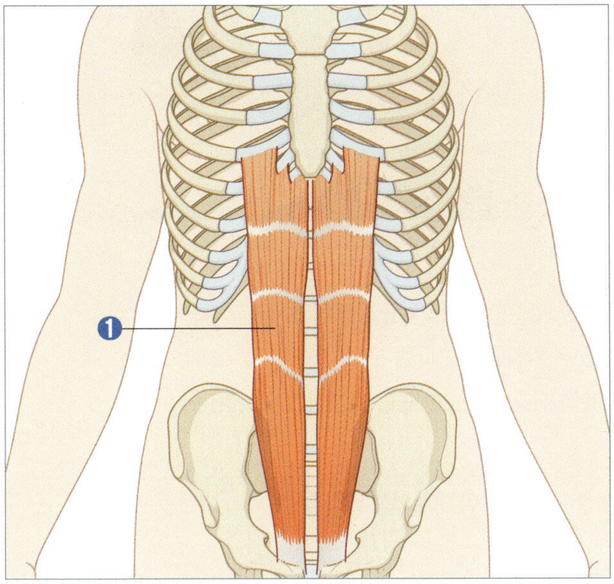

그림 7.7 배곧은근

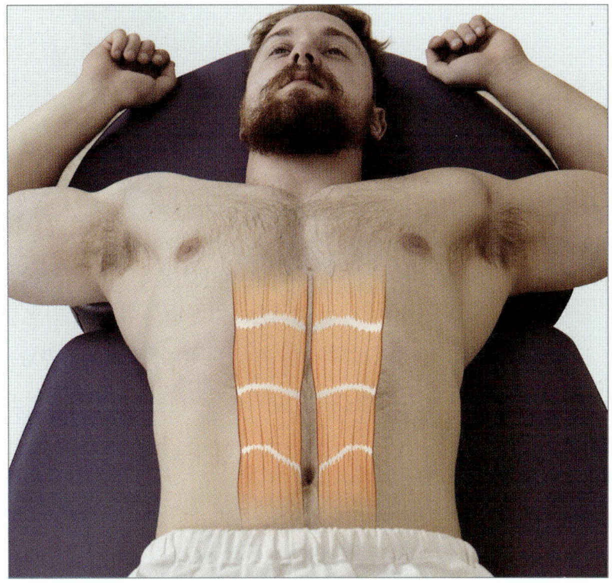

그림 7.8 배곧은근의 촉지

근육명	이는곳	닿는곳	신경지배
1 배곧은근 (rectus abdominis)	• 두덩뼈 능선과 두덩결합 (crest of pubis, symphysis pubis)	• 5~7번째 갈비연골, 복장뼈의 칼돌기(costal cartilages of rib 5~7, xiphoid process)	• T6~12의 등 척수신경 (thoracic spinal nerve T6~12)

정상(N, 5)

우(G, 4)

N

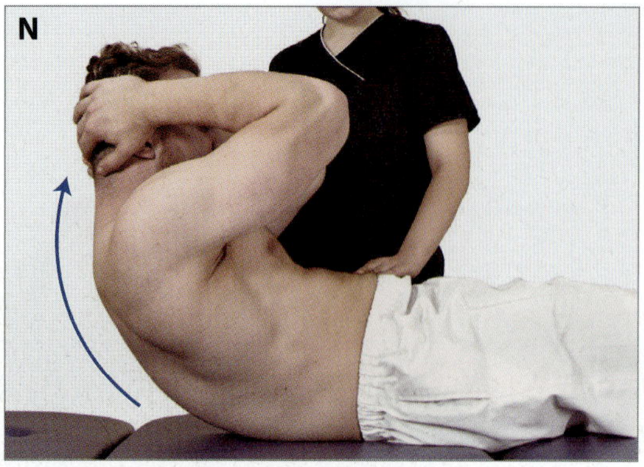

G

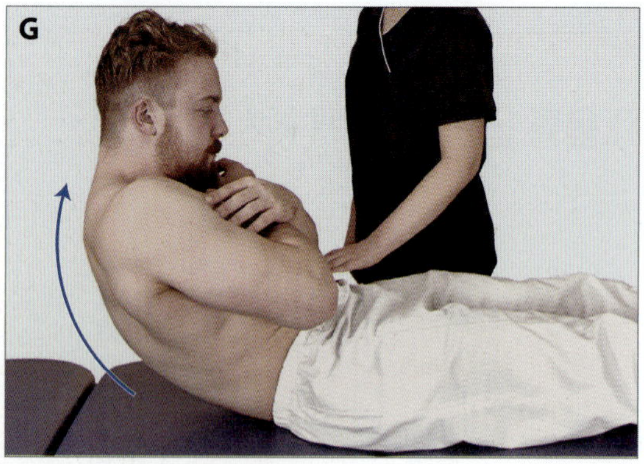

| 시작 자세
- 바로 누운 자세

| 고정
- 목의 굽힘(가슴우리를 고정하는 역할)과 골반뒤쪽경사의 결합은 허리앞굽이를 감소시키고 배근육을 활성화시킬 수 있는 최적의 자세임. 엉덩관절 굽힘근이 약하면 골반고정
- 검사자는 발을 고정해서는 안 됨(엉덩허리근의 수축과 허리의 과도한 폄을 방지하기 위하여)

| 검사동작
- 어깨뼈가 검사대에서 떨어질 때까지 몸통을 굽힘

| 저항
- 저항이 검사자의 손에 의해 가해지지는 않지만, 대상자의 팔의 위치에 의해 달라짐 (팔을 머리 쪽으로 둘수록 저항은 증가함)

| 등급판정
- 정상(N, 5): 대상자의 양손은 귀 옆에 두고, 검사대에서 어깨뼈의 아래각을 들어 올림
- 우(G, 4): 대상자의 양팔을 가슴 위에 교차시키고, 검사대에서 어깨뼈의 아래각을 들어 올림

양(F, 3)

F

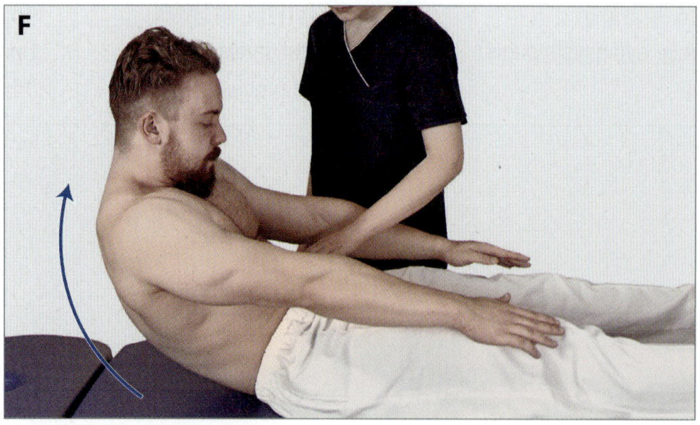

| 시작 자세
- 바로 누운 자세

| 고정
- 목의 굽힘
- 검사자는 발을 고정해서는 안 됨

| 검사동작
- 어깨뼈가 검사대에서 떨어질 때까지 몸통을 굽힘

| 등급판정
- 양(F, 3): 앞으로 양팔을 뻗고, 검사대에서 어깨뼈의 아래각을 들어 올림

가(P, 2)

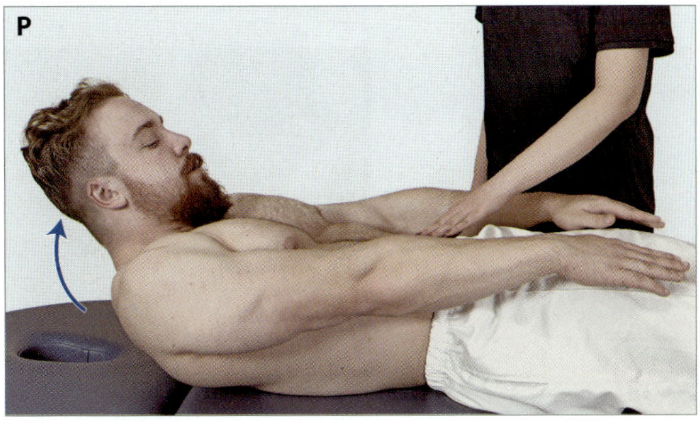

시작 자세	• 바로 누운 자세
고정	• 목의 굽힘 • 검사자는 발을 고정해서는 안 됨
검사동작	• 어깨뼈가 검사대에서 떨어질 때까지 몸통을 굽힘
등급판정	• 가(P, 2): 앞으로 양팔을 뻗고, 검사대에서 머리와 목을 들어 올림(어깨뼈는 검사대에 남아 있음), 머리를 들어 올릴 수 없다면 검사자가 위몸통과 머리를 감싸안고 굽힘하려 할 때 가슴우리가 내려감, 대상자가 기침을 할 수 있고 가슴우리가 내려감

불가(T, 1)

영(Z, 0)

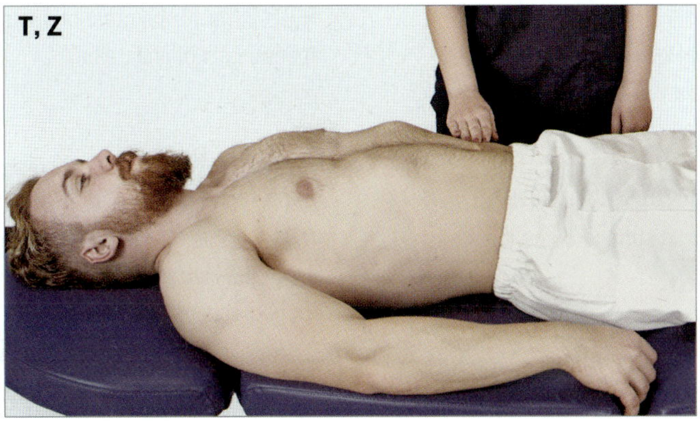

시작 자세	• 바로 누운 자세
고정	• 목의 굽힘 • 검사자는 발을 고정해서는 안 됨
검사동작	• 어깨뼈가 검사대에서 떨어질 때까지 몸통을 굽힘
촉지	• 복장뼈와 두덩뼈 사이의 앞쪽 배벽 중심선의 가쪽 촉지
등급판정	• 불가(T, 1): 근수축 촉지 가능 • 영(Z, 0): 근수축 없음

2) 몸통 굽힘과 돌림 Trunk flexion and rotation

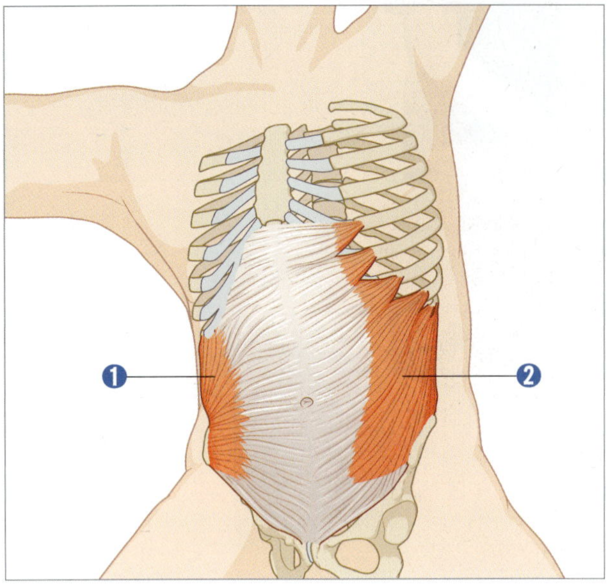

그림 7.9 오른쪽 배속빗근과 왼쪽 배바깥빗근

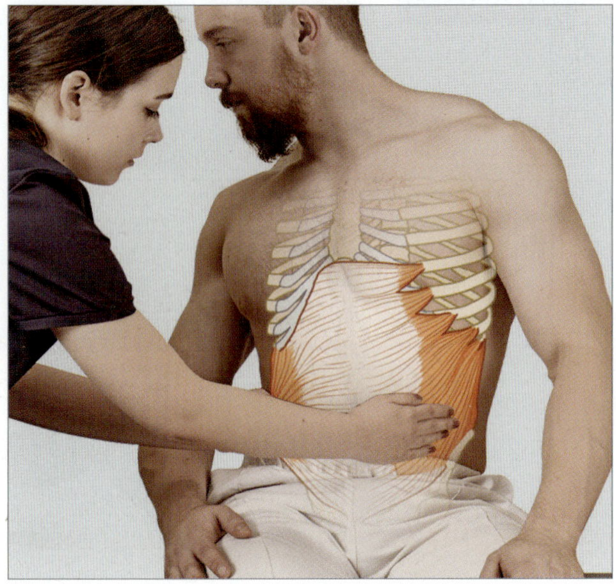

그림 7.10 오른쪽 배속빗근과 왼쪽 배바깥빗근의 촉지

근육명	이는곳	닿는곳	신경지배
❶ 배속빗근 (internal abdominal oblique)	• 샅고랑인대의 바깥쪽 2/3, 엉덩뼈능선의 앞쪽 2/3, 등허리근막 (lateral 2/3 of inguinal ligament, anterior 2/3 of intermediate line of the iliac crest, thoracolumbar fascia)	• 10~12번 갈비뼈, 두덩뼈능선, 배곧은집(rib 10~12, crest of pubis, aponeurosis of linea alba)	• T7~11, L1
❷ 배바깥빗근 (external abdominal oblique)	• 5~12번 갈비뼈의 바깥아래면 (external surface of the lower ribs 5~12)	• 엉덩뼈능선의 앞쪽 1/2, 샅고랑인대, 배곧은집(anterior 1/2 of intermediate line of the iliac crest, inguinal ligament, aponeurosis of linea alba)	• T7~12

정상(N, 5)

우(G, 4)

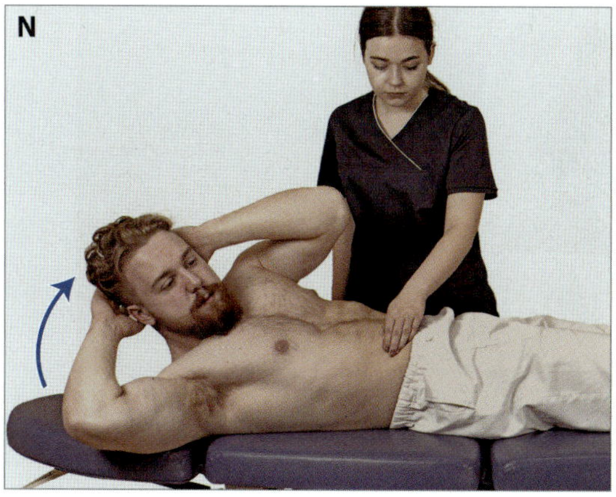

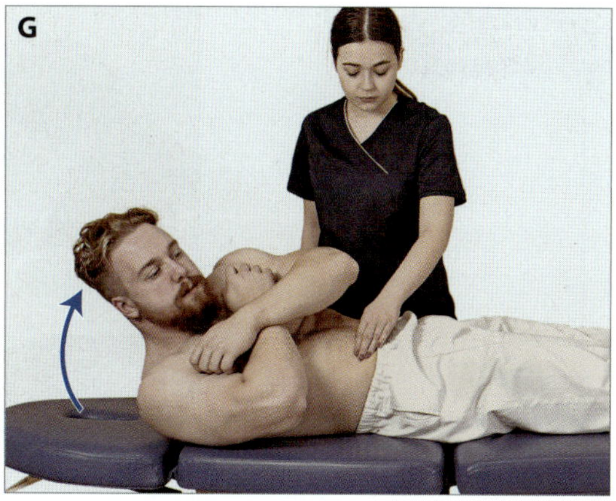

| 시작 자세 · 바로 누운 자세

| 고정 · 없음

| 검사동작 · 몸통 돌림과 몸통 굽힘(half-curl up)을 천천히 실시함

| 저항 · 대상자의 팔 위치에 의해 저항이 됨(팔을 머리 쪽으로 둘수록 저항은 증가함)

| 등급판정
- 정상(N, 5): 양손을 귀 옆에 두고, 검사대에서 어깨뼈의 아래각을 완전히 들어 올리면서 몸통의 굽힘과 돌림을 수행함
- 우(G, 4): 양손을 가슴 위에 교차시키고, 검사대에서 어깨뼈의 아래각을 완전히 들어 올리면서 몸통의 굽힘과 돌림을 수행함

양(F, 3)

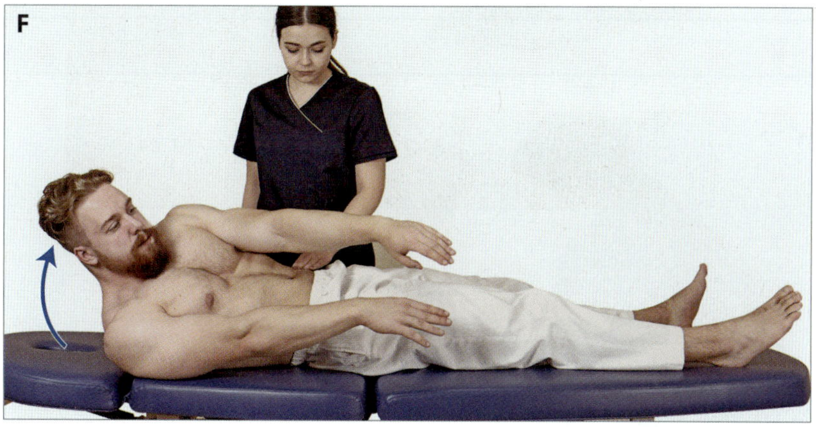

| 시작 자세 · 바로 누운 자세

| 고정 · 없음

| 검사동작 · 몸통 돌림과 몸통 굽힘(half-curl up)을 천천히 실시함

| 등급판정
- 양(F, 3): 앞쪽으로 양팔을 뻗고, 검사대에서 어깨뼈의 아래각을 완전히 들어 올리면서 몸통의 굽힘과 돌림을 수행함

가(P, 2)

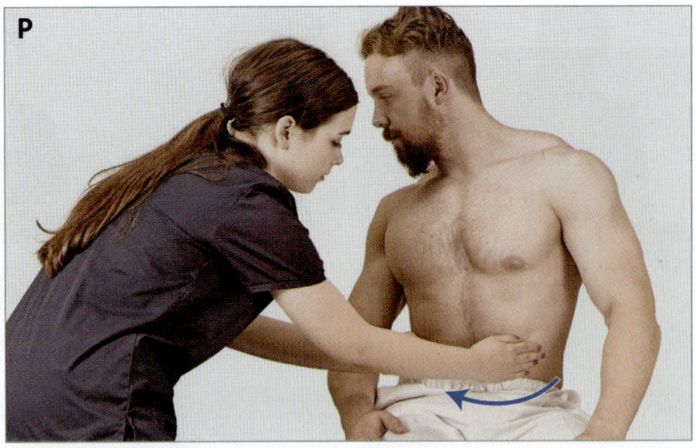

| 시작 자세 • 앉은 자세(양발은 바닥에 지지함)

| 고정 • 골반은 대상자의 체중에 의해 고정됨

| 검사동작 • 약간의 몸통 굽힘과 함께 돌림(만약 배꼽의 치우침이 있다면 배근육의 약화를 의미함, 강한 쪽으로 당겨짐)

| 등급판정 • 가(P, 2): 완전 운동범위로 수행함

※ 다른 자세 검사방법

| 시작 자세 • 바로 누운 자세(앞쪽으로 양팔을 뻗음)

| 고정 • 없음

| 검사동작 • 대상자는 몸통 돌림과 몸통 굽힘을 천천히 실시함

| 등급판정 • 가(P, 2): 검사대에서 어깨뼈의 아래각이 떨어질 정도로 몸통을 들 수는 없으나 가슴우리가 아래 방향으로 내려가는 것이 관찰됨

불가(T, 1)

영(Z, 0)

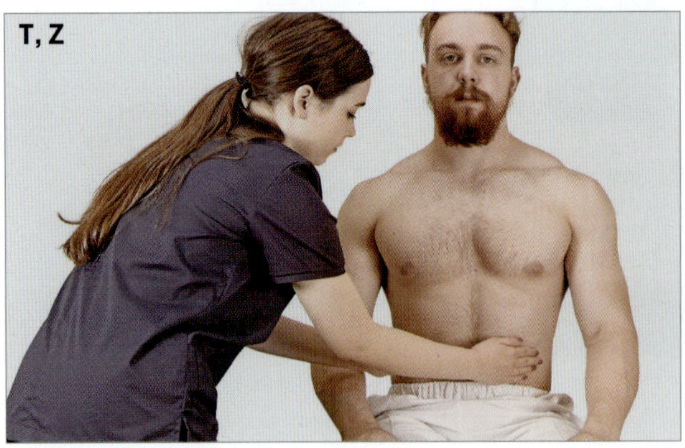

| 시작 자세 • 앉은 자세(양발은 바닥에 지지함)

| 고정 • 골반은 대상자의 체중에 의해 고정됨

| 검사동작 • 약간의 몸통 굽힘과 함께 돌림(만약 배꼽의 치우침이 있다면 배근육의 약화를 의미함, 강한 쪽으로 당겨짐)

| 촉지 • 돌림하는 쪽의 배속빗근, 반대쪽 배바깥빗근 촉지

| 등급판정
- 불가(T, 1): 근수축 촉지 가능
- 영(Z, 0): 근수축 없음

3) 몸통 폄 Trunk extension

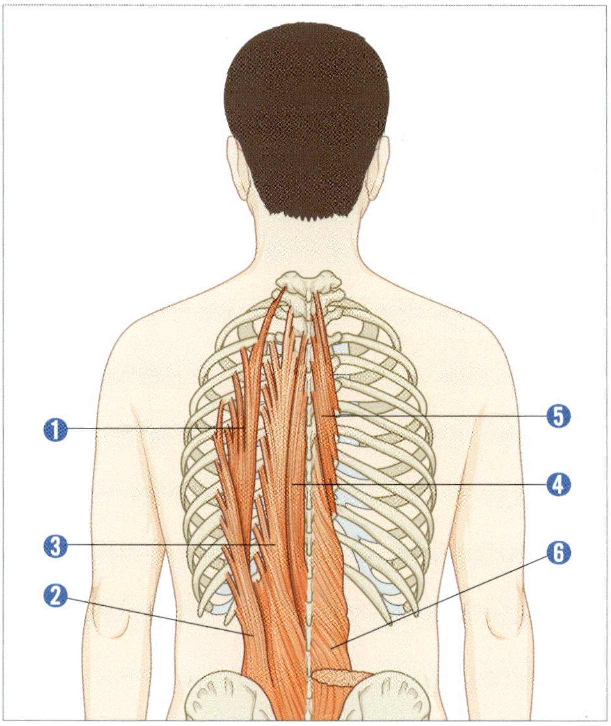

그림 7.11 몸통 폄근

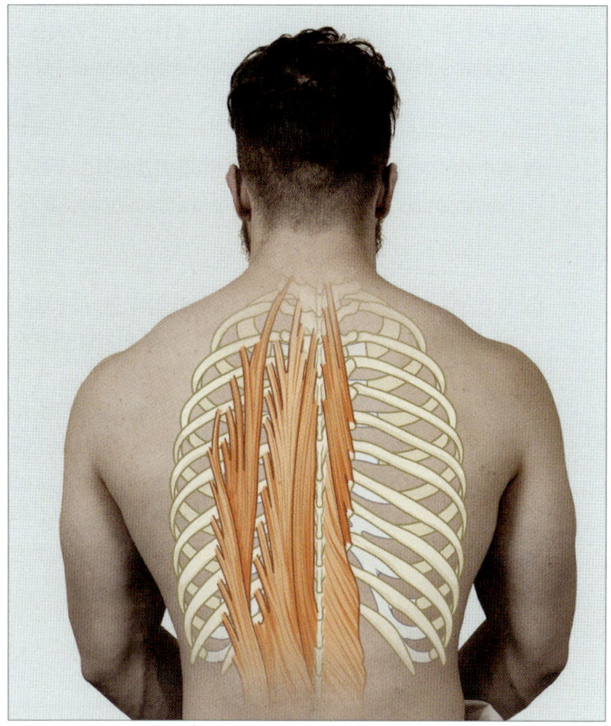

그림 7.12 몸통 폄근의 촉지

근육명	이는곳	닿는곳	신경지배
❶ 등엉덩갈비근 (iliocostalis thoracis)	• 6~12번 갈비뼈 각의 위쪽 면 (superior aspect of the angle of the ribs 6~12)	• 1~6 갈비뼈 각의 위쪽 면, C7 가로돌기의 뒤쪽 면 (superior aspect of the angle of the ribs 1~6, posterior aspect of transverse process C7)	• 등척수신경의 등쪽 가지 (dorsal rami of thoracic spinal nerve)
❷ 허리엉덩갈비근 (iliocostalis lumborum)	• 엉치뼈(sacrum)와 엉덩뼈능선의 뒤쪽 면, L1~5와 T11~12의 가시돌기(posterior surface of sacrum and iliac crest, spinous process of L1~5 and T11~12)	• 5~12번 갈비뼈 각의 아래면 (inferior aspect of the angle of the ribs 5~12)	• 등 및 허리 척추 신경의 등쪽 가지 T7~L3 (dorsal rami of thoracic and lumbar spinal nerve T7~L3)
❸ 등가장긴근 (longissimus thoracis)	• L1~5의 가로돌기의 뒤쪽 면, 등허리근막의 중간층 (posterior surface of transverse process of L1~5, middle layer of thoracolumbar fascia)	• T1~12의 가로돌기 끝, 9~10번 갈비뼈의 결절과 각 사이 (tips of transverse process of T1~12, ribs 9~10 between the tubercles and angles)	• 등 및 허리 척추 신경의 등쪽 가지 T7~L5 (dorsal rami of thoracic and lumbar spinal nerve T7~L5)

근육명	이는곳	닿는곳	신경지배
❹ 등가시근 (spinalis thoracis)	• L1, L2, T11, T12의 가시돌기 (spinous process of T11~L2)	• T2~8의 가시돌기 (spinous process of T2~8)	• 척추 신경의 등쪽 가지 (dorsal rami of spinal nerve)
❺ 등반가시근 (semispinalis thoracis)	• T6~10의 가로돌기 (transverse process of T6~10)	• C6~T4의 가시돌기 (spinous process of C6~T4)	• 척추 신경의 등쪽 가지 (dorsal rami of spinal nerve)
❻ 뭇갈래근 (multifidus)	• 엉치뼈의 뒤쪽 면, 척추세움근의 널힘줄, 등쪽 엉치엉덩인대, C4~L5의 가로돌기 (back surface of the sacrum, erector spinae aponeurosis, posterior sacroiliac ligament, transverse process of C4~L5)	• 이는곳의 2~4분절 위쪽 가시돌기 (spinous process of 2~4 level above origin)	• 척추 신경의 등쪽 가지 (dorsal rami of spinal nerve)

정상(N, 5)

우(G, 4)

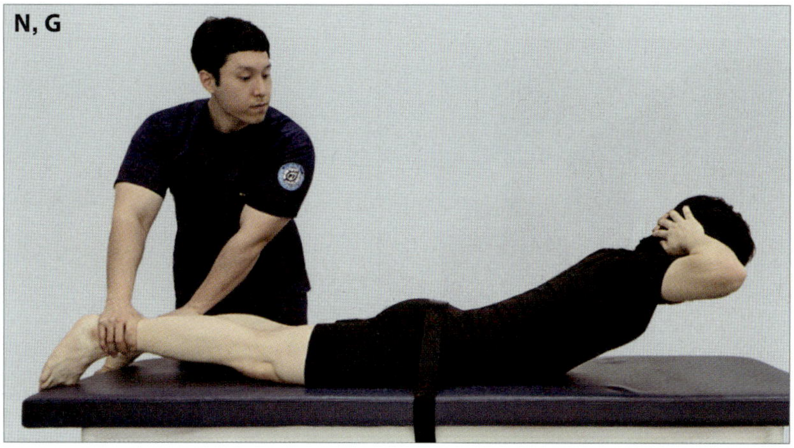

몸통(등뼈와 허리뼈) 폄

| 시작 자세 • 엎드려 누운 자세에서 양손을 머리 뒤로 깍지를 낀 자세(배 아래에 베개를 둠)

| 고정 • 골반을 스트랩으로 묶고(허리폄 근육을 분리검사하기 위하여), 검사자는 발목의 몸쪽을 고정함

| 검사동작 • 몸통을 폄

| 저항 • 머리 뒤로 깍지 낀 양팔의 무게(팔의 자세에 따라 저항이 다르게 적용됨)

| 등급판정 • 정상(N, 5): 칼돌기가 검사대에서 떨어지도록 머리와 복장뼈를 빠르게 들어 올려 몸통 폄
• 우(G, 4): 칼돌기가 검사대에서 떨어지도록 머리와 복장뼈의 윗부분을 힘들게 들어 올려 몸통 폄

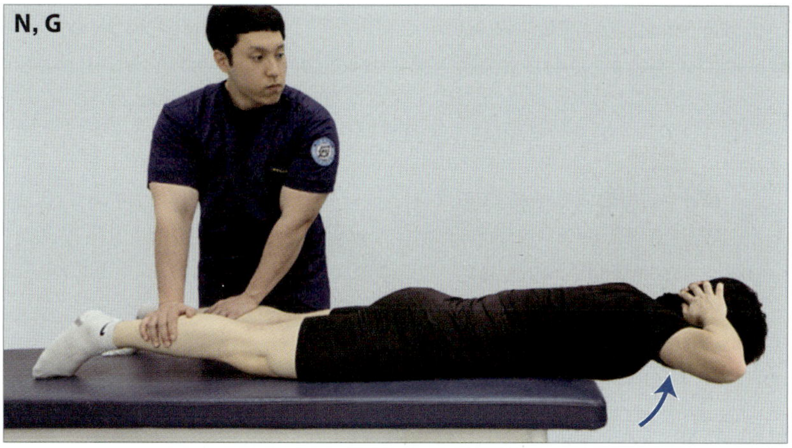

등뼈 분리검사

| 시작 자세 • 엎드린 자세에서 젖꼭지선 윗부분이 검사대 밖으로 나오게 하고, 양손은 머리 위로 깍지를 낀 채 몸통 위쪽을 앞쪽 굽힌 자세

| 고정 • 발목의 몸쪽을 고정함

| 검사동작 • 수평면까지 등뼈를 폄

| 저항 • 머리 뒤로 깍지 낀 양팔의 무게

| 등급판정 • 정상(N, 5): 빠르게 수평면까지 위쪽 몸통을 들어 올려 등뼈 폄
• 우(G, 4): 힘들게 수평면까지 위쪽 몸통을 들어 올려 등뼈 폄

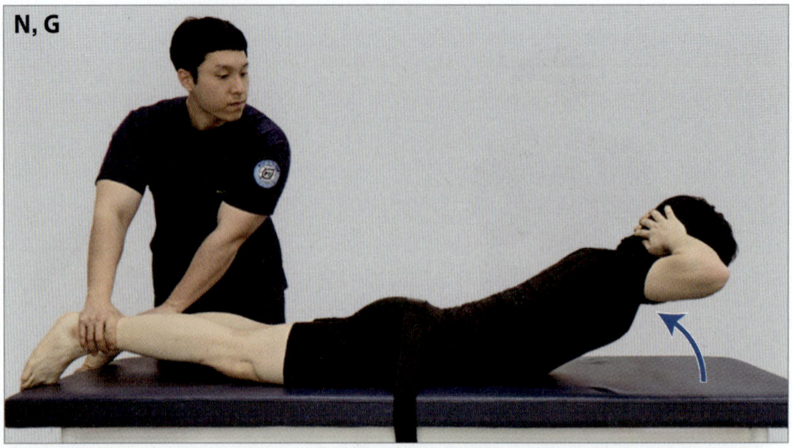

허리뼈 분리검사

| 시작 자세 • 엎드려 누운 자세에서 양손을 머리 뒤로 깍지 낀 자세

| 고정 • 발목의 몸쪽을 고정

| 검사동작 • 머리와 복장뼈를 들어 올려 허리뼈 폄

| 저항 • 머리 뒤로 깍지를 낀 양팔의 무게

| 등급판정 • 정상(N, 5): 운동범위 마지막 지점까지 머리와 복장뼈를 빠르게 들어 올려 허리 폄
• 우(G, 4): 운동범위 마지막 지점까지 머리와 복장뼈를 힘들게 들어 올려 허리 폄

※ 척추폄근이 강하고 엉덩관절 폄근이 약한 환자는 허리를 펼 수 있지만, 치료사가 골반을 강하게 고정하지 못하면 몸통을 들어 올릴 수 없음

양(F, 3)

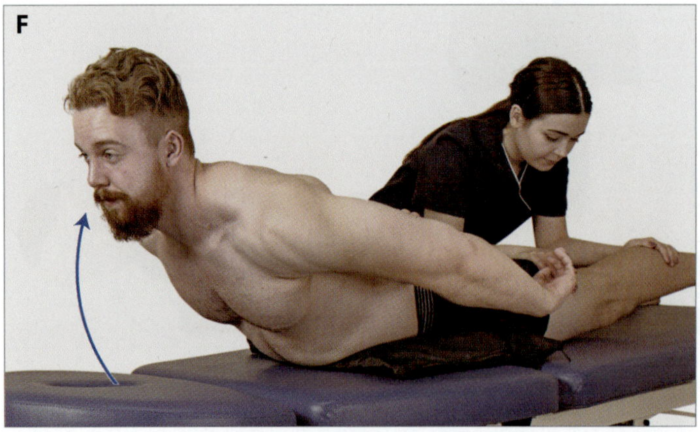

| 시작 자세 • 엎드려 누운 자세(배 아래에 베개를 둠)

| 고정 • 골반을 스트랩으로 묶고(허리폄 근육을 분리검사하기 위하여), 검사자는 다리를 고정함

| 검사동작 • 몸통을 폄

| 등급판정 • 양(F, 3): 팔을 몸통 옆에 두고 칼돌기가 검사대에서 떨어지도록 머리와 복장뼈를 들어 올림

가(P, 2)

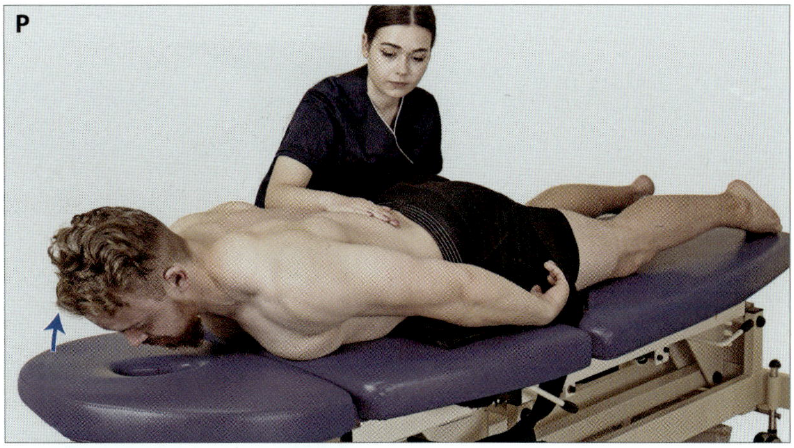

| 시작 자세 | • 엎드려 누운 자세(배 아래에 베개를 둠)
| 고정 | • 골반을 스트랩으로 묶고(허리폄 근육을 분리검사하기 위하여), 검사자는 다리를 고정함
| 검사동작 | • 몸통을 폄
| 등급판정 | • 가(P, 2): 팔을 옆에 두고, 머리와 위쪽 복장뼈를 들어 올림(칼돌기는 검사대에 남아 있음)

불가(T, 1)

영(Z, 0)

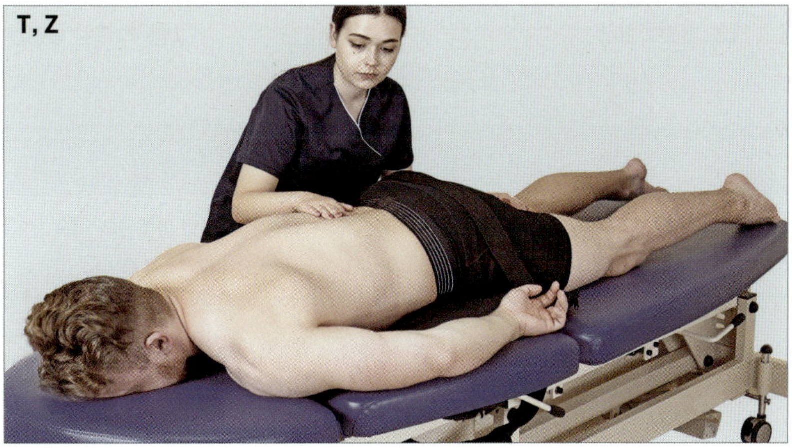

| 시작 자세 | • 엎드려 누운 자세(배 아래에 베개를 둠)
| 고정 | • 골반을 스트랩으로 묶고(허리폄 근육을 분리검사하기 위하여), 검사자는 다리를 고정함
| 검사동작 | • 몸통을 폄
| 촉지 | • 팔을 옆에 두고, 머리를 들려고 함에 따라 근수축이 촉지됨(허리 또는 등 척추의 양쪽)
| 등급판정 | • 불가(T, 1): 근수축 촉지 가능
• 영(Z, 0): 근수축 없음

4) 골반 올림 Pelvic elevation

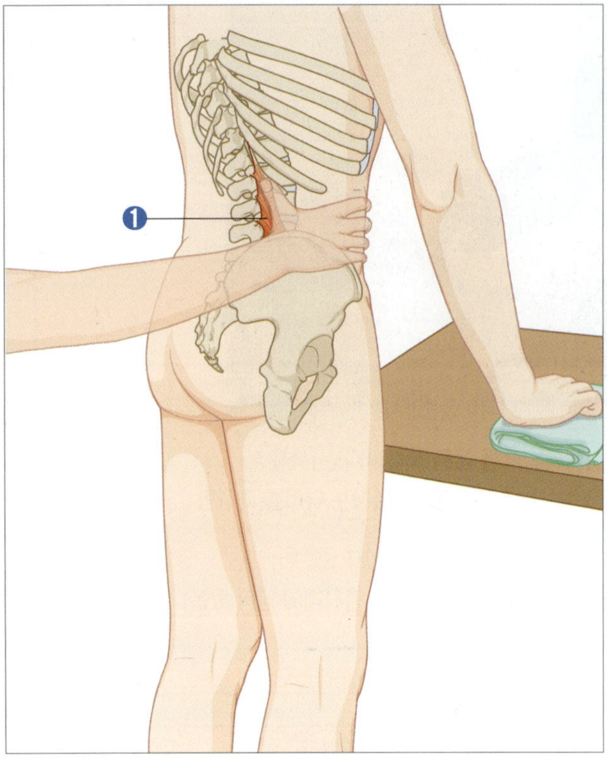

그림 7.13 골반올림근

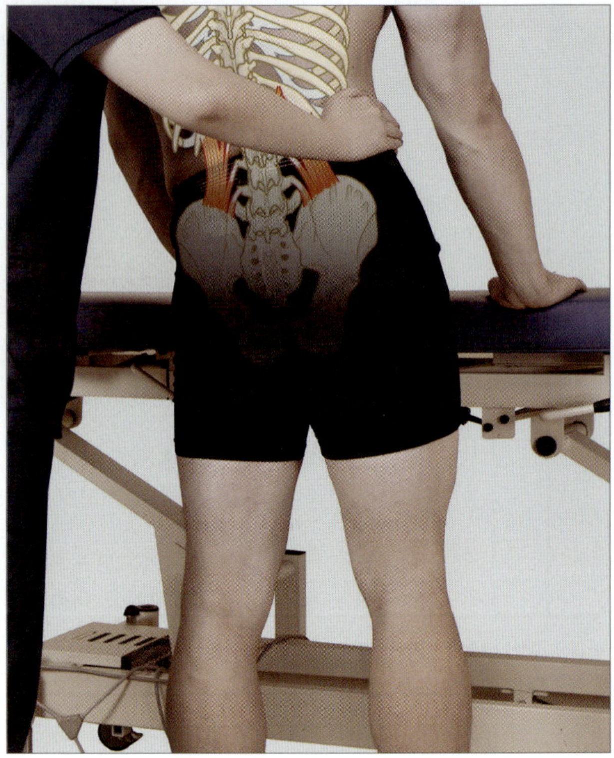

그림 7.14 골반올림근의 촉지

근육명	이는곳	닿는곳	신경지배
① 허리네모근 (quadratus lumborum)	• 엉덩허리인대(iliolumbar ligament)와 엉덩뼈능선(iliac crest)의 뒤쪽 면	• 12번 갈비뼈의 아래면의 안쪽 1/2, L1~4 가로돌기	• T12, L1~4

정상(N, 5)

우(G, 4)

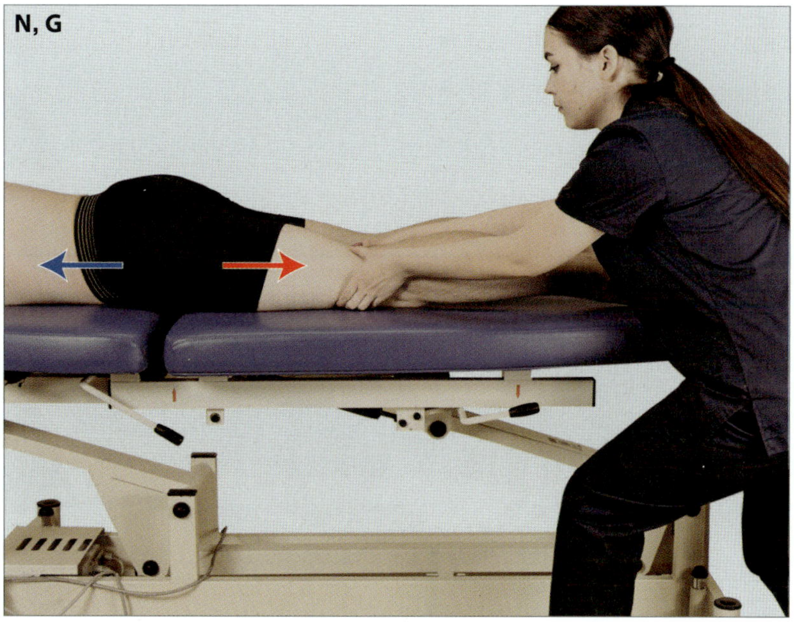

| 시작 자세 • 바로 누운 자세 또는 엎드린 자세

| 고정 • 체중에 의해 몸통 고정. 대상자는 검사대 끝을 잡음

| 검사동작 • 검사측 엉덩뼈능선을 위로 올림

| 저항 • 넓적다리뼈의 먼쪽에서 아래로 견인

| 등급판정
- 정상(N, 5): 다리 무게와 최대 저항을 합한 만큼의 저항에 대하여 완전한 운동범위 수행 또는 유지
- 우(G, 4): 다리 무게와 중등도 저항을 합한 만큼의 저항에 대하여 완전한 운동범위 수행 또는 유지

※ 다른 자세 검사방법

| 시작 자세 • 발판 위에 올라가서 선 자세(검사측 다리는 바닥에 지지하지 않음)

| 고정 • 검사자는 반대쪽 골반을 고정함

| 검사동작 • 검사측 엉덩뼈능선을 위로 올림

| 저항 • 엉덩뼈능선 위에서 아래 방향으로 저항을 줌

| 등급판정
- 정상(N, 5): 최대 저항에 대항하여 완전한 운동범위 수행 또는 유지
- 우(G, 4): 중등도 저항에 대항하여 완전한 운동범위 수행 또는 유지

양(F, 3)

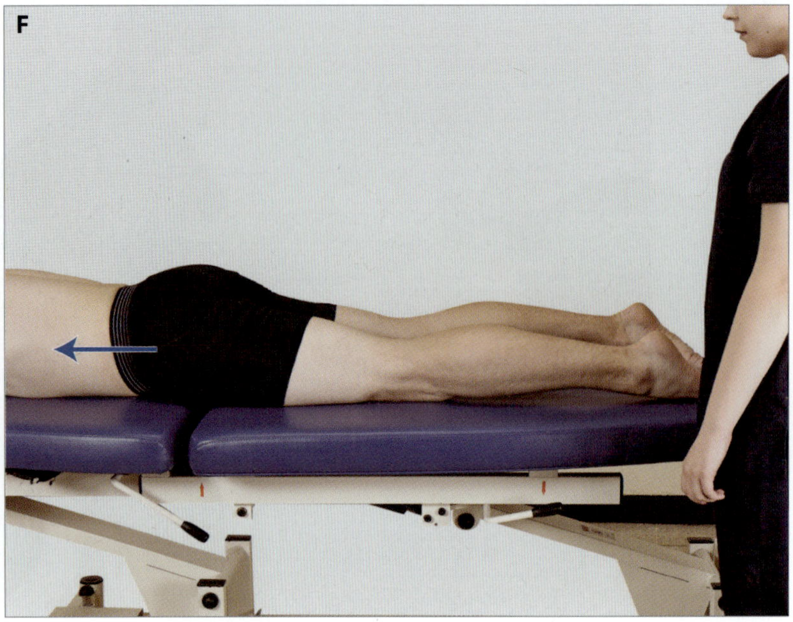

| 시작 자세 • 바로 누운 자세 또는 엎드린 자세(엉덩관절 벌림과 약간의 폄 상태)

| 고정 • 체중에 의해 몸통 고정. 대상자는 검사대 끝을 잡음

| 검사동작 • 검사측 엉덩뼈능선을 위로 올림

| 등급판정 • 양(F, 3): 다리 무게에 대하여 완전한 운동범위 수행

※ 다른 자세 검사방법

| 시작 자세 • 발판 위에 올라가서 선 자세(검사측 다리는 바닥에 지지하지 않음)

| 고정 • 검사자는 반대쪽 골반을 고정함

| 검사동작 • 검사측 엉덩뼈능선을 위로 올림

| 등급판정 • 양(F, 3): 저항 없이 완전한 운동범위 수행

가(P, 2)

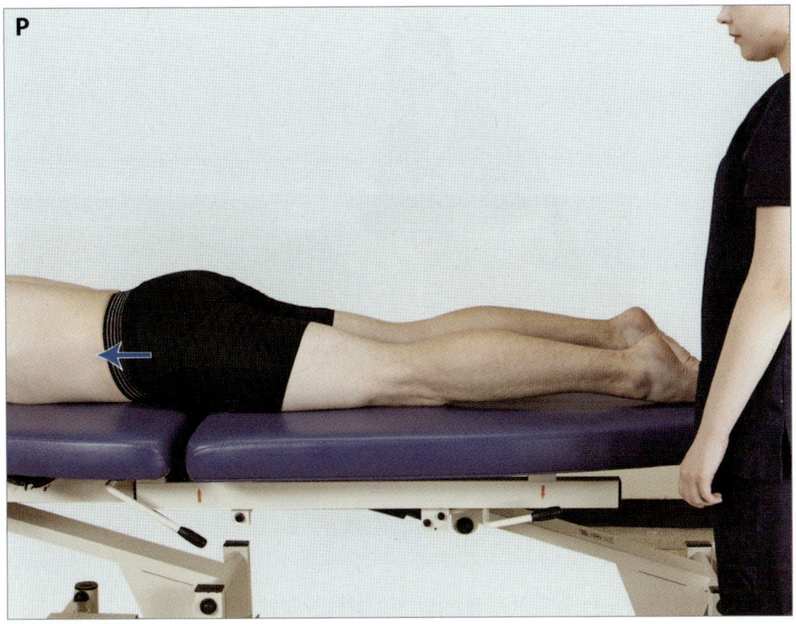

| **시작 자세** • 바로 누운 자세 또는 엎드린 자세(엉덩관절 벌림과 약간의 폄 상태)

| **고정** • 체중에 의해 몸통 고정. 대상자는 검사대 끝을 잡음

| **검사동작** • 검사측 엉덩뼈능선을 위로 올림

| **등급판정** • 가(P, 2): 다리 무게에 대하여 부분 운동범위 수행

※ 다른 자세 검사방법

| **시작 자세** • 발판 위에 올라가서 선 자세(검사측 다리는 바닥에 지지하지 않음)

| **고정** • 검사자는 반대쪽 골반을 고정함

| **검사동작** • 검사측 엉덩뼈능선을 위로 올림

| **등급판정** • 가(P, 2): 저항 없이 부분 운동범위 수행

불가(T, 1)

영(Z, 0)

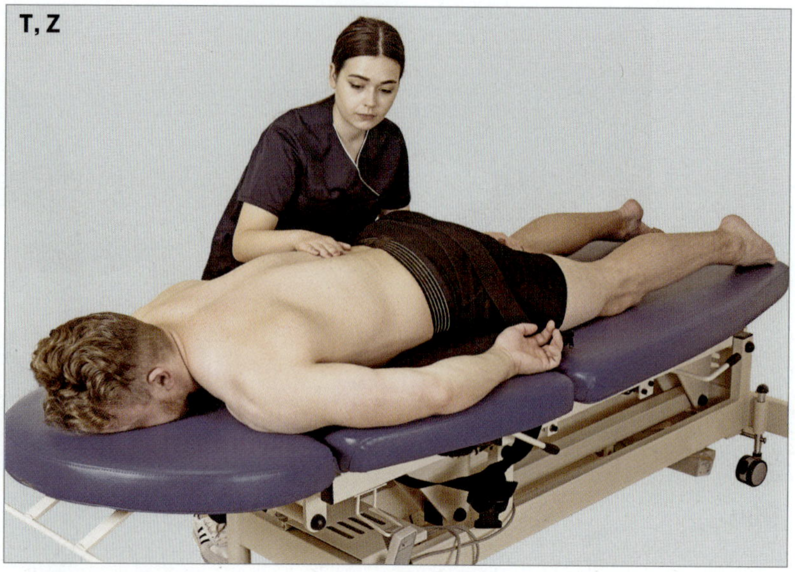

시작 자세	• 바로 누운 자세 또는 엎드린 자세(엉덩관절 벌림과 약간의 폄 상태)
고정	• 체중에 의해 몸통 고정. 대상자는 검사대 끝을 잡음
검사동작	• 검사측 엉덩뼈능선을 위로 올림
촉지	• 엉덩뼈능선 위, 몸통 폄근의 바깥쪽 촉지
등급판정	• 불가(T, 1): 근수축 촉지 가능 • 영(Z, 0): 근수축 없음

※ 다른 자세 검사방법

시작 자세	• 발판 위에 올라가서 선 자세(검사측 다리는 바닥에 지지하지 않음)
고정	• 검사자는 반대쪽 골반을 고정함
검사동작	• 검사측 엉덩뼈능선을 위로 올림
촉지	• 엉덩뼈능선 위, 몸통 폄근의 바깥쪽 촉지
등급판정	• 불가(T, 1): 근수축 촉지 가능 • 영(Z, 0): 근수축 없음

연습문제

1. 다음과 같은 자세에서 근력검사를 할 수 있는 근육은?

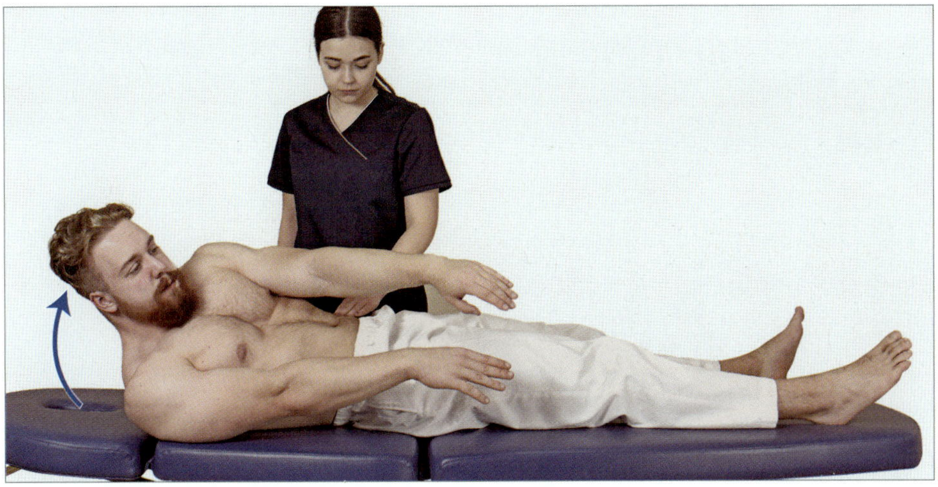

① 왼쪽 배바깥빗근–왼쪽 배속빗근
② 오른쪽 배속빗근–왼쪽 배바깥빗근
③ 오른쪽 배속빗근–오른쪽 배바깥빗근
④ 오른쪽 배바깥빗근–왼쪽 배속빗근
⑤ 왼쪽 배바깥빗근–오른쪽 배바깥빗근

2. 몸통 폄 검사 전에 해야 할 검사는?

① 목 굽힘
② 몸통 굽힘
③ 목 폄
④ 몸통 돌림
⑤ 골반 올림

[정답]

1. ② 2. ③

[해설]

몸통 돌림과 같은 쪽의 배속빗근, 반대쪽 배바깥빗근이 작용한다. 몸통 폄 검사를 위해 목 폄 검사가 선행되어야 한다.

8

팔의 근력검사

학습목표

- 팔의 맨손근력검사의 등급을 이해하고 적용할 수 있다.
- 팔의 등급에 따른 자세 및 저항, 고정부위를 이해하고 적용할 수 있다.
- 팔의 근육 작용을 정확히 이해하고 대상작용을 구분할 수 있다.

1 어깨뼈

1) 어깨뼈 올림 Scapular elevation

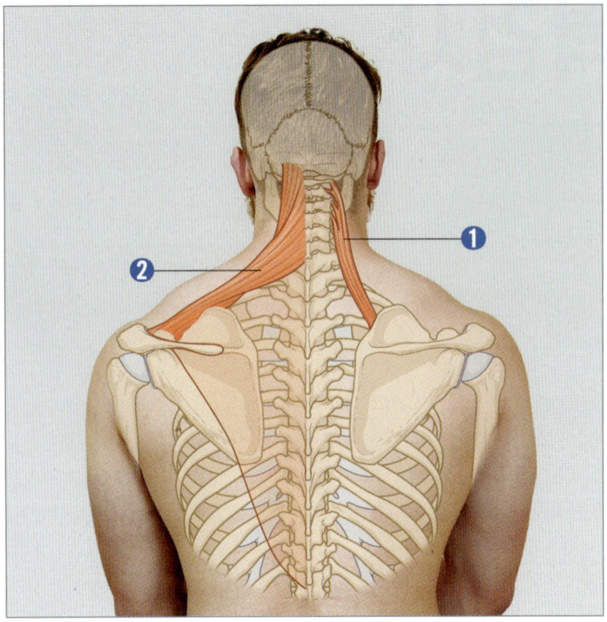

그림 8.1 어깨뼈올림근

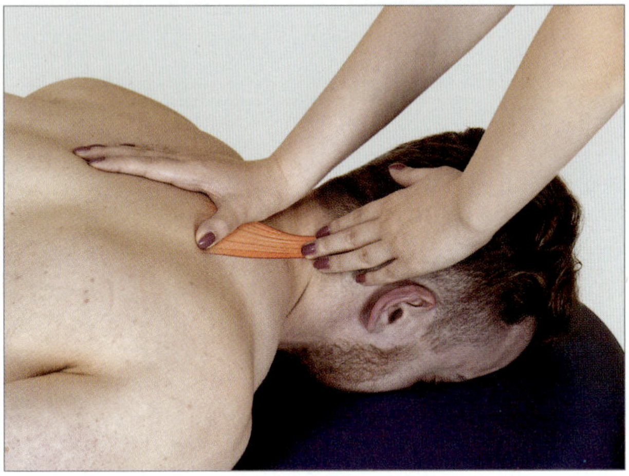

그림 8.2 어깨올림근 촉지

근육명	이는곳	닿는곳	신경지배
❶ 어깨올림근 (levator scapulae)	• C1~4의 가로돌기 (transverse process of C1~4)	• 어깨뼈의 위각 (scapular superior angle)	• 등쪽어깨신경 (dorsal scapular nerve)
❷ 위등세모근 (upper trapezius)	• 뒤통수뼈 위목덜미선 안쪽 1/3, 목덜미 인대, C7 가시돌기 (spinous process of C7, the medial third of the superior nuchal line of the occipital bone, ligamentum nuchae)	• 빗장뼈 가쪽 1/3 (lateral third of the clavicle)	• 척수더부신경 (spinal accessory nerve)

정상(N, 5)

우(G, 4)

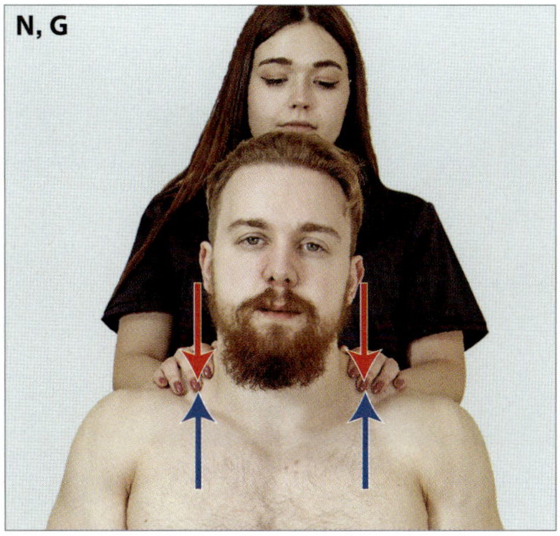

| 시작 자세 · 바로 앉은 자세

| 고정 · 없음

| 검사동작 · 양쪽 어깨를 올림(으쓱거림)

| 저항 · 어깨 위에서 아래 방향으로

| 등급판정 · 정상(N, 5): 중력과 최대 저항에 대항하여 올림 수행 또는 유지

· 우(G, 4): 중력과 중등도 저항에 대항하여 올림 수행 또는 유지

양(F, 3)

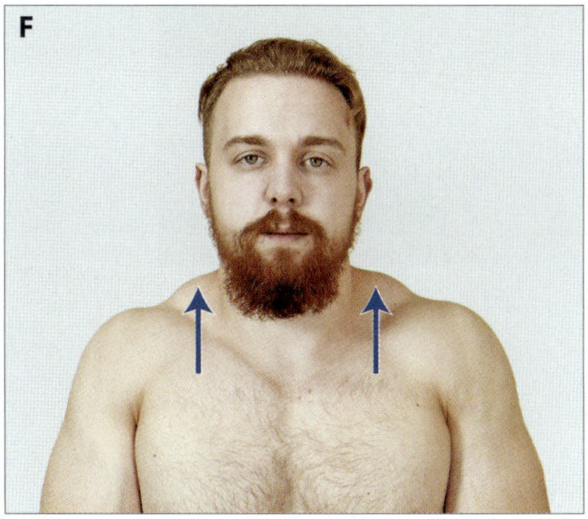

| 시작 자세 · 바로 앉은 자세

| 고정 · 없음

| 검사동작 · 양쪽 어깨를 올림(으쓱거림)

| 등급판정 · 양(F, 3): 저항 없이 중력에 대항하여 올림의 완전한 운동범위 수행

가(P, 2)

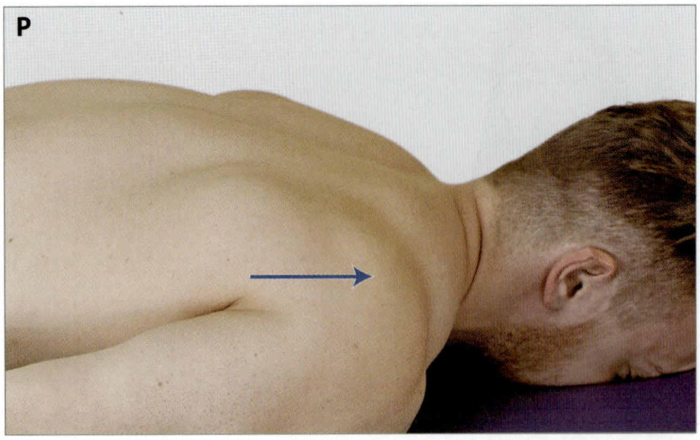

| **시작 자세** • 엎드려 누운 자세

| **고정** • 없음

| **검사동작** • 양쪽 어깨를 올림(으쓱거림)

| **등급판정** • 가(P, 2): 중력 최소화 상태에서 완전한 운동범위 수행

불가(T, 1)

영(Z, 0)

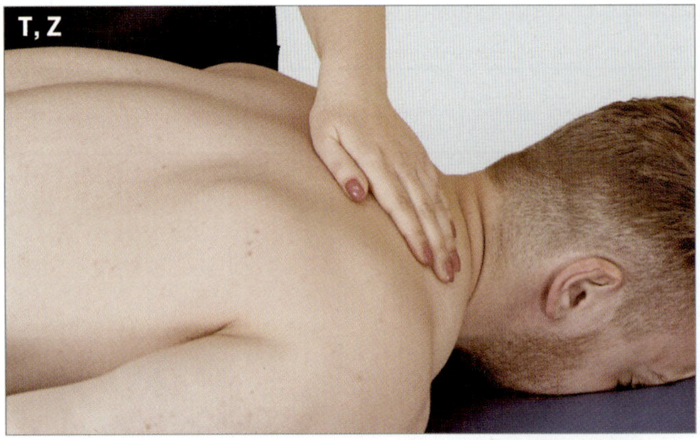

| **시작 자세** • 엎드려 누운 자세

| **고정** • 없음

| **검사동작** • 양쪽 어깨를 올림(으쓱거림)

| **촉지** • 검사자는 어깨올림근의 근수축을 촉지하기 위해서 어깨뼈 위각에 손을 위치

| **등급판정** • 불가(T, 1): 근수축 촉지 가능
• 영(Z, 0): 근수축 없음

2) 어깨뼈 모음 Scapular adduction

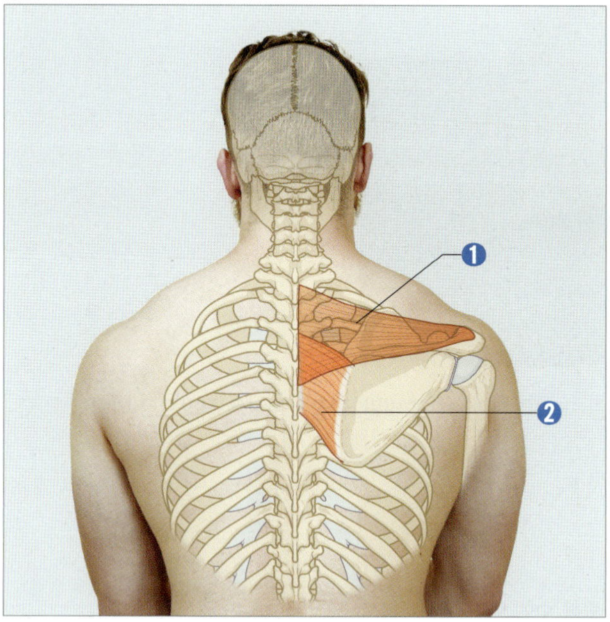

그림 8.3 어깨뼈모음근

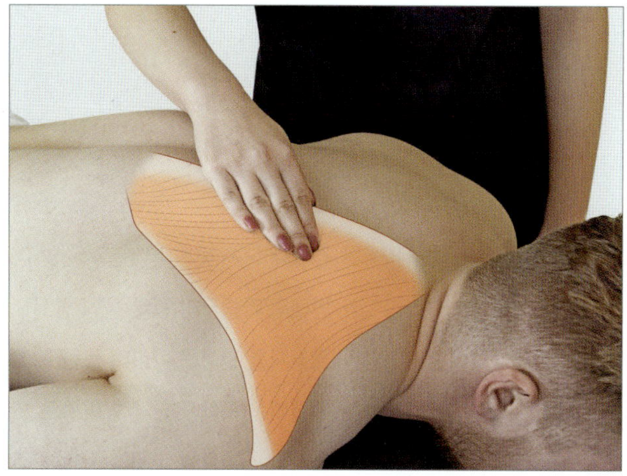

그림 8.4 중간등세모근 촉지

근육명	이는곳	닿는곳	신경지배
❶ 중간등세모근 (middle trapezius)	• 목덜미인대의 아랫부분, C7~T5의 가시돌기(spinous processes of vertebrae C7~T5, nuchae ligament)	• 어깨뼈봉우리 (acromion)	• 척수더부신경 (spinal accessory nerve)
❷ 큰마름근 (rhomboid major)	• T2~5의 가시돌기 (spinous processes of T2~5)	• 어깨뼈의 아래각 (inferior angle of scapula)	• 등쪽어깨신경 (dorsal scapular nerve)

정상(N, 5)

우(G, 4)

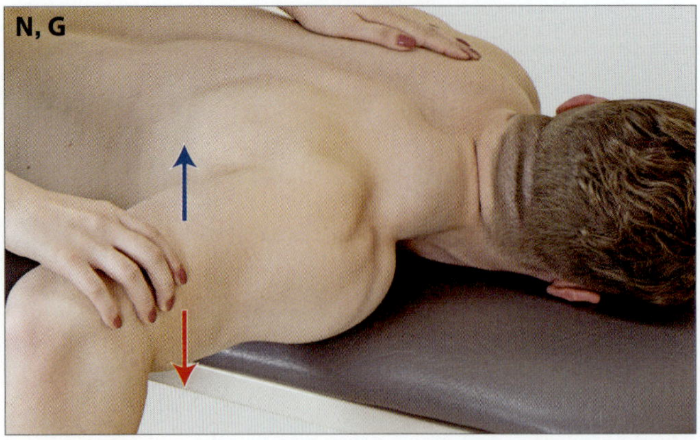

시작 자세	• 검사대 모서리에 어깨관절을 맞추고 엎드린 자세(어깨관절 90° 벌림, 팔꿈치관절은 직각으로 내림)
고정	• 반대측 가슴우리(몸통 돌림 방지)
검사동작	• 팔꿈치를 천장을 향하여 올림
저항	• 위팔뼈 먼쪽에서 아래 방향으로
등급판정	• 정상(N, 5): 중력과 최대 저항에 대항하여 모음 수행 또는 유지 • 우(G, 4): 중력과 중등도 저항에 대항하여 모음 수행 또는 유지

양(F, 3)

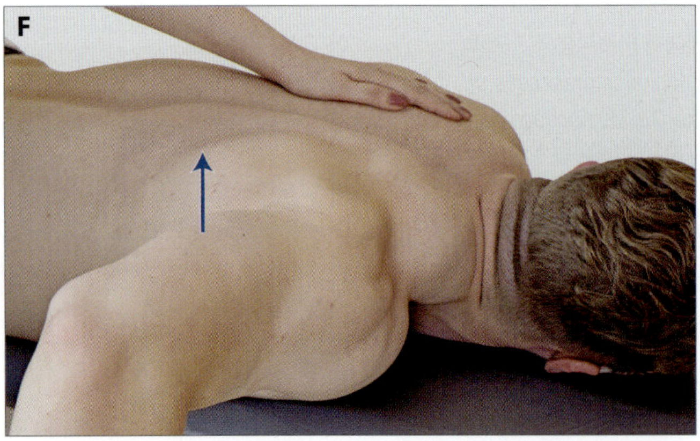

시작 자세	• 검사대 모서리에 어깨관절을 맞추고 엎드린 자세(어깨관절 90° 벌림, 팔꿈치관절은 직각으로 내림)
고정	• 반대측 가슴우리
검사동작	• 팔꿈치를 천장을 향하여 올림
등급판정	• 양(F, 3): 저항 없이 중력에 대항하여 모음의 완전한 운동범위 수행

가(P, 2)

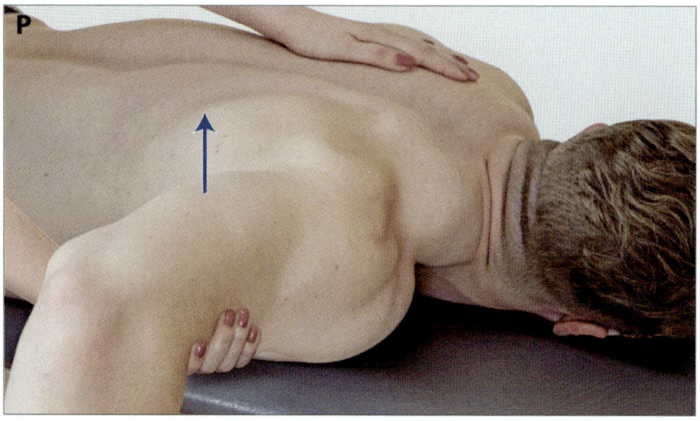

| 시작 자세 • 검사대 모서리에 어깨관절을 맞추고 엎드린 자세(어깨관절 90° 벌림, 팔꿈치관절은 직각으로 내림)

| 고정 • 반대측 가슴우리

| 검사동작 • 검사자의 한 손은 위팔을 지지하여 팔꿈치를 천장으로 올리도록 함

| 등급판정 • 가(P, 2): 중력 최소화 상태에서 완전한 운동범위 수행

불가(T, 1)

영(Z, 0)

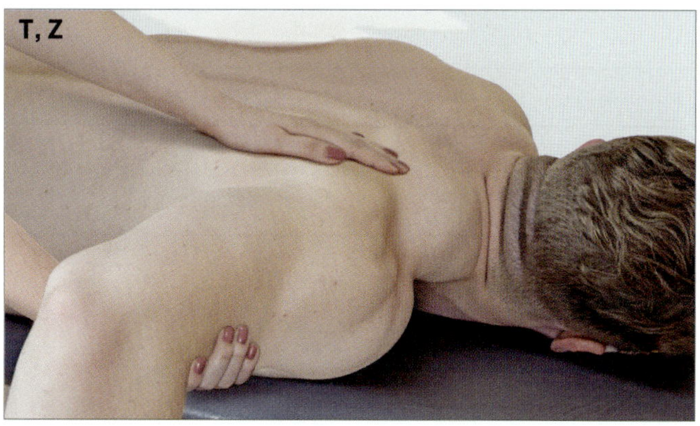

| 시작 자세 • 검사대 모서리에 어깨관절을 맞추고 엎드린 자세(어깨관절 90° 벌림, 팔꿈치관절은 직각으로 내림)

| 고정 • 한쪽 손으로 어깨 지지

| 검사동작 • 팔꿈치를 천장을 향하여 올림

| 촉지 • 다른 한 손으로 중간등세모근부위 혹은 큰마름근에 위치

| 등급판정 • 불가(T, 1): 근수축 촉지 가능

• 영(Z, 0): 근수축 없음

대상 작용

- 뒤어깨세모근에 의해 수평벌림이 일어남
- 마름근에 의해 어깨뼈의 아래쪽돌림과 함께 모음이 일어남

3) 어깨뼈 내림과 모음 Scapular depression and adduction

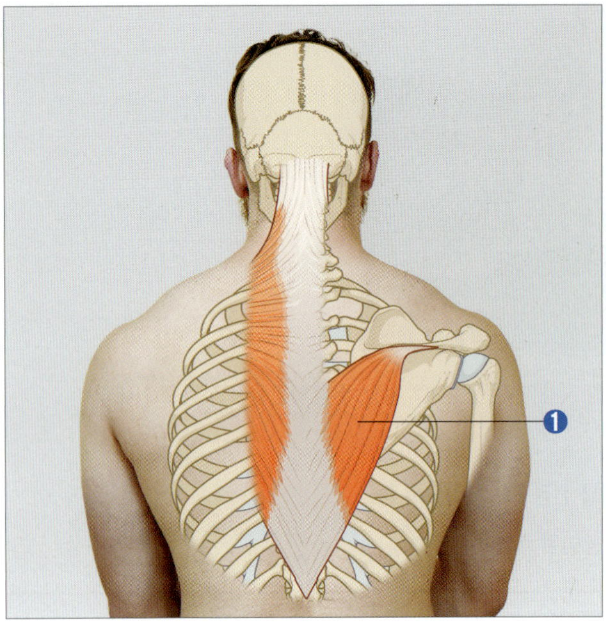

그림 8.5 아래등세모근

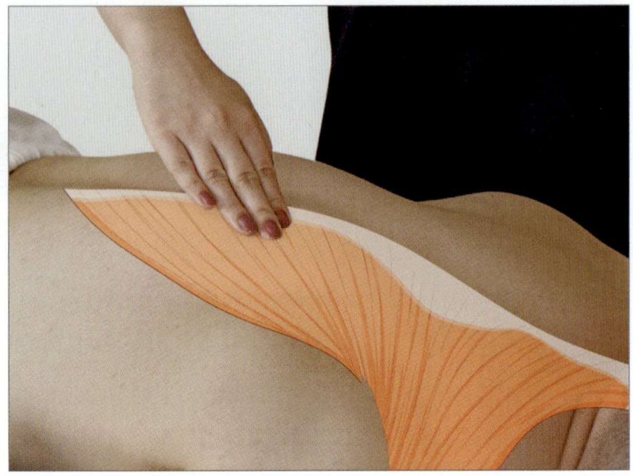

그림 8.6 아래등세모근 촉지

근육명	이는곳	닿는곳	신경지배
❶ 아래등세모근 (lower trapezius)	• T5~12의 가시돌기 (spinous process of T5~12)	• 어깨뼈가시 (scapular spine)	• 척수더부신경 (spinal accessory nerve)

정상(N, 5)

우(G, 4)

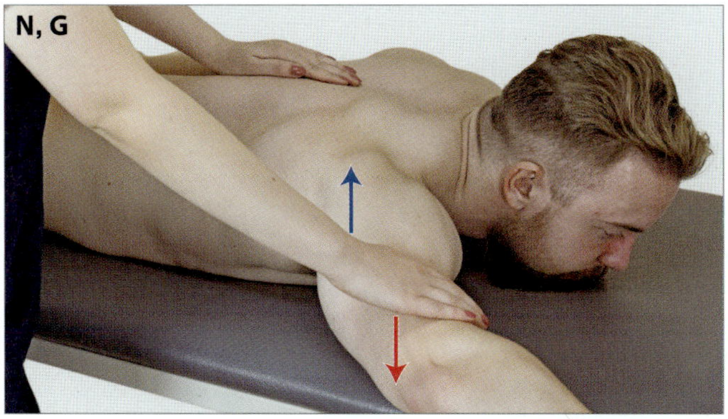

| 시작 자세 | • 엎드린 자세[어깨관절 130° 정도 벌림(아래등세모근 섬유와 관절 방향을 일치), 아래팔 중립]
| 고정 | • 가슴우리
| 검사동작 | • 위팔을 최소한 귀 높이까지 올림
| 저항 | • 팔꿈치관절 바로 위에서 아래 방향으로
| 등급판정 | • 정상(N, 5): 중력과 최대 저항에 대항하여 내림과 모음 수행 또는 유지
• 우(G, 4): 중력과 중등도 저항에 대항하여 내림과 모음 수행 또는 유지

양(F, 3)

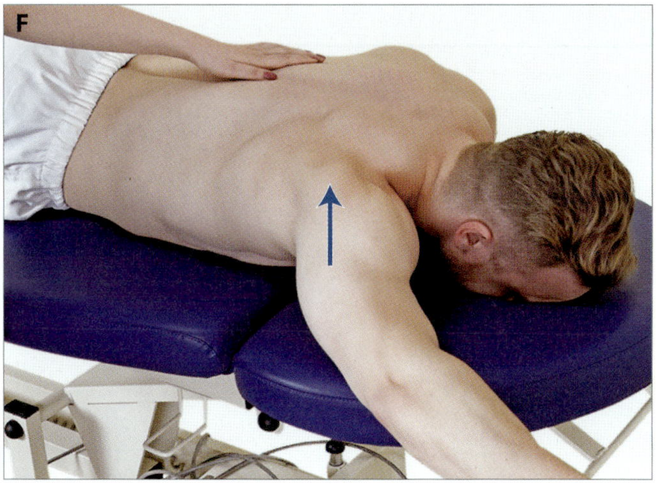

| 시작 자세 | • 엎드린 자세(어깨관절 130° 정도 벌림, 아래팔 중립)
| 고정 | • 가슴우리
| 검사동작 | • 위팔을 최소한 귀 높이까지 올림
| 등급판정 | • 양(F, 3): 저항 없이 중력에 대항하여 내림과 모음의 완전한 운동범위 수행

가(P, 2)

불가(T, 1)

영(Z, 0)

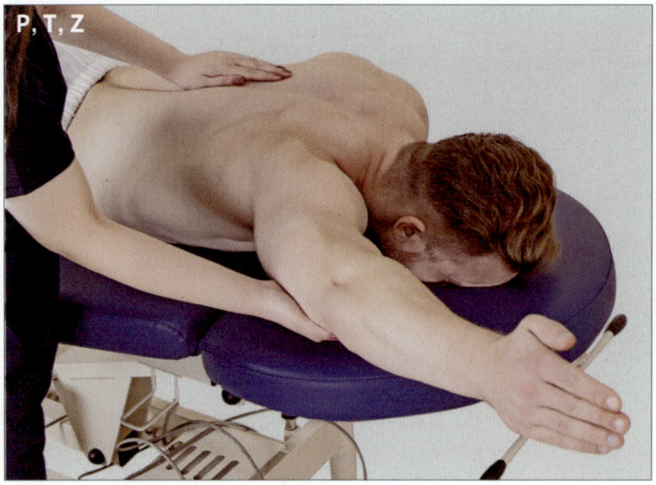

| 시작 자세 · 엎드린 자세(어깨관절 130° 정도 벌림, 아래팔 중립)

| 고정 · 가슴우리

| 검사동작 · 위팔을 올림. 위팔을 들어 올릴 수 없다면 검사자가 위팔을 지지

| 촉지 · 아래등세모근의 근수축을 확인하기 위해 어깨뼈가시와 아래등뼈 사이 삼각부위

| 등급판정 · 가(P, 2): 중력 최소화 상태에서 완전한 운동범위 수행

· 불가(T, 1): 근수축 촉지 가능

· 영(Z, 0): 근수축 없음

4) 어깨뼈 모음과 아래쪽돌림 Scapular adduction and downward rotation

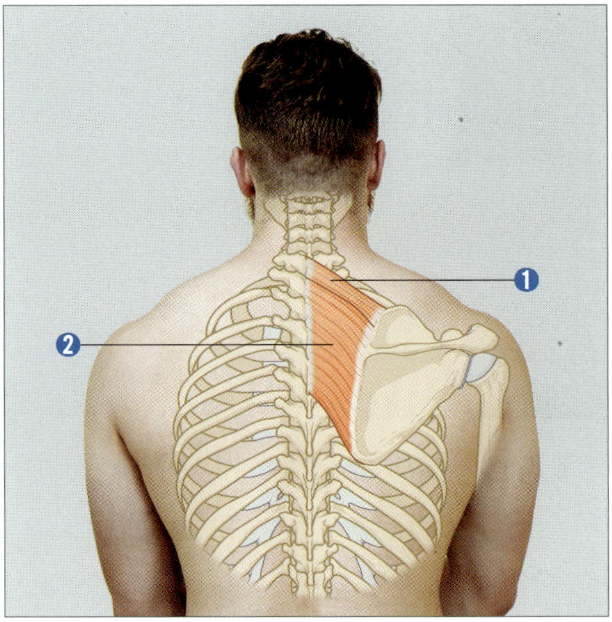

그림 8.7 작은마름근과 큰마름근

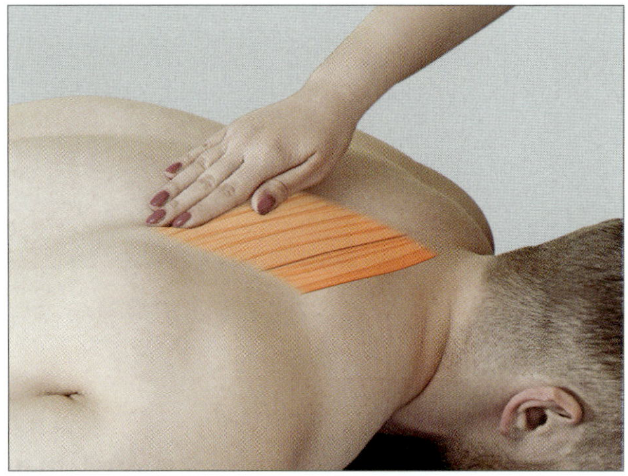

그림 8.8 작은마름근과 큰마름근 촉지

근육명	이는곳	닿는곳	신경지배
❶ 작은마름근 (rhomboid minor)	• C7~T1의 가시돌기 (spinous process of C7~T1)	• 어깨뼈의 안쪽모서리 (medial border of scapula)	• 등쪽어깨신경 (dorsal scapular nerve)
❷ 큰마름근 (rhomboid major)	• T2~5의 가시돌기 (spinous process of T2~5)	• 어깨뼈의 아래각 (inferior angle of scapula)	• 등쪽어깨신경 (dorsal scapular nerve)

정상(N, 5)

우(G, 4)

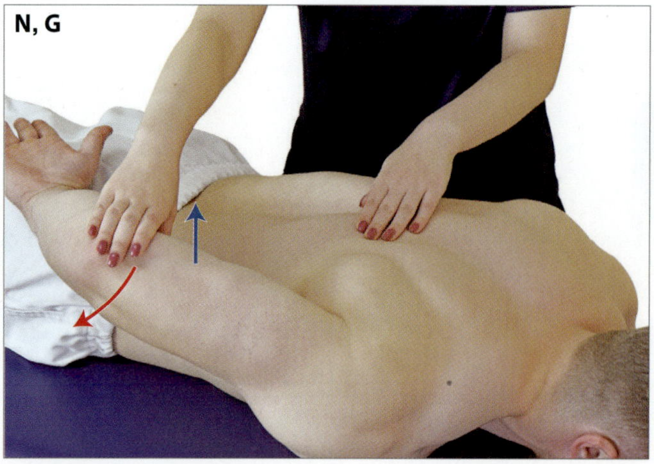

| 시작 자세 · 엎드린 자세[어깨관절 약 45° 벌림, 팔꿈치관절 90° 굽힘 및 엎침(열중쉬어 자세에서 손을 허리에 유지)]

| 고정 · 가슴우리

| 검사동작 · 손을 들어 올림

| 저항 · 팔꿈치관절 바로 위에서 아래쪽과 가쪽 방향으로

| 등급판정 · 정상(N, 5): 중력과 최대 저항에 대항하여 모음과 아래쪽돌림 수행 또는 유지

· 우(G, 4): 중력과 중등도 저항에 대항하여 모음과 아래쪽돌림 수행 또는 유지

양(F, 3)

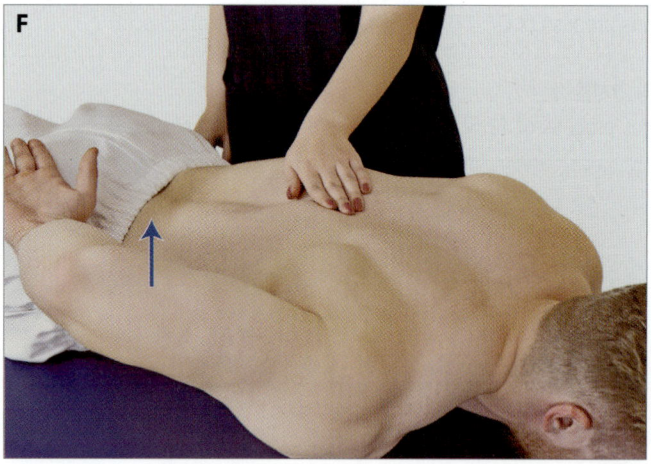

| 시작 자세 · 엎드린 자세(어깨관절 약 45° 벌림, 팔꿈치관절 90° 굽힘 및 엎침)

| 고정 · 가슴우리

| 검사동작 · 손을 들어 올림

| 등급판정 · 양(F, 3): 저항 없이 중력에 대항하여 모음과 아래쪽돌림의 완전한 운동범위 수행

가(P, 2)

불가(T, 1)

영(Z, 0)

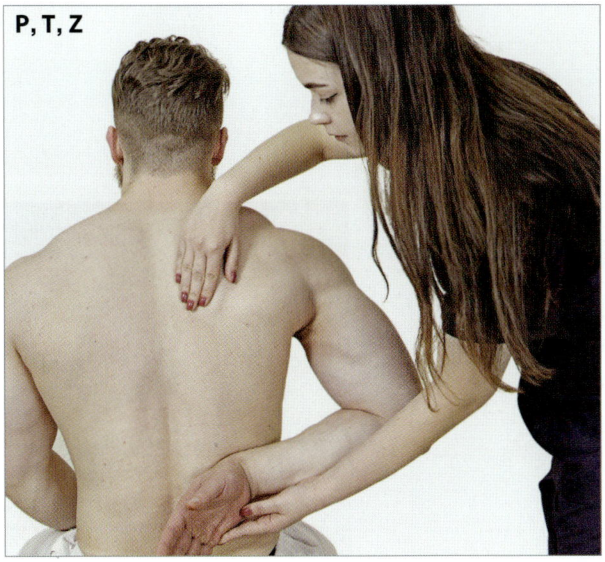
P, T, Z

| 시작 자세 • 엎드린 자세(어깨관절 약 45° 벌림, 팔꿈치관절 90° 굽힘 및 엎침)

| 고정 • 없음

| 검사동작 • 손이 등으로부터 떨어지도록 함

| 촉지 • 어깨뼈의 안쪽모서리 아래에 위치

| 등급판정
- 가(P, 2): 중력 최소화 상태에서 완전한 운동범위 수행
- 불가(T, 1): 근수축 촉지 가능
- 영(Z, 0): 근수축 없음

대상 작용
- 등세모근 중간섬유에 의해 아래쪽돌림 없이 모음이 일어남

5) 어깨뼈 벌림과 위쪽돌림 Scapular abduction and upward rotation

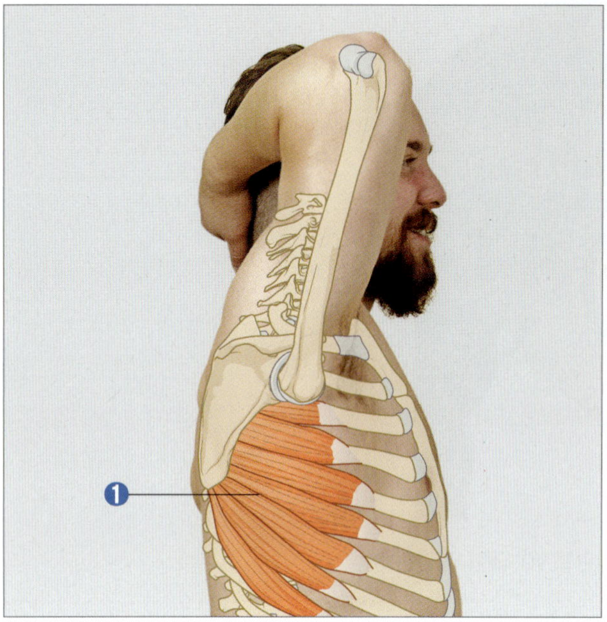

그림 8.9 앞톱니근

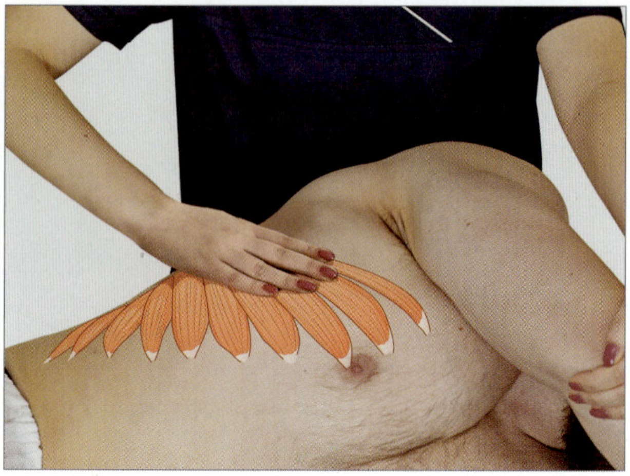

그림 8.10 앞톱니근 촉지

·근육명	이는곳	닿는곳	신경지배
❶ 앞톱니근 (serratus anterior)	• 1~9번 갈비뼈의 가쪽면 (outer surface of upper 9 ribs)	• 어깨뼈 안쪽모서리의 갈비면 (costal aspect of medial margin of scapular)	• 긴가슴신경 (long thoracic nerve)

정상(N, 5)

우(G, 4)

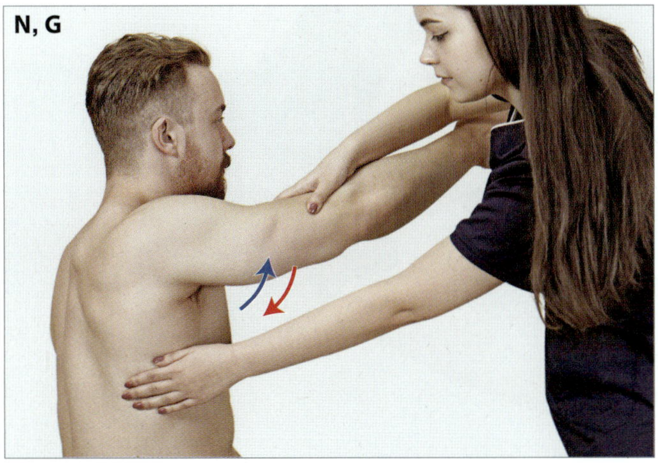

| 시작 자세 • 바로 앉은 자세

| 고정 • 없음

| 검사동작
- 팔꿈치관절을 편 채 어깨관절을 130° 정도 올림(어깨뼈는 날개어깨뼈 증상 없이 벌어져야 함)
- 검사자는 갈퀴막 공간으로 아래각을 감싸고 어깨뼈 운동을 관찰

| 저항 • 팔꿈치관절 바로 위에서 뒤쪽과 아래 방향으로

| 등급판정
- 정상(N, 5): 중력과 최대 저항에 대항하여 벌림과 위쪽돌림 수행 또는 유지
- 우(G, 4): 중력과 중등도 저항에 대항하여 벌림과 위쪽돌림 수행 또는 유지

양(F, 3)

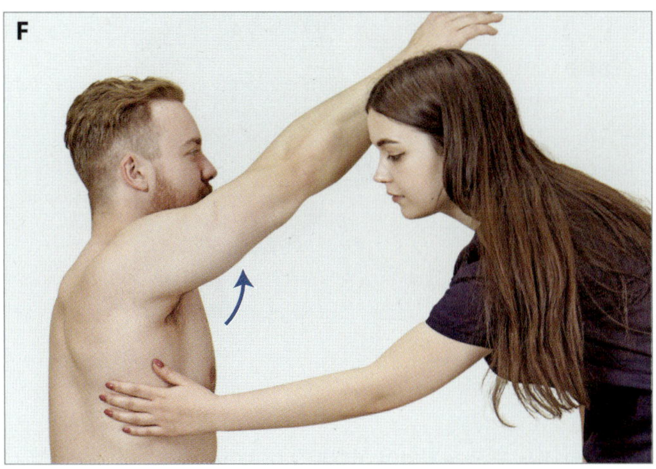

| 시작 자세 • 바로 앉은 자세

| 고정 • 없음

| 검사동작 • 팔꿈치관절을 편 채 어깨관절을 130° 정도 올림. 검사자는 갈퀴막 공간으로 아래각을 감싸고 어깨뼈 운동을 관찰

| 등급판정 • 양(F, 3): 저항 없이 중력에 대항하여 벌림과 위쪽돌림의 완전한 운동범위 수행

가(P, 2)

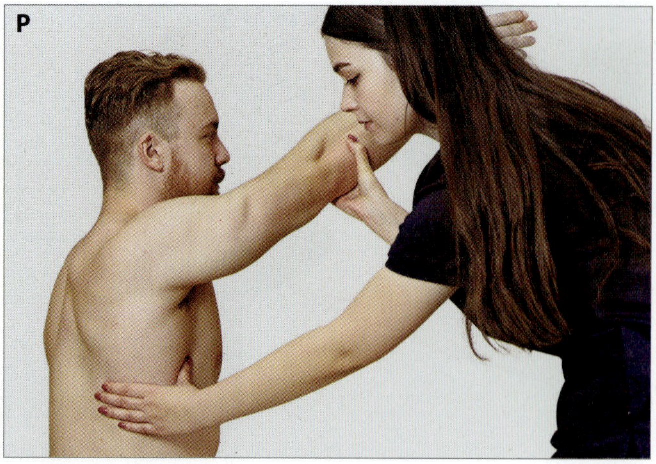

| 시작 자세 • 바로 앉은 자세

| 고정 • 없음

| 검사동작 • 검사자의 한 손은 평가하는 팔을 보조하여 어깨관절 90° 이상 유지

| 등급판정 • 가(P, 2): 검사자의 보조로 벌림과 위쪽돌림 수행

불가(T, 1)
영(Z, 0)

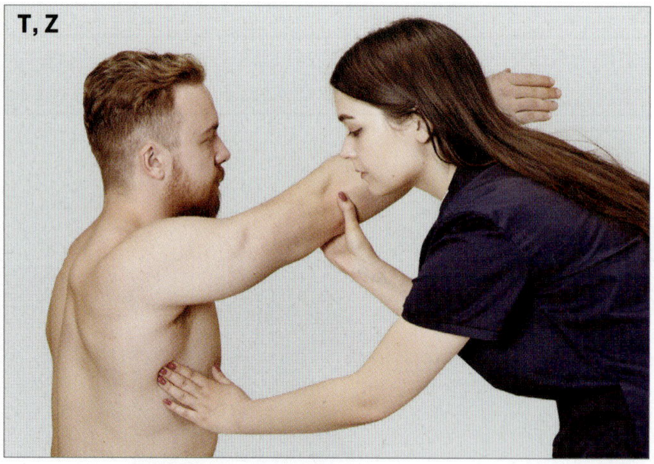

| 시작 자세 • 바로 앉은 자세

| 고정 • 없음

| 검사동작 • 검사자의 한 손은 평가하는 팔을 보조하여 어깨관절 90° 이상 유지

| 촉지 • 검사자의 다른 한 손은 가쪽모서리를 따라 어깨뼈의 아래각에서 앞톱니근의 근수축 촉지

| 등급판정 • 불가(T, 1): 근수축 촉지 가능

• 영(Z, 0): 근수축 없음

2 어깨관절

1) 어깨관절 굽힘 Shoulder flexion

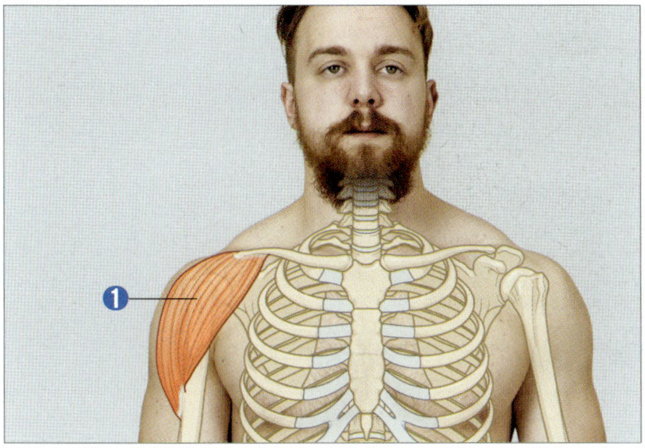

그림 8.11 앞어깨세모근

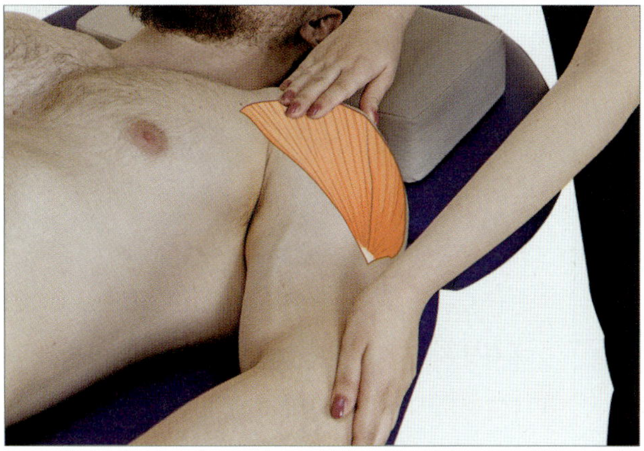

그림 8.12 앞어깨세모근 촉지

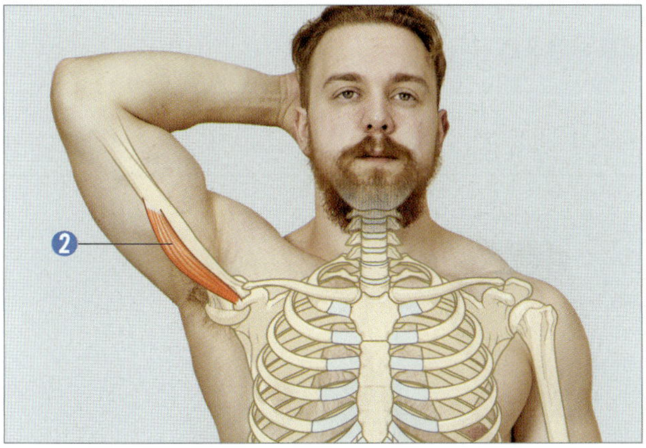

그림 8.13 부리위팔근

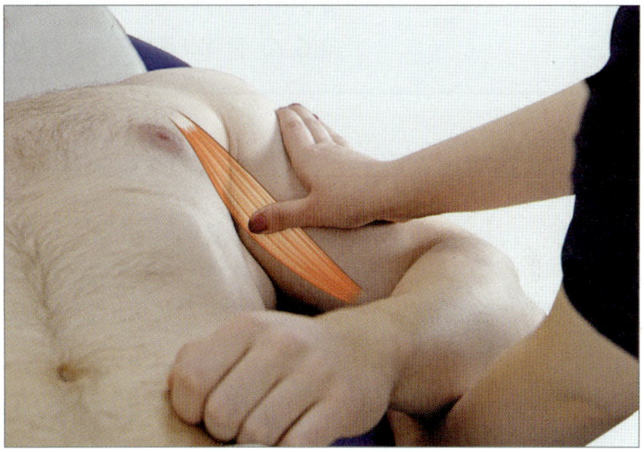

그림 8.14 부리위팔근 촉지

근육명	이는곳	닿는곳	신경지배
❶ 앞어깨세모근 (anterior deltoid)	• 빗장뼈(앞위면 가쪽 1/3) (upper surface of the lateral third of the clavicle)	• 위팔뼈의 어깨세모근 거친면 (deltoid tuberosity of humerus)	• 겨드랑신경 (axillary nerve)
❷ 부리위팔근 (coracobrachialis)	• 어깨뼈의 부리돌기 (coracoid process of scapula)	• 위팔뼈 중간 1/3의 앞안쪽면 (anteromedial surface of humerus distal)	• 근육피부신경 (musculocutaneous nerve)

정상(N, 5)

우(G, 4)

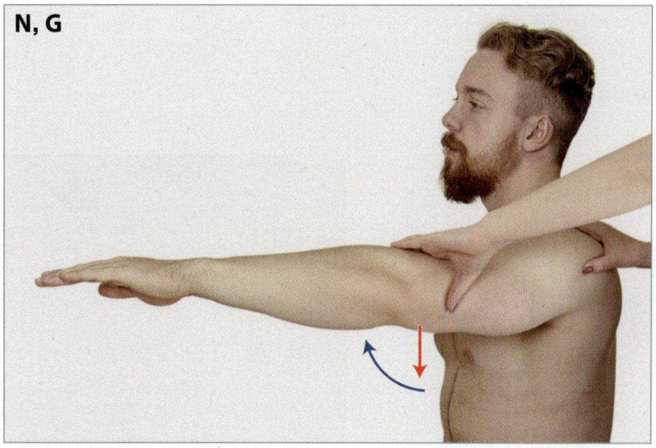

| 시작 자세 • 검사대에 걸터앉은 자세(위팔을 몸통 옆에 붙이고, 팔꿈치관절은 약간 굽힘, 아래팔 엎침)

| 고정 • 검사측 어깨 고정

| 검사동작 • 돌림이나 수평 움직임 없이 어깨관절을 90°까지 굽힘(어깨뼈의 벌림과 위쪽돌림은 허용 가능)

| 저항 • 팔꿈치관절 바로 위에서 아래 방향으로

| 등급판정
- 정상(N, 5): 중력과 최대 저항에 대항하여 굽힘 수행 또는 유지
- 우(G, 4): 중력과 중등도 저항에 대항하여 굽힘 수행 또는 유지

양(F, 3)

가(P, 2)

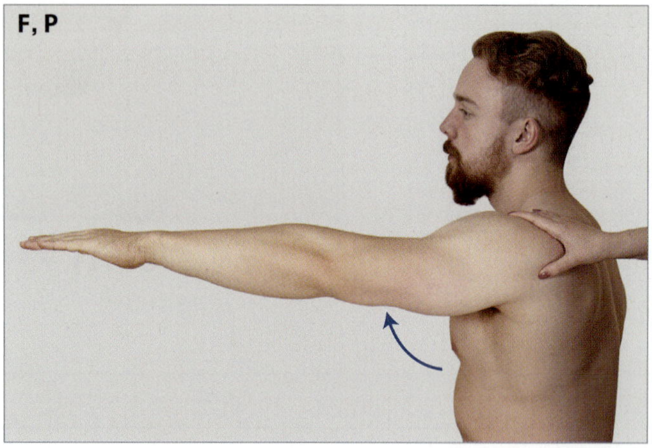

| 시작 자세 • 검사대에 걸터앉은 자세(위팔을 몸통 옆에 붙이고, 팔꿈치관절은 약간 굽힘, 아래팔 엎침)

| 고정 • 검사측 어깨 고정

| 검사동작 • 돌림이나 수평 움직임 없이 어깨관절을 굽힘(어깨뼈의 벌림과 위쪽돌림은 허용 가능)

| 등급판정
- 양(F, 3): 저항 없이 중력에 대항하여 굽힘의 완전한 운동범위 수행
- 가(P, 2): 저항 없이 중력에 대항하여 굽힘의 부분적인 운동범위 수행

불가(T, 1)

영(Z, 0)

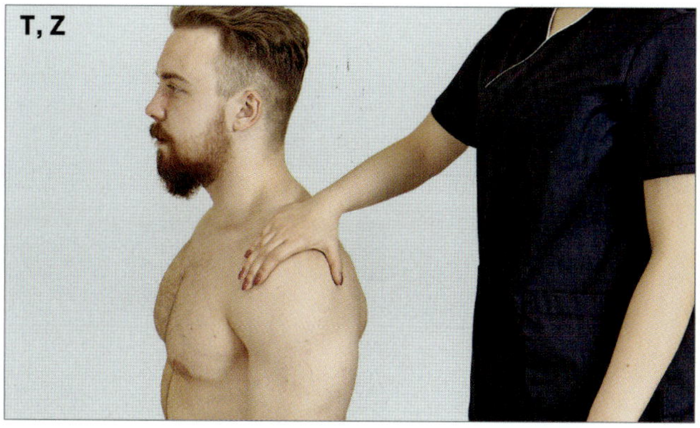

| 시작 자세 • 검사대에 걸터앉은 자세(위팔을 몸통 옆에 붙이고, 팔꿈치관절은 약간 굽힘, 아래팔 엎침)

| 고정 • 검사측 어깨 고정

| 검사동작 • 어깨관절을 90°까지 굽힘 시도

| 촉지 • 손가락을 어깨관절 위의 어깨세모근의 위앞면 위치

| 등급판정 • 불가(T, 1): 근수축 촉지 가능

• 영(Z, 0): 근수축 없음

대상 작용

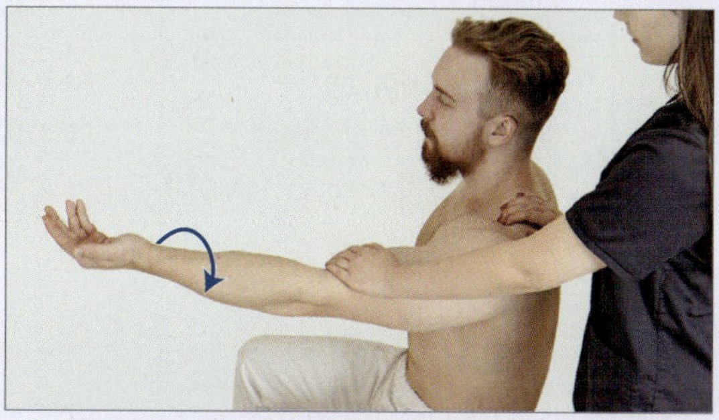

■ 어깨세모근이 약화된 경우에 위팔두갈래근이 먼저 어깨관절을 바깥돌림하면서 굽힘

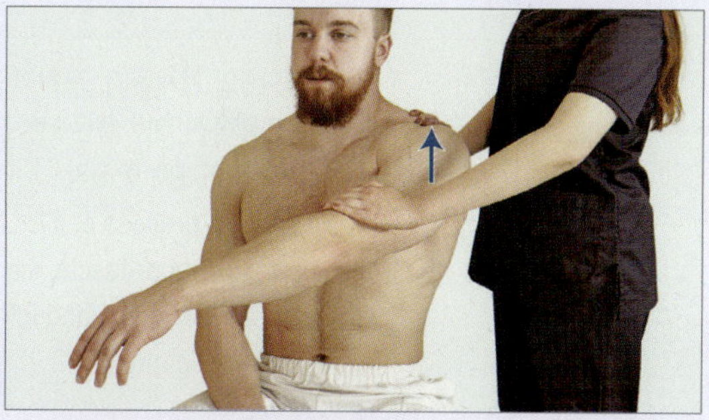

■ 위등세모근에 의해 어깨뼈가 올라감

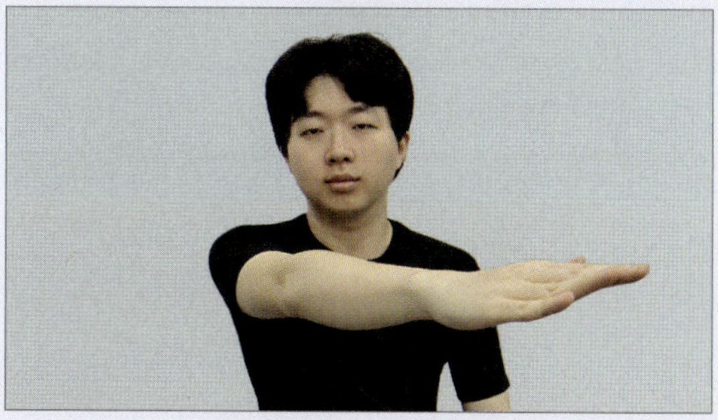

■ 큰가슴근에 의해 어깨관절 수평모음이 일어남 (70°까지 굽힘 가능)

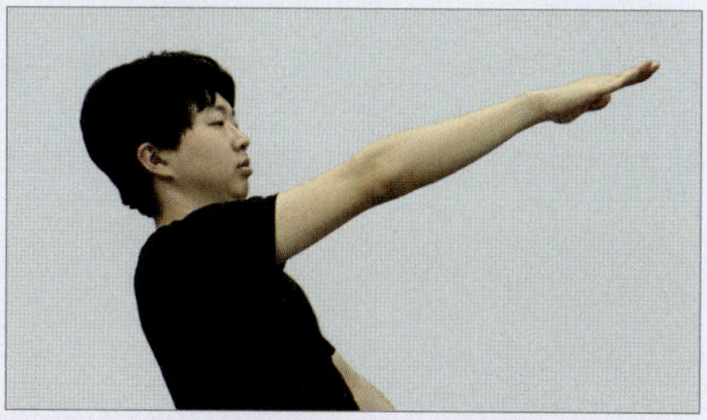

■ 굽힘을 보조하기 위하여 몸을 뒤로 젖히면서 어깨관절 굽힘을 시도

2) 어깨관절 폄 Shoulder extension

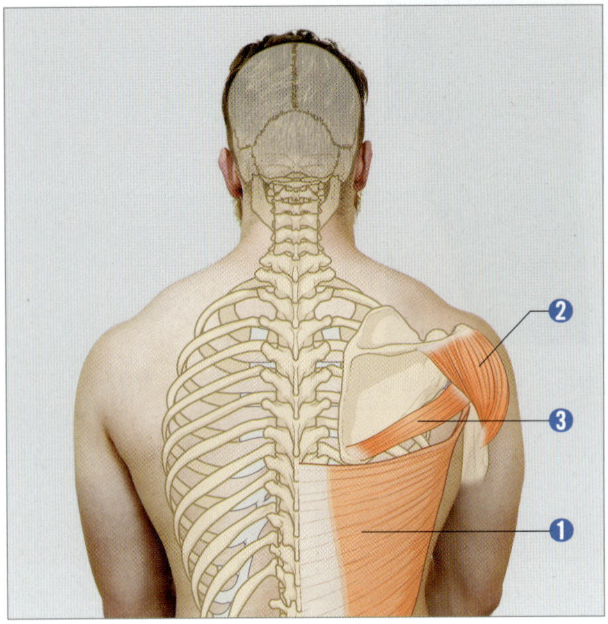

그림 8.15 어깨관절 폄근

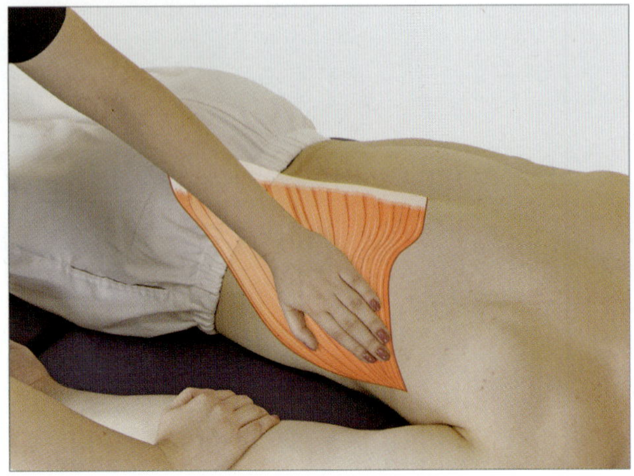

그림 8.16 넓은등근 촉지

근육명	이는곳	닿는곳	신경지배
❶ 넓은등근 (latissimus dorsi)	• T7~L5의 가시돌기, 등허리근막, 엉덩뼈능선, 3번 혹은 4번 갈비뼈 아래와 어깨뼈 아래각 (spinous process of T7~L5, thoracolumbar fascia, iliac crest, inferior 3 or 4 ribs and inferior angle of scapula)	• 위팔뼈 결절사이고랑 (intertubercular groove of the humerus)	• 가슴등신경 (thoracodorsal nerve)
❷ 뒤어깨세모근 (posterior deltoid)	• 어깨뼈가시의 가쪽 (spine of scapular)	• 위팔뼈의 어깨세모근 거친면 (deltoid tuberosity of humerus)	• 겨드랑신경 (axillary nerve)
❸ 큰원근 (teres major)	• 어깨뼈 아래각 (inferior angle of the scapular)	• 위팔뼈의 작은결절능선 (crest of lesser tubercle of humerus)	• 어깨밑신경 (lower subscapular nerve)

정상(N, 5)

우(G, 4)

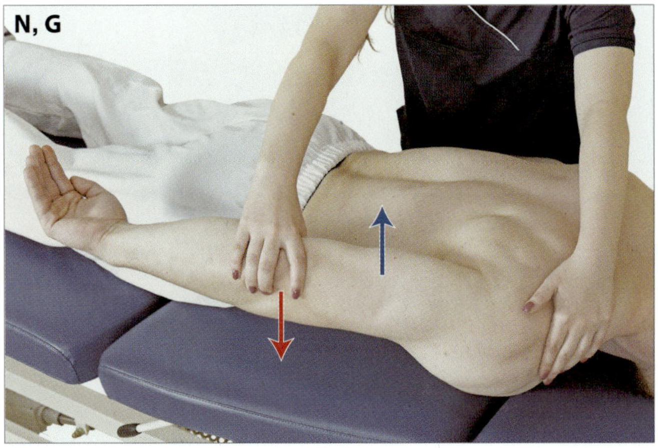

※ 사진에서는 검사동작을 보여주기 위해 검사자가 반대쪽에서 촬영함

시작 자세	• 엎드려 누운 자세(어깨관절을 안쪽돌림하여 몸통 옆에 붙임, 위팔세갈래근의 대상작용 방지)
고정	• 가슴우리와 어깨뼈
검사동작	• 팔꿈치관절을 편 상태로 유지하면서 위팔을 검사대에서 들어 올림
저항	• 위팔뼈 먼쪽에서 아래 방향으로
등급판정	• 정상(N, 5): 중력과 최대 저항에 대항하여 폄 수행 또는 유지 • 우(G, 4): 중력과 중등도 저항에 대항하여 폄 수행 또는 유지

양(F, 3)

가(P, 2)

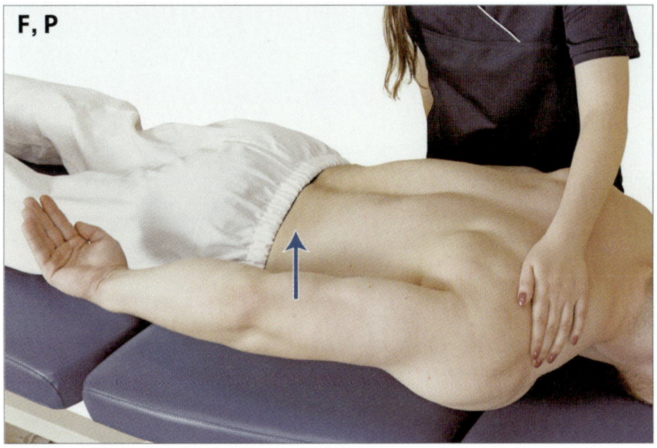

※ 사진에서는 검사동작을 보여주기 위해 검사자가 반대쪽에서 촬영함

시작 자세	• 엎드려 누운 자세(어깨관절을 안쪽돌림하여 몸통 옆에 붙임)
고정	• 가슴우리와 어깨뼈
검사동작	• 팔꿈치관절을 편 상태로 유지하면서 위팔을 검사대에서 들어 올림
등급판정	• 양(F, 3): 저항 없이 중력에 대항하여 폄의 완전한 운동범위 수행 • 가(P, 2): 저항 없이 중력에 대항하여 폄의 부분적인 운동범위 수행

불가(T, 1)

영(Z, 0)

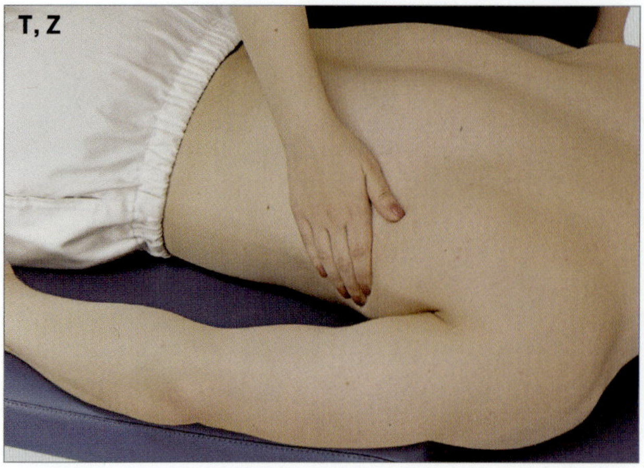

| 시작 자세
- 엎드려 누운 자세(어깨관절을 안쪽돌림하여 몸통 옆에 붙임)

| 고정
- 없음

| 검사동작
- 팔꿈치관절을 편 상태로 유지하면서 위팔을 검사대에서 들어 올림

| 촉지
- 뒤어깨세모근의 근수축을 촉지하기 위해 겨드랑이 바로 위 어깨 뒤에 촉지 손가락을 위치, 큰원근의 촉지를 위해서는 겨드랑 바로 아래 어깨뼈의 가쪽모서리에 위치

| 등급판정
- 불가(T, 1): 근수축 촉지 가능
- 영(Z, 0): 근수축 없음

3) 어깨관절 벌림 Shoulder abduction

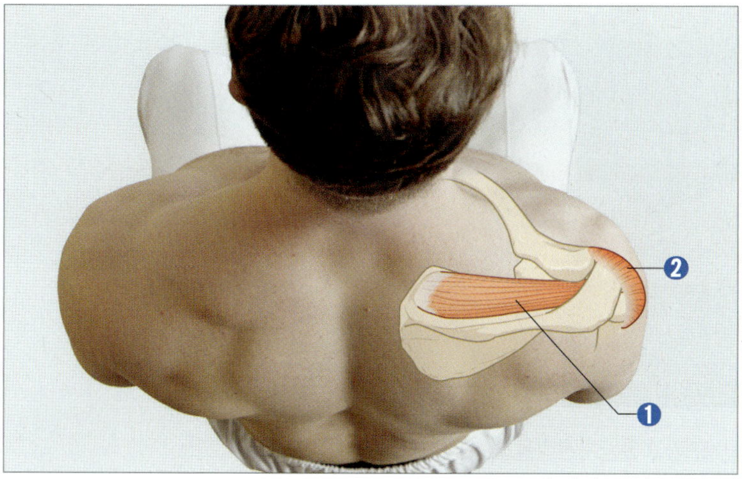

그림 8.17 어깨관절 벌림근

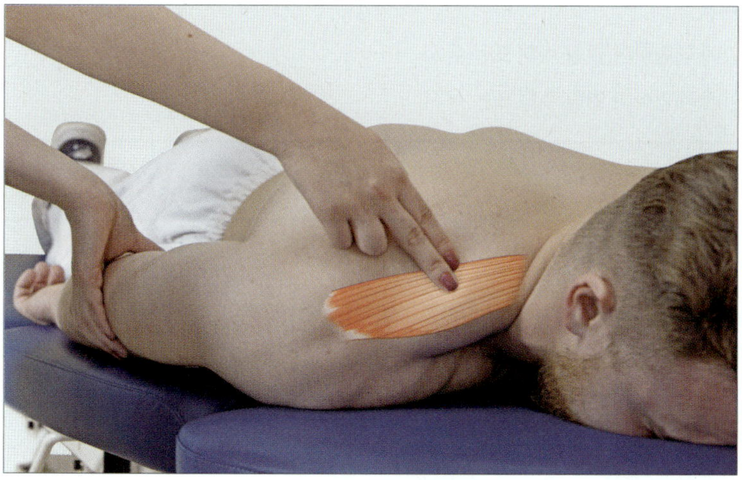

그림 8.18 가시위근 촉지

근육명	이는곳	닿는곳	신경지배
❶ 가시위근 (supraspinatus)	• 어깨뼈의 가시위오목 (supraspinous fossa of scapular)	• 위팔뼈의 큰결절 (greater tubercle of humerus)	• 어깨위신경 (suprascapular nerve)
❷ 중간어깨세모근 (middle deltoid)	• 봉우리돌기 (acromial process)	• 위팔뼈의 어깨세모근 거친면 (deltoid tuberosity of humerus)	• 겨드랑신경 (axillary nerve)

정상(N, 5)

우(G, 4)

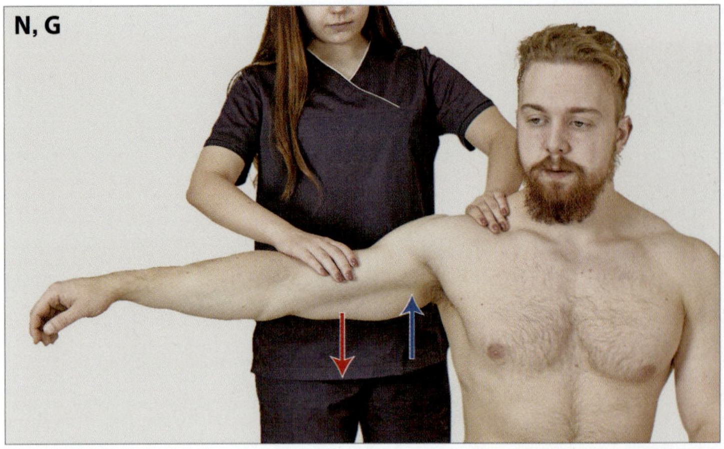

| 시작 자세 | • 앉은 자세(팔을 몸통 옆에 늘어뜨리고 팔꿈치관절을 약간 굽힘)
| 고정 | • 어깨뼈 위쪽
| 검사동작 | • 어깨관절을 90° 벌림
| 저항 | • 위팔뼈 먼쪽에서 아래 방향으로
| 등급판정 | • 정상(N, 5): 중력과 최대 저항에 대항하여 벌림 수행 또는 유지
• 우(G, 4): 중력과 중등도 저항에 대항하여 벌림 수행 또는 유지

양(F, 3)

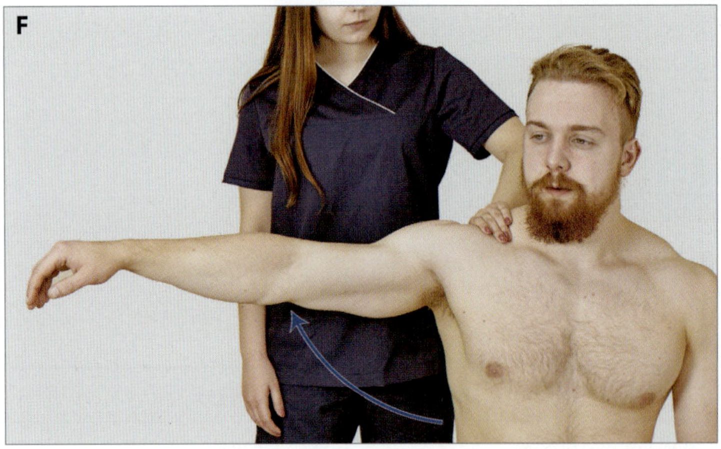

| 시작 자세 | • 앉은 자세(팔을 몸통 옆에 늘어뜨리고 팔꿈치관절을 약간 굽힘한 상태)
| 고정 | • 어깨뼈 위쪽
| 검사동작 | • 팔꿈치관절을 약간 굽힘한 상태에서 90° 벌림
| 등급판정 | • 양(F, 3): 저항 없이 중력에 대항하여 벌림의 완전한 운동범위 수행

가(P, 2)

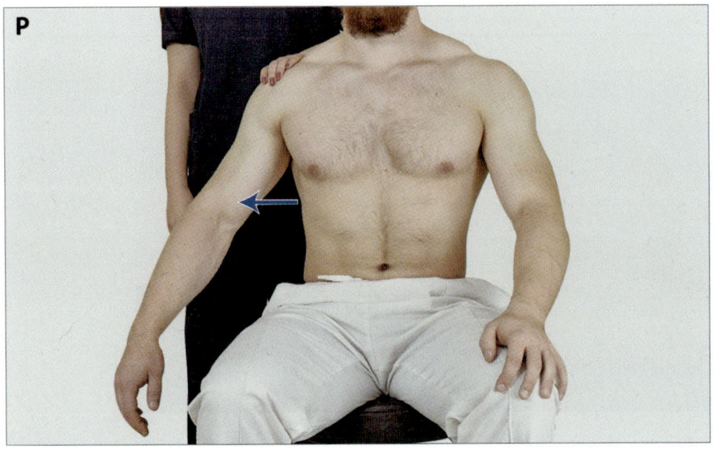

| 시작 자세 — • 앉은 자세(팔을 몸통 옆에 늘어뜨리고 팔꿈치관절을 약간 굽힘)

| 고정 — • 어깨뼈 위쪽

| 검사동작 — • 어깨관절 벌림

| 등급판정 — • 가(P, 2): 저항 없이 중력에 대항하여 벌림의 부분적인 운동범위 수행

불가(T, 1)

영(Z, 0)

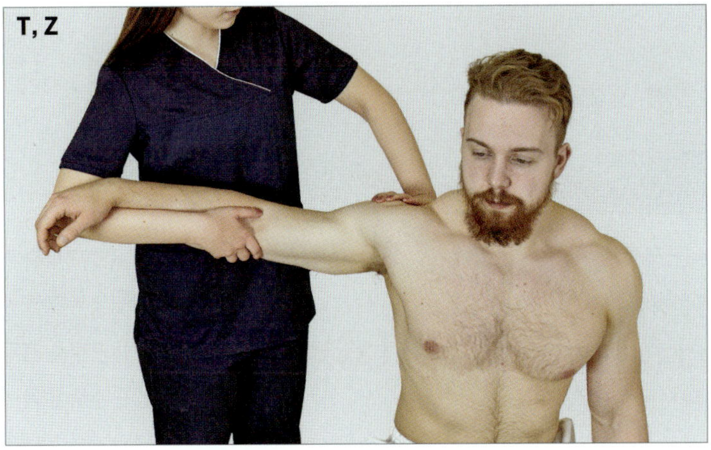

| 시작 자세 — • 앉은 자세(어깨관절을 90° 벌림한 후 팔꿈치관절 지지)

| 고정 — • 어깨뼈 위쪽

| 검사동작 — • 벌림을 유지

| 촉지 — • 위팔의 위쪽 1/3부위 가쪽에서 중간어깨세모근 혹은 가시위오목에서 가시위근을 촉지

| 등급판정 — • 불가(T, 1): 근수축 촉지 가능
• 영(Z, 0): 근수축 없음

Poor, Trace, Zero 다른 자세 검사방법

가(P, 2)

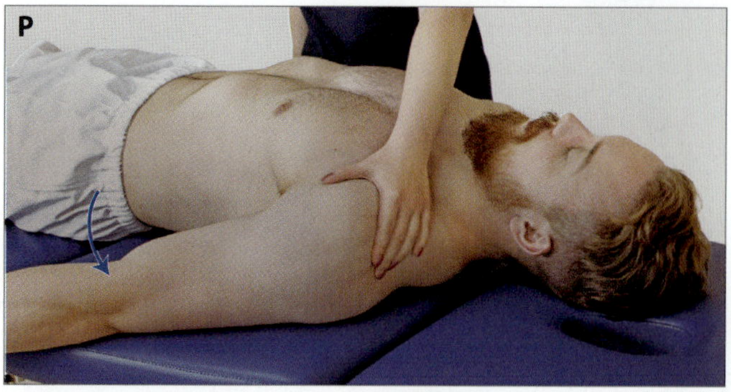

| 시작 자세
• 바로 누운 자세

| 고정
• 어깨뼈 위쪽

| 검사동작
• 어깨관절의 바깥돌림 없이 검사대에서 팔을 벌림

| 등급판정
• 가(P, 2): 중력 최소화 상태에서 완전한 운동범위 수행

불가(T, 1)

영(Z, 0)

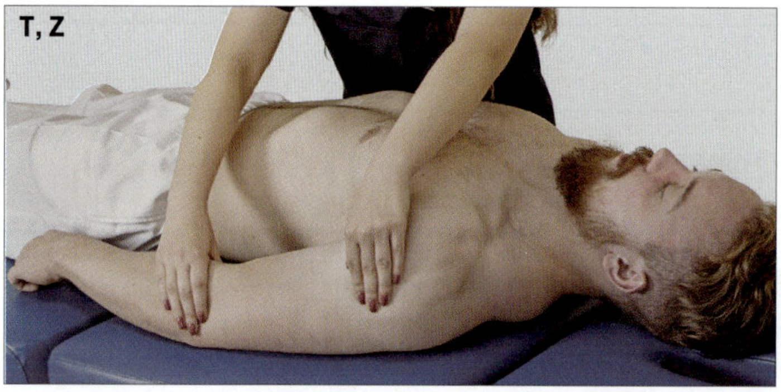

| 시작 자세
• 바로 누운 자세

| 고정
• 특정한 고정점 없음

| 검사동작
• 어깨관절의 바깥돌림 없이 검사대에서 팔을 벌림

| 촉지
• 위팔의 위쪽 1/3부위 가쪽에서 어깨세모근 혹은 가시위오목에서 가시위근을 촉지

| 등급판정
• 불가(T, 1): 근수축 촉지 가능
• 영(Z, 0): 근수축 없음

대상작용

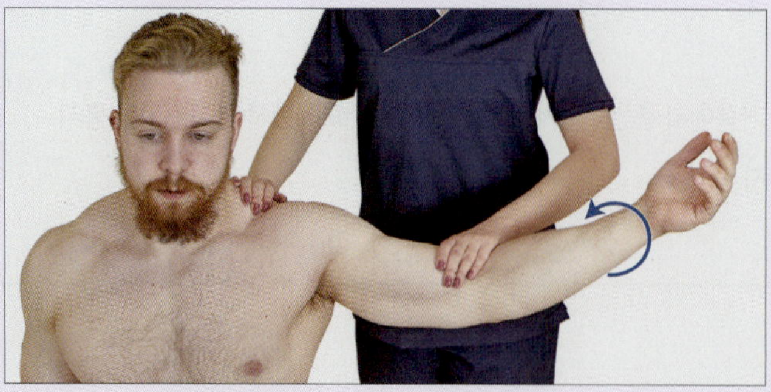

• 벌림을 위해 위팔두갈래근의 작용으로 어깨관절 바깥돌림과 팔꿈치관절 굽힘이 일어남
• 벌림을 보조하기 위하여 몸을 반대쪽으로 굽힘

4) 어깨관절 수평벌림 Shoulder horizontal abduction

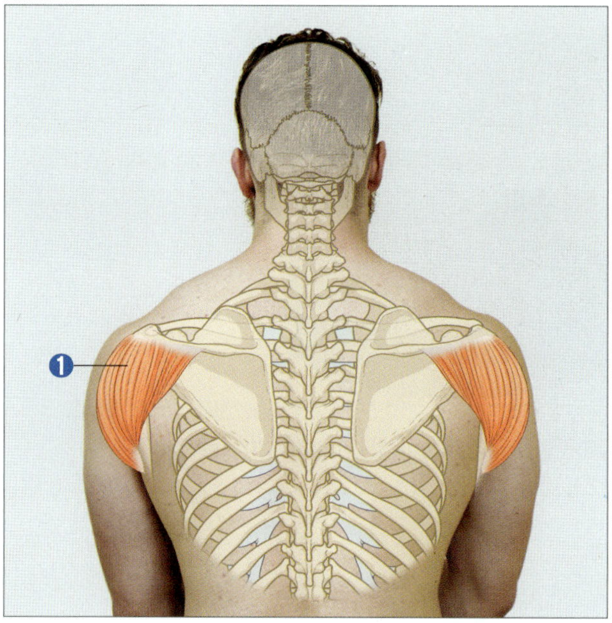

그림 8.19 뒤어깨세모근

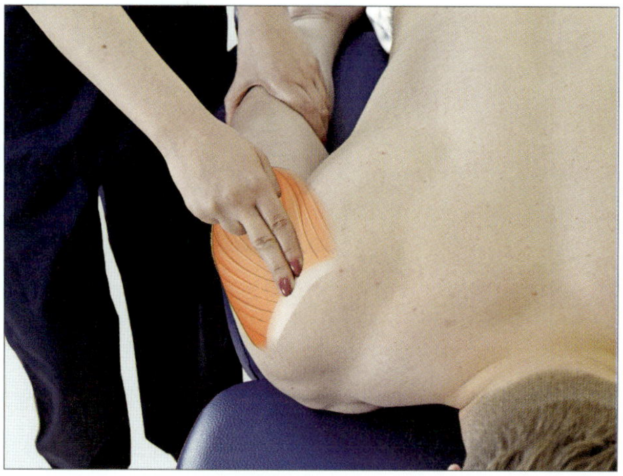

그림 8.20 뒤어깨세모근 촉지

근육명	이는곳	닿는곳	신경지배
❶ 뒤어깨세모근 (posterior deltoid)	• 어깨뼈가시 (spine of scapular)	• 위팔뼈의 어깨세모근 거친면 (deltoid tuberosity of humerus)	• 겨드랑신경 (axillary nerve)

정상(N, 5)

우(G, 4)

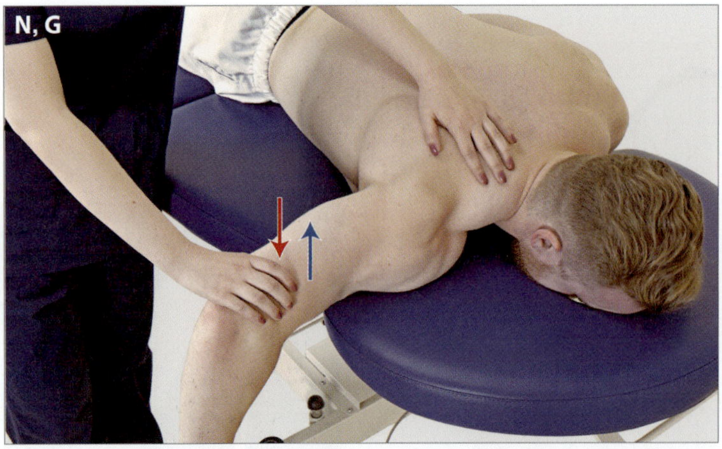

| 시작 자세 • 엎드려 누운 자세(어깨관절 90° 벌림, 팔꿈치관절을 굽힘하여 아래팔이 검사대 밖으로 떨어지게 함)

| 고정 • 어깨뼈 또는 가슴우리

| 검사동작 • 저항에 대항하여 어깨관절을 수평으로 벌림

| 저항 • 위팔뼈 먼쪽에서 아래 방향으로

| 등급판정 • 정상(N, 5): 중력과 최대 저항에 대항하여 수평벌림 수행 또는 유지

• 우(G, 4): 중력과 중등도 저항에 대항하여 수평벌림 수행 또는 유지

양(F, 3)

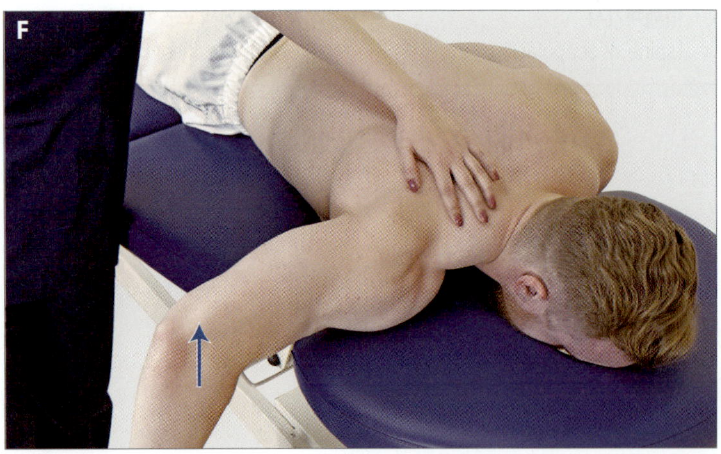

| 시작 자세 • 엎드려 누운 자세(어깨관절 90° 벌림, 팔꿈치관절을 굽힘하여 아래팔이 검사대 밖으로 떨어지게 함)

| 고정 • 어깨뼈 또는 가슴우리

| 검사동작 • 어깨관절을 수평 방향으로 벌림

| 등급판정 • 양(F, 3): 저항 없이 중력에 대항하여 수평벌림의 완전한 운동범위 수행

가(P, 2)
불가(T, 1)
영(Z, 0)

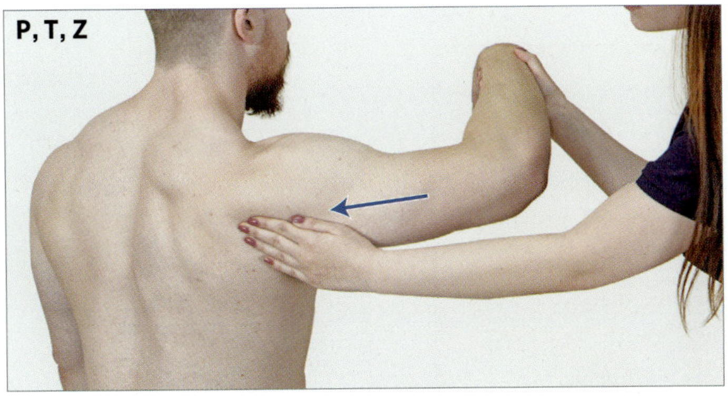

| 시작 자세
- 앉은 자세(검사자는 팔 지지)

| 고정
- 어깨뼈 또는 가슴우리

| 검사동작
- 어깨를 수평 방향으로 벌림

| 촉지
- 뒤어깨세모근의 근수축을 촉지하기 위해 어깨뼈가시 아래가쪽면을 따라 어깨세모근 거친 면으로 이동

| 등급판정
- 가(P, 2): 중력 최소화 상태에서 완전한 운동범위 수행
- 불가(T, 1): 근수축 촉지 가능
- 영(Z, 0): 근수축 없음

Poor, Trace, Zero 다른 자세 검사방법

가(P, 2)
불가(T, 1)
영(Z, 0)

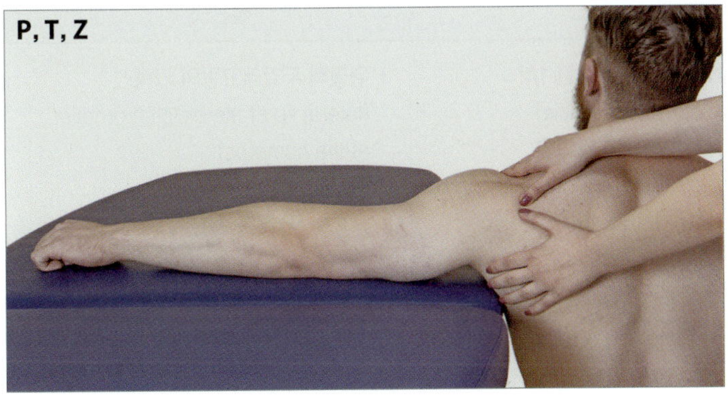

| 시작 자세
- 앉은 자세(어깨관절 90° 벌림, 팔꿈치관절 굽힘하여 팔 전체를 검사대에 지지)

| 고정
- 어깨뼈

| 검사동작
- 어깨관절을 수평 방향으로 벌림

| 촉지
- 뒤어깨세모근의 근수축을 촉지하기 위해 어깨뼈가시 아래가쪽면을 따라 어깨세모근 거친면으로 이동

| 등급판정
- 가(P, 2): 중력 최소화 상태에서 완전한 운동범위 수행
- 불가(T, 1): 근수축 촉지 가능
- 영(Z, 0): 근수축 없음

대상 작용
- 위팔세갈래근(긴갈래)에 의해 팔꿈치관절의 폄과 수평벌림이 일어남

5) 어깨관절 수평모음 Shoulder horizontal adduction

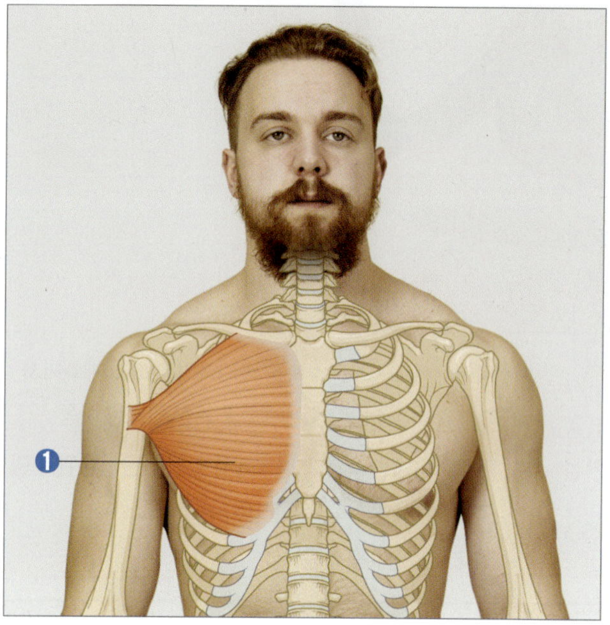

그림 8.21 큰가슴근

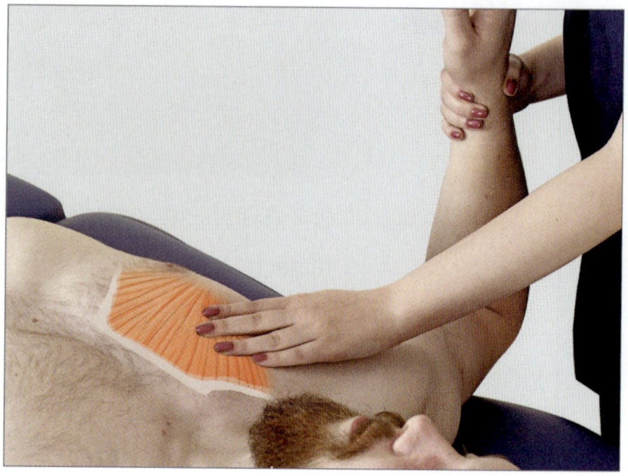

그림 8.22 큰가슴근 촉지

근육명	이는곳	닿는곳	신경지배
❶ 큰가슴근 (pectoralis major)	a. 빗장섬유: 빗장뼈 중간 1/2 (medial half of clavicle) b. 복장섬유: 복장뼈 앞쪽면 (anterior surface of the sternum) c. 갈비섬유: 1~6번 갈비연골 (1~6th costal cartilages)	• 위팔뼈 두갈래고랑의 가쪽선 (lateral lip of the bicipital groove of the humerus)	• 안쪽과 가쪽 가슴신경 (medial and lateral pectoral nerve)

정상(N, 5)

우(G, 4)

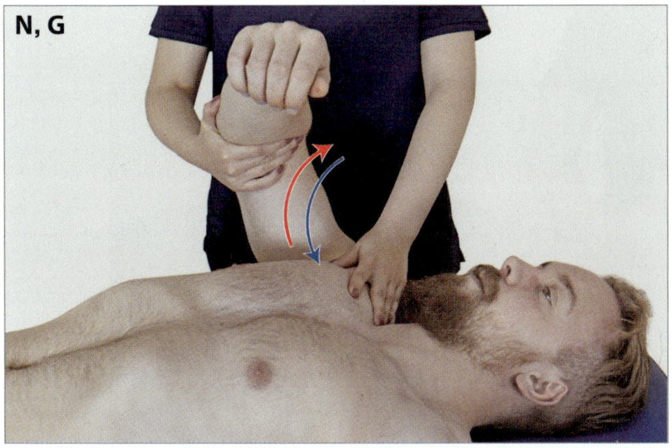

※ 참고사항: 큰가슴근은 빗장섬유(어깨관절을 45° 벌림), 복장섬유(어깨관절을 90° 벌림), 갈비섬유(어깨관절을 120° 벌림)로 나누어 평가를 시행할 수 있음

| 시작 자세
- 바로 누운 자세(어깨관절 90° 벌림, 팔꿈치관절 90° 굽힘)

| 고정
- 가슴우리 또는 어깨뼈

| 검사동작
- 어깨관절이 가능한 관절운동범위 내에서 수평 방향으로 모음

| 저항
- 전체: 위팔뼈 먼쪽에서 가쪽 방향으로
- 빗장섬유: 가쪽과 아래 방향으로
- 복장섬유: 가쪽과 위쪽 방향으로

| 등급판정
- 정상(N, 5): 중력과 최대 저항에 대항하여 수평모음 수행 또는 유지
- 우(G, 4): 중력과 중등도 저항에 대항하여 수평모음 수행 또는 유지

양(F, 3)

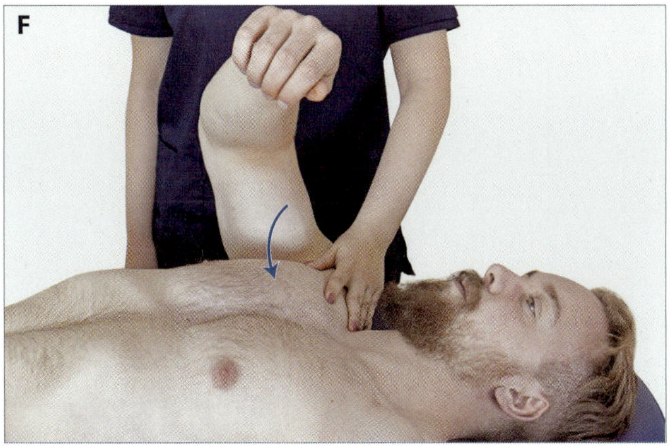

| 시작 자세
- 바로 누운 자세(어깨관절 90° 벌림, 팔꿈치관절 90° 굽힘)

| 고정
- 가슴우리 또는 어깨뼈

| 검사동작
- 어깨관절이 가능한 관절운동범위 내에서 수평 방향으로 모음

| 등급판정
- 양(F, 3): 저항 없이 중력에 대항하여 수평모음의 완전한 운동범위 수행

가(P, 2)

불가(T, 1)

영(Z, 0)

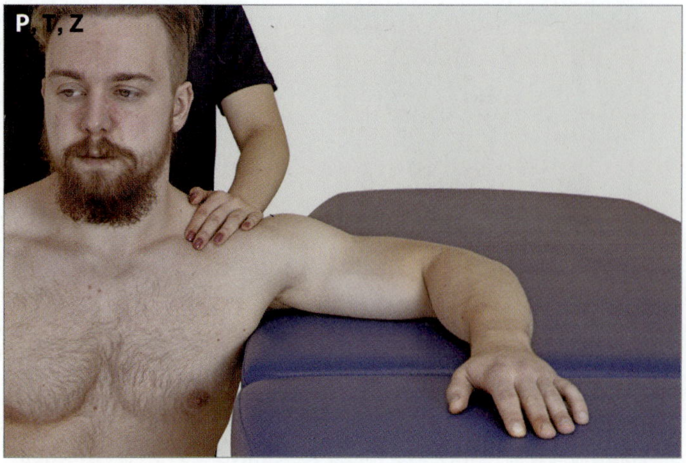

| 시작 자세
- 바로 앉은 자세(어깨관절 90° 벌림, 팔꿈치관절 굽힘하여 팔 전체를 검사대에 지지)

| 고정
- 어깨뼈

| 검사동작
- 어깨관절을 수평 방향으로 모음

| 촉지
- 검사자는 손목을 잡고 아래팔 전체를 지지하면서 다른 손으로 큰가슴근의 근수축 촉지

| 등급판정
- 가(P, 2): 중력 최소화 상태에서 완전한 운동범위 수행
- 불가(T, 1): 근수축 촉지 가능
- 영(Z, 0): 근수축 없음

6) 어깨관절 바깥돌림 Shoulder external rotation

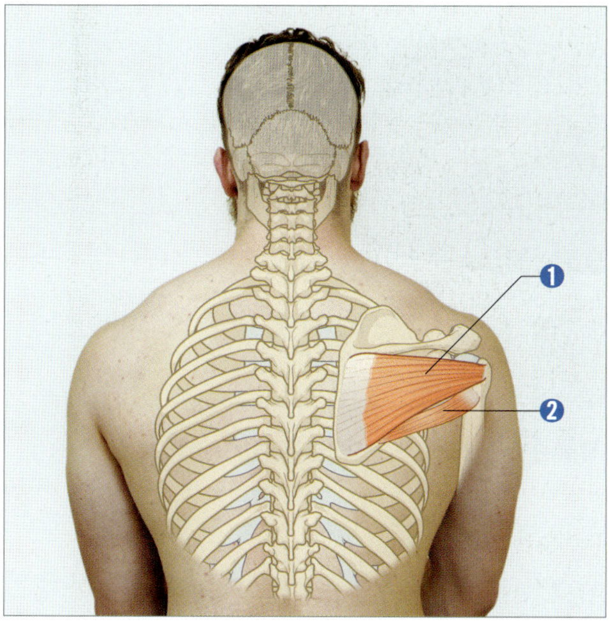

그림 8.23 어깨관절 바깥돌림근

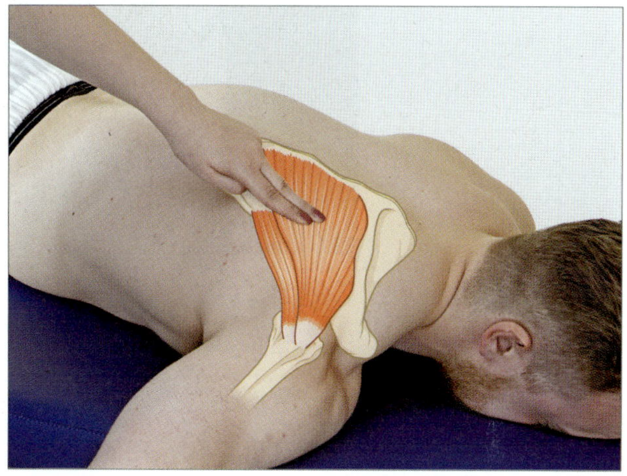

그림 8.24 가시아래근 촉지

근육명	이는곳	닿는곳	신경지배
❶ 가시아래근 (infraspinatus)	• 어깨뼈의 가시아래오목 (infraspinous fossa of scapular)	• 위팔뼈의 큰결절 (greater tubercle of humerus)	• 어깨위신경 (suprascapular nerve)
❷ 작은원근 (teres minor)	• 어깨뼈의 위가쪽모서리 (superior lateral border of scapular)	• 위팔뼈의 큰결절 (greater tubercle of humerus)	• 겨드랑신경 (axillary nerve)

정상(N, 5)

우(G, 4)

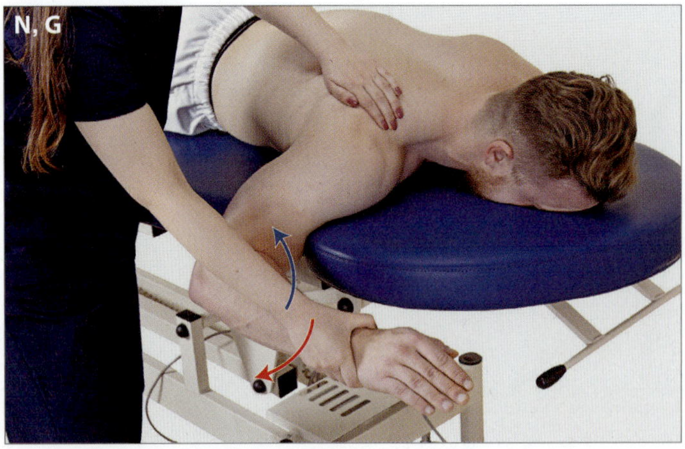

| 시작 자세 • 엎드려 누운 자세(어깨관절 90° 벌림, 아래팔을 검사대 밖으로 수직으로 늘어뜨림)

| 고정 • 가슴우리 또는 어깨뼈

| 검사동작 • 아래팔을 관절운동범위까지 바깥돌림

| 저항 • 아래팔 먼쪽에서 뒤쪽과 아래 방향으로

| 등급판정 • 정상(N, 5): 중력과 최대 저항에 대항하여 바깥돌림 수행 또는 유지

• 우(G, 4): 중력과 중등도 저항에 대항하여 바깥돌림 수행 또는 유지

양(F, 3)

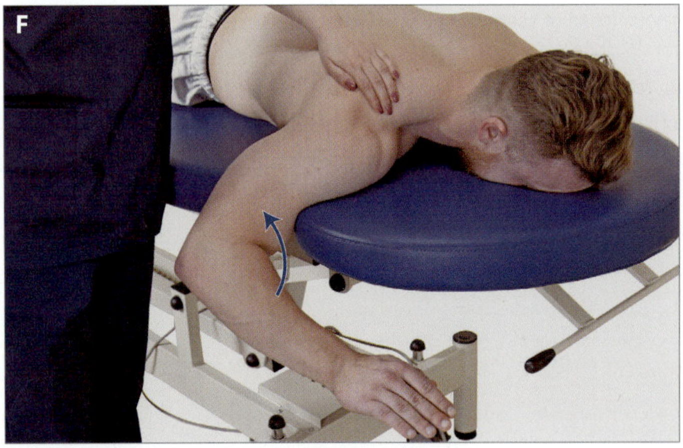

| 시작 자세 • 엎드려 누운 자세(어깨관절 90° 벌림, 아래팔을 검사대 밖으로 수직으로 늘어뜨림)

| 고정 • 가슴우리 또는 어깨뼈

| 검사동작 • 아래팔을 관절운동범위까지 바깥돌림

| 등급판정 • 양(F, 3): 저항 없이 중력에 대항하여 바깥돌림의 완전한 운동범위 수행

가(P, 2)

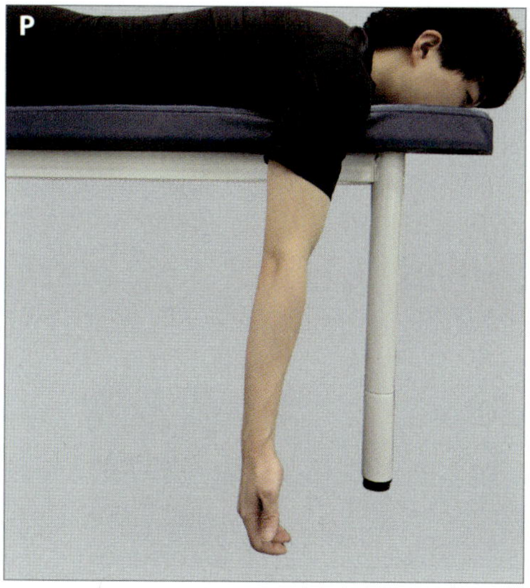

시작 자세	• 엎드려 누운 자세(검사대 끝에 어깨관절을 위치하도록 하여 팔을 검사대 밖에 내려놓은 자세)
고정	• 가슴우리 또는 어깨뼈
검사동작	• 어깨관절은 바깥돌림
등급판정	• 가(P, 2): 중력 최소화 상태에서 완전한 운동범위 수행(아래팔 뒤침에 주의)

다른 검사방법(앉은 자세)

정상(N, 5)

우(G, 4)

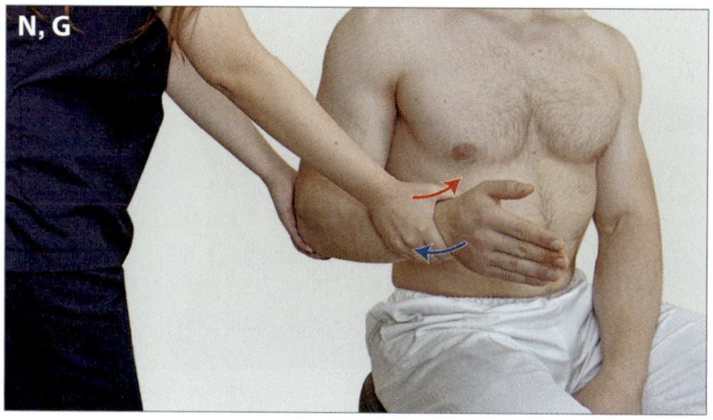

시작 자세	• 앉은 자세(팔꿈치관절 90° 굽힘, 아래팔 중립)
고정	• 팔꿈치관절
검사동작	• 어깨관절을 바깥돌림
저항	• 아래팔 손등면에서 안쪽돌림 방향으로
등급판정	• 정상(N, 5): 중력과 최대 저항에 대항하여 바깥돌림 수행 또는 유지 • 우(G, 4): 중력과 중등도 저항에 대항하여 바깥돌림 수행 또는 유지

양(F, 3)

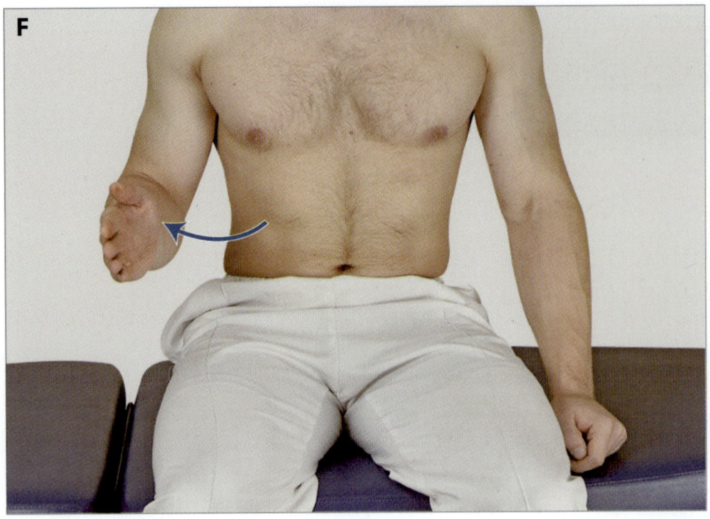

| 시작 자세 • 앉은 자세(팔꿈치관절 90° 굽힘, 아래팔 중립)

| 고정 • 팔꿈치관절

| 검사동작 • 어깨관절을 바깥돌림

| 등급판정 • 양(F, 3): 저항 없이 바깥돌림의 완전한 운동범위 수행

가(P, 2)

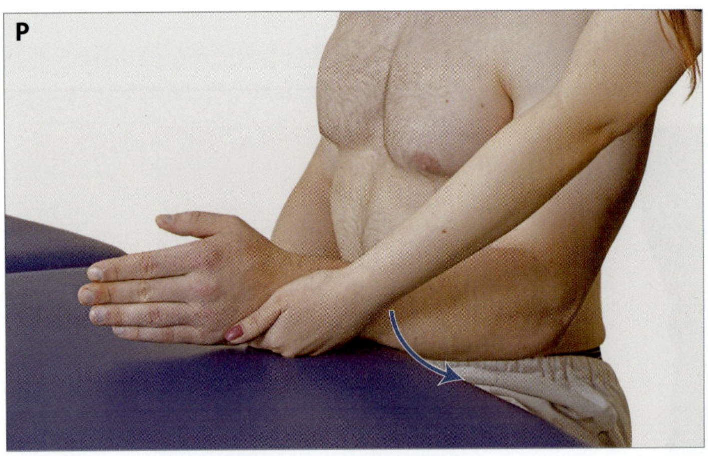

| 시작 자세 • 바로 앉은 자세(팔꿈치관절 90° 굽힘, 아래팔 중립)

| 고정 • 어깨뼈

| 검사동작 • 아래팔을 배에서 멀리 움직이면서 바깥돌림

| 등급판정 • 가(P, 2): 중력 최소화 상태에서 완전한 운동범위 수행

불가(T, 1)

영(Z, 0)

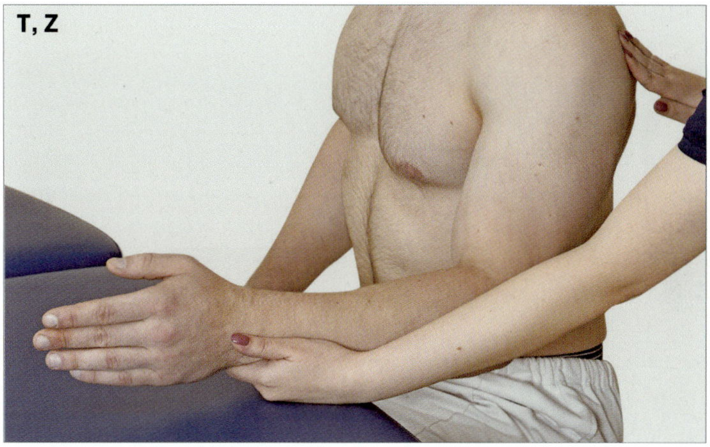

| 시작 자세
- 바로 앉은 자세(팔꿈치관절 90° 굽힘, 아래팔 중립)

| 고정
- 어깨뼈

| 검사동작
- 아래팔을 배에서 멀리 움직이면서 바깥돌림

| 촉지
- 가시아래근은 어깨뼈가시 아래의 가시아래오목 촉지, 작은원근은 어깨뼈의 가쪽모서리와 겨드랑아랫면을 따라 촉지

| 등급판정
- 불가(T, 1): 근수축 촉지 가능
- 영(Z, 0): 근수축 없음

7) 어깨관절 안쪽돌림 Shoulder internal rotation

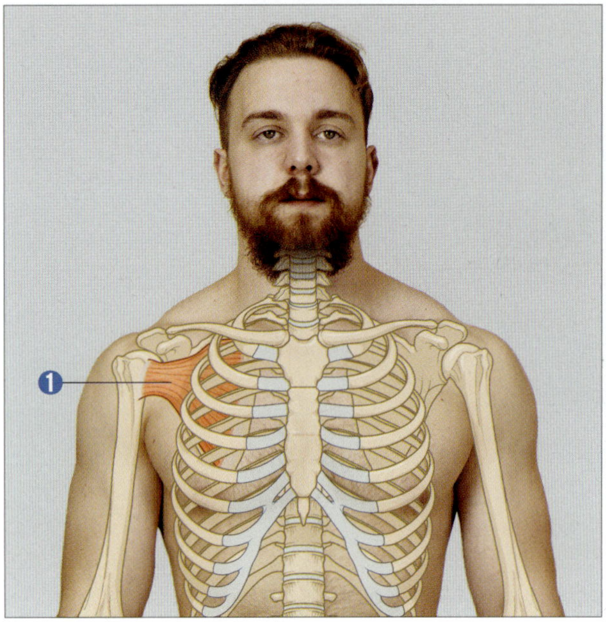

그림 8.25 어깨밑근

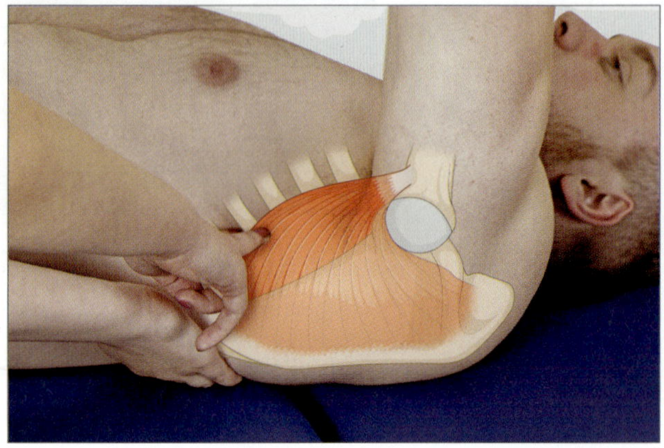

그림 8.26 어깨밑근 촉지

근육명	이는곳	닿는곳	신경지배
❶ 어깨밑근 (subscapularis)	• 어깨뼈의 어깨밑오목 (subscapular fossa of scapular)	• 위팔뼈의 작은결절 (lesser tubercle of humerus)	• 위와 아래어깨밑신경 (upper and lower subscapular nerve)

정상(N, 5)

우(G, 4)

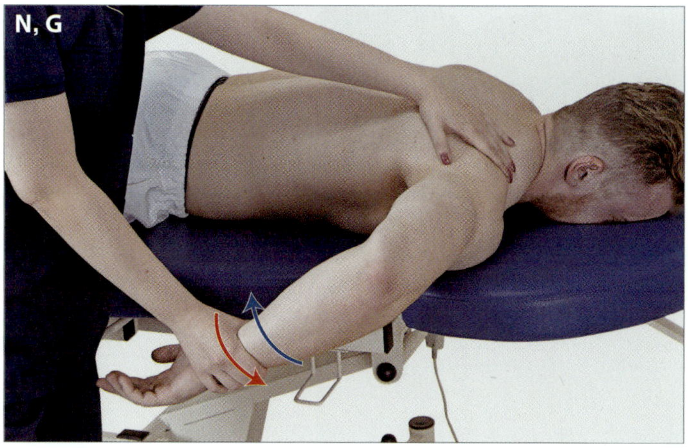

| 시작 자세 • 엎드려 누운 자세(어깨관절 90° 벌림, 아래팔을 검사대 밖으로 수직으로 늘어뜨림)

| 고정 • 가슴우리 또는 어깨뼈

| 검사동작 • 아래팔을 관절운동범위까지 안쪽돌림

| 저항 • 아래팔 먼쪽에서 앞쪽과 아래 방향으로

| 등급판정 • 정상(N, 5): 중력과 최대 저항에 대항하여 안쪽돌림 수행 또는 유지

• 우(G, 4): 중력과 중등도 저항에 대항하여 안쪽돌림 수행 또는 유지

양(F, 3)

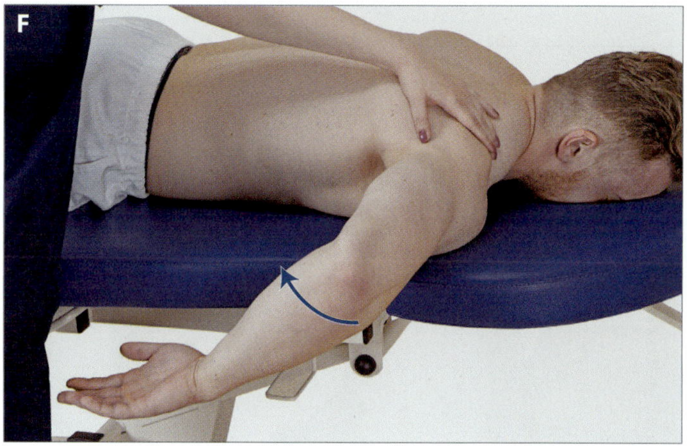

| 시작 자세 • 엎드려 누운 자세(어깨관절 90° 벌림, 아래팔을 검사대 밖으로 수직으로 늘어뜨림)

| 고정 • 가슴우리 또는 어깨뼈

| 검사동작 • 아래팔을 관절운동범위까지 안쪽돌림

| 등급판정 • 양(F, 3): 저항 없이 중력에 대항하여 안쪽돌림의 완전한 운동범위 수행

가(P, 2)

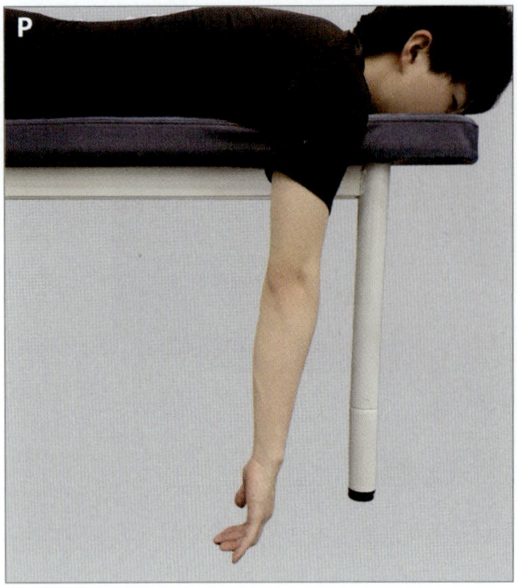

| 시작 자세 • 엎드려 누운 자세(검사대 끝에 어깨관절을 위치하도록 하여 팔을 검사대 밖에 내려놓은 자세

| 고정 • 가슴우리 또는 어깨뼈

| 검사동작 • 어깨관절은 안쪽돌림

| 등급판정 • 가(P, 2): 중력 최소화 상태에서 완전한 운동범위 수행(아래팔 엎침에 주의)

다른 검사방법(앉은 자세)

정상(N, 5)

우(G, 4)

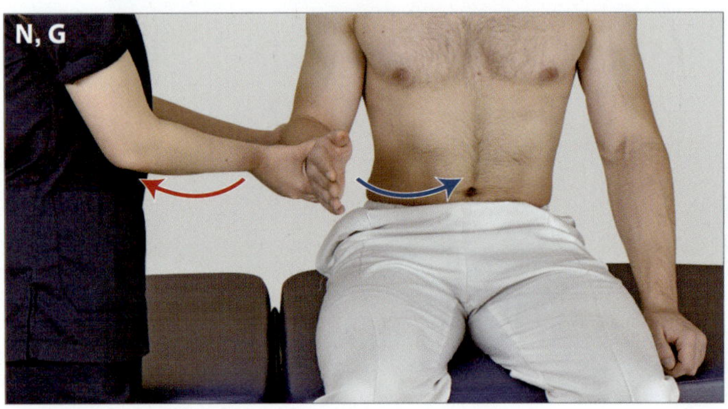

| 시작 자세 • 앉은 자세(팔꿈치관절 90° 굽힘, 아래팔 중립)

| 고정 • 팔꿈치관절

| 검사동작 • 어깨관절을 안쪽돌림

| 저항 • 아래팔 손바닥면에서 바깥돌림 방향으로

| 등급판정 • 정상(N, 5): 중력과 최대 저항에 대항하여 안쪽돌림 수행 또는 유지

• 우(G, 4): 중력과 중등도 저항에 대항하여 안쪽돌림 수행 또는 유지

양(F, 3)

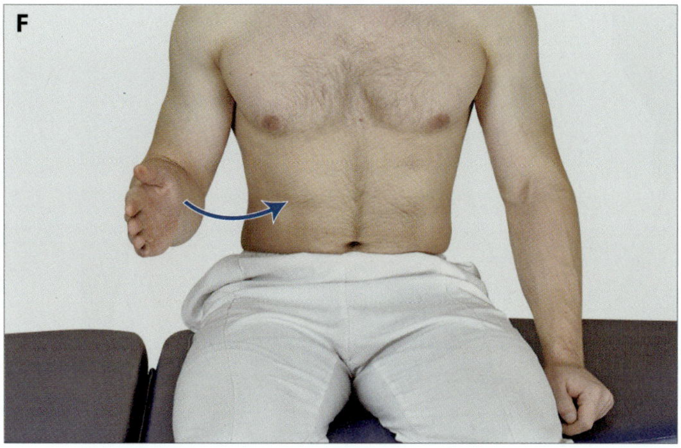

| 시작 자세 • 앉은 자세(팔꿈치관절 90° 굽힘, 아래팔 중립)
| 고정 • 팔꿈치관절
| 검사동작 • 어깨관절을 안쪽돌림
| 등급판정 • 양(F, 3): 저항 없이 안쪽돌림의 완전한 운동범위 수행

가(P, 2)

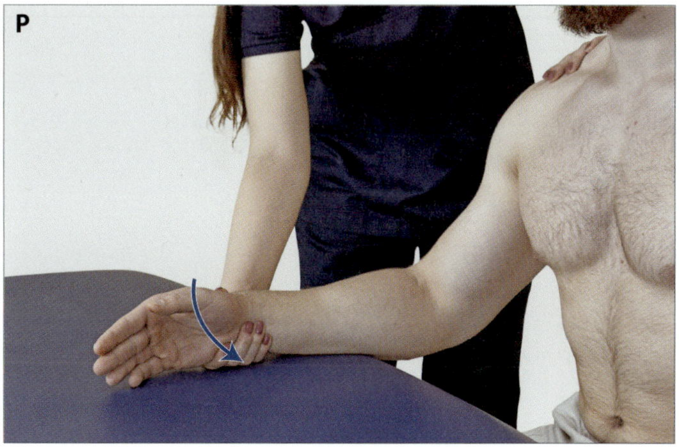

| 시작 자세 • 바로 앉은 자세(팔꿈치관절 90° 굽힘, 아래팔 중립)
| 고정 • 어깨뼈
| 검사동작 • 아래팔을 배쪽으로 당기면서 어깨관절을 안쪽돌림
| 등급판정 • 가(P, 2): 중력 최소화 상태에서 완전한 운동범위 수행

불가(T, 1)

영(Z, 0)

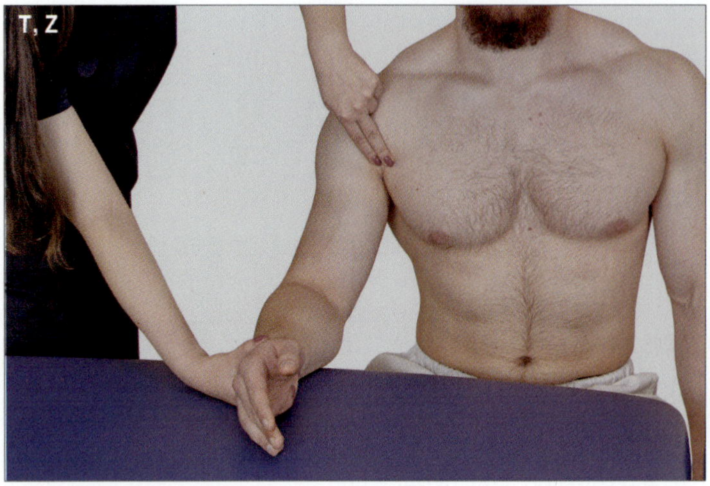

| 시작 자세 | • 바로 앉은 자세(팔꿈치관절 90° 굽힘, 아래팔 중립)
| 고정 | • 어깨뼈
| 검사동작 | • 아래팔을 배쪽으로 당기면서 어깨관절을 안쪽돌림
| 촉지 | • 어깨밑근의 근수축을 확인하기 위해 겨드랑 깊은 곳에서 어깨밑근의 힘줄 촉지
| 등급판정 | • 불가(T, 1): 근수축 촉지 가능
• 영(Z, 0): 근수축 없음

3 팔꿈치관절과 아래팔

1) 팔꿈치관절 굽힘 Elbow flexion

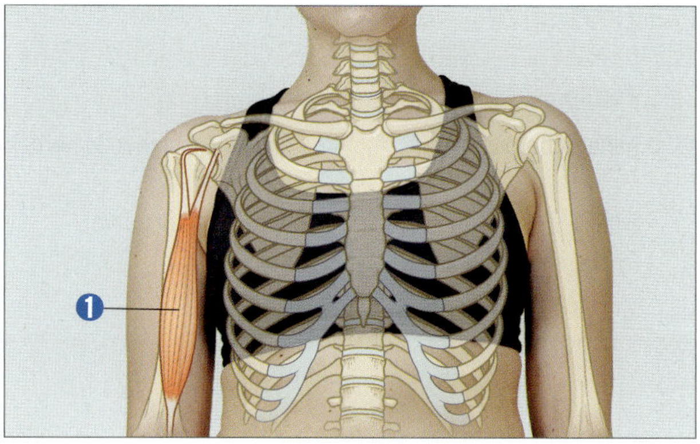

그림 8.27 위팔두갈래근

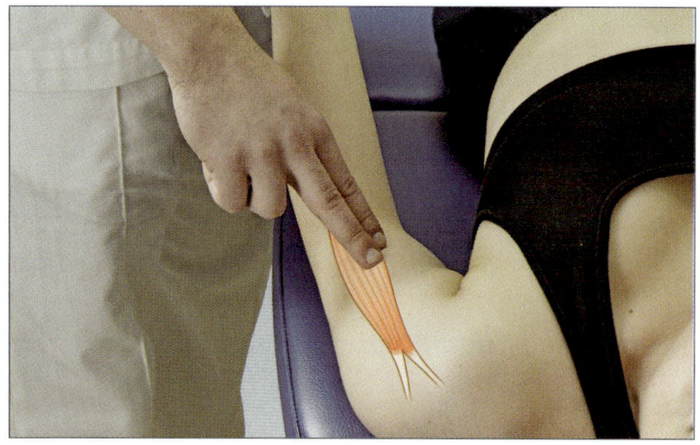
그림 8.28 위팔두갈래근 촉지

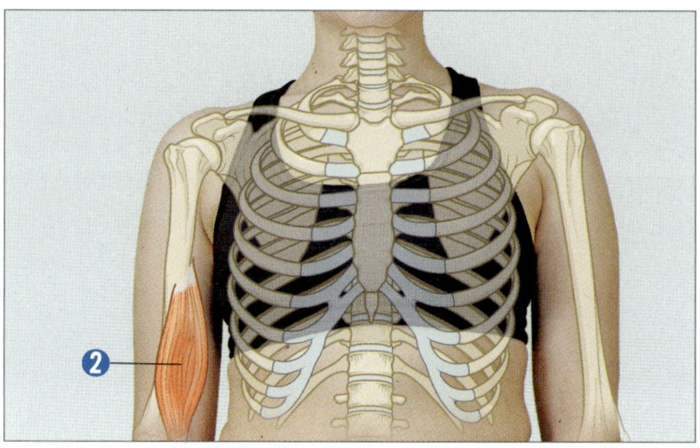

그림 8.29 위팔근

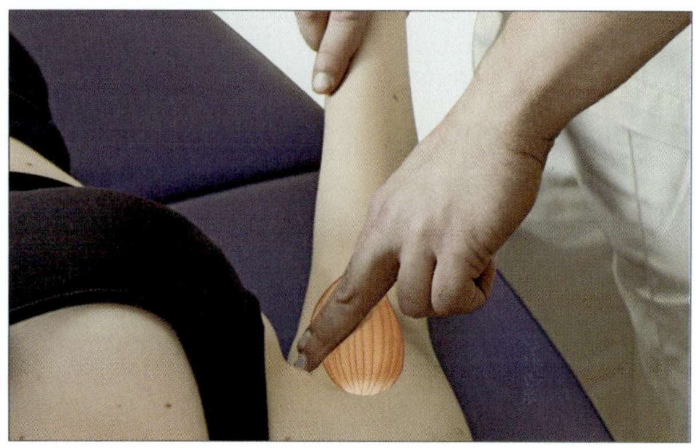
그림 8.30 위팔근 촉지

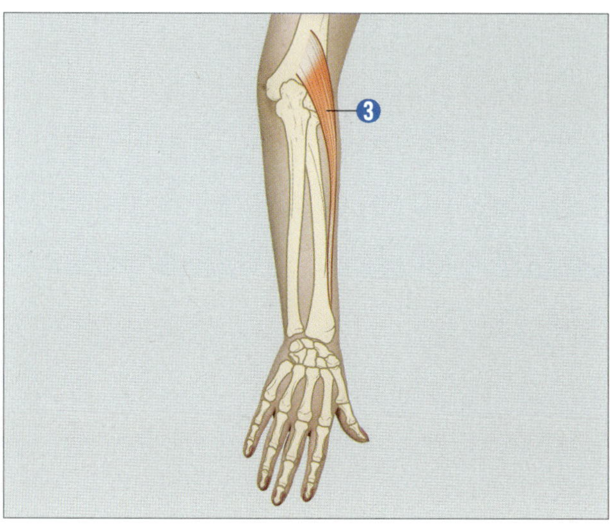

그림 8.31 위팔노근

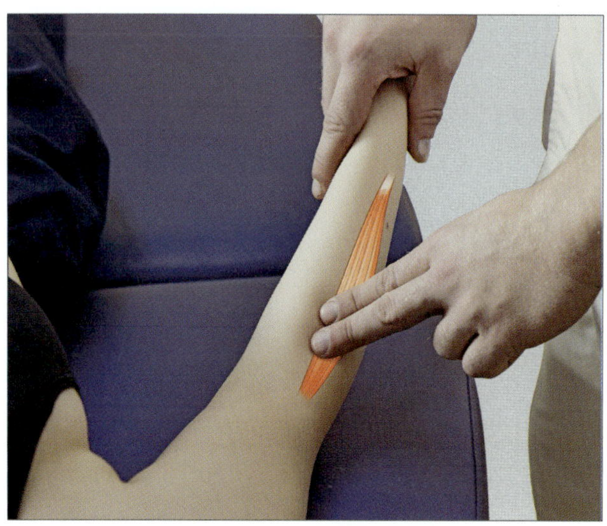
그림 8.32 위팔노근 촉지

근육명	이는곳	닿는곳	신경지배
❶ 위팔두갈래근 (biceps brachii)	a. 긴갈래: 어깨뼈의 오목위결절 (supraglenoid tubercle of scapular) b. 짧은갈래: 어깨뼈의 부리돌기 (coracoid process of scapula)	• 노뼈거친면 (radial tuberosity)	• 근육피부신경 (musculocutaneous nerve)
❷ 위팔근 (brachialis)	• 위팔뼈의 먼쪽 1/2 (distal half of humerus)	• 자뼈거친면 (ulnar tuberosity)	• 근육피부신경 (musculocutaneous nerve)
❸ 위팔노근 (brachioradialis)	• 위팔뼈의 가쪽관절융기위능선 (lateral supracondylar ridge of humerus)	• 노뼈의 붓돌기 (radial styloid process)	• 노신경(radial nerve)

정상(N, 5)

우(G, 4)

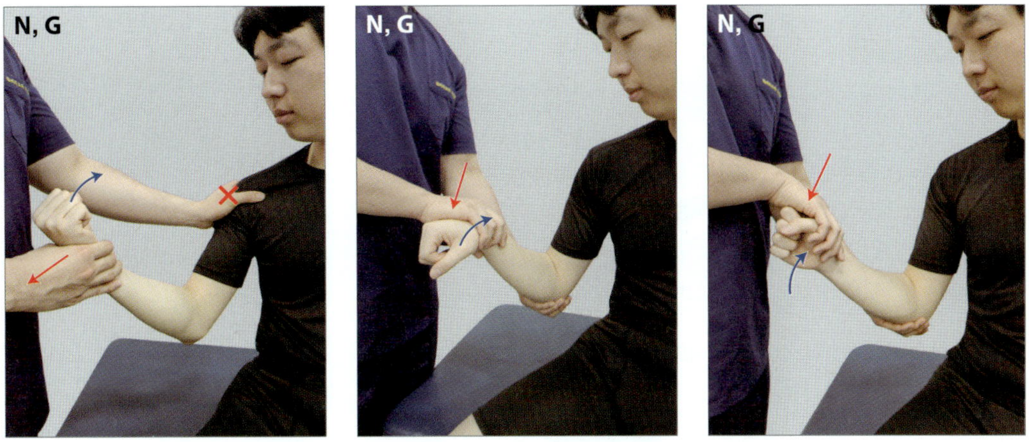

| 시작 자세 · 앉은 자세(다음과 같이 아래팔 자세에 따라 굽힘에 기여하는 근육이 달라짐.
아래팔 뒤침자세: 위팔두갈래근, 아래팔 엎침: 위팔근, 아래팔 중립: 위팔노근)

| 고정 · 위팔 또는 팔꿈치관절

| 검사동작 · 팔을 굽힘

| 저항 · 아래팔 먼쪽에서 아래 방향으로

| 등급판정 · 정상(N, 5): 중력과 최대 저항에 대항하여 굽힘 수행 또는 유지
· 우(G, 4): 중력과 중등도 저항에 대항하여 굽힘 수행 또는 유지

양(F, 3)

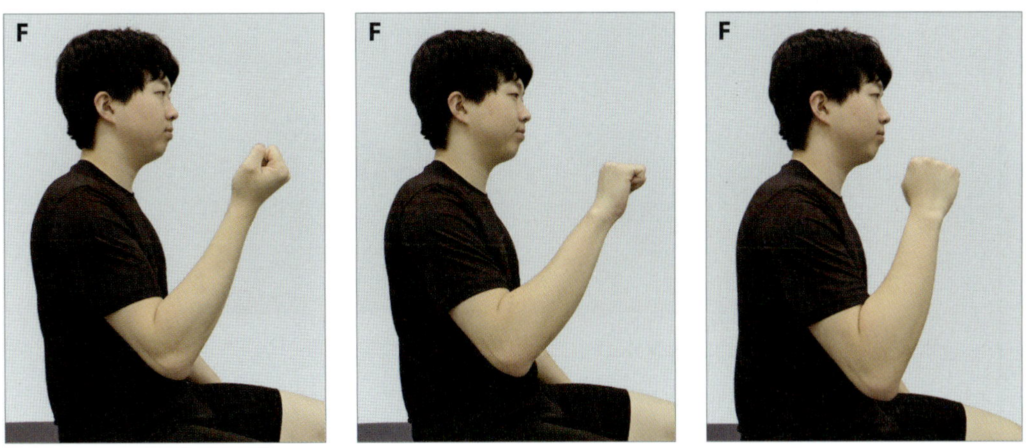

| 시작 자세 · 앉은 자세(다음과 같이 아래팔 자세에 따라 굽힘에 기여하는 근육이 달라짐.
아래팔 뒤침자세: 위팔두갈래근, 아래팔 엎침: 위팔근, 아래팔 중립: 위팔노근)

| 고정 · 위팔 또는 팔꿈치관절

| 검사동작 · 아래팔을 굽힘

| 등급판정 · 양(F, 3): 저항 없이 중력에 대항하여 굽힘의 완전한 운동범위 수행

가(P, 2)

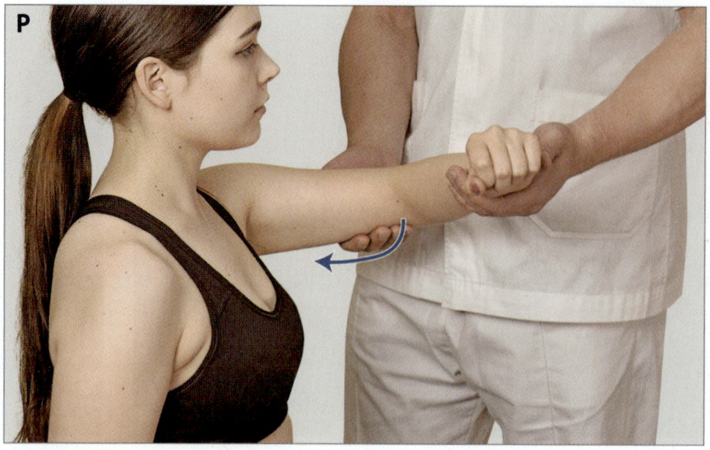

| 시작 자세 | • 앉은 자세(어깨관절 90° 벌림, 팔을 지지)
| 고정 | • 없음
| 검사동작 | • 아래팔을 굽힘(아래팔의 뒤침, 엎침, 중립 위치에 따라 각각 검사)
| 등급판정 | • 가(P, 2): 중력 최소화 상태에서 완전한 운동범위 수행

불가(T, 1)
영(Z, 0)

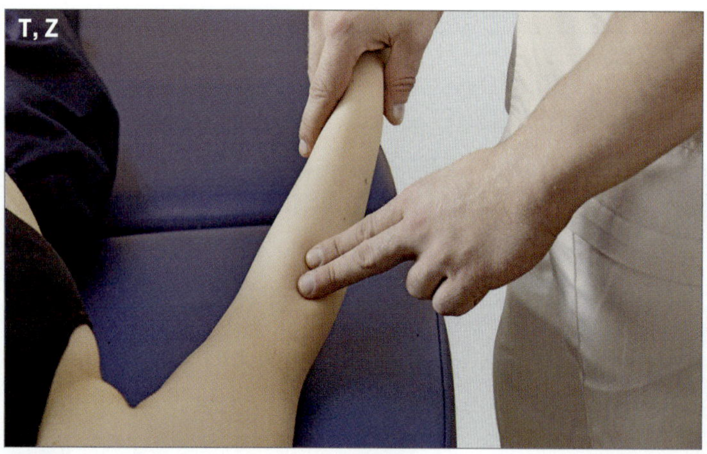

| 시작 자세 | • 바로 누운 자세
| 고정 | • 없음
| 검사동작 | • 아래팔을 굽힘
| 촉지 | • 위팔두갈래근은 아래팔이 뒤침된 자세에서 앞쪽 중앙부위의 근육 힘살을 통해 촉지, 위팔근은 위팔두갈래근의 안쪽 촉지, 위팔노근은 아래팔 중립 자세에서 위팔뼈의 가쪽위관절융기에서 노뼈 붓돌기로 이동하면서 촉지
| 등급판정 | • 불가(T, 1): 근수축 촉지 가능
• 영(Z, 0): 근수축 없음

2) 팔꿈치관절 폄 Elbow extension

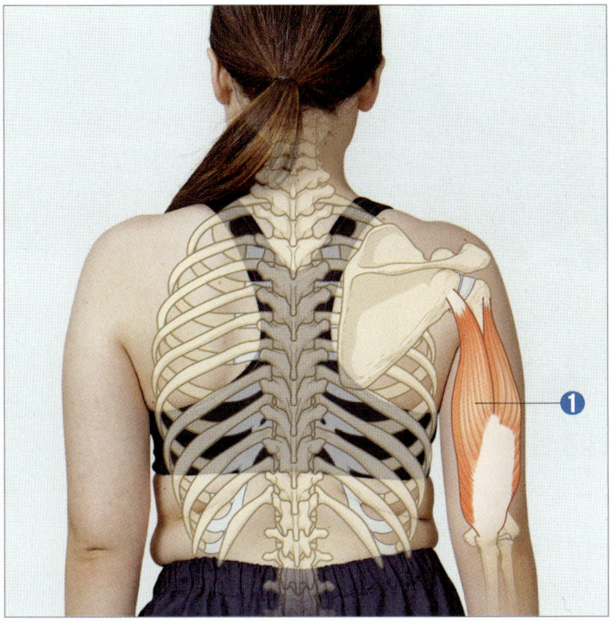

그림 8.33 위팔세갈래근

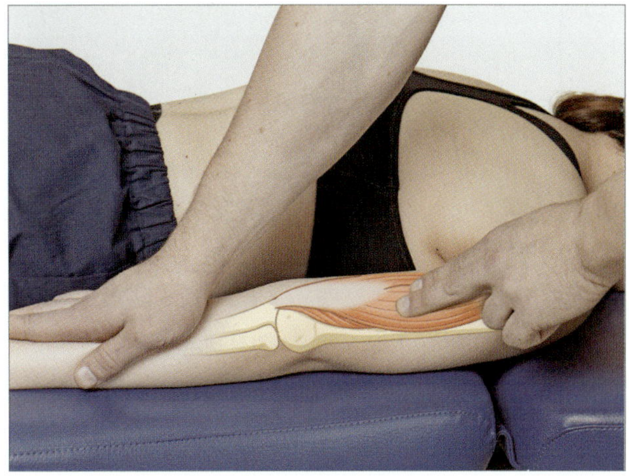

그림 8.34 위팔세갈래근 촉지

근육명	이는곳	닿는곳	신경지배
❶ 위팔세갈래근 (triceps brachii)	a. 긴갈래: 어깨뼈의 오목아래결절 (infraglenoid tubercle of scapular) b. 가쪽갈래: 위팔뼈 노신경고랑 위쪽 (above radial groove) c. 안쪽갈래: 위팔뼈 노신경고랑 아래쪽 (below radial groove)	• 자뼈의 팔꿈치머리 (olecranon process of ulna)	• 노신경 (radial nerve)

정상(N, 5)

우(G, 4)

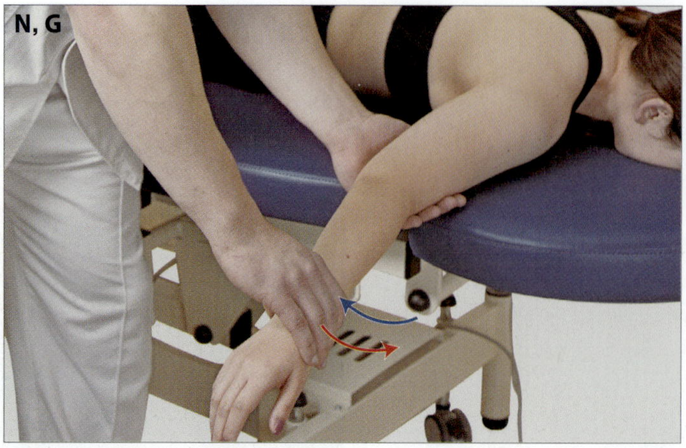

| 시작 자세
- 엎드려 누운 자세(어깨관절 90° 벌림, 아래팔을 검사대 가장자리에 수직으로 내려놓음)

| 고정
- 팔꿈치관절 바로 위

| 검사동작
- 아래팔이 위팔뼈와 수평이 될 때까지 팔꿈치관절을 폄

| 저항
- 아래팔 먼쪽에서 아래 방향으로

| 등급판정
- 정상(N, 5): 중력과 최대 저항에 대항하여 폄 수행 또는 유지
- 우(G, 4): 중력과 중등도 저항에 대항하여 폄 수행 또는 유지

양(F, 3)

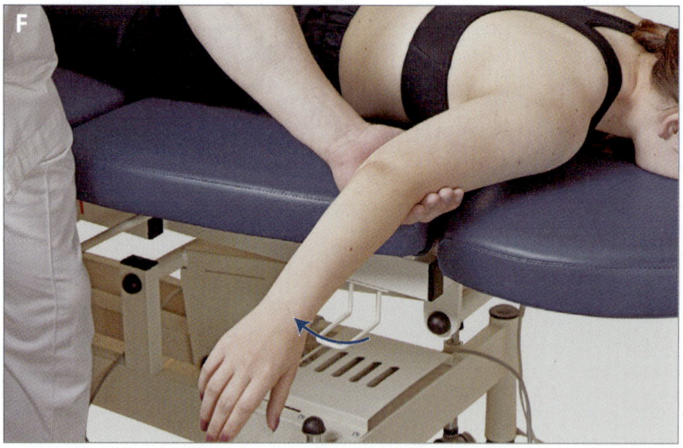

| 시작 자세
- 엎드려 누운 자세(어깨관절 90° 벌림, 아래팔을 검사대 가장자리에 수직으로 내려놓음)

| 고정
- 팔꿈치관절 바로 위

| 검사동작
- 아래팔이 위팔뼈와 수평이 될 때까지 팔꿈치관절을 폄

| 등급판정
- 양(F, 3): 저항 없이 중력에 대항하여 폄의 완전한 운동범위 수행

가(P, 2)

불가(T, 1)

영(Z, 0)

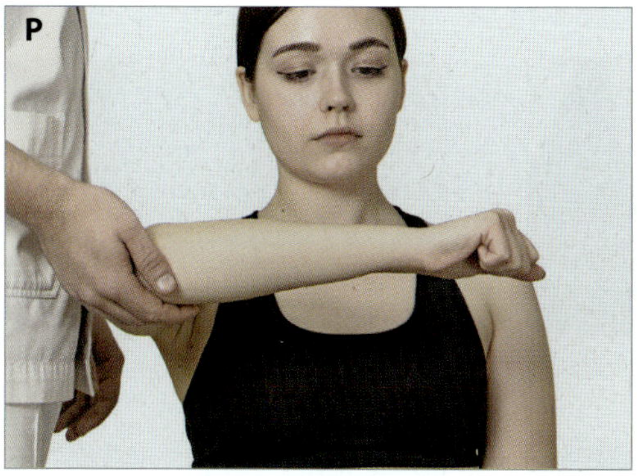

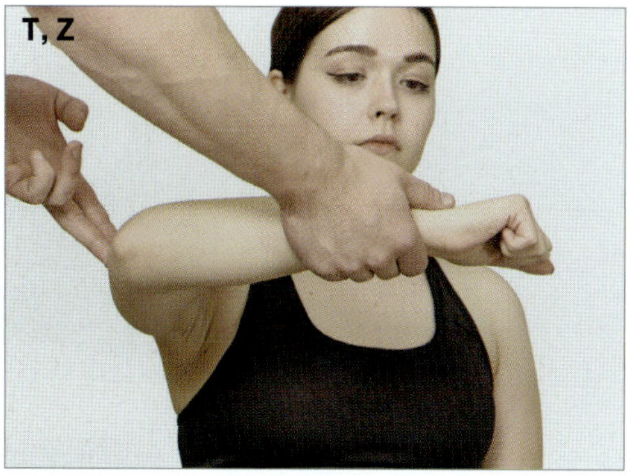

시작 자세	• 앉은 자세(어깨관절 90° 벌림)
고정	• 팔꿈치관절 아래
검사동작	• 팔꿈치관절을 폄
촉지	• 위팔세갈래근의 근수축을 확인하기 위해 팔꿈치머리 바로 윗부분에서 촉지
등급판정	• 가(P, 2): 중력 최소화 상태에서 완전한 운동범위 수행 • 불가(T, 1): 근수축 촉지 가능 • 영(Z, 0): 근수축 없음

대상작용

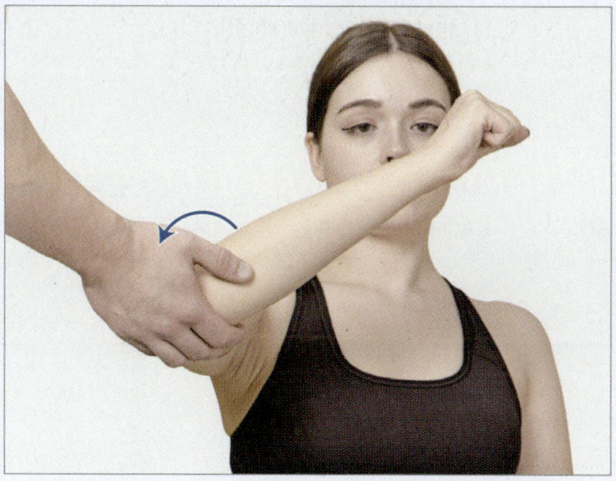

■ 불가, 영 검사 시 어깨관절 바깥돌림 현상으로 인해 팔꿈치관절 폄이 일어남

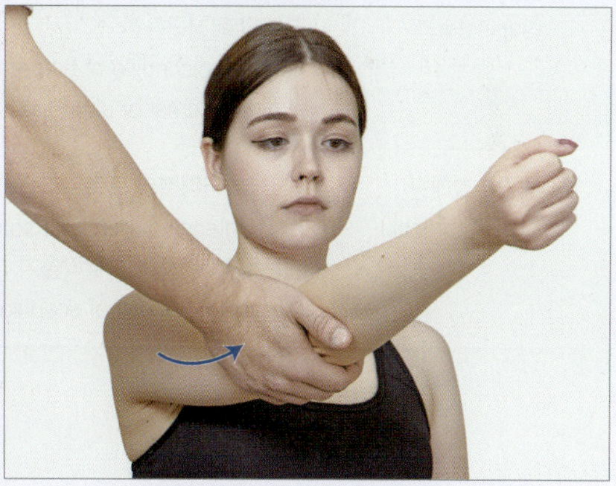

■ 불가, 영 검사 시 수평모음에 의해 팔꿈치관절 폄이 일어남

3) 아래팔 뒤침 Forearm supination

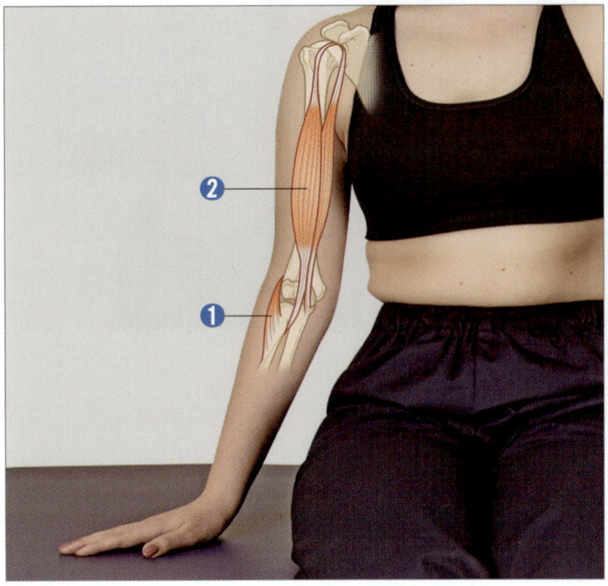

그림 8.35 아래팔 뒤침근

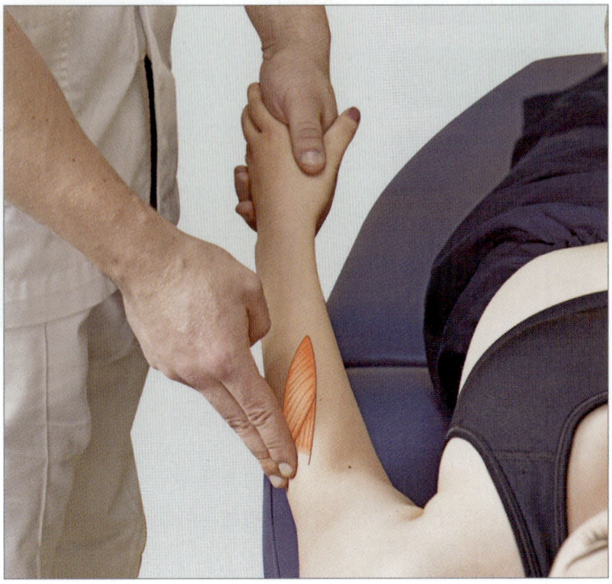

그림 8.36 뒤침근 촉지

근육명	이는곳	닿는곳	신경지배
❶ 손뒤침근 (supinator)	• 위팔뼈의 가쪽위관절융기, 자뼈의 뒤침근능선 (lateral epicondyle of humerus, supinator crest of ulna)	• 노뼈의 몸통 1/3 (1/3 proximal radial shaft)	• 노신경(radial nerve)
❷ 위팔두갈래근 (biceps brachii)	a. 긴갈래: 어깨뼈의 오목위결절 (supraglenoid tubercle of scapular) b. 짧은갈래: 어깨뼈의 부리돌기 (coracoid process of scapula)	• 노뼈거친면 (radial tuberosity)	• 근육피부신경 (musculocutaneous nerve)

정상(N, 5)

우(G, 4)

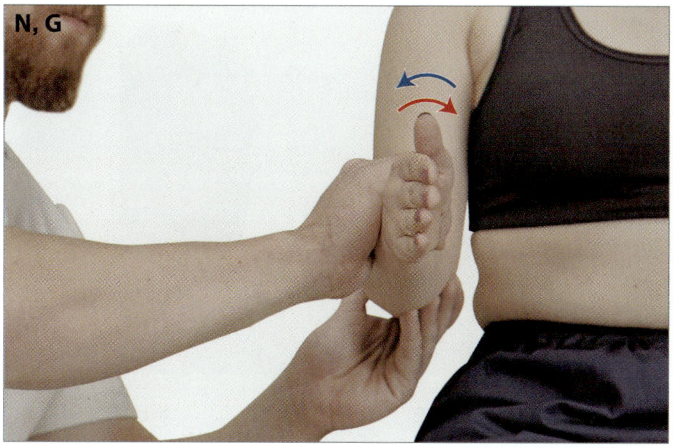

| 시작 자세 • 앉은 자세(팔꿈치관절 90° 굽힘, 아래팔 엎침)

| 고정 • 위팔뼈 아래쪽

| 검사동작 • 손목의 엎침 자세에서 손바닥이 천장쪽으로 뒤침하도록 함

| 저항 • 아래팔 먼쪽 손등면 혹은 손을 잡고 엎침 방향으로

| 등급판정 • 정상(N, 5): 중력과 최대 저항에 대항하여 뒤침 수행 또는 유지

• 우(G, 4): 중력과 중등도 저항에 대항하여 뒤침 수행 또는 유지

양(F, 3)

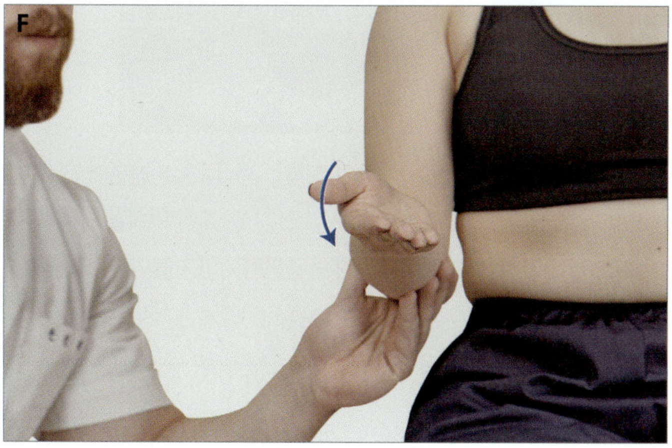

| 시작 자세 • 앉은 자세(팔꿈치관절 90° 굽힘, 아래팔 엎침)

| 고정 • 위팔뼈 아래쪽

| 검사동작 • 손목의 엎침 자세에서 손바닥이 천장쪽으로 뒤침하도록 함

| 등급판정 • 양(F, 3): 저항 없이 중력에 대항하여 뒤침의 완전한 운동범위 수행

가(P, 2)

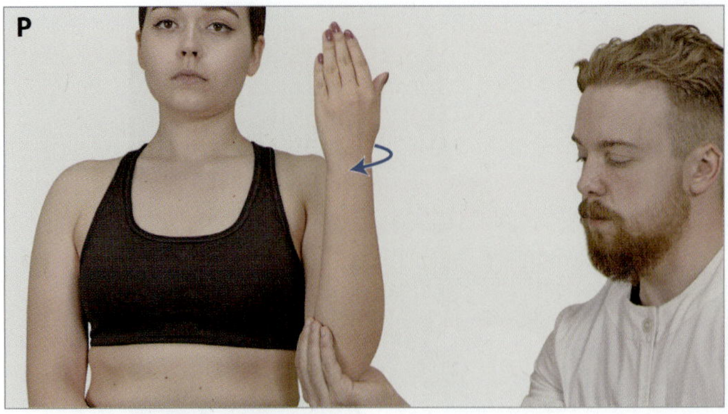

| 시작 자세
- 앉은 자세(어깨관절 45~90° 사이 굽힘, 팔꿈치관절은 수직이 되도록 굽힘)

| 고정
- 팔꿈치관절 아래

| 검사동작
- 손바닥이 얼굴을 향하도록 뒤침하게 함

| 등급판정
- 가(P, 2): 중력 최소화 상태에서 완전한 운동범위 수행

불가(T, 1)

영(Z, 0)

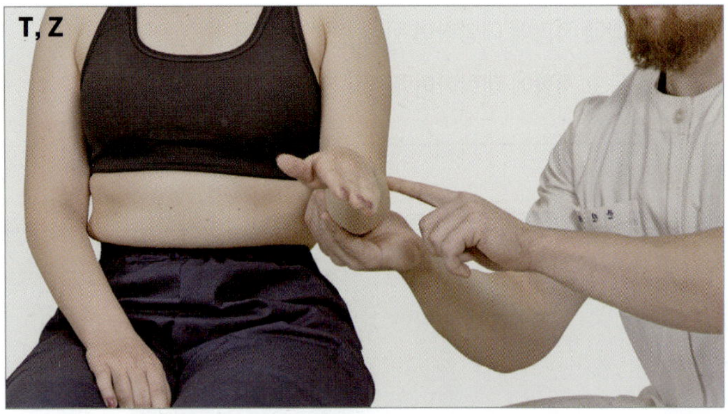

| 시작 자세
- 앉은 자세(팔꿈치관절 굽힘)

| 고정
- 팔꿈치관절 아래

| 검사동작
- 손바닥이 천장쪽으로 향하게 뒤침하도록 함

| 촉지
- 뒤침근의 근수축을 확인하기 위해 아래팔 뒤쪽의 노뼈머리 먼쪽 촉지

| 등급판정
- 불가(T, 1): 근수축 촉지 가능 영(Z, 0): 근수축 없음

대상작용

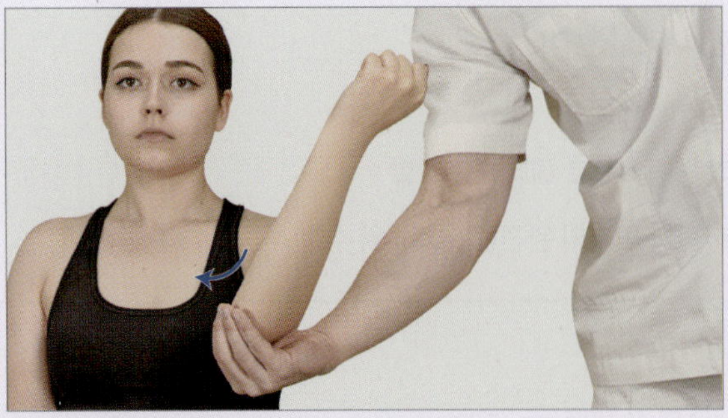

- 어깨관절의 바깥돌림과 모음에 의해 아래팔 뒤침이 일어남

4) 아래팔 엎침 Forearm pronation

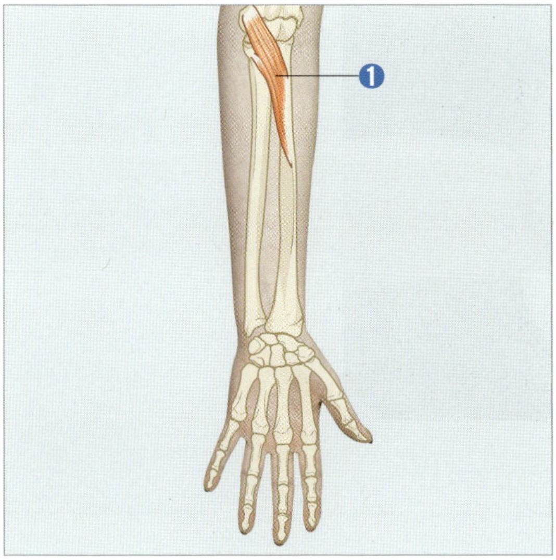

그림 8.37 원엎침근

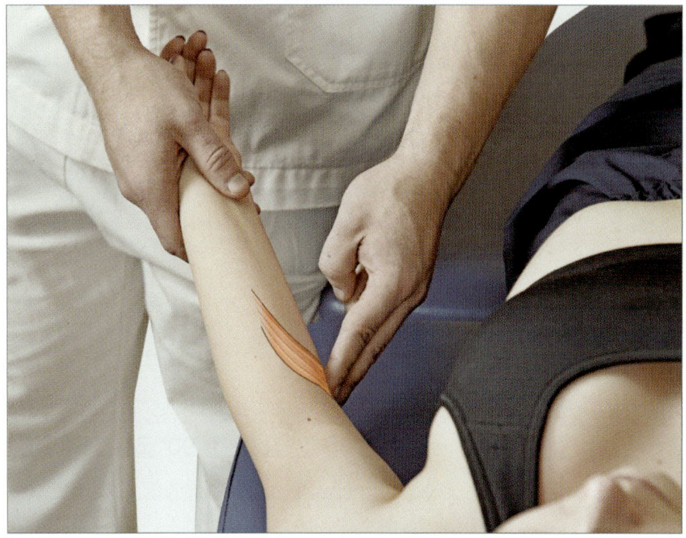

그림 8.38 원엎침근 촉지

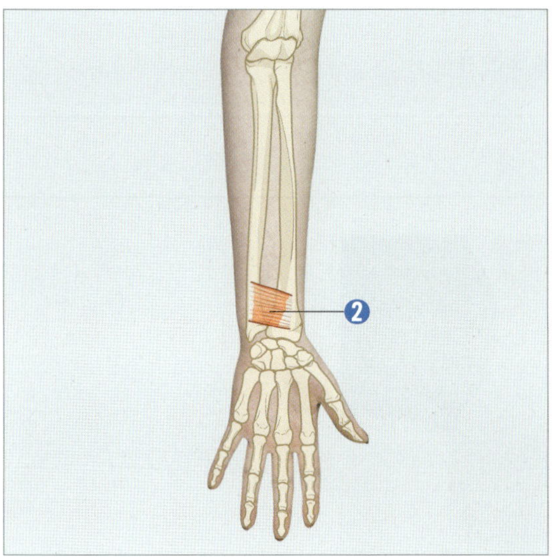

그림 8.39 네모엎침근

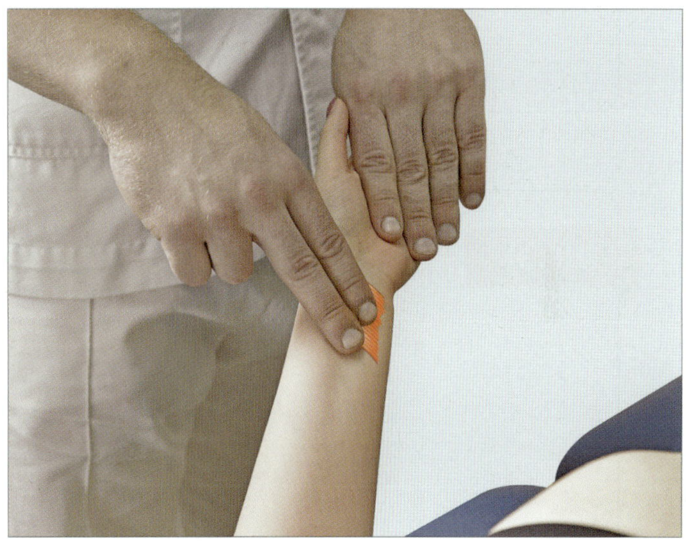

그림 8.40 네모엎침근 촉지

근육명	이는곳	닿는곳	신경지배
❶ 원엎침근 (pronator teres)	• 위팔뼈의 안쪽위관절융기, 자뼈의 갈고리돌기 (medial supracondylar ridge of humerus, coronoid process of ulna)	• 노뼈 몸통의 가쪽 면 중앙 (middle of the lateral surface of the body of radius)	• 정중신경 (median nerve)
❷ 네모엎침근 (pronator quadratus)	• 자뼈 안쪽의 먼쪽 1/4 (distal 1/4, medial of ulna)	• 노뼈 가쪽, 앞쪽 면 (lateral, anterior surface of the radius)	• 정중신경 (median nerve)

정상(N, 5)

우(G, 4)

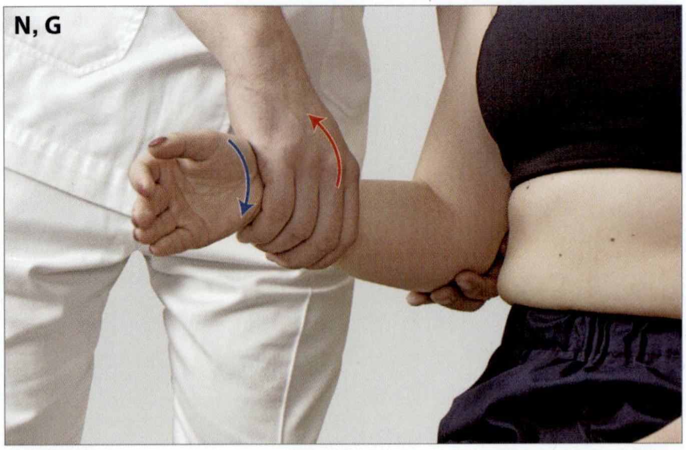

시작 자세	• 앉은 자세(팔꿈치관절 90° 굽힘, 아래팔 뒤침)
고정	• 팔꿈치관절 아래
검사동작	• 손목이 뒤침된 자세에서 손바닥이 바닥쪽으로 엎침하도록 함
저항	• 아래팔 먼쪽 손바닥면 혹은 손을 잡고 뒤침 방향으로
등급판정	• 정상(N, 5): 중력과 최대 저항에 대항하여 엎침 수행 또는 유지 • 우(G, 4): 중력과 중등도 저항에 대항하여 엎침 수행 또는 유지

양(F, 3)

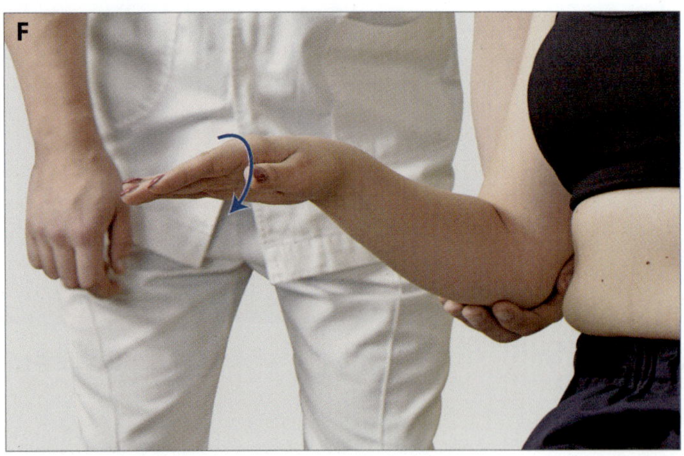

시작 자세	• 앉은 자세(팔꿈치관절 90° 굽힘, 아래팔 뒤침)
고정	• 팔꿈치관절 아래
검사동작	• 손목이 뒤침된 자세에서 손바닥이 바닥쪽으로 엎침하도록 함
등급판정	• 양(F, 3): 저항 없이 중력에 대항하여 엎침의 완전한 운동범위 수행

가(P, 2)

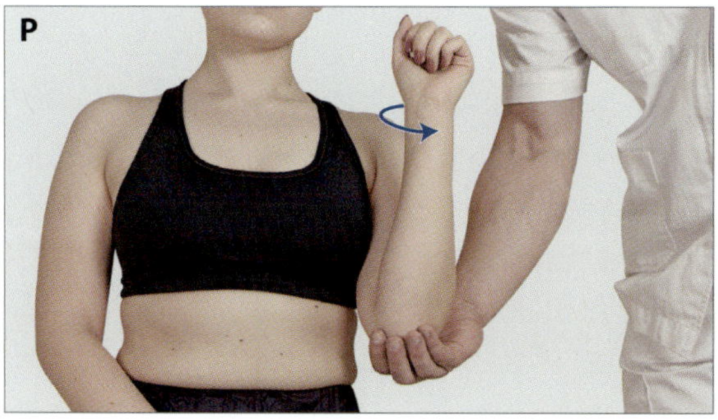

| 시작 자세
- 앉은 자세(어깨관절 45~90° 사이 굽힘, 팔꿈치관절은 수직이 되도록 굽힘)

| 고정
- 팔꿈치관절 아래

| 검사동작
- 손바닥이 얼굴 반대쪽으로 향하게 엎침하도록 함

| 등급판정
- 가(P, 2): 중력 최소화 상태에서 완전한 운동범위 수행

불가(T, 1)

영(Z, 0)

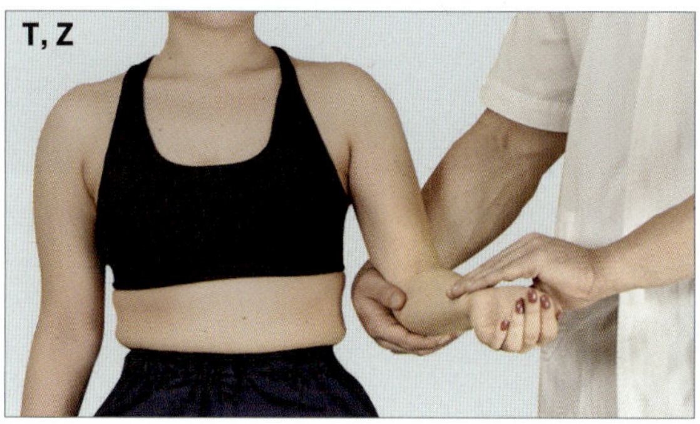

| 시작 자세
- 앉은 자세(팔꿈치관절 굽힘)

| 고정
- 팔꿈치관절 아래

| 검사동작
- 손바닥이 바닥쪽으로 향하게 엎침하도록 함

| 촉지
- 원엎침근은 안쪽위관절융기에서 가쪽과 먼쪽 방향으로 이동하면서 촉지, 네모엎침근은 노뼈의 붓돌기에서 자뼈 방향으로 이동하면서 촉지

| 등급판정
- 불가(T, 1): 근수축 촉지 가능
  영(Z, 0): 근수축 없음

대상작용

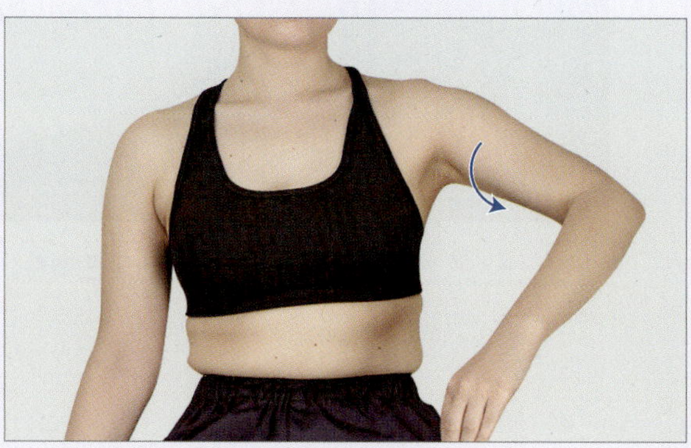

- 어깨관절 안쪽돌림과 벌림에 의해 아래팔 엎침이 일어남

4 손목관절과 손

1) 손목관절 굽힘 Wrist flexion

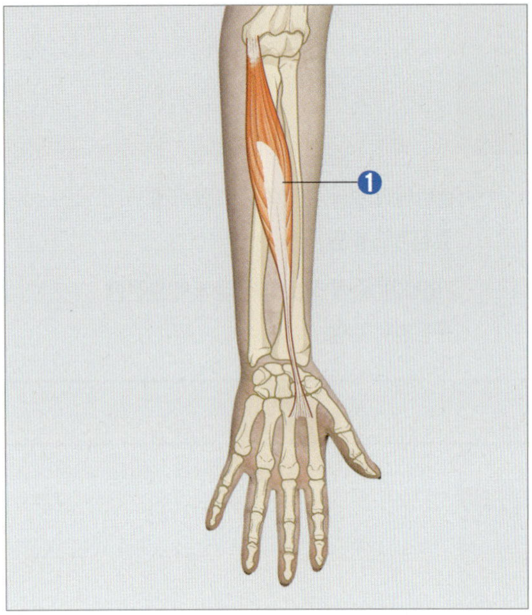

그림 8.41 노쪽손목굽힘근

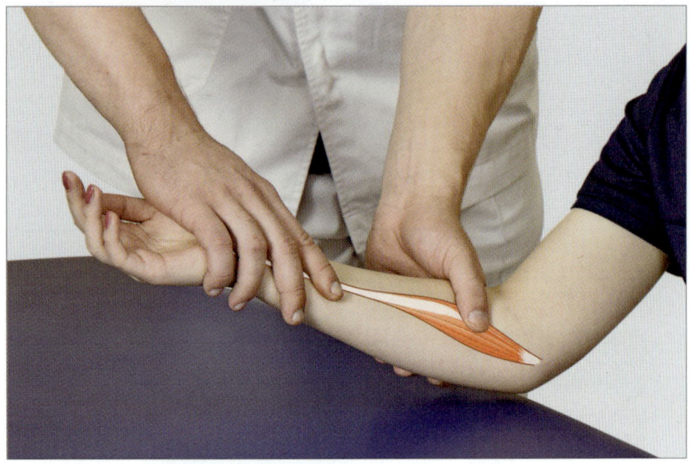

그림 8.42 노쪽손목굽힘근 촉지

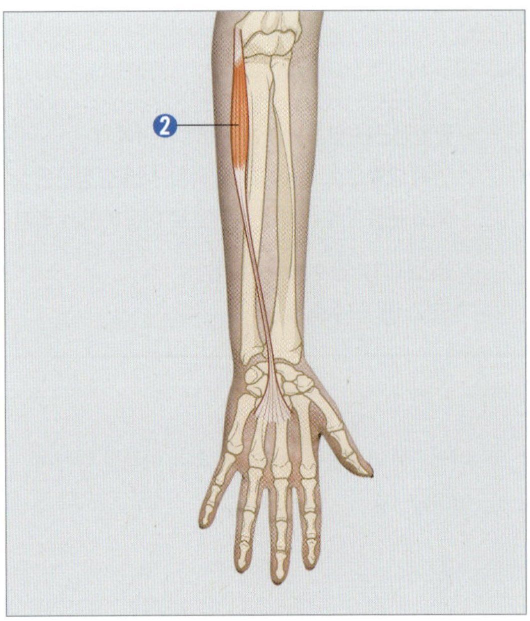

그림 8.43 긴손바닥근

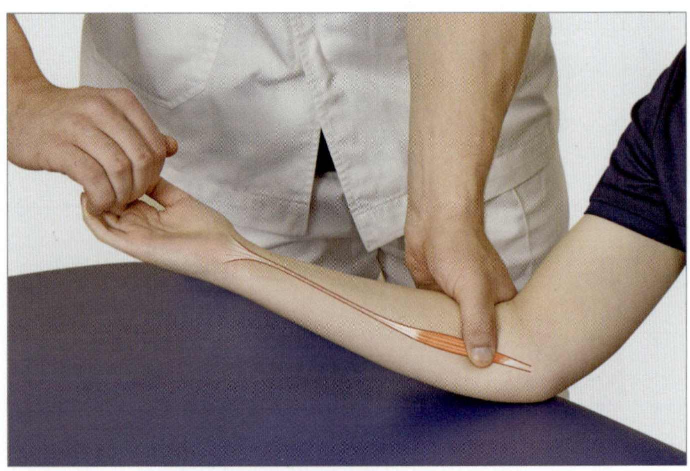

그림 8.44 긴손바닥근 촉지

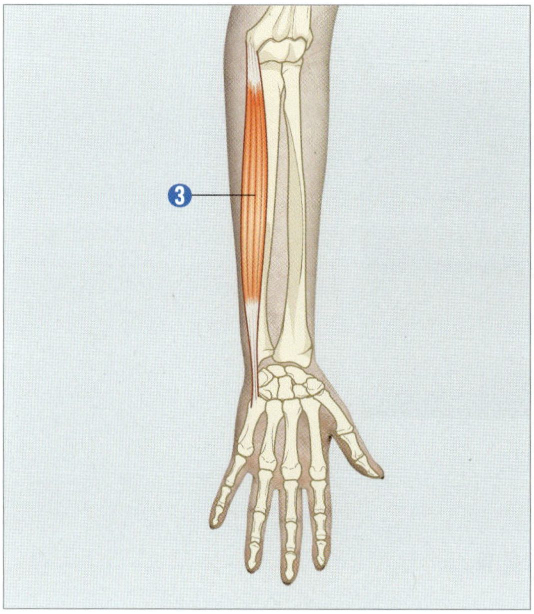

그림 8.45 자쪽손목굽힘근

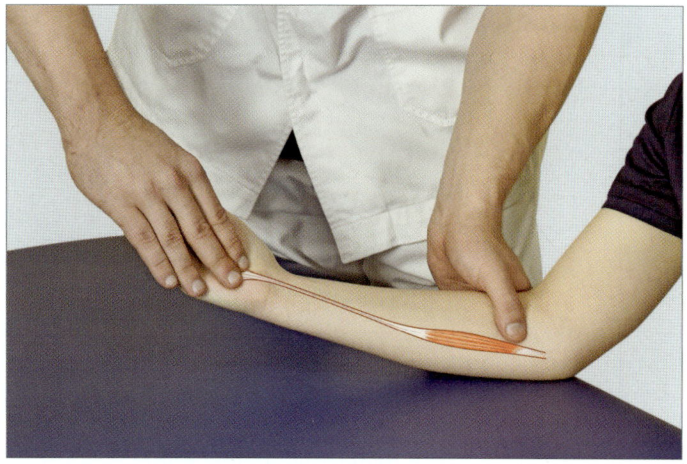

그림 8.46 자쪽손목굽힘근 촉지

근육명	이는곳	닿는곳	신경지배
❶ 노쪽손목굽힘근 (flexor carpi radialis)	• 위팔뼈의 안쪽위관절융기 (medial epicondyle of humerus)	• 2, 3번째 손허리뼈 바닥 (bases of second and third metacarpal bones)	• 정중신경 (median nerve)
❷ 긴손바닥근 (")	• 위팔뼈의 안쪽위관절융기 (medial epicondyle of humerus)	• 손바닥널힘줄 (palmar aponeurosis)	• 정중신경 (median nerve)
❸ 자쪽손목굽힘근 (flexor carpi ulnaris)	• 위팔뼈의 안쪽위관절융기 및 자뼈몸통(medial epicondyle of humerus, ulna body)	• 콩알뼈, 갈고리뼈, 5번째 손허리뼈 바닥 (pisiform, hook of the hamate, base of the fifth metacarpal bone)	• 자신경 (ulnar nerve)

정상(N, 5)

우(G, 4)

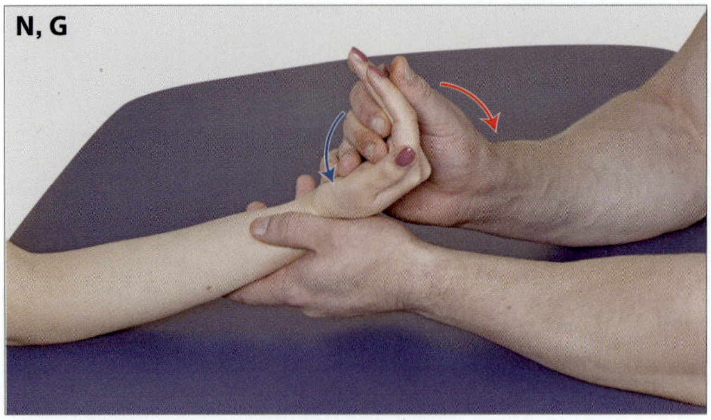

| 시작 자세 · 앉은 자세(아래팔 뒤침, 손목 중간 자세 또는 약간 폄)

| 고정 · 아래팔 먼쪽

| 검사동작 · 손가락과 엄지를 이완시킨 상태에서 손목을 굽히도록 함

| 저항 · 손허리뼈 바닥(손바닥쪽)에서 폄 방향으로
[노쪽손목굽힘근(저항: 2번째 손허리뼈바닥)과 자쪽손목굽힘근(저항: 5번째 손허리뼈바닥)의 개별적인 검사를 위해서는 저항부위가 달라질 수 있음]

| 등급판정 · 정상(N, 5): 중력과 최대 저항에 대항하여 굽힘 수행 또는 유지
· 우(G, 4): 중력과 중등도 저항에 대항하여 굽힘 수행 또는 유지

양(F, 3)

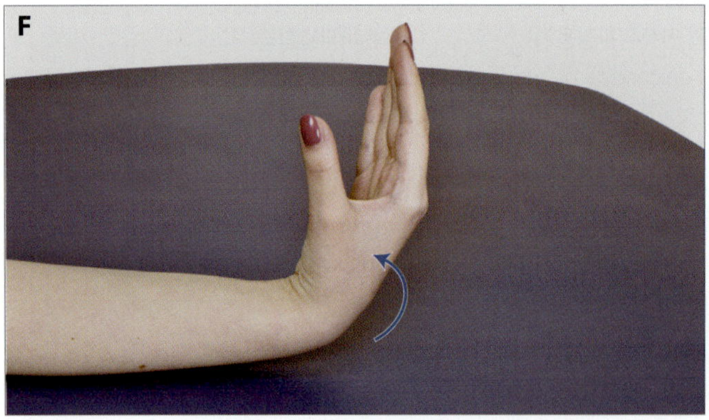

| 시작 자세 · 바로 앉은 자세(아래팔 뒤침, 손목 중간 자세 또는 약간 폄)

| 고정 · 아래팔 먼쪽

| 검사동작 · 손가락과 엄지를 이완시킨 상태에서 손목을 굽히도록 함

| 등급판정 · 양(F, 3): 저항 없이 중력에 대항하여 굽힘의 완전한 운동범위 수행

가(P, 2)

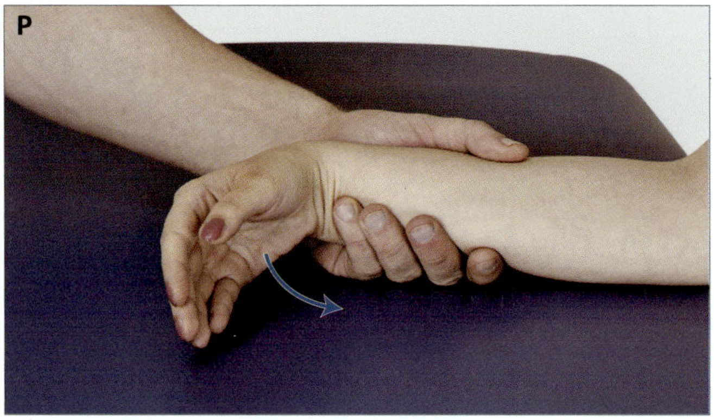

| 시작 자세 • 아래팔 검사대 위, 손목관절 중립

| 고정 • 아래팔 먼쪽

| 검사동작 • 자뼈가 검사대에 접촉하지 않도록 하고 손목을 굽히도록 함

| 등급판정 • 가(P, 2): 중력 최소화 상태에서 완전한 운동범위 수행

불가(T, 1)

영(Z, 0)

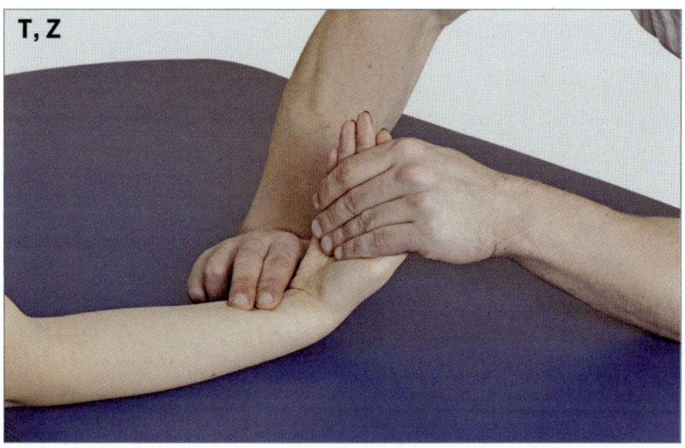

| 시작 자세 • 아래팔 뒤침 자세

| 고정 • 아래팔 먼쪽

| 검사동작 • 손목을 굽힘 상태로 지지하고 대상자에게 손목을 굽히도록 함

| 촉지 • 근수축을 확인하기 위해 손목굽힘근 힘줄을 촉지

| 등급판정 • 불가(T, 1): 근수축 촉지 가능
• 영(Z, 0): 근수축 없음

2) 손목관절 폄 Wrist extension

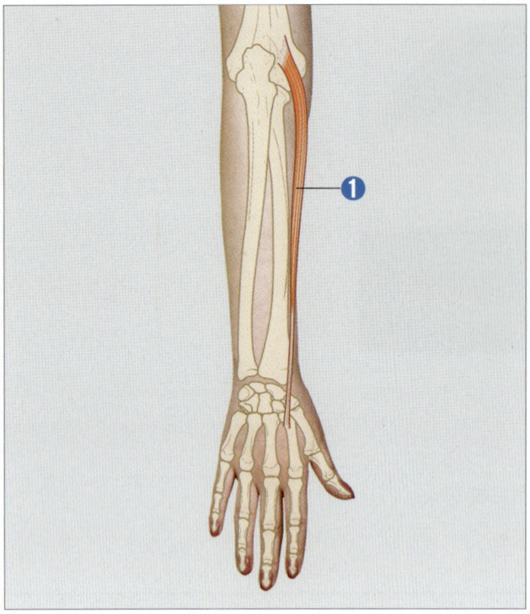

그림 8.47 긴노쪽손목폄근

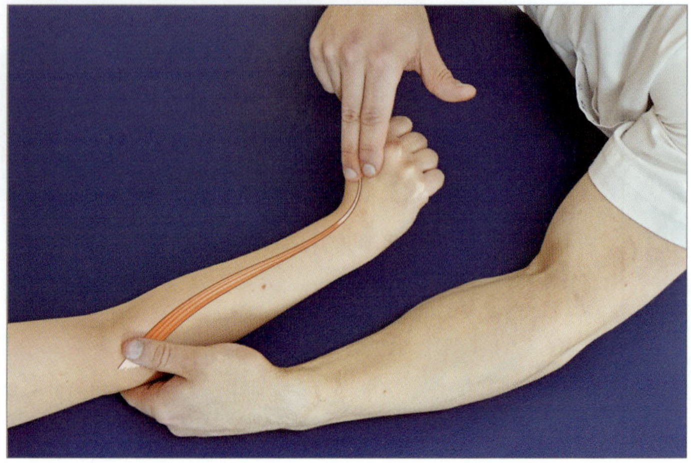

그림 8.48 긴노쪽손목폄근 촉지

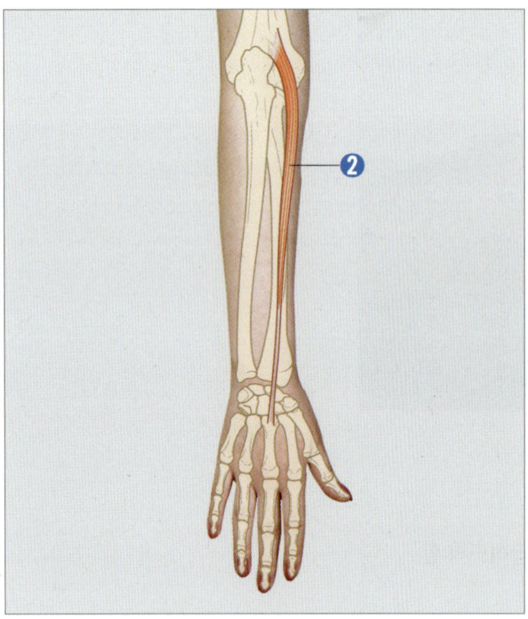

그림 8.49 짧은노쪽손목폄근

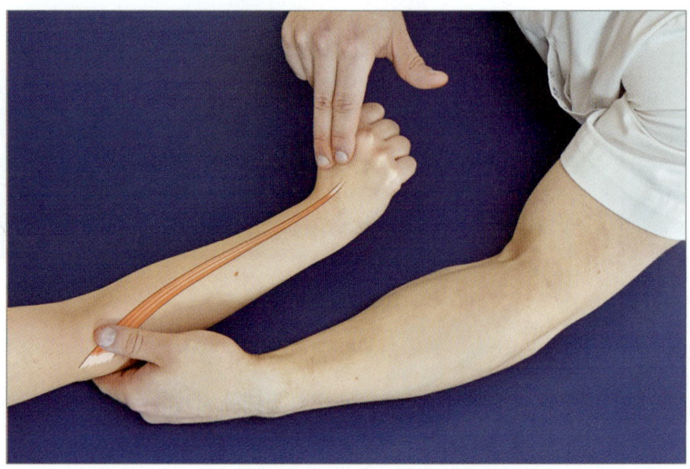

그림 8.50 짧은노쪽손목폄근 촉지

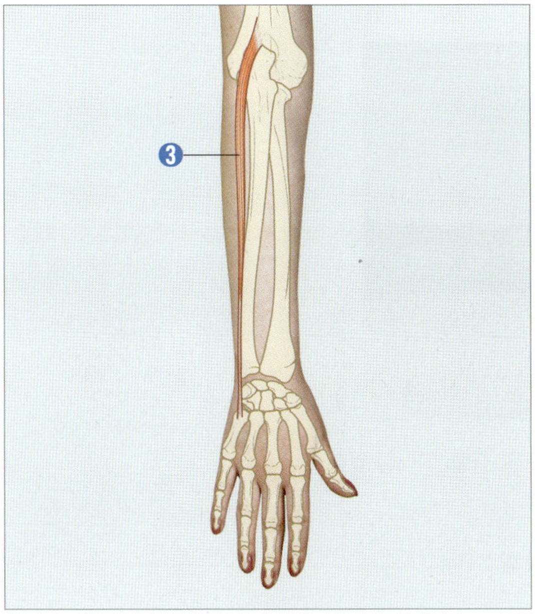

그림 8.51 자쪽손목폄근

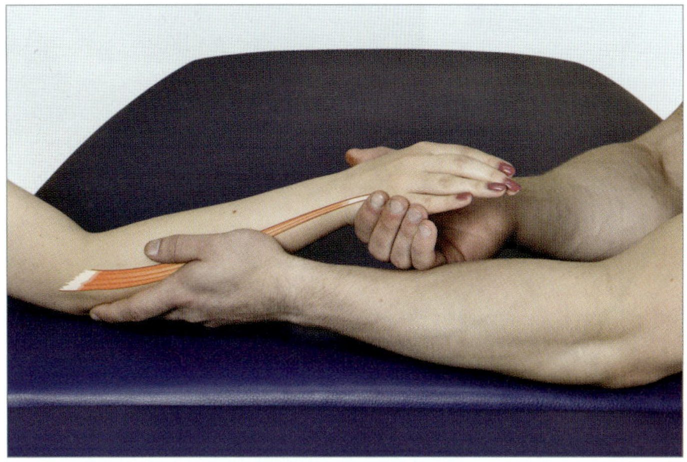

그림 8.52 자쪽손목폄근 촉지

근육명	이는곳	닿는곳	신경지배
❶ 긴노쪽손목폄근 (extensor carpi radialis longus)	• 위팔뼈의 가쪽관절융기위능선 (lateral supracondylar ridge of humerus)	• 2번째 손허리뼈바닥 (base of 2nd metacarpal)	• 노신경 (radial nerve)
❷ 짧은노쪽손목폄근 (extensor carpi radialis brevis)	• 위팔뼈의 가쪽위관절융기 (lateral epicondyle of humerus)	• 3번째 손허리뼈바닥 (base of the 3rd metacarpal)	• 노신경 (radial nerve)
❸ 자쪽손목폄근 (extensor carpi ulnaris)	• 위팔뼈의 가쪽위관절융기 (lateral epicondyle of humerus)	• 5번째 손허리뼈바닥 (base of 5th metacarpal)	• 노신경 (radial nerve)

정상(N, 5)

우(G, 4)

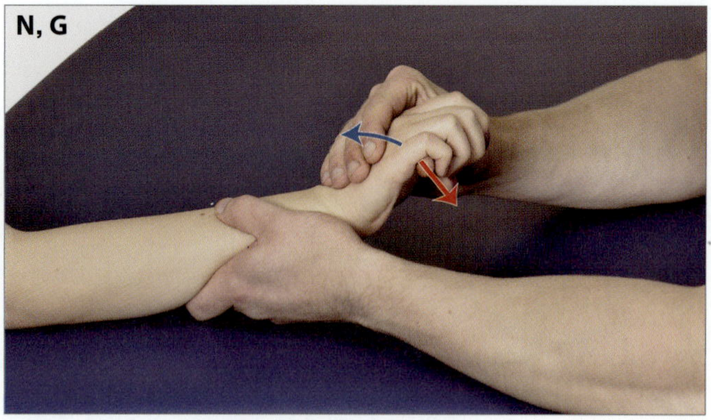

| 시작 자세 • 팔꿈치와 아래팔을 검사대 위에 올려놓음(팔꿈치관절 굽힘, 아래팔 엎침)

| 고정 • 아래팔 먼쪽

| 검사동작 • 손가락과 엄지를 이완시킨 상태에서 손목을 펴도록 함

| 저항 • 손등쪽 손허리뼈에서 굽힘 방향으로
손허리뼈바닥(손등쪽)[긴·짧은노쪽손목폄근(저항: 2, 3번째 손허리뼈바닥)과 자쪽손목폄근(저항: 5번째 손허리뼈바닥)의 개별적인 검사를 위해서는 저항부위가 달라질 수 있음]

| 등급판정 • 정상(N, 5): 중력과 최대 저항에 대항하여 폄 수행 또는 유지
• 우(G, 4): 중력과 중등도 저항에 대항하여 폄 수행 또는 유지

양(F, 3)

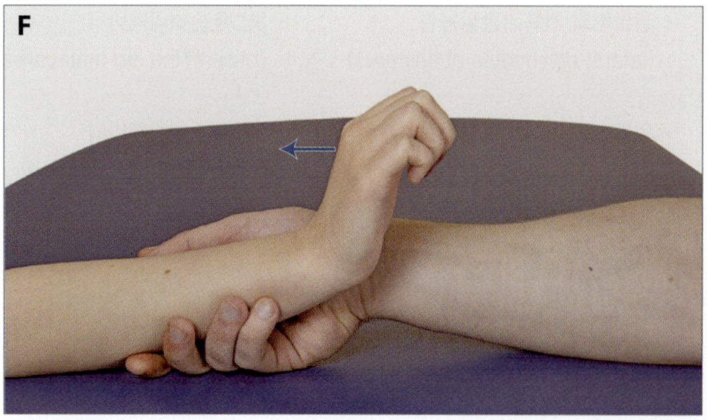

| 시작 자세 • 팔꿈치와 아래팔을 검사대 위에 올려놓음(팔꿈치관절 굽힘, 아래팔 엎침)

| 고정 • 아래팔 먼쪽

| 검사동작 • 손가락과 엄지를 이완시킨 상태에서 손목을 펴도록 함

| 등급판정 • 양(F, 3): 저항 없이 중력에 대항하여 폄의 완전한 운동범위 수행

가(P, 2)

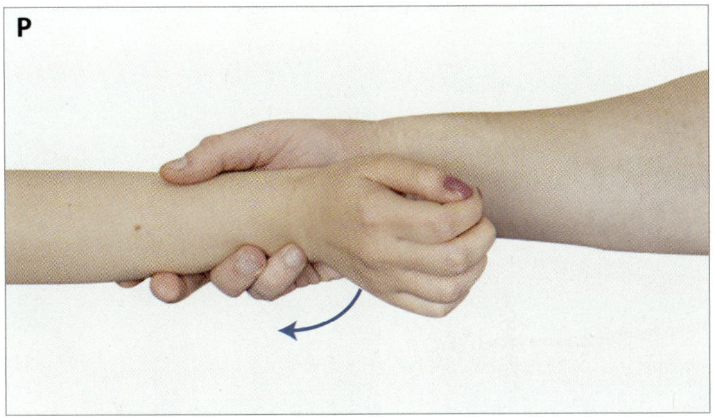

| 시작 자세 · 검사대에 아래팔 중립
| 고정 · 아래팔 먼쪽 바닥쪽(검사대와 손목 사이의 마찰력 상쇄)
| 검사동작 · 손목을 펴도록 함
| 등급판정 · 가(P, 2): 중력 최소화 상태에서 완전한 운동범위 수행

불가(T, 1)

영(Z, 0)

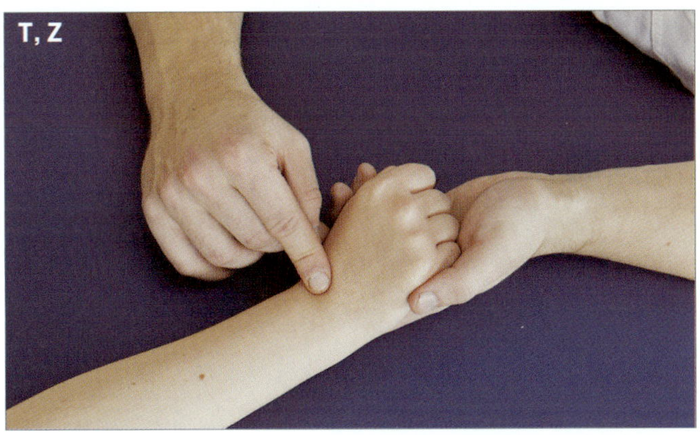

| 시작 자세 · 아래팔 엎침(손목은 약간 폄된 자세로 검사대에 위치)
| 고정 · 아래팔 먼쪽
| 검사동작 · 손목을 펴도록 함
| 촉지 · 근수축을 확인하기 위해 손목폄근 힘줄을 촉지
| 등급판정 · 불가(T, 1): 근수축 촉지 가능
· 영(Z, 0): 근수축 없음

대상작용

■ 손가락 폄근들의 작용으로 인한 대상작용

3) 손허리손가락관절 굽힘 Metacarpophalangeal flexion

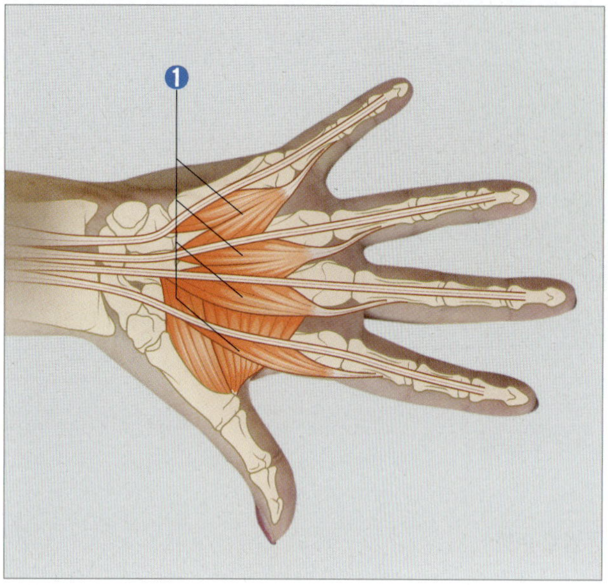

그림 8.53 벌레근

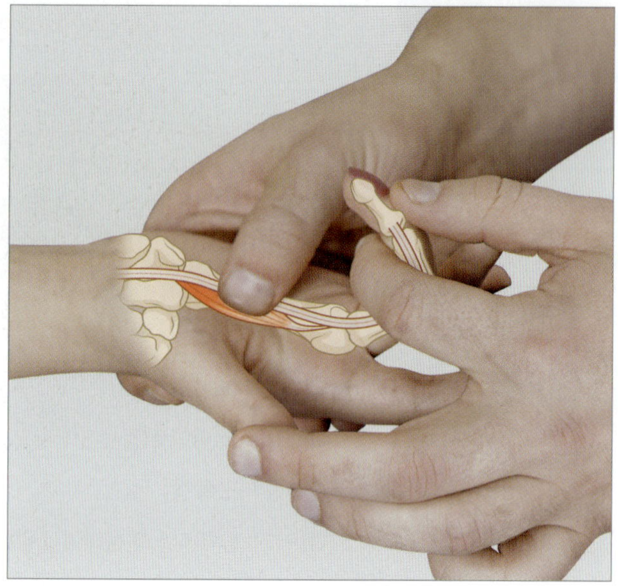

그림 8.54 벌레근 촉지

근육명	이는곳	닿는곳	신경지배
❶ 벌레근 (lumbricals)	• 깊은손가락굽힘근 (flexor digitorum profundus)	• 폄근 확대부 (extensor expansion)	• 정중신경[median nerve(가쪽 두갈래)] • 자신경[ulnar nerve(안쪽 두갈래)]

정상(N, 5)

우(G, 4)

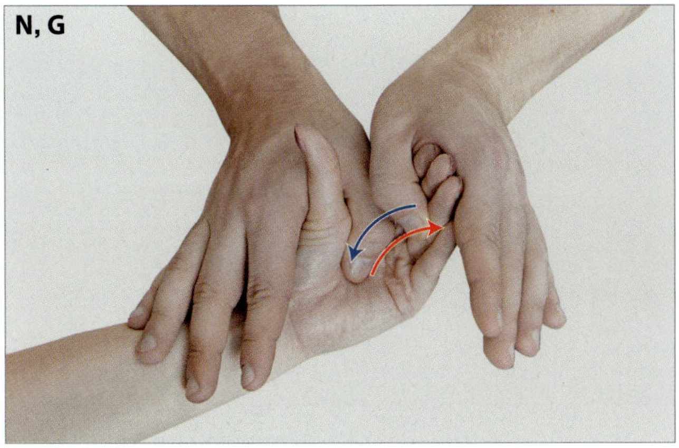

| 시작 자세 • 바로 앉은 자세 혹은 바로 누운 자세(아래팔 뒤침, 손목 중립)

| 고정 • 손허리뼈

| 검사동작 • 손허리손가락관절을 굽히도록 함

| 저항 • 첫마디뼈(proximal phalanx)에서 폄 방향으로

| 등급판정 • 정상(N, 5): 중력과 최대 저항에 대항하여 굽힘 수행 또는 유지

• 우(G, 4): 중력과 중등도 저항에 대항하여 굽힘 수행 또는 유지

양(F, 3)

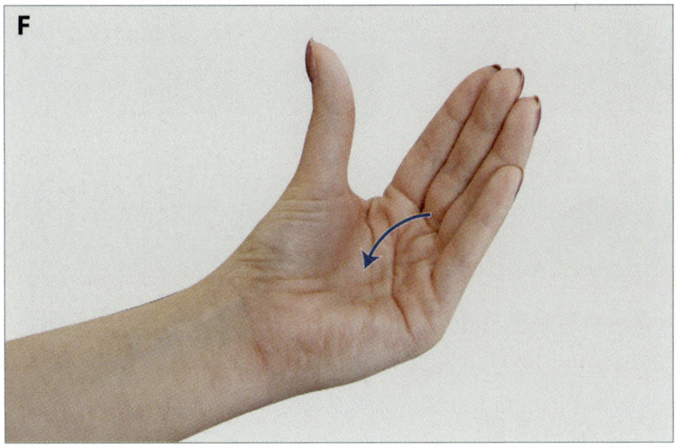

| 시작 자세 • 바로 앉은 자세 혹은 바로 누운 자세(아래팔 뒤침, 손목 중립)

| 고정 • 손허리뼈

| 검사동작 • 손허리손가락관절을 굽히도록 함

| 등급판정 • 양(F, 3): 저항 없이 중력에 대항하여 굽힘의 완전한 운동범위 수행

가(P, 2)

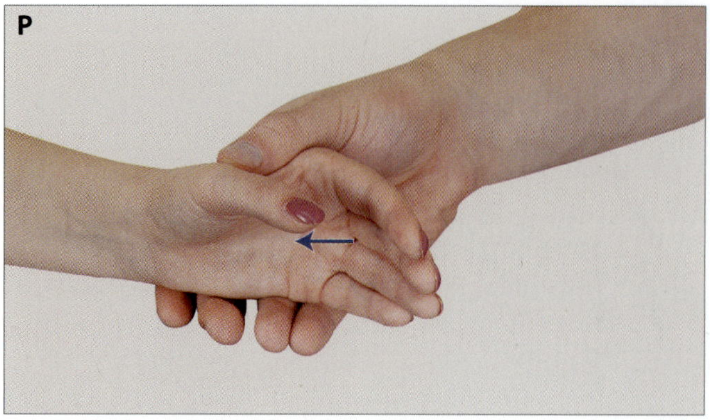

| 시작 자세 | • 바로 앉은 자세 혹은 바로 누운 자세[아래팔과 손목 중립(중력의 영향을 최소화)]
| 고정 | • 손허리뼈
| 검사동작 | • 손허리손가락관절을 굽히도록 함
| 등급판정 | • 가(P, 2): 중력 최소화 상태에서 완전한 운동범위 수행

불가(T, 1)

영(Z, 0)

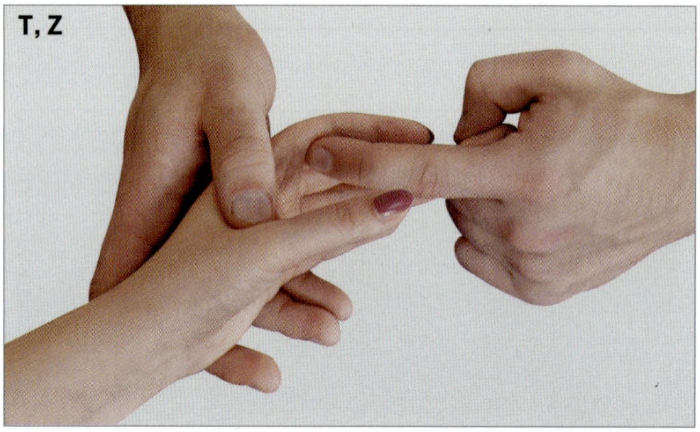

| 시작 자세 | • 바로 앉은 자세 혹은 바로 누운 자세[아래팔과 손목 중립(중력의 영향을 최소화)]
| 고정 | • 손허리뼈
| 검사동작 | • 손허리손가락관절을 굽히도록 함
| 촉지 | • 근수축을 확인하기 위해 2~5번째 손가락의 첫마디뼈 주위를 촉지
| 등급판정 | • 불가(T, 1): 근수축 촉지 가능
• 영(Z, 0): 근수축 없음

대상작용

■ 긴 손가락굽힘근에 의한 대상작용

4) 2~5번째 몸쪽손가락뼈사이관절 굽힘 Proximal interphalangeal flexion

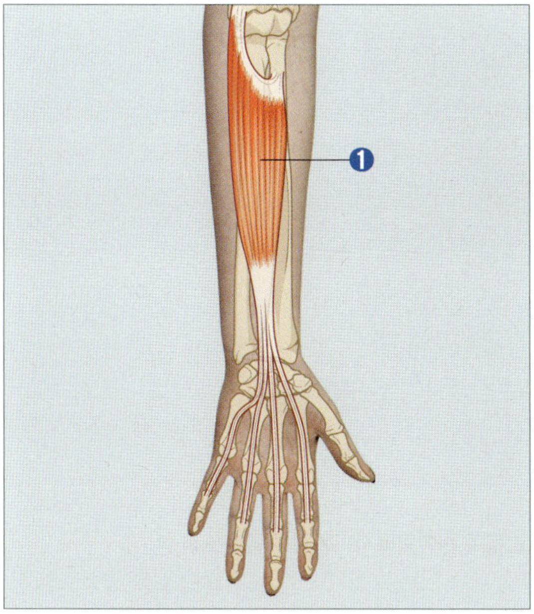

그림 8.55 얕은손가락굽힘근

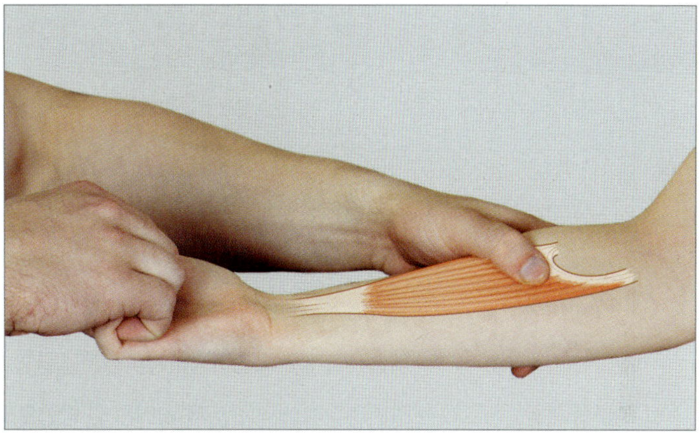

그림 8.56 얕은손가락굽힘근 촉지

근육명	이는곳	닿는곳	신경지배
❶ 얕은손가락굽힘근 (flexor digitorum superficialis)	• 위팔뼈의 안쪽위관절융기, 자뼈의 갈고리돌기, 뼈사이막 (medial epicondyle of the humerus, coronoid process of ulnar, interosseous membrane)	• 2~5번째 중간마디뼈 바닥 (bases of middle phalanges of four fingers)	• 정중신경 (median nerve)

정상(N, 5)

우(G, 4)

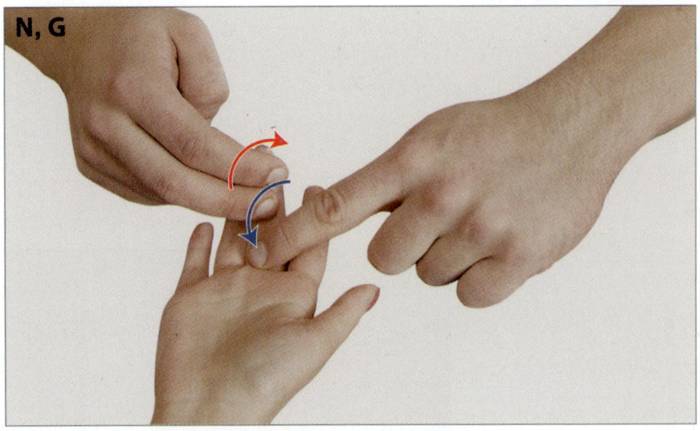

| 시작 자세 • 아래팔 뒤침하고 손등쪽을 검사대 위에 놓은 자세

| 고정 • 첫마디뼈

| 검사동작 • 네 개의 손가락을 따로 분리해서 검사를 실시.
대상자에게 먼쪽 손가락뼈사이관절을 굽힘하지 않고 몸쪽 손가락뼈사이관절을 굽히도록 함

| 저항 • 중간마디뼈 바닥(손바닥쪽)에서 폄 방향으로

| 등급판정 • 정상(N, 5): 중력과 최대 저항에 대항하여 굽힘 수행 또는 유지
• 우(G, 4): 중력과 중등도 저항에 대항하여 굽힘 수행 또는 유지

양(F, 3)

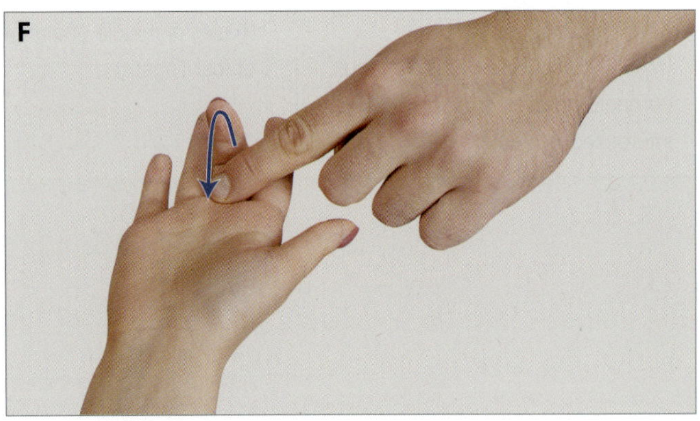

| 시작 자세 • 검사대 위에 아래팔 뒤침

| 고정 • 첫마디뼈

| 검사동작 • 네 개의 손가락을 따로 분리해서 검사를 실시.
먼쪽 손가락뼈사이관절을 굽힘하지 않고 몸쪽 손가락뼈사이관절을 굽히도록 함

| 등급판정 • 양(F, 3): 저항 없이 중력에 대항하여 굽힘의 완전한 운동범위 수행

가(P, 2)

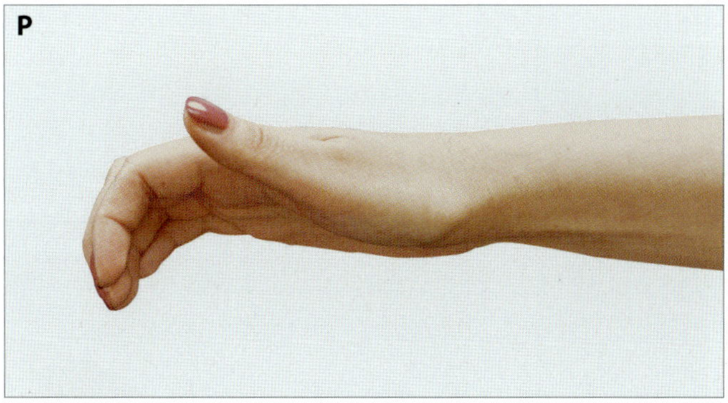

| 시작 자세 • 아래팔과 손목 중립

| 고정 • 첫마디뼈

| 검사동작 • 몸쪽 손가락뼈사이관절을 굽히도록 함

| 등급판정 • 가(P, 2): 중력 최소화 상태에서 완전한 운동범위 수행

불가(T, 1)

영(Z, 0)

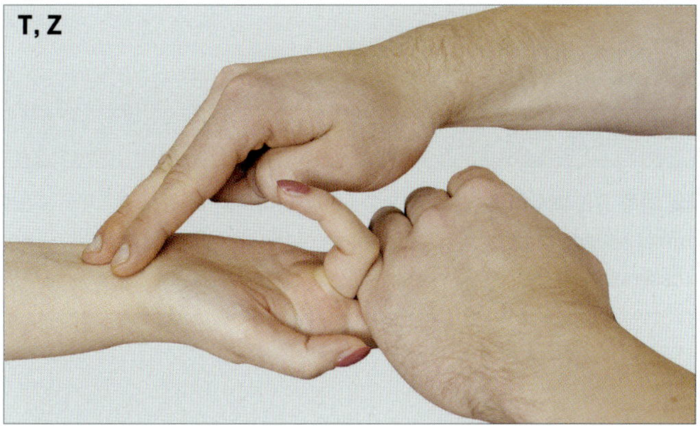

| 시작 자세 • 아래팔과 손목 중립

| 고정 • 첫마디뼈

| 검사동작 • 몸쪽 손가락뼈사이관절을 굽히도록 함

| 촉지 • 손바닥쪽에서 긴손바닥근과 자쪽손목굽힘근 사이에 있는 얕은손가락굽힘근 촉지

| 등급판정 • 불가(T, 1): 근수축 촉지 가능

• 영(Z, 0): 근수축 없음

대상 작용

- 깊은손가락굽힘근의 작용으로 먼쪽손가락뼈사이관절과 함께 굽힘됨
- 손목이 펴지면서 깊은손가락굽힘근의 장력이 증가하여 손가락사이관절이 굽힘됨 [힘줄고정 작용(tenodesis action)]

5) 2~5번째 먼쪽손가락뼈사이관절 굽힘 Distal interphalangeal flexion

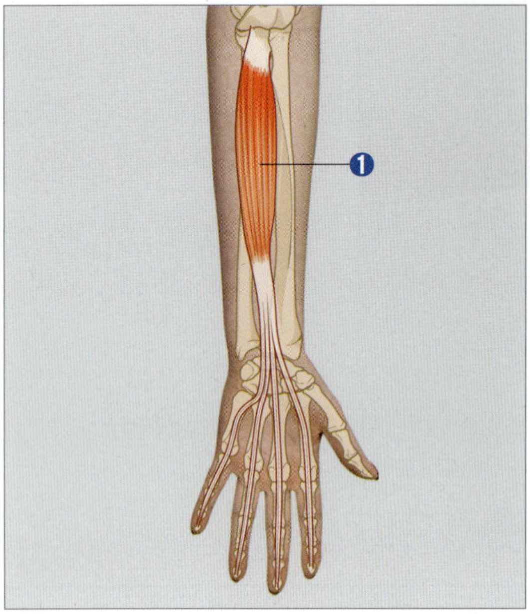

그림 8.57 깊은손가락굽힘근

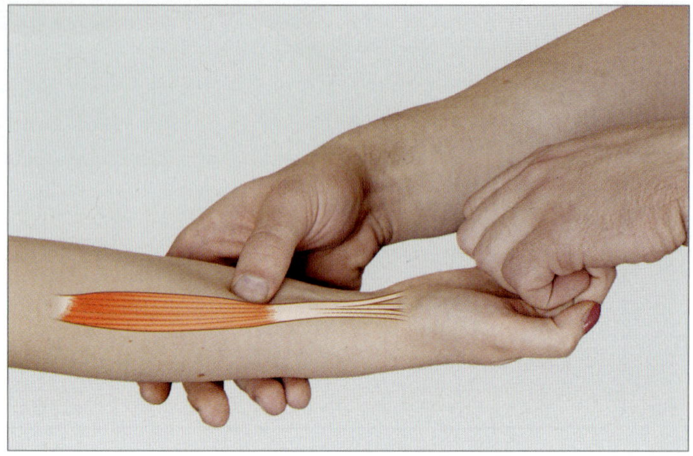

그림 8.58 깊은손가락굽힘근 촉지

근육명	이는곳	닿는곳	신경지배
❶ 깊은손가락굽힘근 (flexor digitorum profundus)	• 자뼈의 몸쪽 1/2, 뼈사이막 (proximal second of ulna, interosseous membrane)	• 2~5번째 끝마디뼈 바닥 (base of the distal phalanges of 2~5th)	• 노쪽 1/2: 정중신경(median nerve) • 자쪽 1/2: 자신경(ulnar nerve)

정상(N, 5)

우(G, 4)

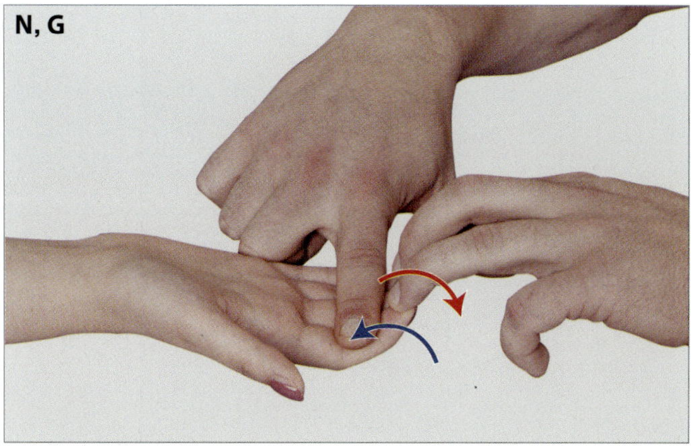

| 시작 자세 · 바로 누운 자세 혹은 바로 앉은 자세(아래팔 뒤침, 손목 중간위치, 몸쪽손가락뼈사이관절 폄)

| 고정 · 중간마디뼈

| 검사동작 · 4개 손가락을 각각 검사. 손가락 끝마디뼈를 굽히도록 함

| 저항 · 끝마디뼈 바닥에서 폄 방향으로

| 등급판정 · 정상(N, 5): 중력과 최대 저항에 대항하여 굽힘 수행 또는 유지
· 우(G, 4): 중력과 중등도 저항에 대항하여 굽힘 수행 또는 유지

양(F, 3)

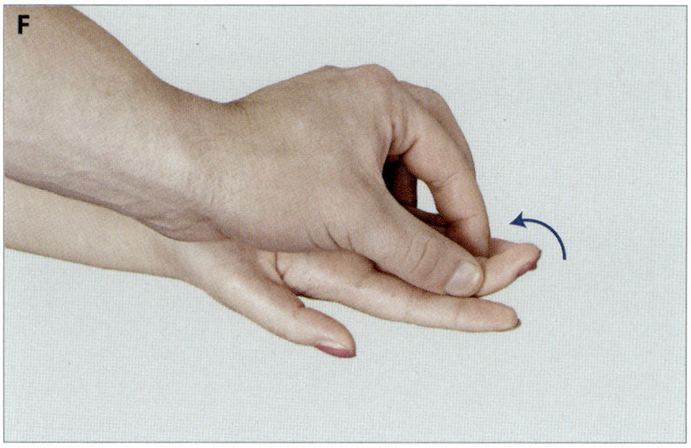

| 시작 자세 · 바로 누운 자세 혹은 바로 앉은 자세(아래팔 뒤침, 손목 중간위치, 몸쪽손가락뼈사이관절 폄)

| 고정 · 중간마디뼈

| 검사동작 · 4개 손가락을 각각 검사. 손가락 끝마디뼈를 굽히도록 함

| 등급판정 · 양(F, 3): 저항 없이 중력에 대항하여 굽힘의 완전한 운동범위 수행

가(P, 2)

불가(T, 1)

영(Z, 0)

P, T, Z

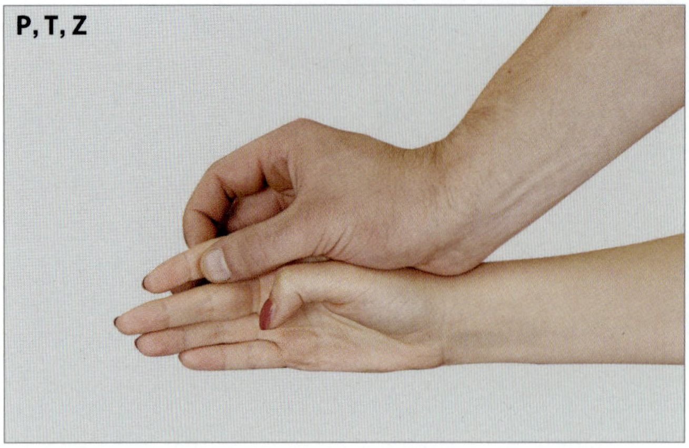

시작 자세	• 바로 누운 자세 혹은 바로 앉은 자세(아래팔과 손목 중간위치)
고정	• 중간마디뼈
검사동작	• 4개 손가락을 각각 검사. 손가락 끝마디를 굽히도록 함
촉지	• 2~5번째 손가락의 끝마디 주위 촉지
등급판정	• 가(P, 2): 중력 최소화 상태에서 완전한 운동범위 수행 • 불가(T, 1): 근수축 촉지 가능 • 영(Z, 0): 근수축 없음

대상 작용

- 손목이 펴지면서 깊은손가락굽힘근의 장력이 증가하여 손가락사이관절이 굽힘됨[힘줄고정 작용(tenodesis action)]

6) 2~5번째 손허리손가락 및 손가락 폄 Metacarpophalangeal and finger extension

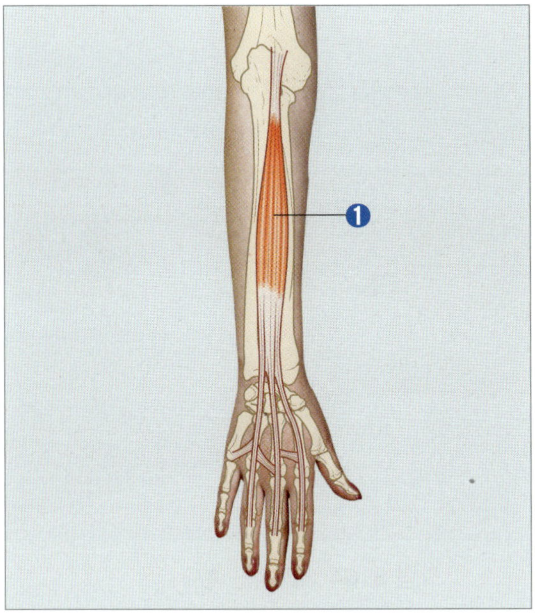

그림 8.59 손가락폄근

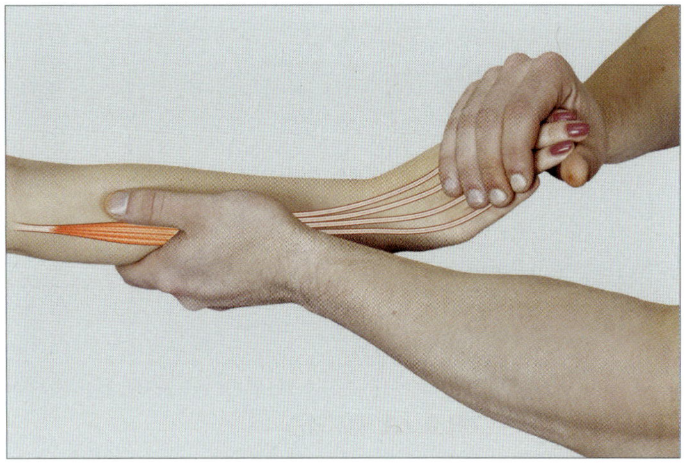

그림 8.60 손가락폄근 촉지

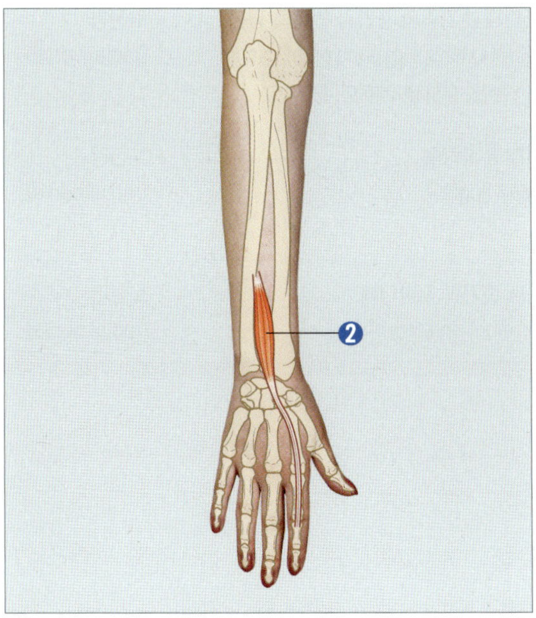

그림 8.61 집게폄근

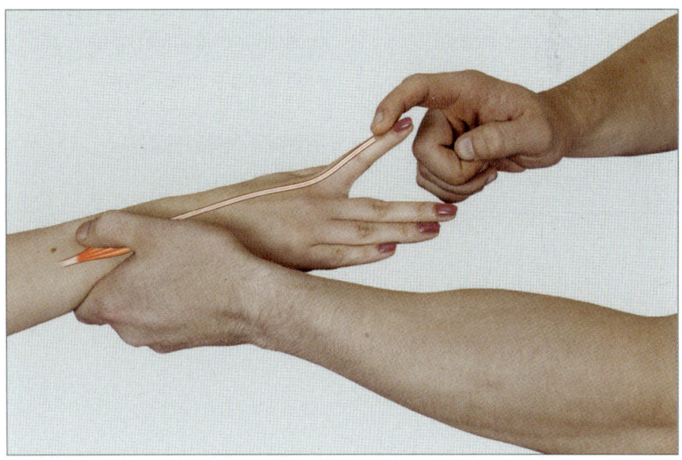

그림 8.62 집게폄근 촉지

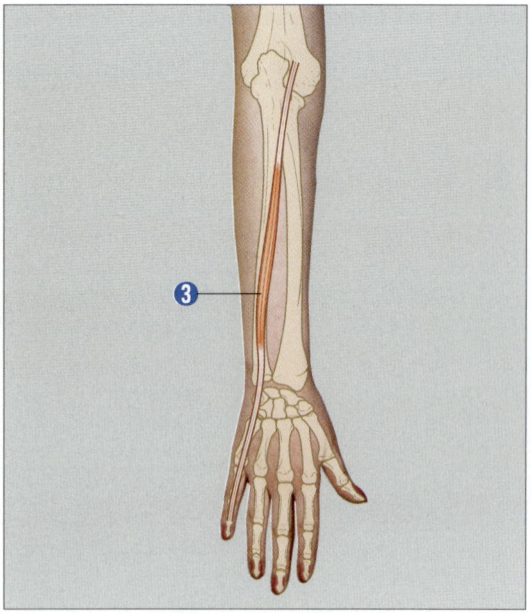

그림 8.63 새끼폄근

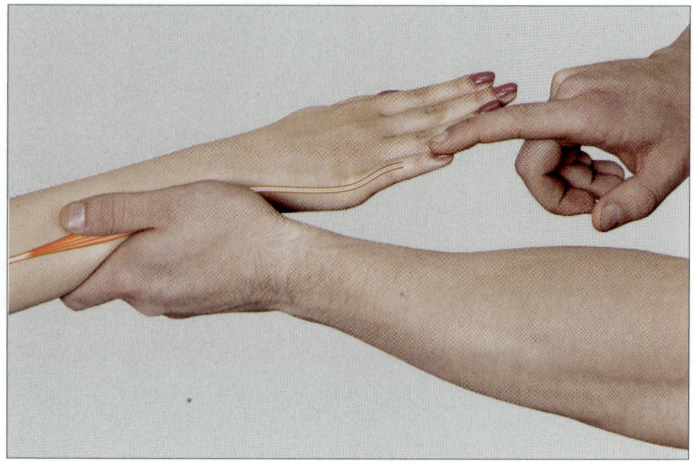

그림 8.64 새끼폄근 촉지

근육명	이는곳	닿는곳	신경지배
❶ 손가락폄근 (extensor digitorum)	• 위팔뼈의 가쪽위관절융기 (lateral epicondyle)	• 2~5번째 손가락의 중간과 먼쪽의 폄근 확대부(extensor expansion of middle and distal phalanges of 2~5th)	• 노신경 (radial nerve)
❷ 집게폄근 (extensor indicis)	• 노뼈와 자뼈 뒷면 1/3, 뼈사이막 (posterior distal third of ulna and interosseous membrane)	• 2번째 손가락뼈 (index finger)	• 노신경 (radial nerve)
❸ 새끼폄근 (extensor digiti minimi)	• 위팔뼈의 가쪽위관절융기 (lateral epicondyle)	• 5번째 손가락 첫마디뼈 (proximal phalanx of 5th)	• 노신경 (radial nerve)

정상(N, 5)

우(G, 4)

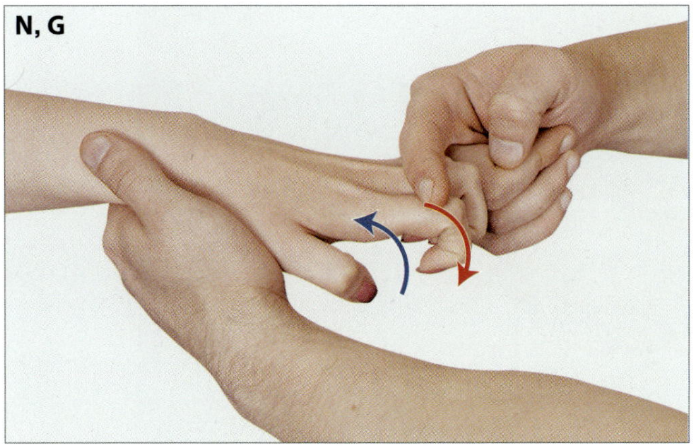

| 시작 자세 | • 아래팔 엎침, 손목 중간위치(손허리손가락관절과 손가락뼈사이관절들은 이완된 굽힘)
| 고정 | • 손목이나 손허리뼈
| 검사동작 | • 손가락뼈사이관절을 이완된 상태에서 손허리손가락관절을 펴도록 함
| 저항 | • 첫마디뼈 바닥(손등쪽)에서 굽힘 방향으로
| 등급판정 | • 정상(N, 5): 중력과 최대 저항에 대항하여 폄 수행 또는 유지
• 우(G, 4): 중력과 중등도 저항에 대항하여 폄 수행 또는 유지

양(F, 3)

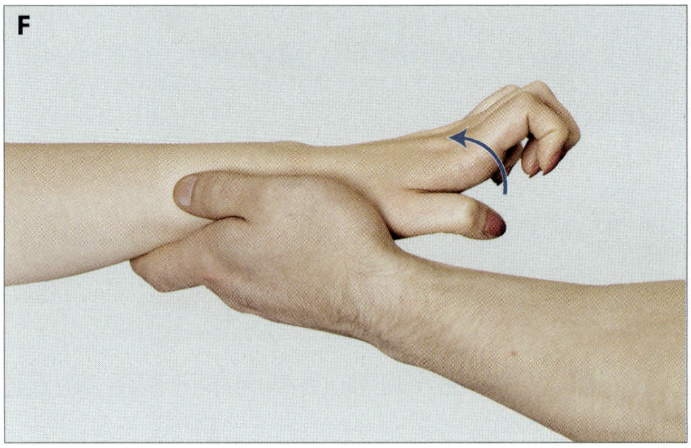

| 시작 자세 | • 아래팔 엎침, 손목 중간위치(손허리손가락관절과 손가락뼈사이관절들은 이완된 굽힘)
| 고정 | • 손목이나 손허리뼈
| 검사동작 | • 손가락뼈사이관절을 이완된 상태에서 손허리손가락관절을 펴도록 함
| 등급판정 | • 양(F, 3): 저항 없이 중력에 대항하여 굽힘의 완전한 운동범위 수행

가(P, 2)

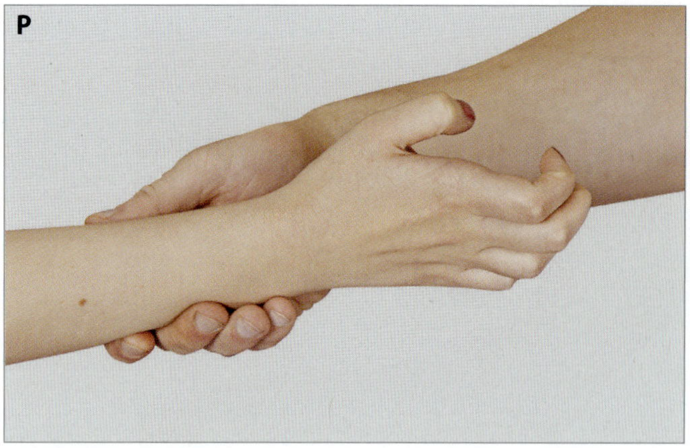

| 시작 자세 • 아래팔 엎침, 손목 중간위치(손허리손가락관절과 손가락뼈사이관절들은 이완된 굽힘)

| 고정 • 손목이나 손허리뼈

| 검사동작 • 손가락뼈사이관절을 이완된 상태에서 손허리손가락관절을 펴도록 함

| 등급판정 • 가(P, 2): 중력 최소화 상태에서 완전한 운동범위 수행

불가(T, 1)

영(Z, 0)

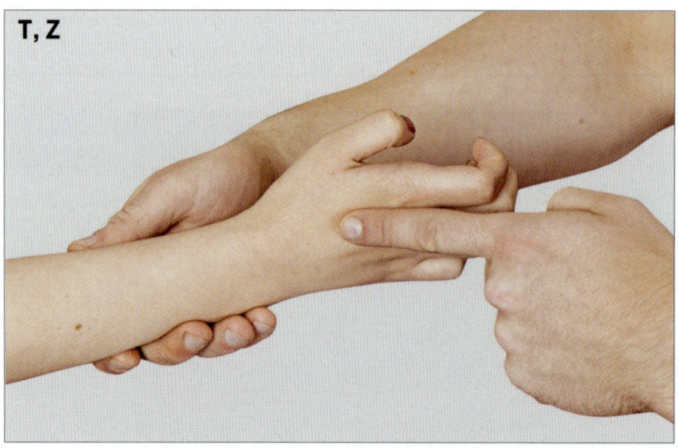

| 시작 자세 • 아래팔 엎침, 손목 중간위치(손허리손가락관절과 손가락뼈사이관절들은 이완된 굽힘)

| 고정 • 손목이나 손허리뼈

| 검사동작 • 손가락뼈사이관절을 이완된 상태에서 손허리손가락관절을 펴도록 함

| 촉지 • 2~5번째 손허리뼈 위(손등쪽)에서 근육 촉지

| 등급판정 • 불가(T, 1): 근수축 촉지 가능
• 영(Z, 0): 근수축 없음

7) 2~5번째 손가락 벌림 Finger abduction

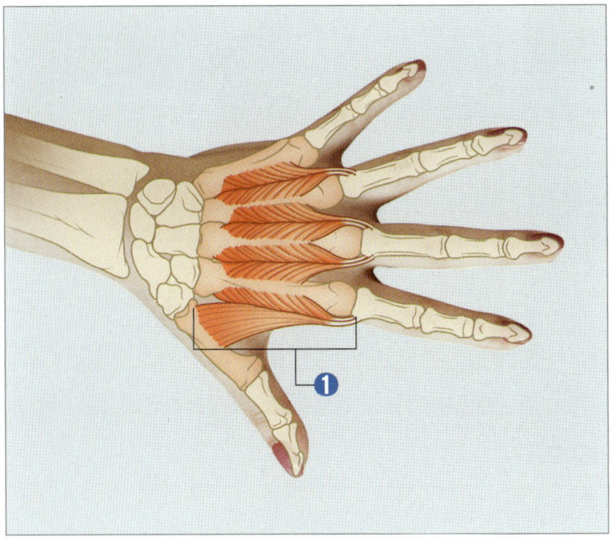

그림 8.65 등쪽뼈사이근

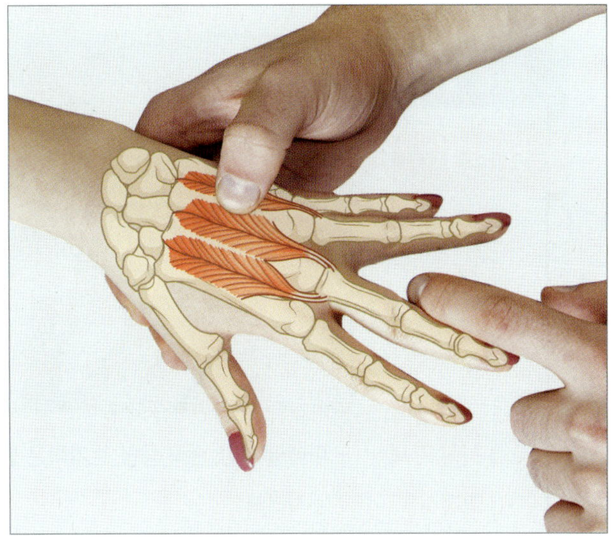

그림 8.66 등쪽뼈사이근 촉지

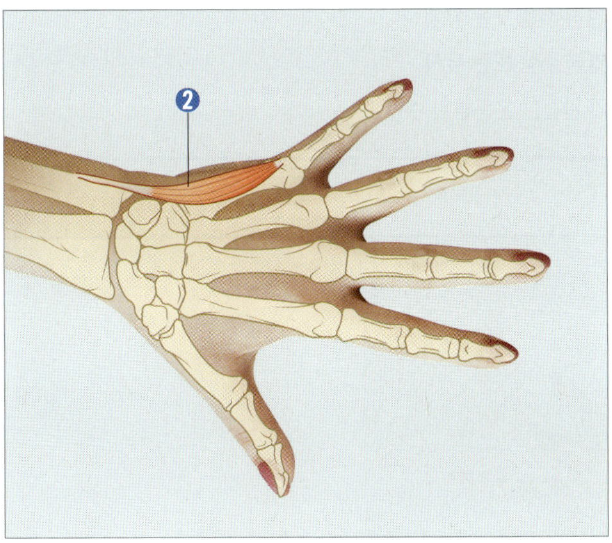

그림 8.67 새끼벌림근

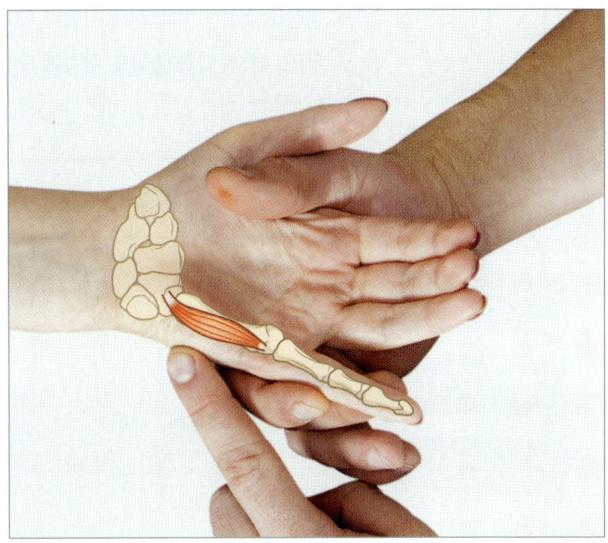

그림 8.68 새끼벌림근 촉지

근육명	이는곳	닿는곳	신경지배
❶ 등쪽뼈사이근 (dorsal interossei)	• 인접한 손허리뼈 양쪽 (metacarpals)	• 2~4번째 첫마디뼈 바닥, 손가락폄근 널힘줄 주위(proximal phalanges and extensor expansions)	• 자신경 (ulnar nerve)
❷ 새끼벌림근 (abductor digiti minimi)	• 콩알뼈, 자쪽손목굽힘근 힘줄 (pisiform bone, flexor retinaculum)	• 5번째 손가락 첫마디뼈 바닥, 새끼폄근 널힘줄 주위(proximal phalanx of the 5th digit, dorsal aponeurosis)	• 자신경 (ulnar nerve)

정상(N, 5)

우(G, 4)

양(F, 3)

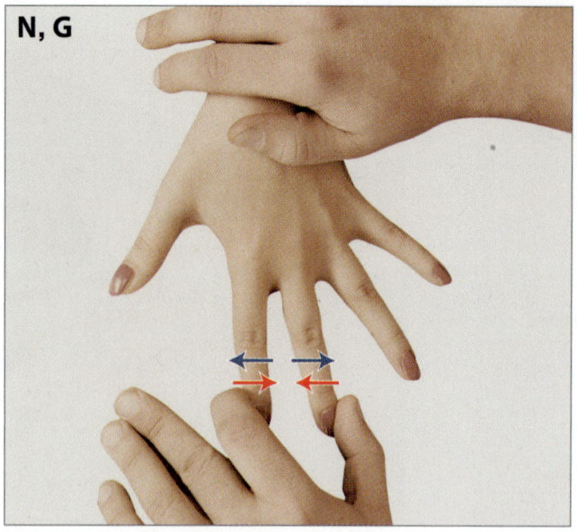

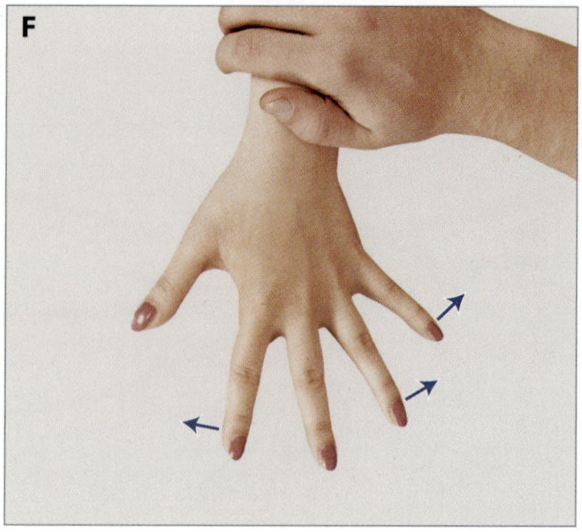

시작 자세	• 아래팔 엎침, 손목 중립, 손가락은 펴하고 약간 모음
고정	• 손허리뼈
검사동작	• 손가락을 벌리도록 함
저항	• 손가락의 노쪽과 인접한 손가락의 자쪽에서 모음 방향으로
등급판정	• 정상(N, 5): 중력과 최대 저항에 대항하여 벌림 수행 또는 유지 • 우(G, 4): 중력과 중등도 저항에 대항하여 벌림 수행 또는 유지 • 양(F, 3): 저항 없이 중력에 대항하여 벌림의 완전한 운동범위 수행

가(P, 2)

불가(T, 1)

영(Z, 0)

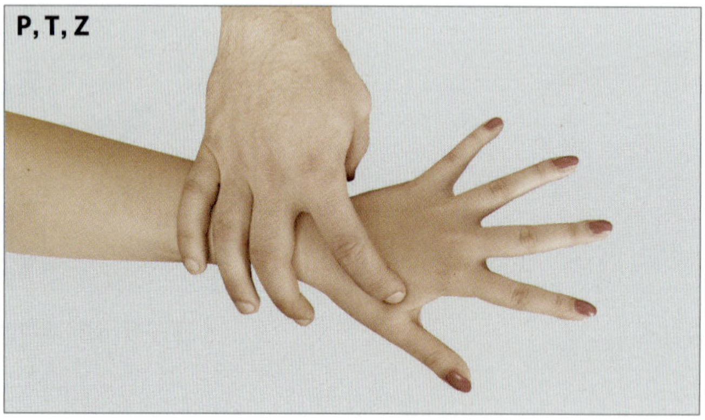

시작 자세	• 아래팔 엎침, 손목 중립, 손가락은 펴하고 약간 모음
고정	• 특정한 고정점 없음
검사동작	• 손가락을 벌리도록 함
촉지	• 2~4번째 첫마디뼈의 바닥 촉지
등급판정	• 가(P, 2): 중력 최소화 상태에서 완전한 운동범위 수행 • 불가(T, 1): 근수축 촉지 가능 • 영(Z, 0): 근수축 없음

8) 2~5번째 손가락 모음 Finger adduction

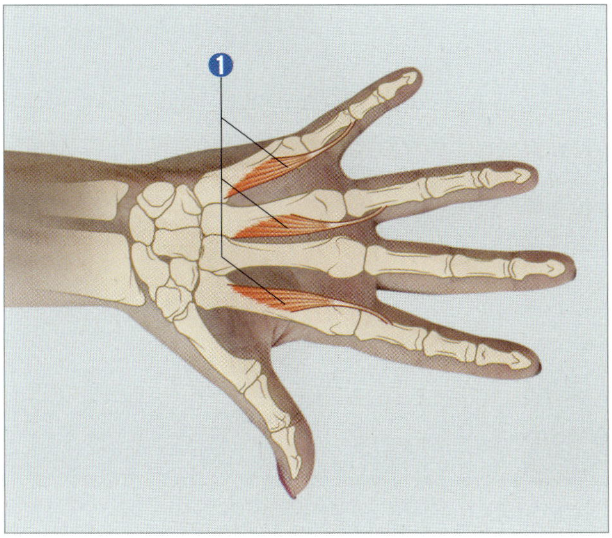

그림 8.69 바닥쪽뼈사이근

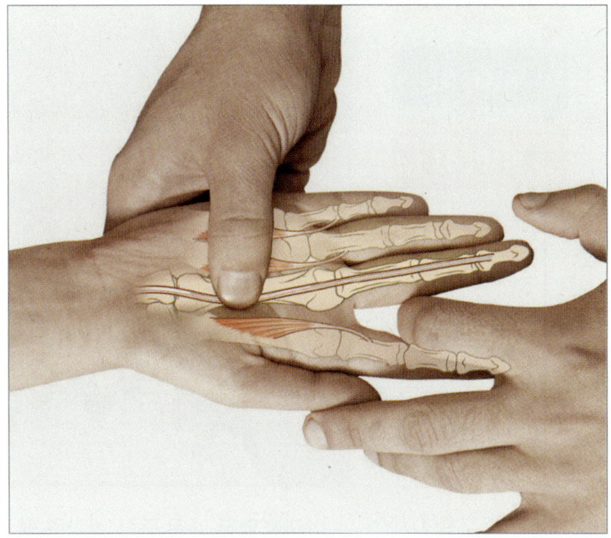

그림 8.70 바닥쪽뼈사이근 촉지

근육명	이는곳	닿는곳	신경지배
❶ 바닥쪽뼈사이근 (palmar interossei)	• 2, 4, 5번째 손허리뼈 (2nd, 4th, 5th metacarpal bone)	• 2, 4, 5번째 첫마디뼈 바닥, 손가락폄근 널힘줄 주위(2nd, 4th, 5th proximal phalanx, aponeurosis)	• 자신경 (ulnar nerve)

정상(N, 5)

우(G, 4)

양(F, 3)

N, G

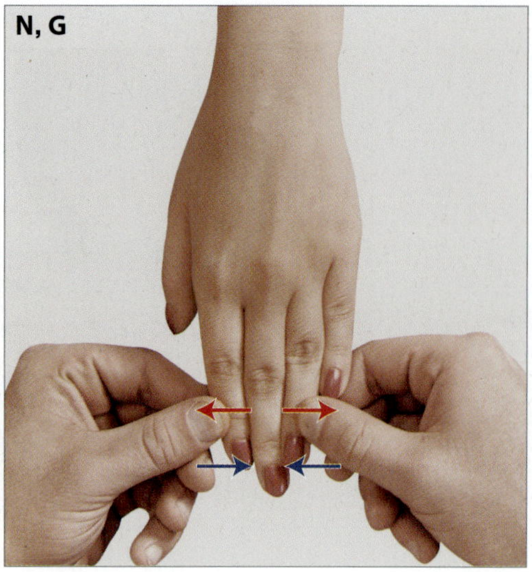

F

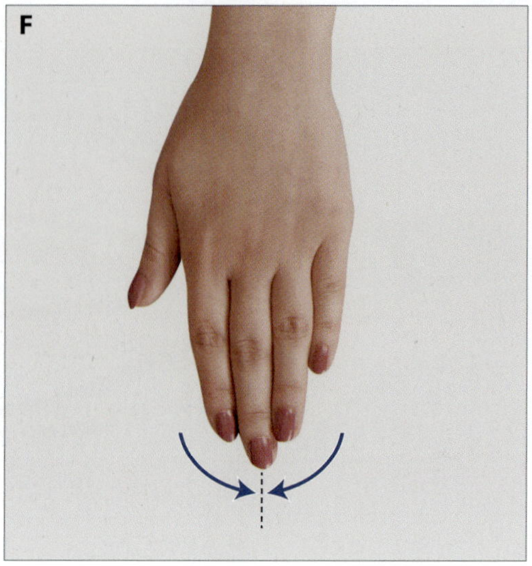

| 시작 자세 • 아래팔 엎침, 손목 중립, 손가락 폄

| 고정 • 없음

| 검사동작 • 손가락 모음

| 저항 • 손가락을 벌리는 방향으로

| 등급판정
- 정상(N, 5): 중력과 최대 저항에 대항하여 모음 수행 또는 유지
- 우(G, 4): 중력과 중등도 저항에 대항하여 모음 수행 또는 유지
- 양(F, 3): 저항 없이 중력에 대항하여 모음의 완전한 운동범위 수행

가(P, 2)

불가(T, 1)

영(Z, 0)

| 시작 자세 • 아래팔 엎침, 손목 중립, 손가락 폄

| 고정 • 없음

| 검사동작 • 손가락을 모음

| 촉지 • 손허리뼈 양쪽 촉지

| 등급판정
- 가(P, 2): 중력 최소화 상태에서 완전한 운동범위 수행
- 불가(T, 1): 근수축 촉지 가능
- 영(Z, 0): 근수축 없음

9) 엄지손가락 굽힘 Thumb flexion

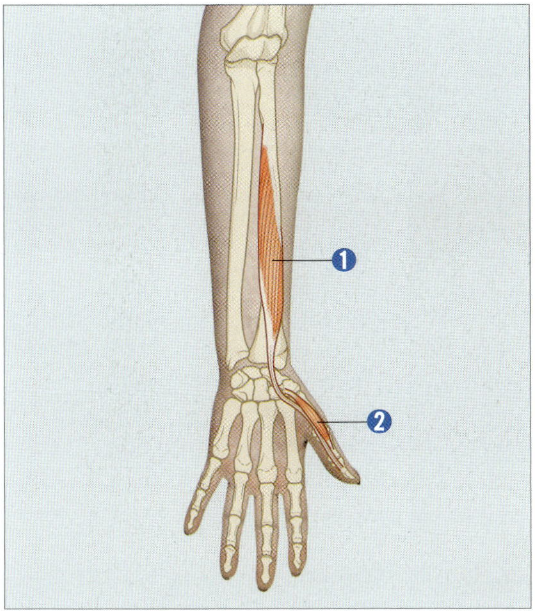

그림 8.71 긴엄지굽힘근

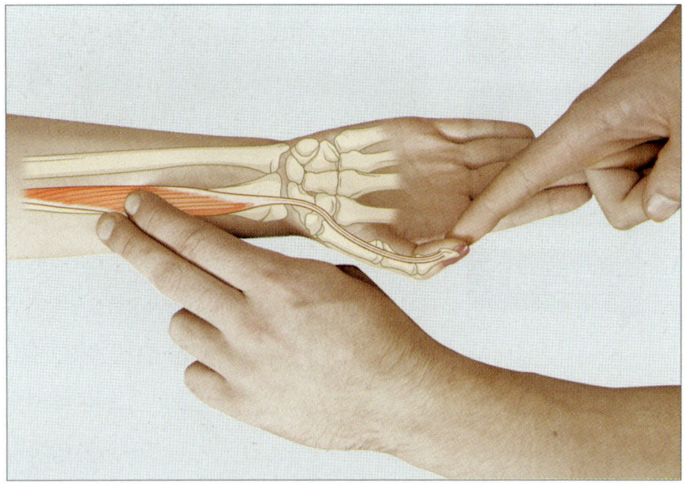

그림 8.72 긴엄지굽힘근 촉지

근육명	이는곳	닿는곳	신경지배
❶ 긴엄지굽힘근 (flexor pollicis longus)	• 노뼈 몸통, 뼈사이막 (radius and interosseous membrane)	• 엄지손가락 끝마디뼈 바닥 (base of distal phalanx of the thumb)	• 정중신경 (median nerve)
❷ 짧은엄지굽힘근 (flexor pollicis brevis)	• 큰마름뼈, 굽힘근지지띠 (trapezium, flexor retinaculum)	• 엄지손가락 첫마디뼈 (thumb proximal phalanx)	• 정중신경 (median nerve)

정상(N, 5)

우(G, 4)

양(F, 3)

가(P, 2)

불가(T, 1)

영(Z, 0)

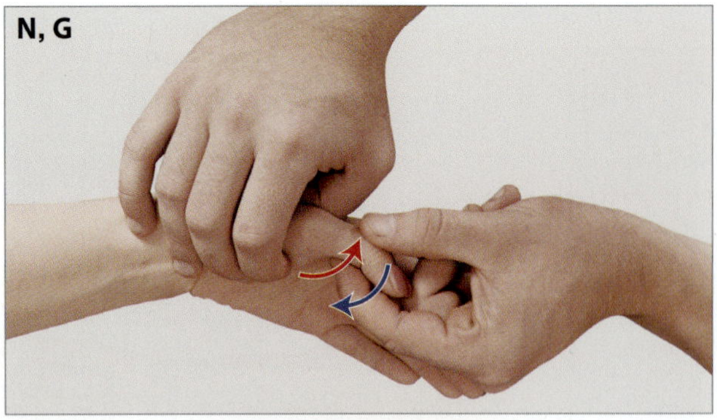

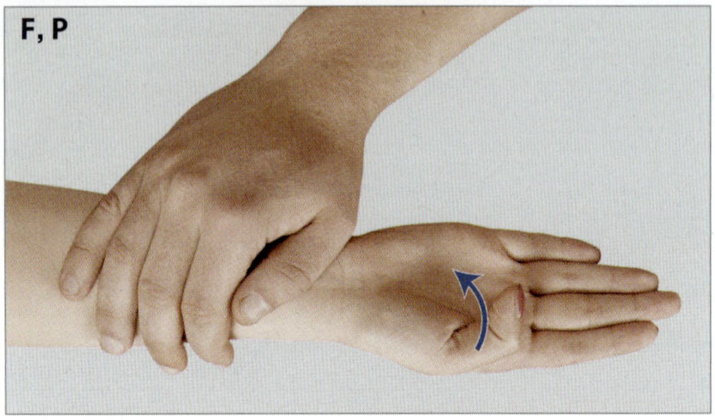

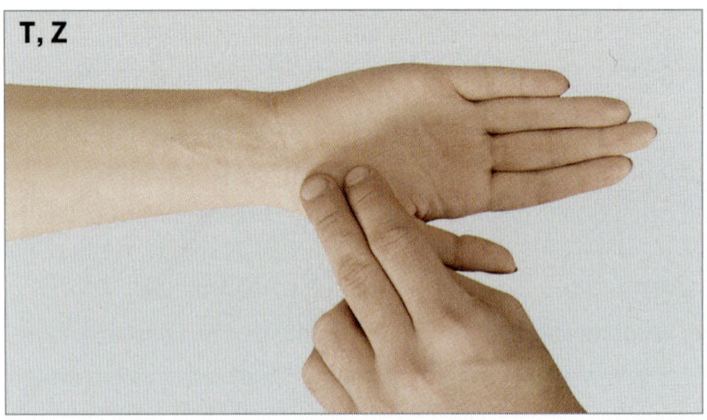

| 시작 자세
- 아래팔 뒤침, 손목 중립, 엄지손가락 모음

| 고정
- 엄지 손허리뼈 혹은 첫마디뼈(두 근육을 분리해서 검사)

| 검사동작
- 엄지 첫마디뼈 굽힘

| 저항
- 엄지 첫마디뼈 혹은 끝마디뼈에서 폄 방향으로(두 근육을 분리해서 검사)

| 촉지
- 엄지두덩 주위 촉지(정확히 촉지하거나 두 근육을 분리해서 촉지하기는 어려움)

| 등급판정
- 정상(N, 5): 중력과 최대 저항에 대항하여 굽힘 수행 또는 유지
- 우(G, 4): 중력과 중등도 저항에 대항하여 굽힘 수행 또는 유지
- 양(F, 3): 저항 없이 중력에 대항하여 굽힘의 완전한 운동범위 수행
- 가(P, 2): 저항 없이 중력에 대항하여 굽힘의 부분적인 운동범위 수행
- 불가(T, 1): 근수축 촉지 가능
- 영(Z, 0): 근수축 없음

10) 엄지손가락 폄 Thumb extension

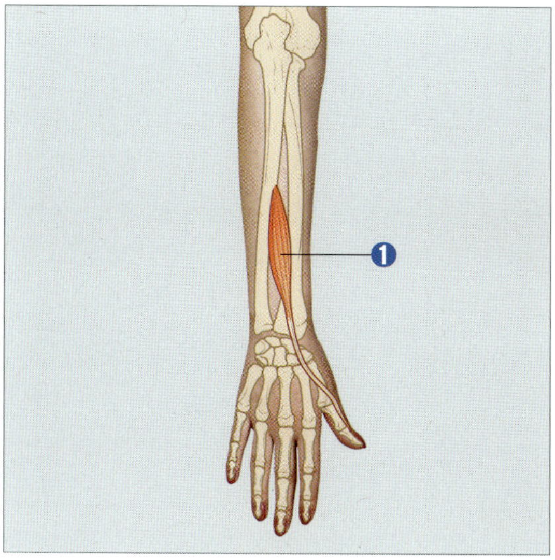

그림 8.73 긴엄지폄근

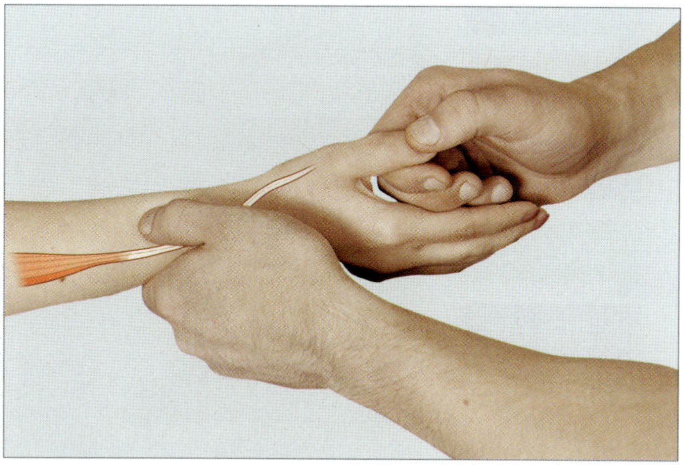

그림 8.74 긴엄지폄근 촉지

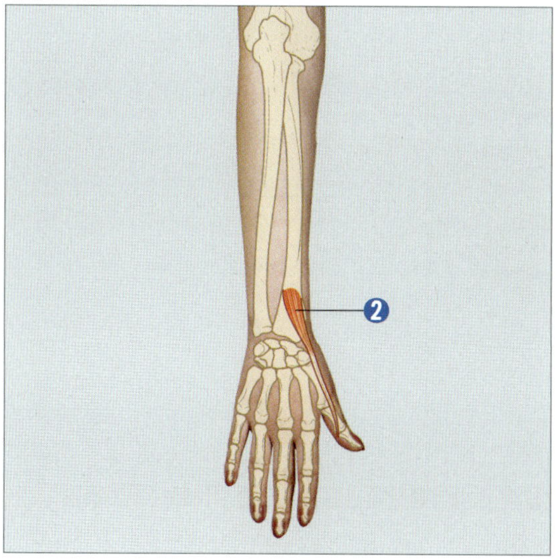

그림 8.75 짧은엄지폄근

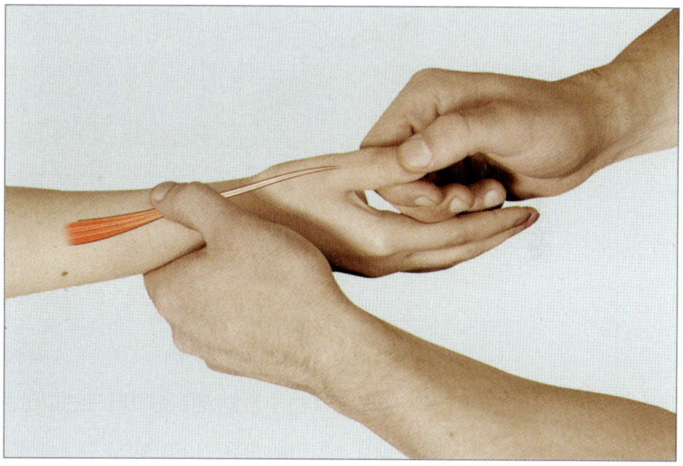

그림 8.76 짧은엄지폄근 촉지

근육명	이는곳	닿는곳	신경지배
❶ 긴엄지폄근 (extensor pollicis longus)	• 노뼈, 자뼈의 중간 1/3(뒷면), 뼈사이막 (radius, middle third of posterior surface of ulna, interosseous membrane)	• 엄지손가락 끝마디뼈 바닥 (base of the distal phalanx of the thumb)	• 노신경 (radial nerve)
❷ 짧은엄지폄근 (extensor pollicis brevis)	• 노뼈, 자뼈의 먼쪽 1/3(뒷면), 뼈사이막 (radius, middle third of posterior surface of ulna, interosseous membrane)	• 엄지손가락 첫마디뼈 바닥 (base of the proximal phalanx of the thumb)	• 노신경 (radial nerve)

정상(N, 5)
우(G, 4)
양(F, 3)
가(P, 2)
불가(T, 1)
영(Z, 0)

N, G

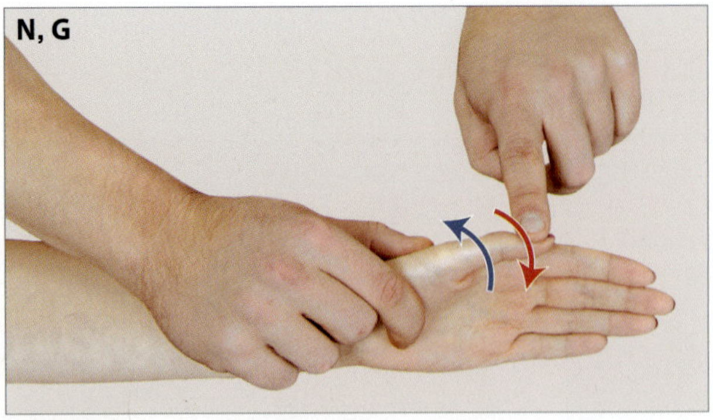

F, P

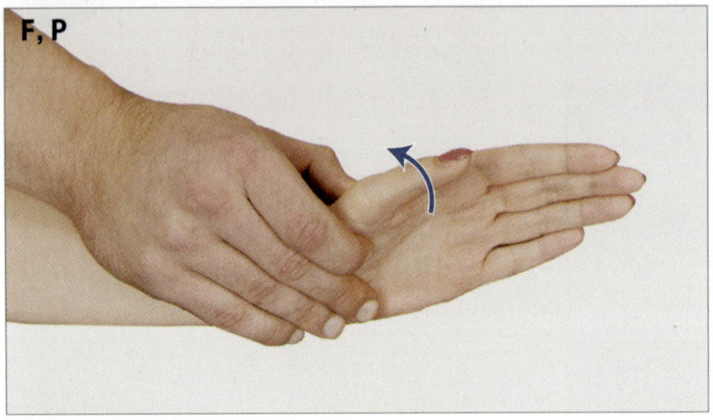

T, Z

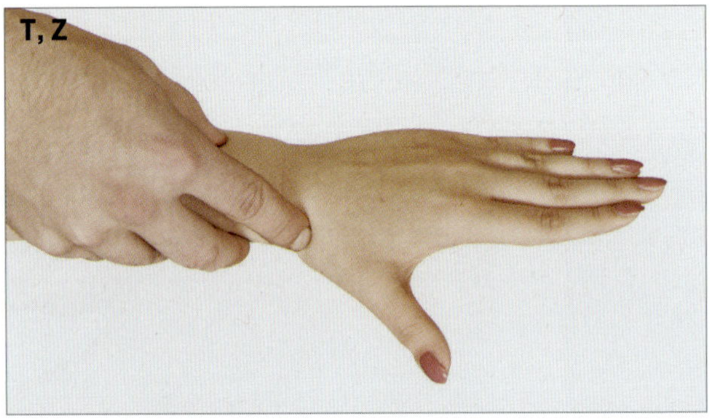

시작 자세	• 아래팔과 손목 중립, 엄지손가락의 손허리손가락관절과 손가락뼈사이관절은 이완된 자세로 약간 굽힘
고정	• 엄지 손허리뼈 혹은 첫마디뼈(두 근육을 분리해서 검사)
검사동작	• 엄지손가락 폄
저항	• 엄지 첫마디뼈 혹은 끝마디뼈에서 굽힘 방향으로(두 근육을 분리해서 검사)
촉지	• 긴엄지폄근은 해부학적 코담배갑의 안쪽 경계면, 짧은엄지폄근은 해부학적 코담배갑의 가쪽 경계면 촉지
등급판정	• 정상(N, 5): 중력과 최대 저항에 대항하여 폄 수행 또는 유지 • 우(G, 4): 중력과 중등도 저항에 대항하여 폄 수행 또는 유지 • 양(F, 3): 저항 없이 중력에 대항하여 폄의 완전한 운동범위 수행 • 가(P, 2): 저항 없이 중력에 대항하여 폄의 부분적인 운동범위 수행 • 불가(T, 1): 근수축 촉지 가능 • 영(Z, 0): 근수축 없음

11) 엄지손가락 모음 Thumb adduction

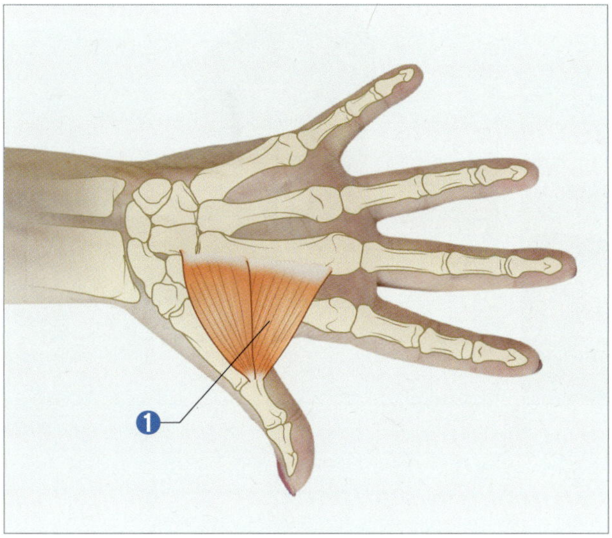

그림 8.77 엄지모음근

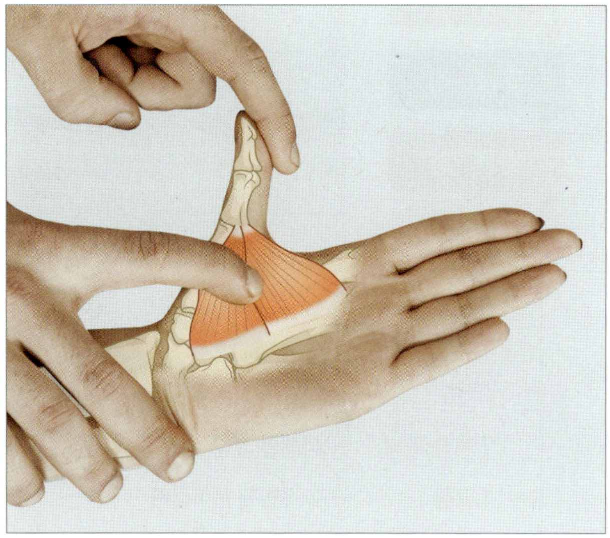

그림 8.78 엄지모음근 촉지

근육명	이는곳	닿는곳	신경지배
❶ 엄지모음근 (adductor pollicis)	a. 빗갈래: 알머리뼈, 2, 3번째 손허리뼈바닥 (bases of 2nd and 3th metacarpals, capitate bones) b. 가로갈래: 3번째 손허리뼈 바닥 (base of third metacarpal)	• 엄지손가락 첫마디뼈 바닥 (base of the proximal phalanx of the thumb)	• 자신경 (ulnar nerve)

정상(N, 5)

우(G, 4)

양(F, 3)

N, G

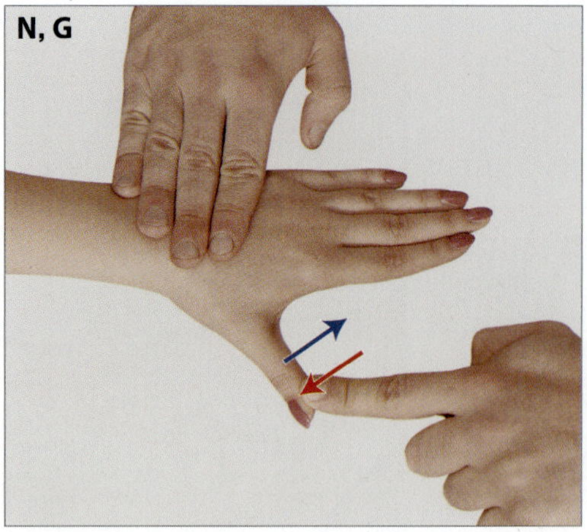

F

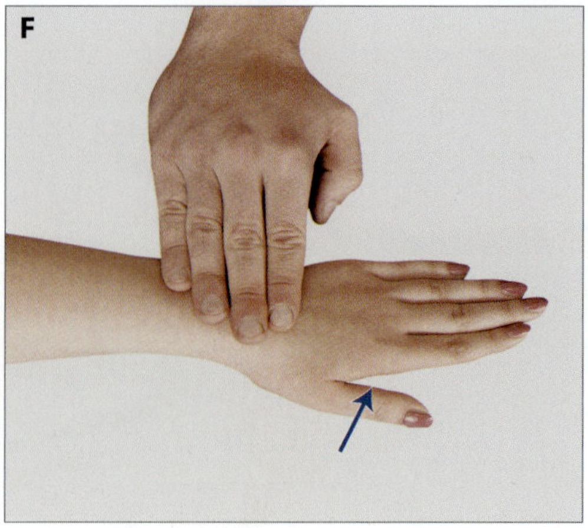

시작 자세	• 아래팔 엎침, 손목 중립, 엄지손가락 벌림
고정	• 2~5번째 손허리뼈
검사동작	• 엄지손가락 모음
저항	• 엄지 첫마디뼈 안쪽에서 벌림 방향으로
등급판정	• 정상(N, 5): 중력과 최대 저항에 대항하여 모음 수행 또는 유지 • 우(G, 4): 중력과 중등도 저항에 대항하여 모음 수행 또는 유지 • 양(F, 3): 저항 없이 중력에 대항하여 모음의 완전한 운동범위 수행

가(P, 2)

불가(T, 1)

영(Z, 0)

P

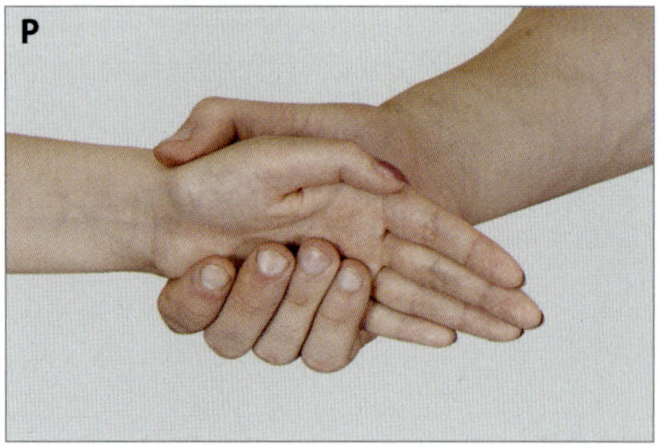

T, Z

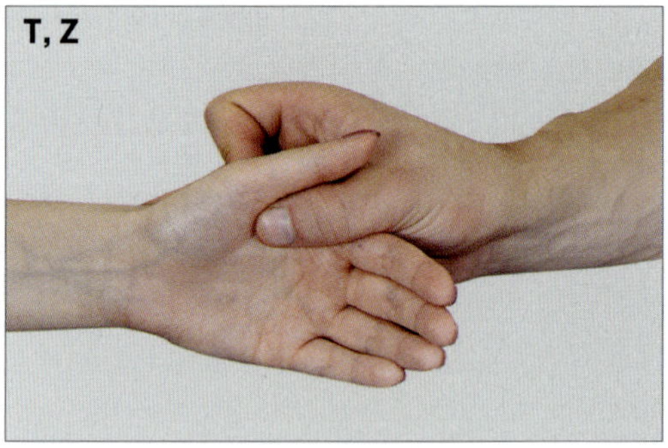

시작 자세	• 아래팔과 손목 중립, 엄지손가락 벌림
고정	• 2~5번째 손허리뼈
검사동작	• 엄지손가락 모음
촉지	• 근수축을 확인하기 위해 엄지손가락 샅공간 촉지
등급판정	• 가(P, 2): 중력 최소화 상태에서 완전한 운동범위 수행 • 불가(T, 1): 근수축 촉지 가능 • 영(Z, 0): 근수축 없음

12) 엄지손가락 벌림 Thumb abduction

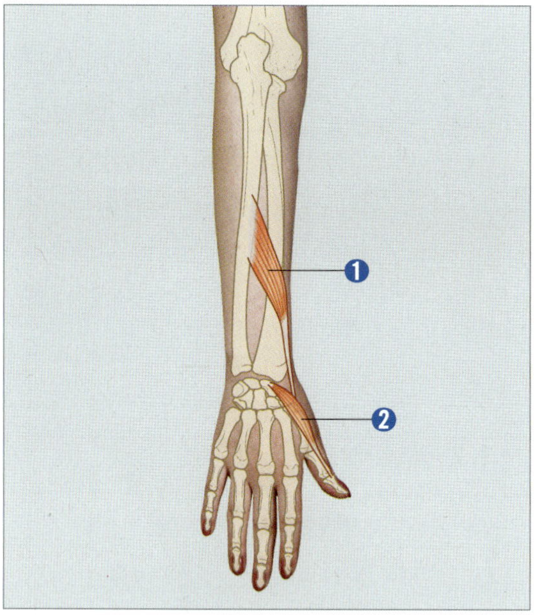

그림 8.79 긴엄지벌림근

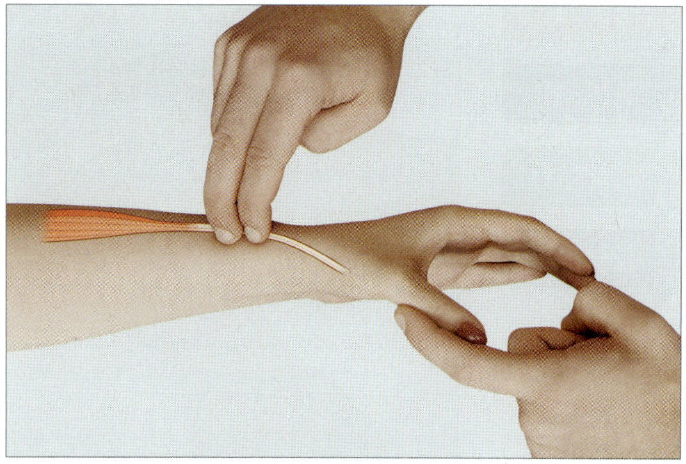

그림 8.80 긴엄지벌림근 촉지

근육명	이는곳	닿는곳	신경지배
❶ 긴엄지벌림근 (abductor pollicis longus)	• 노뼈, 자뼈의 중간 1/3, 뼈사이막 (ulna, radius, Interosseous membrane)	• 첫번째 손허리뼈 바닥 (base of 1st metacarpal)	• 노신경 (radial nerve)
❷ 짧은엄지벌림근 (abductor pollicis brevis)	• 손배뼈, 큰마름뼈, 굽힘근지지띠 (transverse carpal ligament, the scaphoid and trapezium)	• 엄지손가락 첫마디뼈 바닥 (base of proximal phalanx of thumb)	• 정중신경 (median nerve)

- 정상(N, 5)
- 우(G, 4)
- 양(F, 3)
- 가(P, 2)
- 불가(T, 1)
- 영(Z, 0)

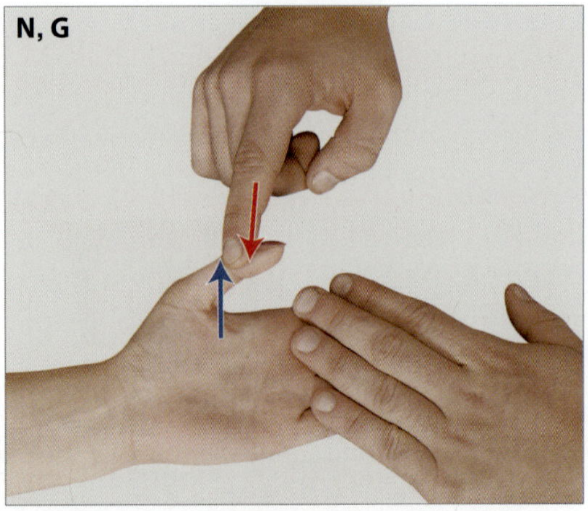
N, G

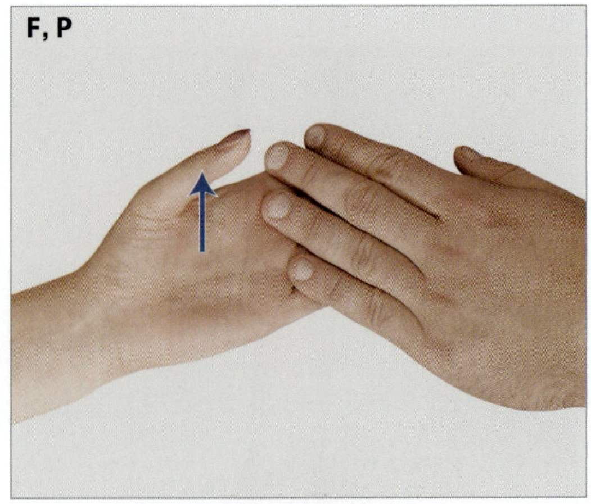
F, P

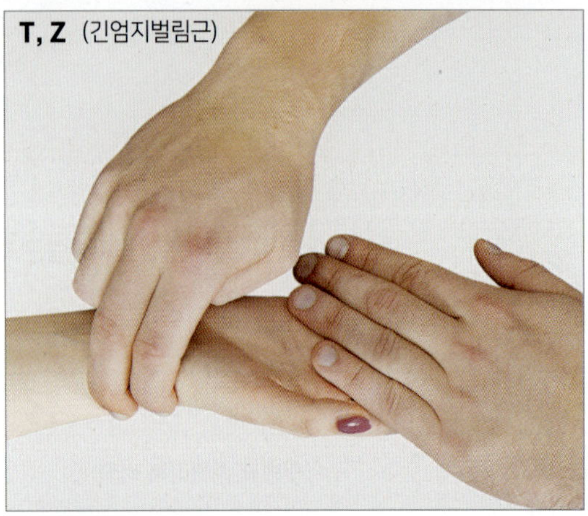
T, Z (긴엄지벌림근)

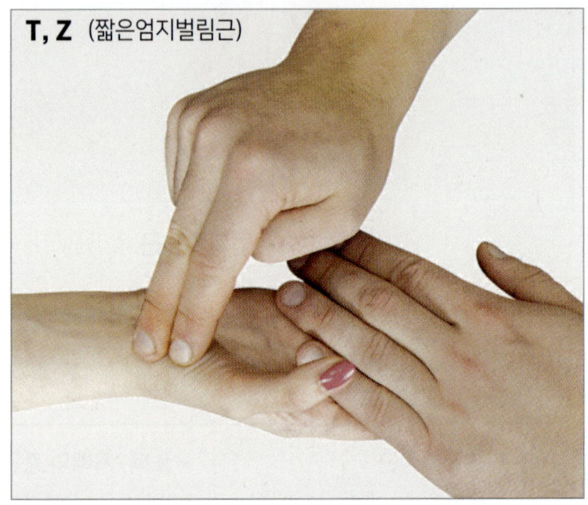
T, Z (짧은엄지벌림근)

| 시작 자세
- 아래팔 뒤침, 손목 중립, 엄지손가락 모음

| 고정
- 2~5번째 손허리뼈

| 검사동작
- 엄지손가락을 벌림

| 저항
- 엄지 첫마디뼈(짧은엄지벌림근) 혹은 손허리뼈(긴엄지벌림근)에서 모음 방향으로(두 근육을 분리해서 검사)

| 촉지
- 긴엄지벌림근은 짧은엄지폄근의 가쪽, 짧은엄지벌림근을 확인하기 위해 엄지두덩 촉지

| 등급판정
- 정상(N, 5): 중력과 최대 저항에 대항하여 벌림 수행 또는 유지
- 우(G, 4): 중력과 중등도 저항에 대항하여 벌림 수행 또는 유지
- 양(F, 3): 저항 없이 중력에 대항하여 벌림의 완전한 운동범위 수행
- 가(P, 2): 저항 없이 중력에 대항하여 부분적인 운동범위 수행
- 불가(T, 1): 근수축 촉지 가능
- 영(Z, 0): 근수축 없음

13) 맞섬 Apposition

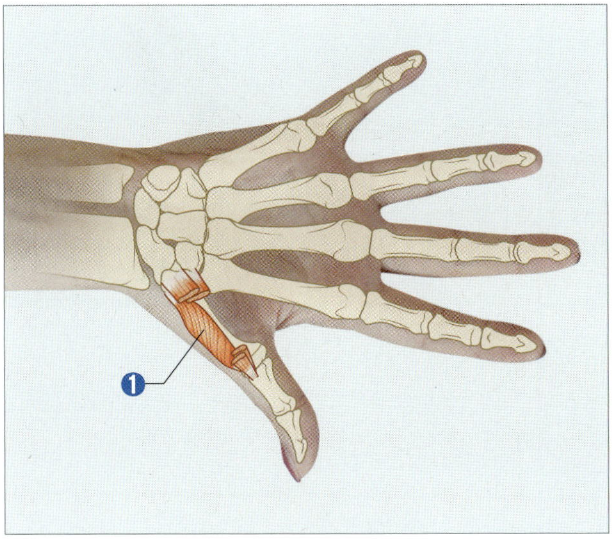

그림 8.81 엄지맞섬근

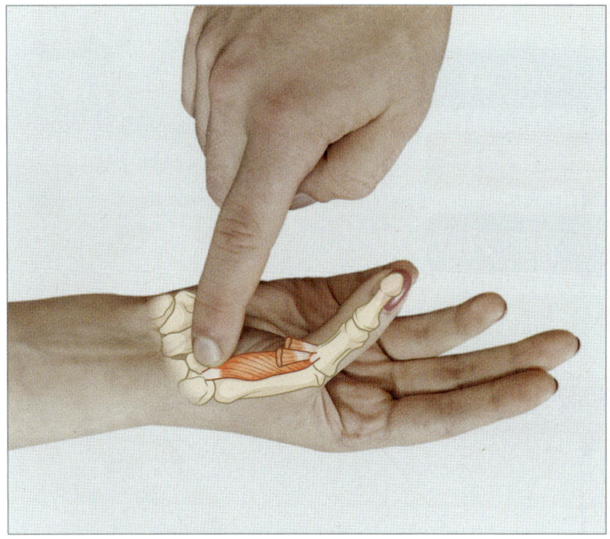

그림 8.82 엄지맞섬근 촉지

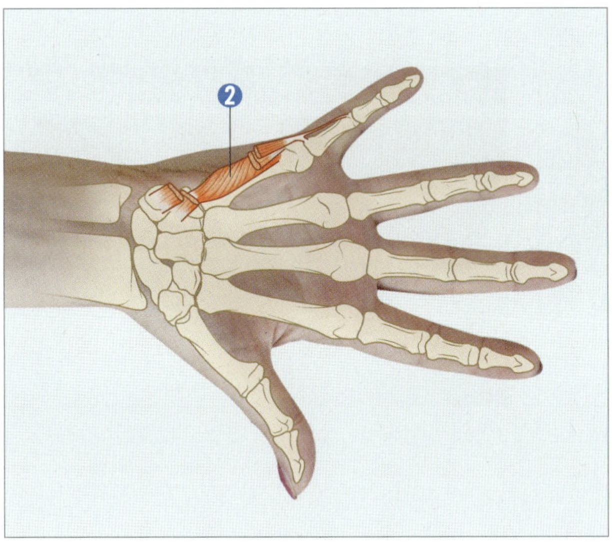

그림 8.83 새끼맞섬근

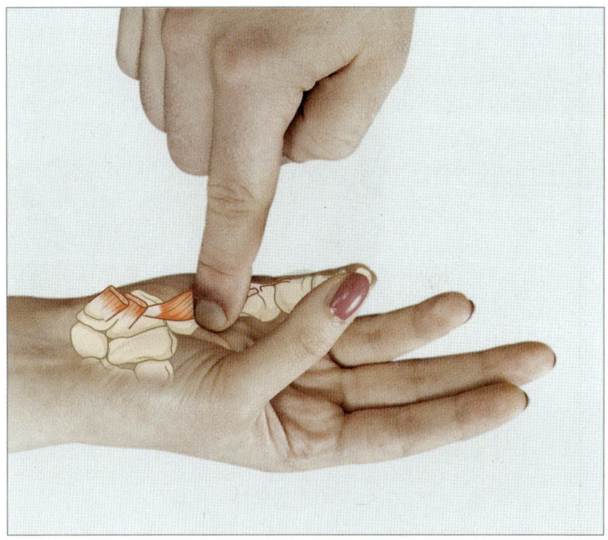

그림 8.84 새끼맞섬근 촉지

근육명	이는곳	닿는곳	신경지배
❶ 엄지맞섬근 (opponens pollicis)	• 큰마름뼈, 굽힘근지지띠 (trapezium, flexor retinaculum)	• 엄지손가락 손허리뼈 전체 (metacarpal bone of the thumb)	• 정중신경 (median nerve)
❷ 새끼맞섬근 (opponens digiti minimi)	• 갈고리뼈, 굽힘근지지띠 (hamate, flexor retinaculum)	• 다섯 번째 손허리뼈 전체 (5th metacarpal)	• 자신경 (ulnar nerve)

정상(N, 5)
우(G, 4)
양(F, 3)
가(P, 2)
불가(T, 1)
영(Z, 0)

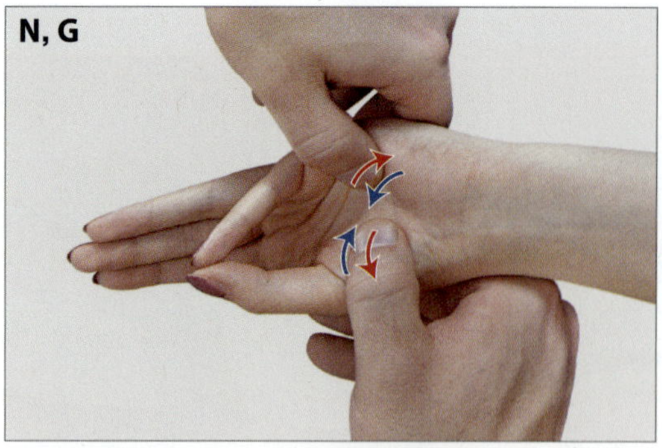
N, G

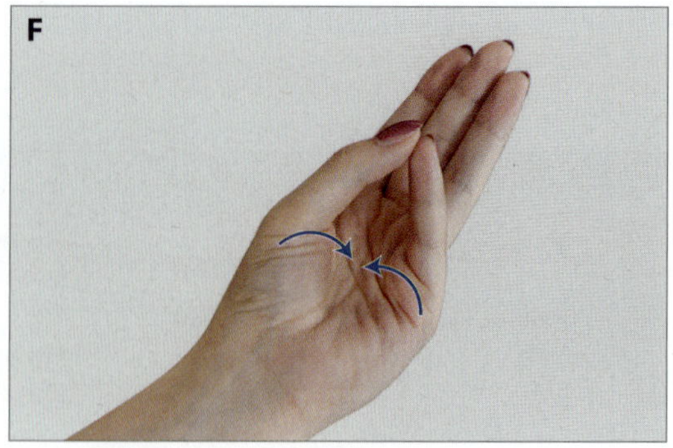
F

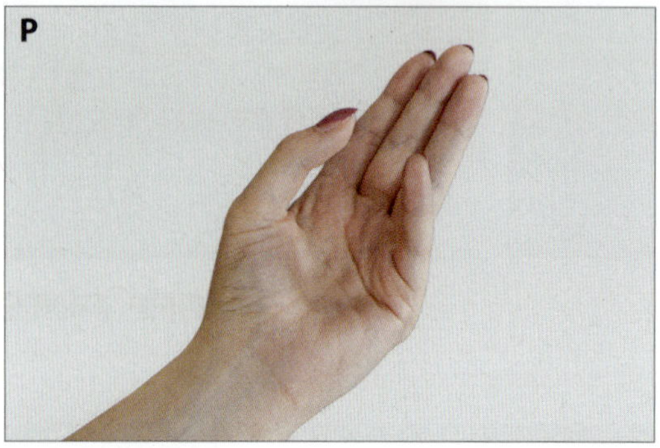
P

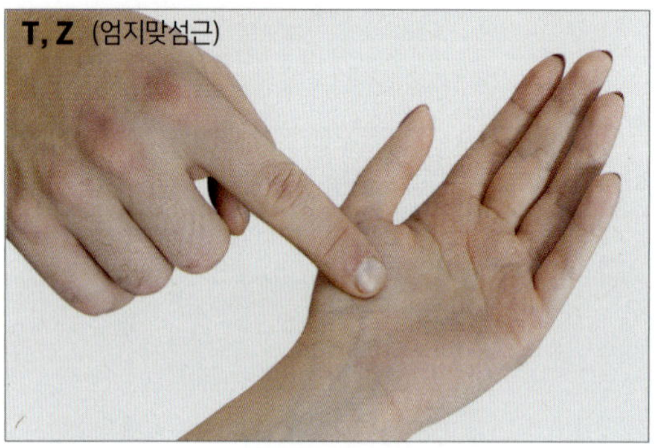
T, Z (엄지맞섬근)

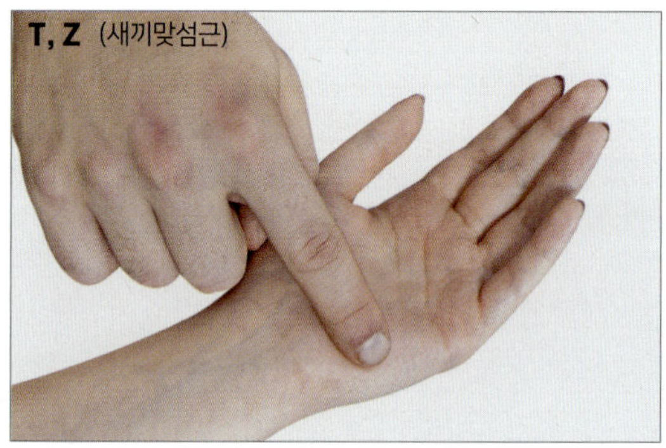
T, Z (새끼맞섬근)

| 시작 자세
- 아래팔 뒤침, 손목 중립

| 고정
- 손목(손등쪽)

| 검사동작
- 엄지손가락과 새끼손가락을 손바닥에서 멀리 떨어지게 한 후 두 손가락의 면이 닿도록 지시

| 저항
- 엄지손가락 손허리뼈(엄지맞섬근)에서 바깥돌림, 폄, 모음 방향으로, 새끼손가락 손허리뼈(새끼맞섬근)에서 안쪽돌림 방향으로

| 촉지
- 엄지두덩과 새끼두덩 촉지

| 등급판정
- 정상(N, 5): 중력과 최대 저항에 대항하여 맞섬 수행 또는 유지
- 우(G, 4): 중력과 중등도 저항에 대항하여 맞섬 수행 또는 유지
- 양(F, 3): 저항 없이 중력에 대항하여 맞섬의 완전한 운동범위 수행
- 가(P, 2): 저항 없이 중력에 대항하여 부분적인 운동범위 수행
- 불가(T, 1): 근수축 촉지 가능
- 영(Z, 0): 근수축 없음

연습문제

1. 어깨관절 수평벌림(horizontal abduction)에서 양(fair) 단계 검사 시 자세는?

① 바로 누운 자세(supine)
② 앉은 자세(sitting)
③ 선 자세(standing)
④ 옆으로 누운 자세(sidelying)
⑤ 엎드린 자세(prone)

[정답]

⑤

[해설]

- 어깨관절 수평벌림의 근력검사 자세: Normal, Good, Fair-엎드린 자세로 실시하며, Poor, Trace, Zero-앉은 자세에서 실시

2. 어깨관절 벌림근육의 양(fair) 단계 검사 시 손바닥이 위 방향이 아닌 바닥쪽 방향으로 검사를 실시한다. 어떤 근육의 대상작용을 방지하기 위해서인가?

① 위팔두갈래근
② 위팔근
③ 가시위근
④ 어깨세모근
⑤ 등세모근

[정답]

①

[해설]

- 어깨관절 벌림의 근력검사 자세: Normal, Good, Fair-앉은 자세로 손바닥은 아래로 향한 자세, Poor, Trace, Zero-바로 누운 자세에서 아래팔 중립 자세
- 대상작용: 위팔두갈래근(바깥돌림, 팔꿈치관절 굽힘)

3. 아래팔 엎침(pronation)의 가(poor) 단계 근력검사 자세는 무엇인가?

① 바로 누운 자세(supine)
② 앉은 자세(sitting)
③ 선 자세(standing)
④ 옆으로 누운 자세(sidelying)
⑤ 엎드린 자세(prone)

[정답]

②

[해설]

- 아래팔 엎침의 모든 자세는 앉은 자세

4. 다음 그림과 관계있는 근력검사는 무엇인가?

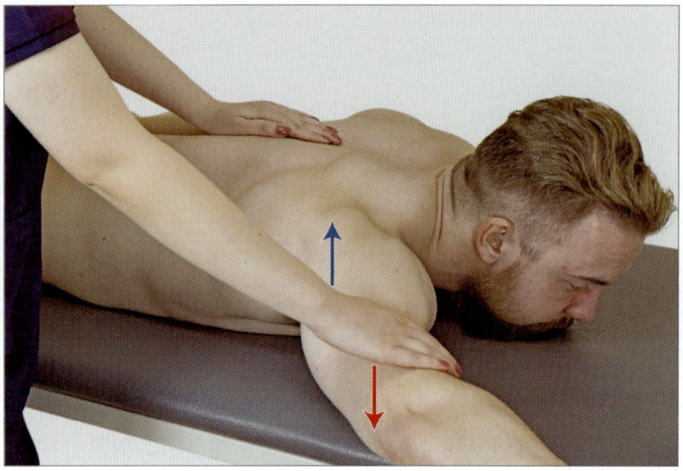

① 어깨뼈 올림
② 어깨뼈 모음
③ 어깨뼈 내림과 모음
④ 어깨뼈 들임
⑤ 어깨뼈 벌림과 위쪽돌림

[정답]

③

[해설]

- 그림은 어깨뼈가 아래쪽, 안쪽으로 이동하고 있음

5. 깊은손가락굽힘근 정상(normal) 단계 근력검사 시 고정부위는?

① 손가락첫마디뼈
② 손가락중간마디뼈
③ 손가락끝마디뼈
④ 손허리뼈
⑤ 손목뼈

[정답]

②

[해설]

- 손가락 끝마디뼈사이관절의 굽힘검사
- 주 작용근: 깊은손가락굽힘근
- 평가자세: 아래팔뒤침, 손목 중립 자세, 손가락중간마디뼈 고정, 손가락끝마디뼈 저항

9

다리의 근력검사

학습목표

- 다리의 맨손근력검사의 등급을 이해하고 적용할 수 있다.
- 다리의 등급에 따른 자세 및 저항, 고정부위를 이해하고 적용할 수 있다.
- 다리의 근육 작용을 정확히 이해하고 대상작용을 구분할 수 있다.

1 엉덩관절

1) 엉덩관절 굽힘 Hip flexion

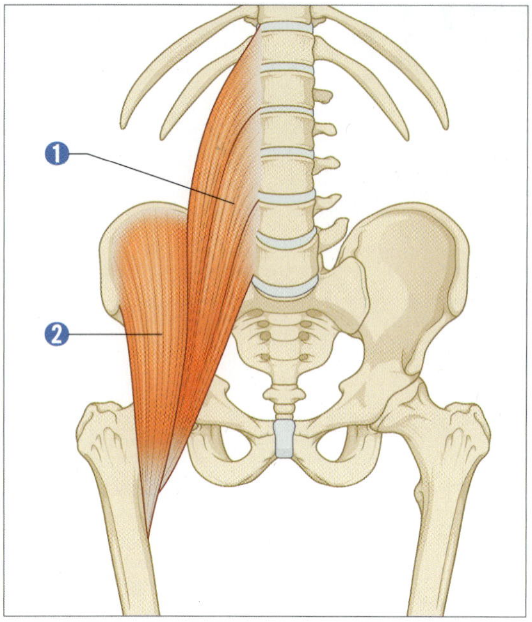

그림 9.1 엉덩관절 굽힘근

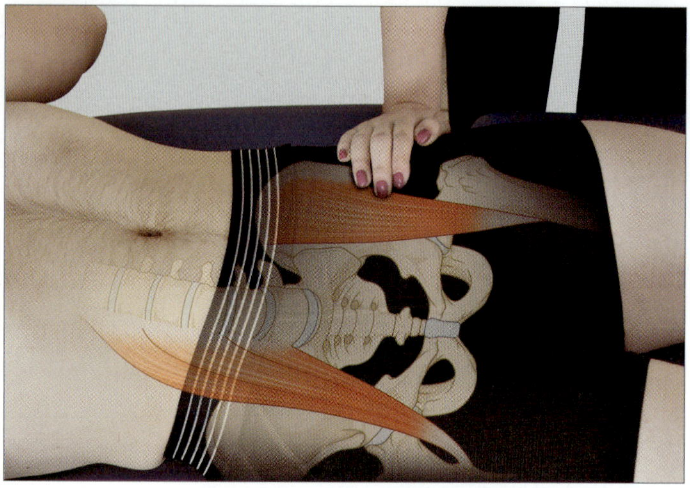

그림 9.2 엉덩관절 굽힘근 촉지

근육명	이는곳	닿는곳	신경지배
❶ 큰허리근 (psoas major)	• 허리뼈(L1~5)의 몸통과 가로돌기 [bodies and transverse processes of the lumbar vertebrae (L1~5)]	• 넓적다리뼈의 작은돌기 (lesser trochanter)	• 허리신경얼기의 앞쪽가지 L1~3 (lumbar plexus via anterior branches of L1~3 nerves)
❷ 엉덩근(iliacus)	• 엉덩뼈오목(iliac fossa)	• 넓적다리뼈의 작은돌기 (lesser trochanter)	• 넓적다리신경 L2~4 (femoral nerve L2~4)

정상(N, 5)

우(G, 4)

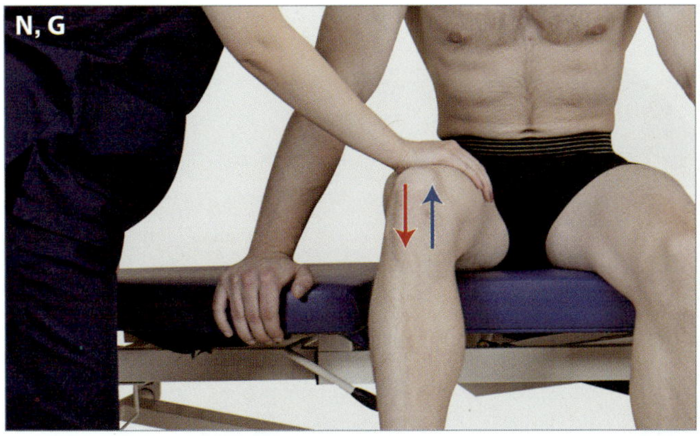

| 시작 자세 • 앉은 자세(몸통을 안정시키기 위하여 검사대의 양 모서리를 잡음)

| 고정 • 골반의 뒤기울임을 통한 몸통과 골반

| 검사동작 • 관절운동범위 끝까지 엉덩관절을 굽힘

| 저항 • 넓적다리 먼쪽(무릎 위)에서 아래 방향으로

| 등급판정 • 정상(N, 5): 중력과 최대 저항에 대항하여 굽힘 수행 또는 유지
• 우(G, 4): 중력과 중등도 저항에 대항하여 굽힘 수행 또는 유지

양(F, 3)

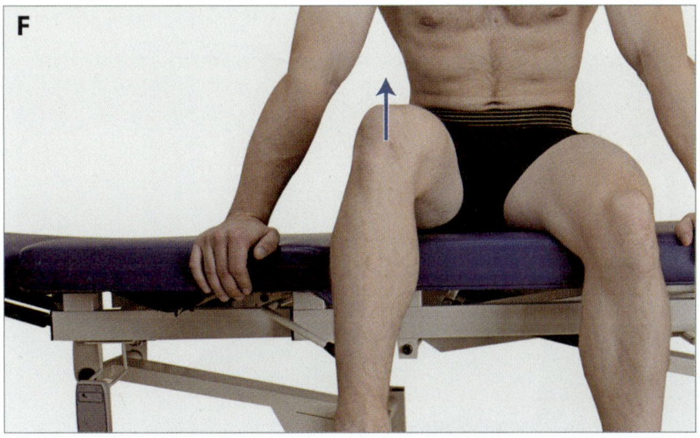

| 시작 자세 • 앉은 자세(몸통을 안정시키기 위하여 검사대의 양 모서리를 잡음)

| 고정 • 골반의 뒤기울임을 통한 몸통과 골반

| 검사동작 • 관절운동범위 끝까지 엉덩관절을 굽힘

| 등급판정 • 양(F, 3): 저항 없이 중력에 대항하여 굽힘의 완전한 운동범위 수행

가(P, 2)

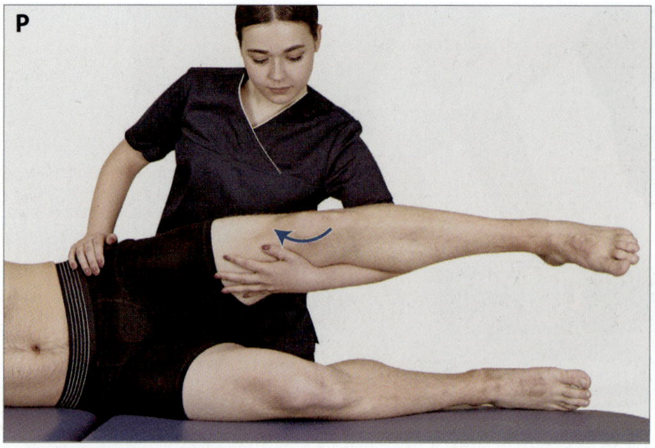

| 시작 자세 — 옆으로 누운 자세(검사쪽 다리를 위쪽으로 하고 아래쪽 다리는 안정을 위해 굽힘, 위쪽 다리는 몸통과 평행하게 검사자가 무릎관절 안쪽을 지지)

| 고정 — 골반

| 검사동작 — 관절운동범위 끝까지 엉덩관절을 굽힘

| 등급판정 — 가(P, 2): 중력 최소화 상태에서 완전한 운동범위 수행

불가(T, 1)

영(Z, 0)

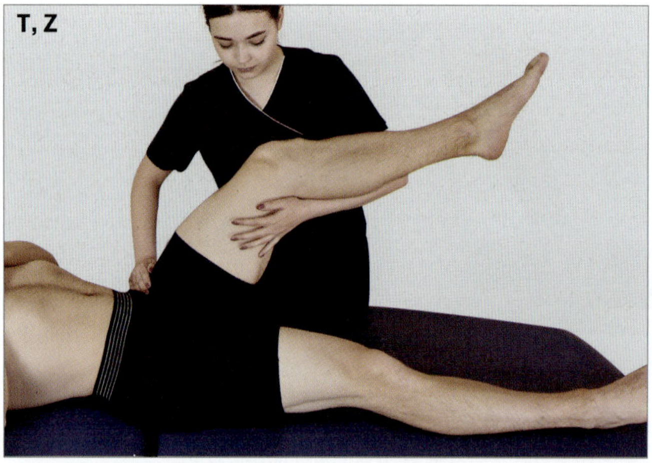

| 시작 자세 — 바로 누운 자세(검사자는 오금과 종아리부위를 지지)

| 고정 — 없음

| 검사동작 — 엉덩관절 굽힘 시도

| 촉지 — 넓적다리빗근의 안쪽 위 샅고랑인대(inguinal ligament)의 먼쪽에서 근육 촉지

| 등급판정
- 불가(T, 1): 근수축 촉지 가능
- 영(Z, 0): 근수축 없음

대상 작용

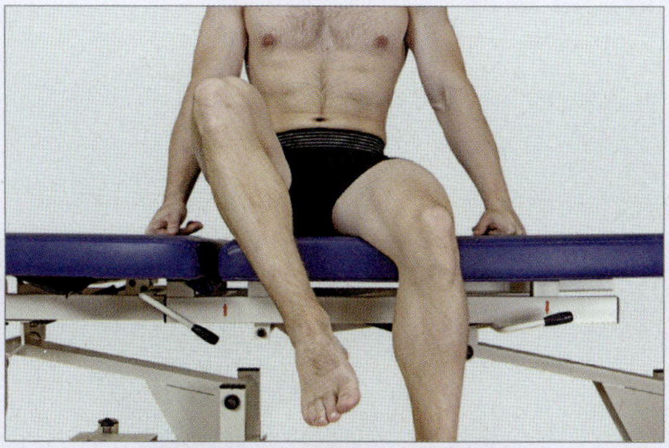

• 넓적다리빗근에 의한 엉덩관절의 바깥돌림과 벌림

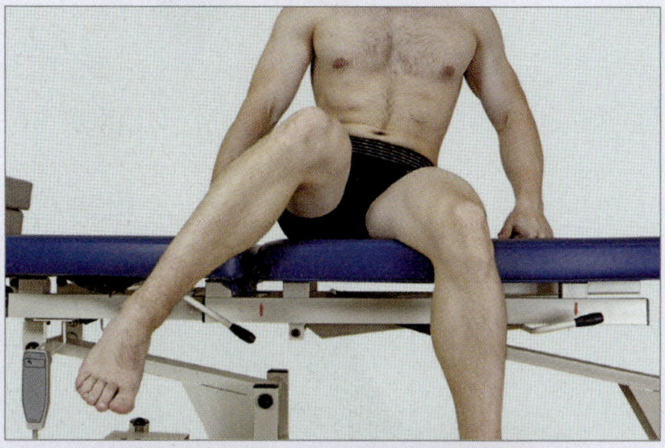

• 넓적다리근막긴장근에 의한 엉덩관절의 안쪽돌림과 벌림

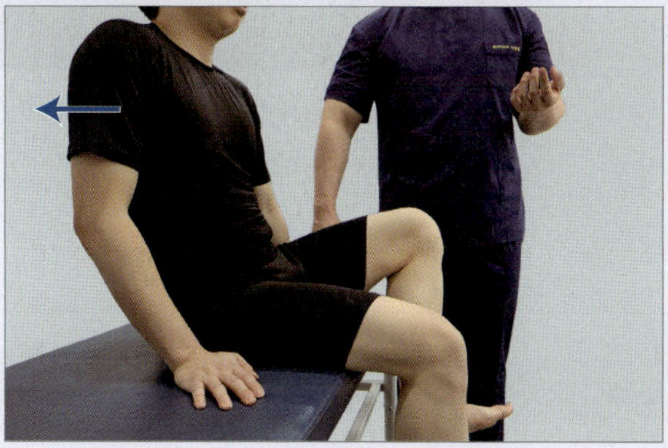

• 몸통을 뒤로 젖힘
(*참고: 몸통이 약한 경우 바로 누운 자세에서 할 수 있다.)

2) 엉덩관절 굽힘, 벌림, 바깥돌림 및 무릎관절 굽힘 Hip flexion, abduction, lateral rotation and knee flexion

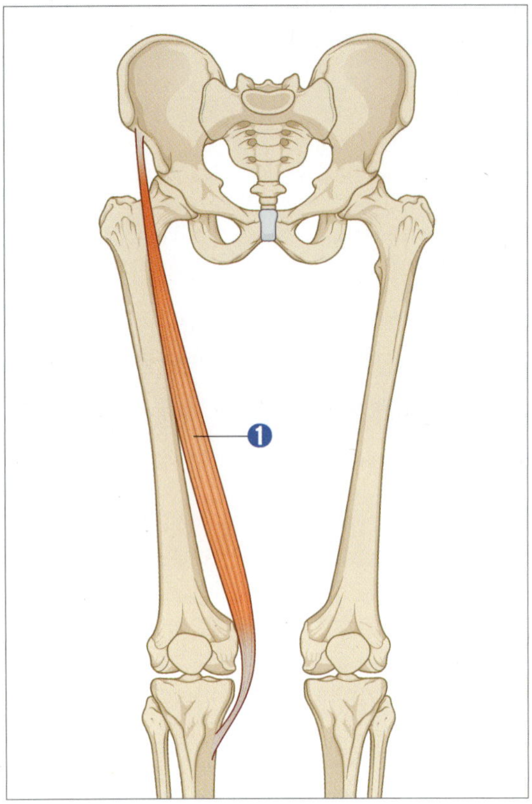

그림 9.3 넙적다리빗근

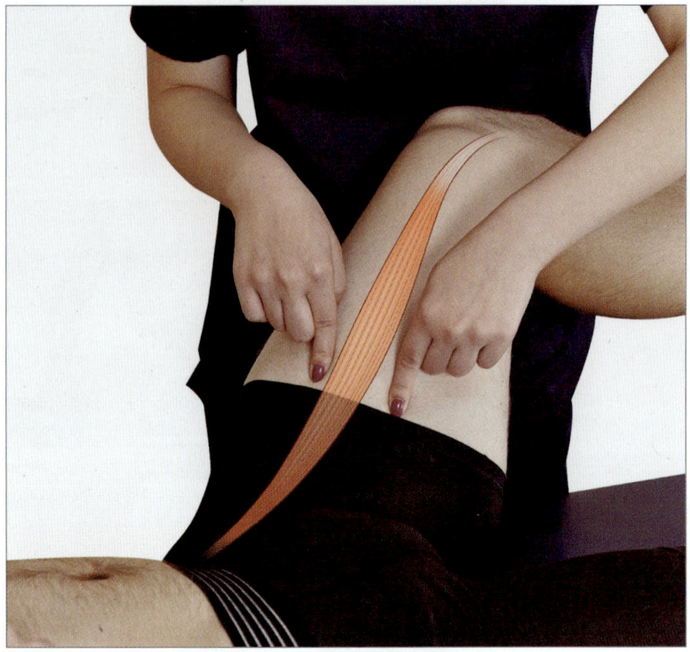

그림 9.4 넙적다리빗근 촉지

근육명	이는곳	닿는곳	신경지배
1 넙적다리빗근 (sartorius)	• 볼기뼈의 앞위엉덩뼈가시 (anterior superior iliac spine of the pelvic bone)	• 정강뼈 몸쪽 안쪽면 (anteromedial surface of the proximal tibia)	• 넙적다리신경 L2~3 (femoral nerve L2~3)

정상(N, 5)

우(G, 4)

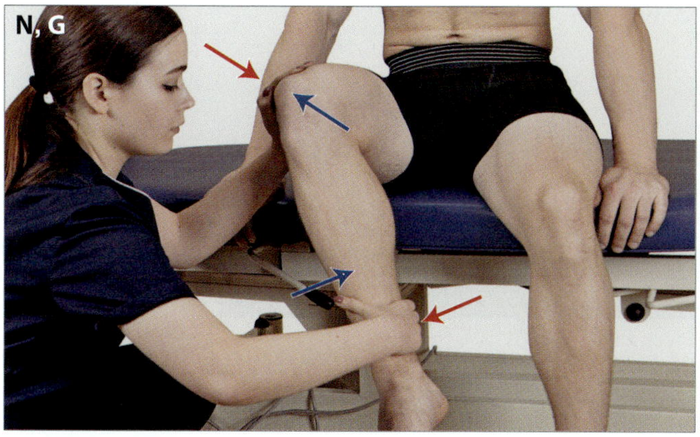

| 시작 자세 | • 앉은 자세(몸통을 안정시키기 위하여 검사대의 양 모서리를 잡음)
| 고정 | • 골반의 뒤기울임을 통한 몸통과 골반
| 검사동작 | • 엉덩관절 굽힘, 벌림, 바깥돌림 및 무릎관절 굽힘
| 저항 | • 무릎의 위가쪽면에서 아래와 안쪽으로(엉덩관절 굽힘과 벌림에 대한 저항), 발목의 뒤안쪽에서 앞쪽과 가쪽으로 (엉덩관절 바깥돌림과 무릎관절 굽힘에 대한 저항)
| 등급판정 | • 정상(N, 5): 중력과 최대 저항에 대항하여 엉덩관절 굽힘, 벌림, 바깥돌림 및 무릎관절 굽힘 수행 및 유지
• 우(G, 4): 중력과 중등도 저항에 대항하여 엉덩관절 굽힘, 벌림, 바깥돌림 및 무릎관절 굽힘 수행 및 유지

양(F, 3)

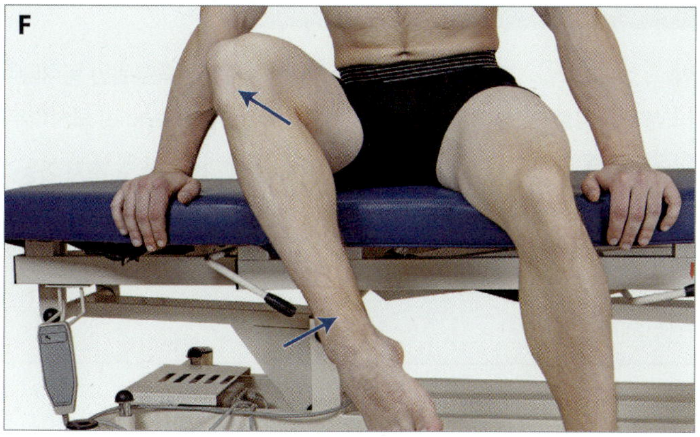

| 시작 자세 | • 앉은 자세(몸통을 안정시키기 위하여 검사대의 양 모서리를 잡음)
| 고정 | • 골반의 뒤기울임을 통한 몸통과 골반
| 검사동작 | • 엉덩관절 굽힘, 벌림, 바깥돌림 및 무릎관절 굽힘
| 등급판정 | • 양(F, 3): 저항 없이 중력에 대항하여 엉덩관절 굽힘, 벌림, 바깥돌림 및 무릎관절 굽힘의 완전한 운동범위 수행

가(P, 2)

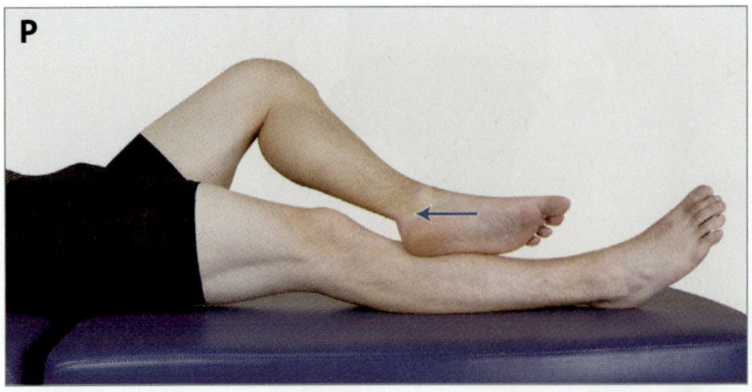

| 시작 자세
- 바로 누운 자세 (검사쪽 다리의 발뒤꿈치를 반대쪽 정강이 위에 놓음)

| 고정
- 골반

| 검사동작
- 관절운동범위 끝까지 엉덩관절 굽힘, 벌림, 바깥돌림 및 무릎관절 굽힘(대상자에게 발뒤꿈치를 정강뼈를 따라서 올려보라고 지시)

| 등급판정
- 가(P, 2): 중력 최소화 상태에서 완전한 운동범위 수행

불가(T, 1)

영(Z, 0)

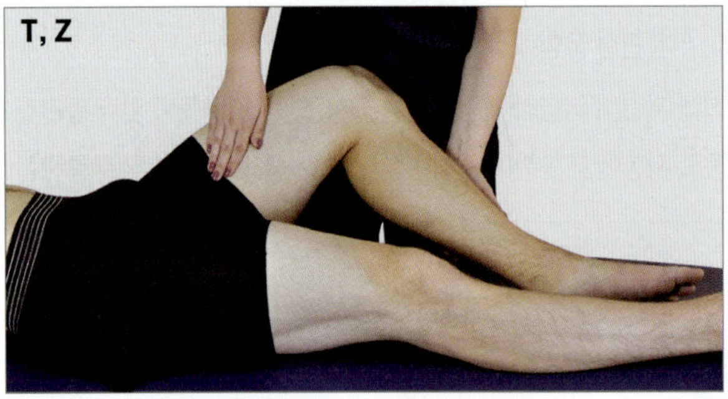

| 시작 자세
- 바로 누운 자세 (검사쪽 다리의 발뒤꿈치를 반대쪽 정강이 위에 놓음)

| 고정
- 없음

| 검사동작
- 엉덩관절 굽힘, 벌림, 바깥돌림 및 무릎관절 굽힘을 시도

| 촉지
- 허벅지 앞안쪽부위인 넓적다리 삼각(femoral triangle) 모서리부위를 촉지

| 등급판정
- 불가(T, 1): 근수축 촉지 가능
- 영(Z, 0): 근수축 없음

대상 작용

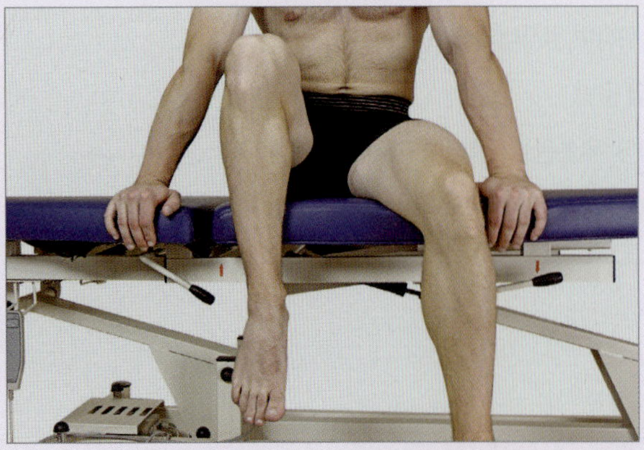

- 엉덩관절굽힘근에 의한 순수한 엉덩관절 굽힘

3) 엉덩관절 폄 Hip extension

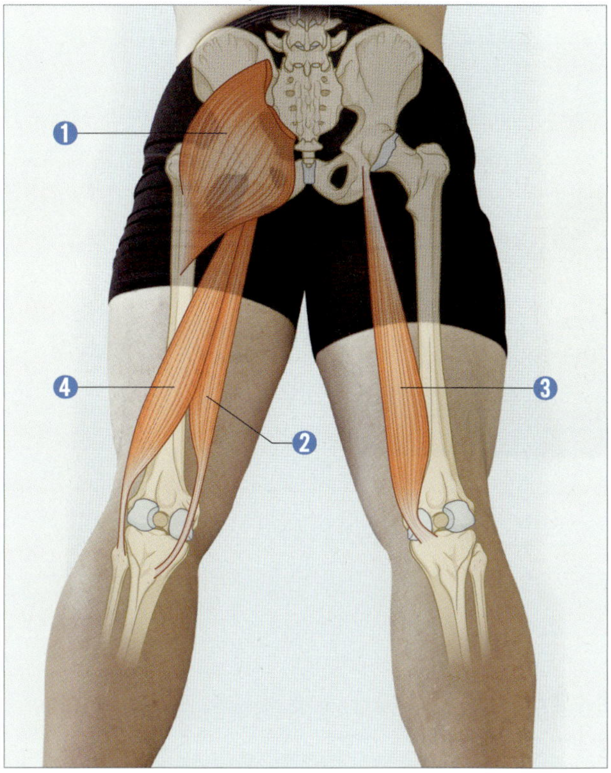

그림 9.5 엉덩관절 폄근

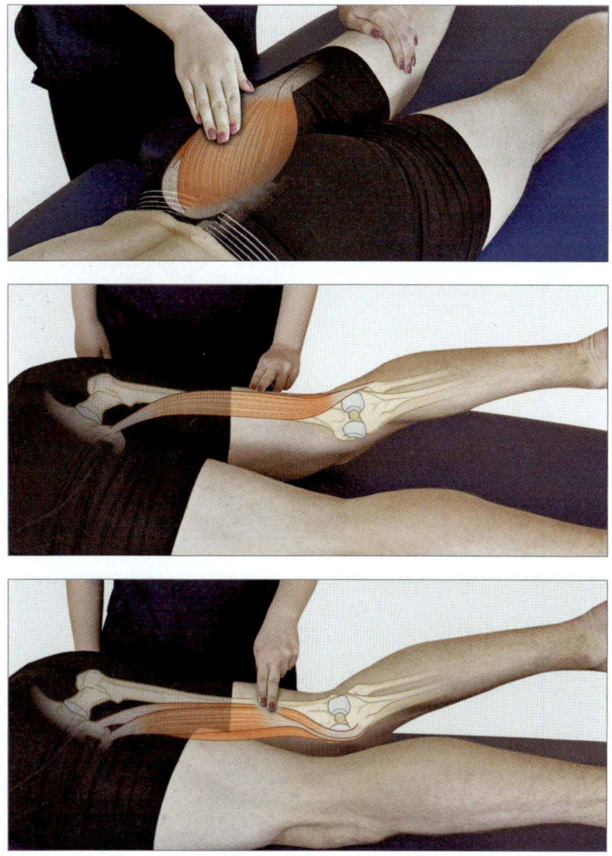

그림 9.6 엉덩관절 폄근 촉지

근육명	이는곳	닿는곳	신경지배
❶ 큰볼기근 (gluteus maximus)	• 엉덩뼈 뒤볼기선, 허리근막, 엉치뼈, 엉치결절인대 (gluteal surface of ilium, lumbar fascia, sacrum, sacrotuberous ligament)	• 넓적다리뼈의 볼기근거친면, 엉덩정강띠 (gluteal tuberosity of the femur and iliotibial tract)	• 아래볼기신경 L5~S2 (inferior gluteal nerve L5~S2)
❷ 반힘줄근 (semitendinosus)	• 궁둥뼈거친면 (ischial tuberosity)	• 정강뼈 안쪽면 (medial surface of tibia)	• 궁둥신경 (sciatic nerve)
❸ 반막근 (semimembranosus)	• 궁둥뼈거친면 (ischial tuberosity)	• 정강뼈 안쪽융기의 뒤안쪽면 (medial tibial condyle)	• 궁둥신경 (sciatic nerve)
❹ 넓적다리두갈래근-긴머리 (biceps femoris-long head)	• 궁둥뼈거친면 (ischial tuberosity)	• 종아리뼈 머리와 가쪽 관절융기 (lateral tibial condyle and lateral side of the head of the fibula)	• 궁둥신경 (sciatic nerve)

(1) 큰볼기근과 넓적다리뒤근 동시검사

정상(N, 5)

우(G, 4)

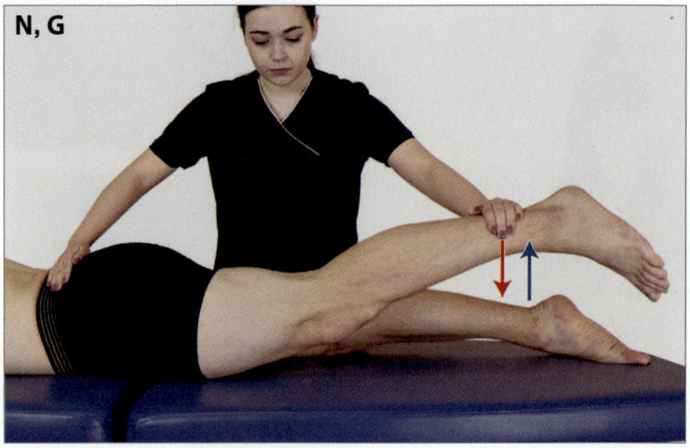

| 시작 자세 • 엎드려 누운 자세(무릎관절 폄)

| 고정 • 골반

| 검사동작 • 관절운동범위 끝까지 엉덩관절을 폄

| 저항 • 발목 위 다리 뒤쪽에서 아래 방향으로

| 등급판정 • 정상(N, 5): 중력과 최대 저항에 대항하여 폄 수행 또는 유지

• 우(G, 4): 중력과 중등도 저항에 대항하여 폄 수행 또는 유지

양(F, 3)

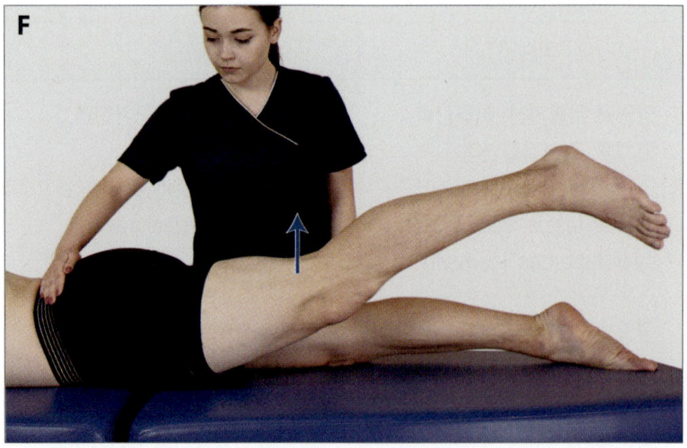

| 시작 자세 • 엎드려 누운 자세(무릎관절 폄)

| 고정 • 골반

| 검사동작 • 관절운동범위 끝까지 엉덩관절을 폄

| 등급판정 • 양(F, 3): 저항 없이 중력에 대항하여 폄의 완전한 운동범위 수행

가(P, 2)

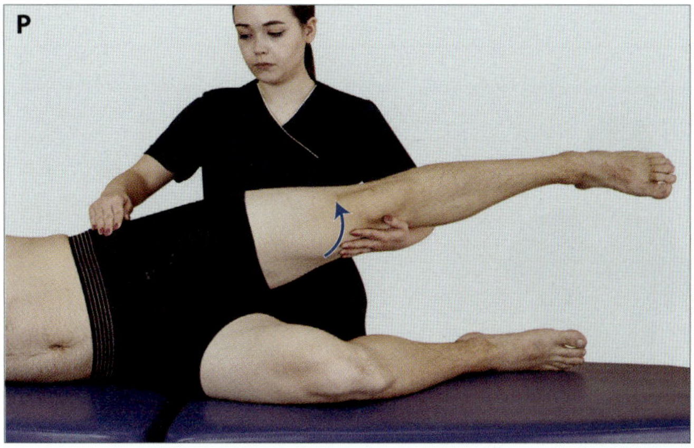

| 시작 자세 • 옆으로 누운 자세(검사쪽 다리를 위쪽으로 하고 아래쪽 다리는 안정을 위해 굽힘, 위쪽 다리는 몸통과 평행하게 검사자가 무릎관절 안쪽을 지지)

| 고정 • 골반

| 검사동작 • 관절운동범위 끝까지 엉덩관절을 폄

| 등급판정 • 가(P, 2): 중력 최소화 상태에서 완전한 운동범위 수행

불가(T, 1)

영(Z, 0)

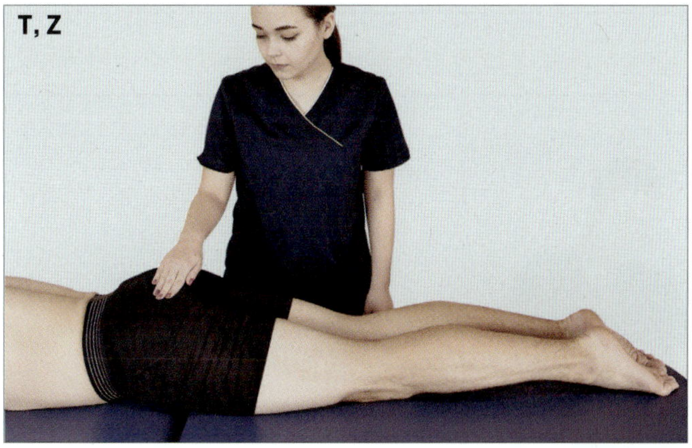

| 시작 자세 • 엎드려 누운 자세

| 고정 • 없음

| 검사동작 • 엉덩관절 폄을 시도

| 촉지 • 엉덩이부위의 큰볼기근과 궁둥뼈 거친면부위의 넓적다리뒤근을 촉지

| 등급판정 • 불가(T, 1): 근수축 촉지 가능
• 영(Z, 0): 근수축 없음

(2) 큰볼기근 단독검사

정상(N, 5)

우(G, 4)

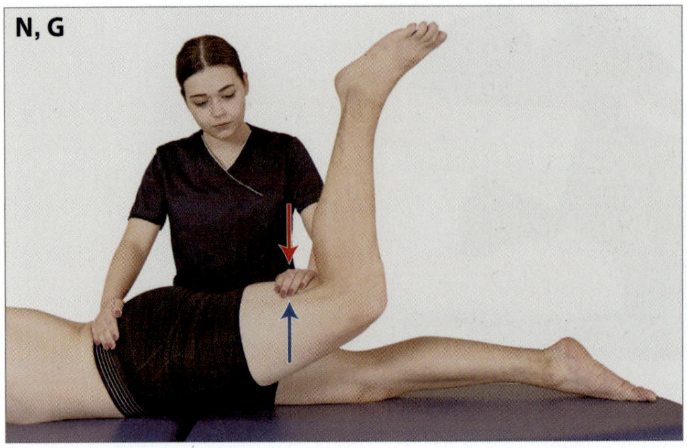

시작 자세	• 엎드려 누운 자세(무릎관절 90° 굽힘)
고정	• 골반
검사동작	• 관절운동범위 끝까지 엉덩관절을 폄
저항	• 무릎 바로 위 넓적다리 뒤쪽에서 아래 방향으로
등급판정	• 정상(N, 5): 중력과 최대 저항에 대항하여 폄 수행 또는 유지 • 우(G, 4): 중력과 중등도 저항에 대항하여 폄 수행 또는 유지

양(F, 3)

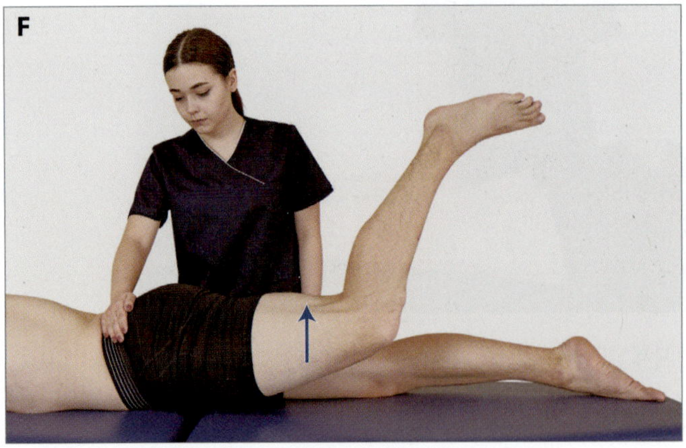

시작 자세	• 엎드려 누운 자세(무릎관절 90° 굽힘)
고정	• 골반
검사동작	• 관절운동범위 끝까지 엉덩관절을 폄
등급판정	• 양(F, 3): 저항 없이 중력에 대항하여 폄의 완전한 운동범위 수행

가(P, 2)

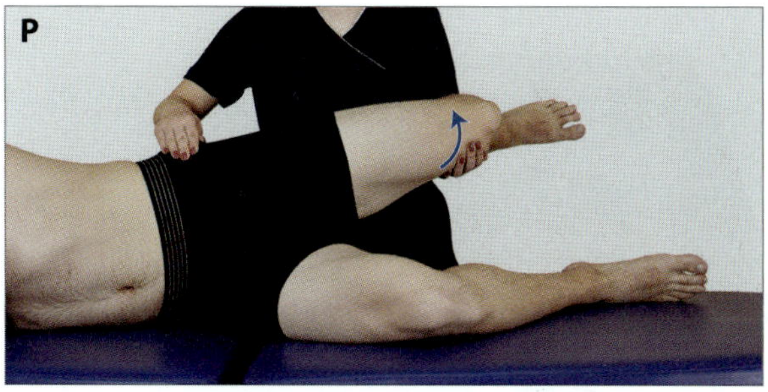

| 시작 자세
- 옆으로 누운 자세(검사쪽 다리를 위쪽으로 하고 아래쪽 다리는 안정을 위해 굽힘, 위쪽 다리는 몸통과 평행하게 검사자가 무릎관절 안쪽을 지지)

| 고정
- 골반

| 검사동작
- 관절운동범위 끝까지 엉덩관절을 폄

| 등급판정
- 가(P, 2): 중력 최소화 상태에서 완전한 운동범위 수행

불가(T, 1)
영(Z, 0)

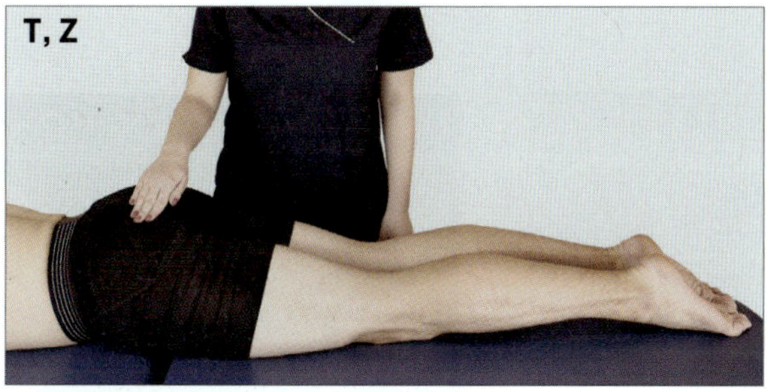

| 시작 자세
- 엎드려 누운 자세

| 고정
- 없음

| 검사동작
- 엉덩관절 폄을 시도

| 촉지
- 엉덩이부위의 큰볼기근과 궁둥뼈 거친면 부위의 넓적다리뒤근을 촉지

| 등급판정
- 불가(T, 1): 근수축 촉지 가능
- 영(Z, 0): 근수축 없음

고려사항

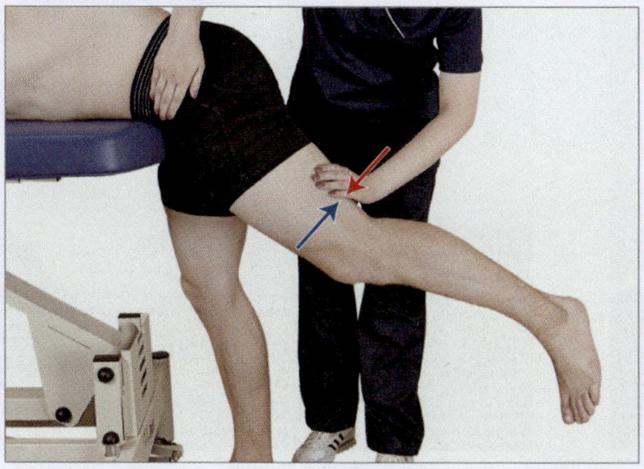

- 엉덩관절 굽힘근의 구축이 있을 경우에는 검사대 끝에 엎드려 누운 자세에서 엉덩관절을 굽힘한 상태에서 검사를 시작

4) 엉덩관절 모음 Hip adduction

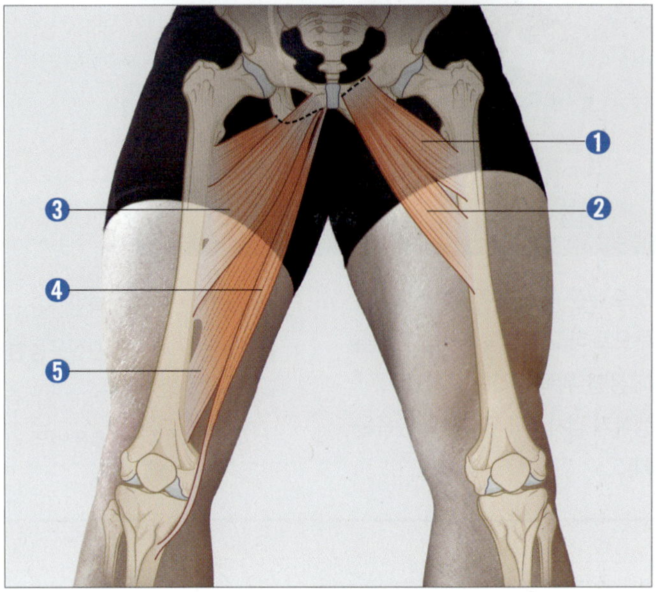

그림 9.7 엉덩관절 모음근

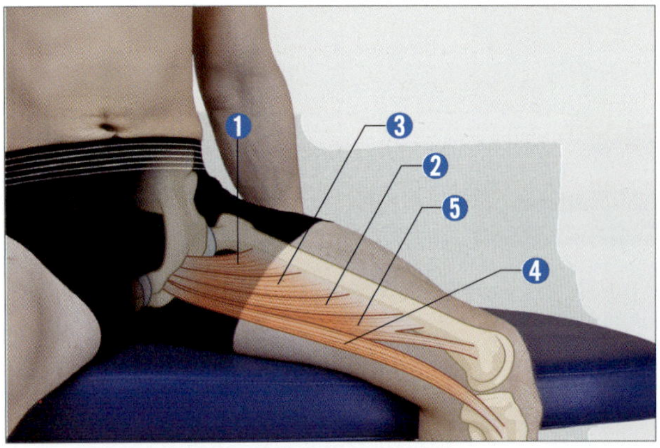

그림 9.8 엉덩관절 모음근 촉지

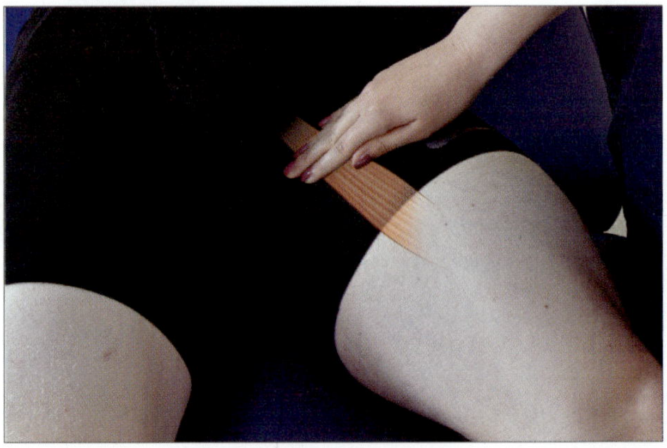

그림 9.9 두덩근 촉지

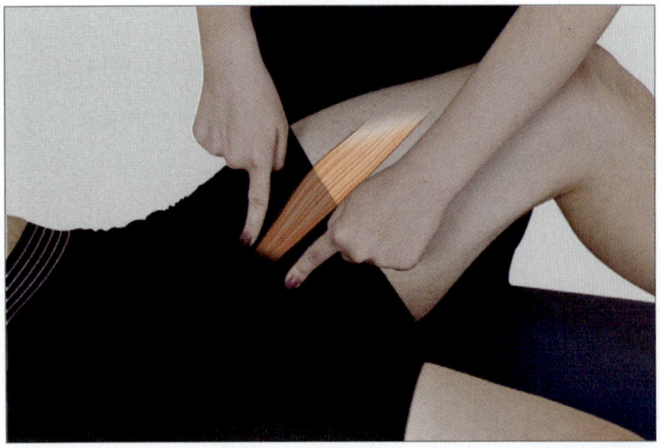

그림 9.10 긴모음근 촉지

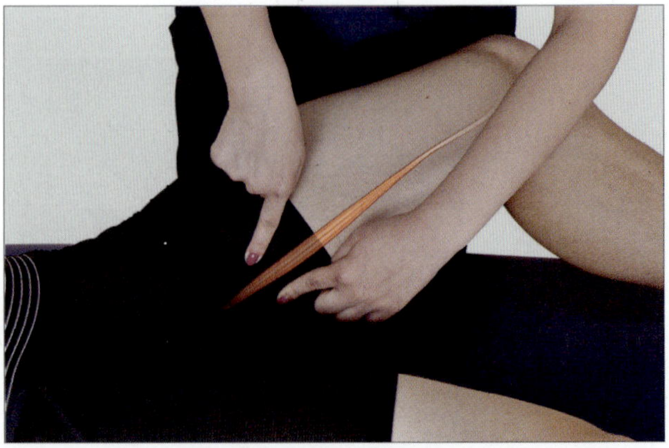

그림 9.11 두덩정강근 촉지

근육명	이는곳	닿는곳	신경지배
❶ 두덩근 (pectineus)	• 두덩뼈의 두덩근선 (pectineal line of the pubic bone)	• 넓적다리뼈의 두덩근선 (pectineal line of the femur)	• 넓적다리신경 (femoral nerve L2~3) • 폐쇄신경 (obturator nerve L2~4)
❷ 긴모음근 (adductor longus)	• 두덩뼈의 위면 (superior aspect of pubis)	• 넓적다리 거친선(linea aspera) 중간 1/3(안쪽면)	• 폐쇄신경 (obturator nerve L2~4)
❸ 짧은모음근 (adductor brevis)	• 두덩뼈 몸통과 아래가지의 앞면 (anterior surface of the inferior ramus and body of the pubis)	• 넓적다리 거친선(linea aspera) 몸쪽 1/3(안쪽면)	• 폐쇄신경 (obturator nerve L2~4)
❹ 두덩정강근(gracilis)	• 두덩뼈 몸통과 아래가지 (inferior ramus and body of the pubis)	• 정강뼈의 몸쪽 안쪽면 (medial surface of tibial shaft)	• 폐쇄신경 (obturator nerve L2~4)
❺ 큰모음근 (adductor magnus)	a. 앞갈래: 두덩뼈 아래가지와 궁둥뼈가지 (inferior ramus of the pubis and ischial ramus) b. 뒤갈래: 궁둥뼈결절 (ischial tuberosity)	a. 넓적다리 거친선 (linea aspera of femur) b. 넓적다리뼈의 모음근결절 (adductor tubercle)	• 폐쇄신경 (obturator nerve L2~4)

정상(N, 5)

우(G, 4)

N, G

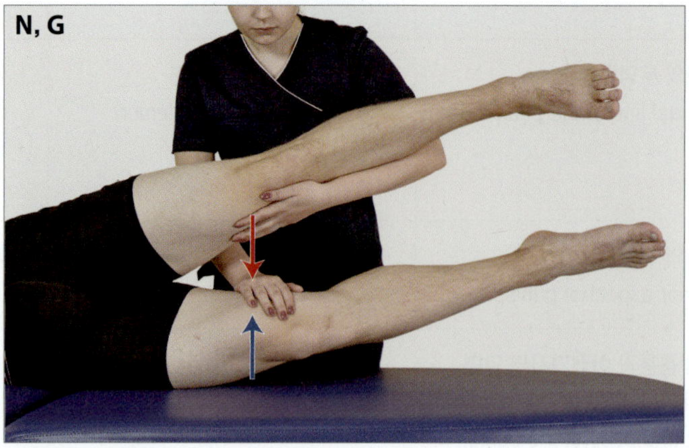

| 시작 자세 • 옆으로 누운 자세(검사쪽 다리를 아래에 두고 위쪽 다리는 검사자가 무릎관절 안쪽을 지지하여 25° 벌림시킴)

| 고정 • 검사하지 않는 다리

| 검사동작 • 무릎을 편 채 엉덩관절을 모음

| 저항 • 넓적다리뼈 먼쪽 안쪽면에서 아래 방향으로

| 등급판정 • 정상(N, 5): 중력과 최대 저항에 대항하여 모음 수행 또는 유지

• 우(G, 4): 중력과 중등도 저항에 대항하여 모음 수행 또는 유지

양(F, 3)

F

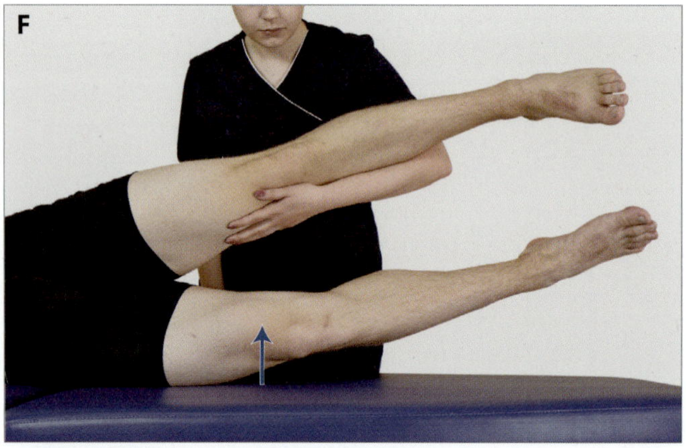

| 시작 자세 • 옆으로 누운 자세(검사쪽 다리를 아래에 두고 위쪽 다리는 검사자가 무릎관절 안쪽을 지지하여 25° 벌림시킴)

| 고정 • 검사하지 않는 다리

| 검사동작 • 무릎을 편 채 엉덩관절을 모음

| 등급판정 • 양(F, 3): 저항 없이 중력에 대항하여 모음의 완전한 운동범위 수행

가(P, 2)

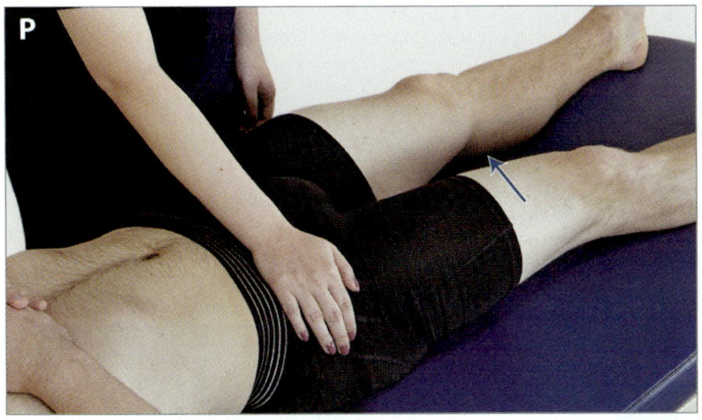

| 시작 자세
• 바로 누운 자세(검사하지 않는 다리는 검사쪽 다리에 방해되지 않도록 약간 벌림)

| 고정
• 골반과 검사하지 않는 반대쪽 다리

| 검사동작
• 관절운동범위 끝까지 엉덩관절을 모음

| 등급판정
• 가(P, 2): 중력 최소화 상태에서 완전한 운동범위 수행

불가(T, 1)
영(Z, 0)

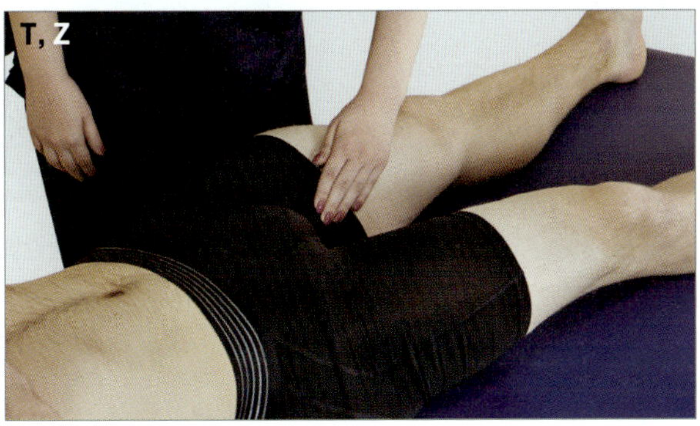

| 시작 자세
• 바로 누운 자세(검사하지 않는 다리는 검사쪽 다리에 방해되지 않도록 약간 벌림)

| 고정
• 골반과 검사하지 않는 반대쪽 다리

| 검사동작
• 엉덩관절 모음을 시도

| 촉지
• 넓적다리 안쪽부위를 촉지

| 등급판정
• 불가(T, 1): 근수축 촉지 가능
• 영(Z, 0): 근수축 없음

대상작용

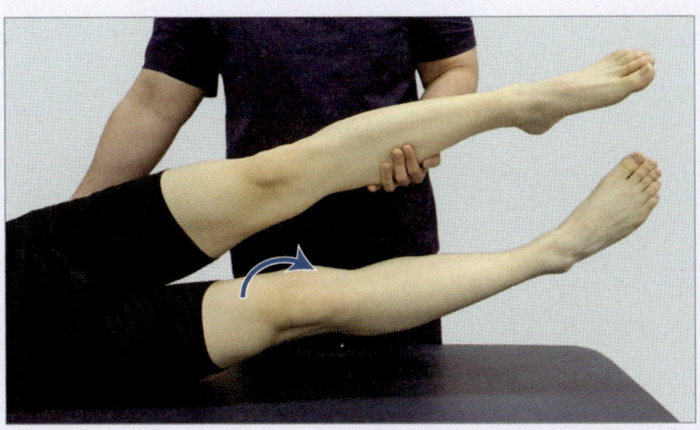

• 엉덩관절을 안쪽돌림하여 모음근 대신 엉덩관절 굽힘근으로 시도

5) 엉덩관절 벌림 Hip abduction

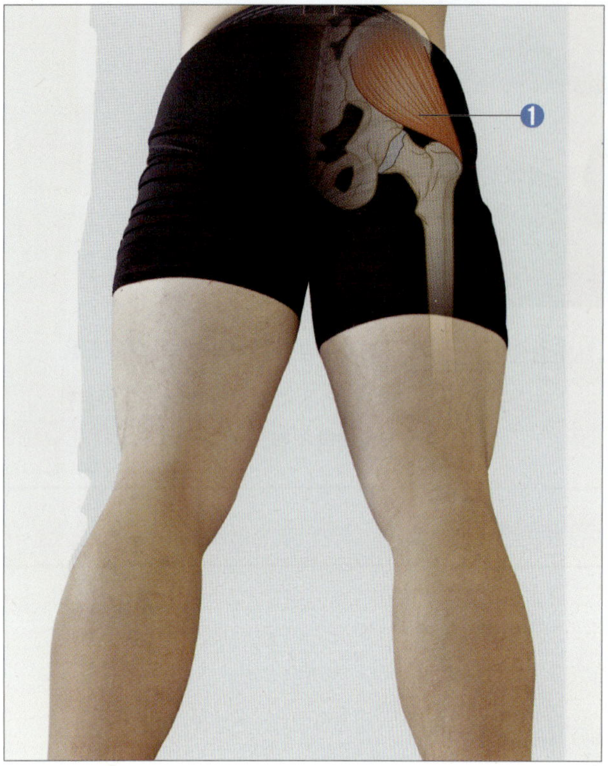

그림 9.12 중간볼기근

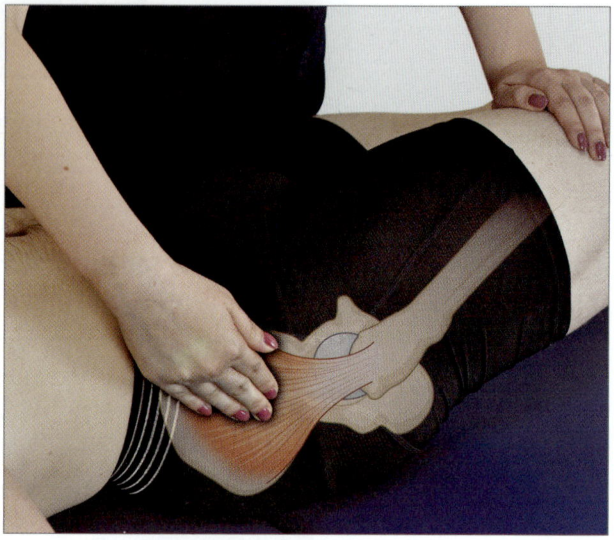

그림 9.13 중간볼기근 촉지

근육명	이는곳	닿는곳	신경지배
❶ 중간볼기근 (gluteus medius)	• 엉덩뼈능선과 앞뒤볼기근선 사이 (between iliac crest and anterior and posterior gluteal line)	• 넓적다리뼈의 큰돌기 (greater trochanter of the femur)	• 위볼기신경 L4~S1 (superior gluteal nerve L4~S1)

정상(N, 5)

우(G, 4)

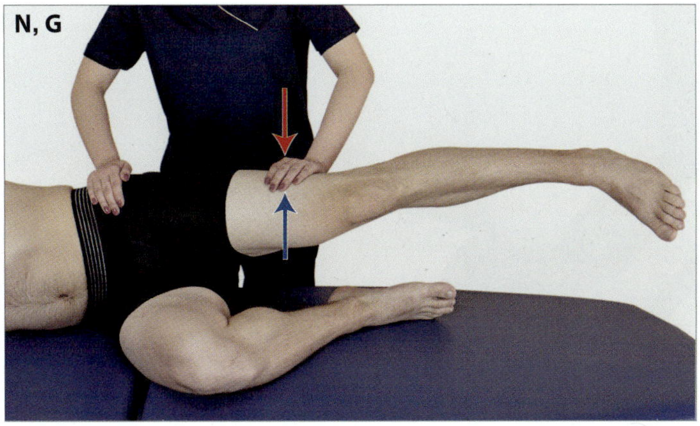

| 시작 자세 • 옆으로 누운 자세(검사쪽 다리를 위쪽으로 하고 아래쪽 다리는 안정을 위해 굽힘)

| 고정 • 골반

| 검사동작 • 관절운동범위 끝까지 엉덩관절을 벌림

| 저항 • 무릎 가쪽에서 아래 방향으로

| 등급판정 • 정상(N, 5): 중력과 최대 저항에 대항하여 벌림 수행 또는 유지
• 우(G, 4): 중력과 중등도 저항에 대항하여 벌림 수행 또는 유지

양(F, 3)

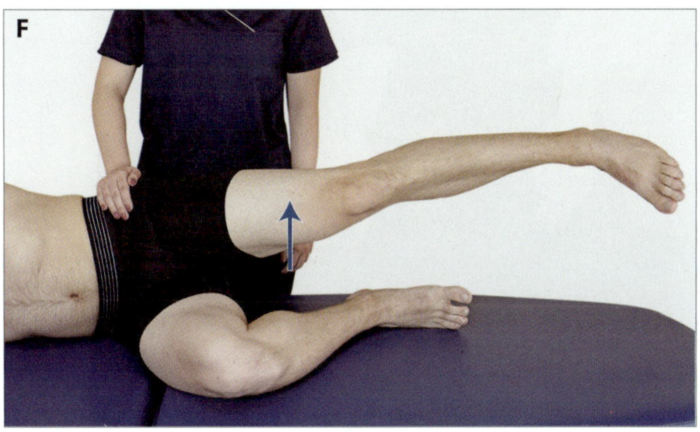

| 시작 자세 • 옆으로 누운 자세(검사쪽 다리를 위쪽으로 하고 아래쪽 다리는 안정을 위해 굽힘)

| 고정 • 골반

| 검사동작 • 관절운동범위 끝까지 엉덩관절을 벌림

| 등급판정 • 양(F, 3): 저항 없이 중력에 대항하여 벌림의 완전한 운동범위 수행

가(P, 2)

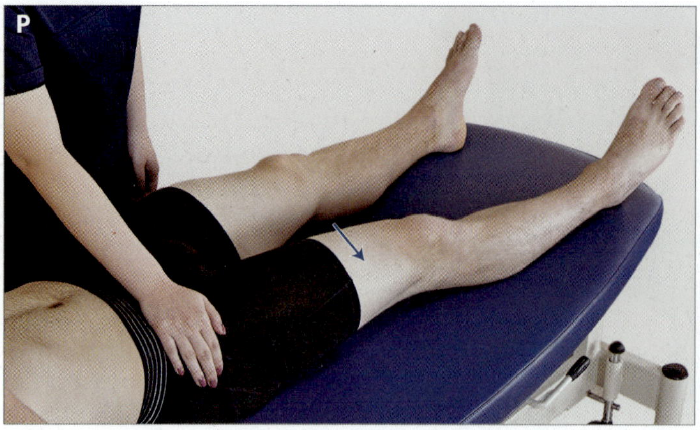

| 시작 자세 · 바로 누운 자세

| 고정 · 골반

| 검사동작 · 관절운동범위 끝까지 엉덩관절을 벌림

| 등급판정 · 가(P, 2): 중력 최소화 상태에서 완전한 운동범위 수행

불가(T, 1)

영(Z, 0)

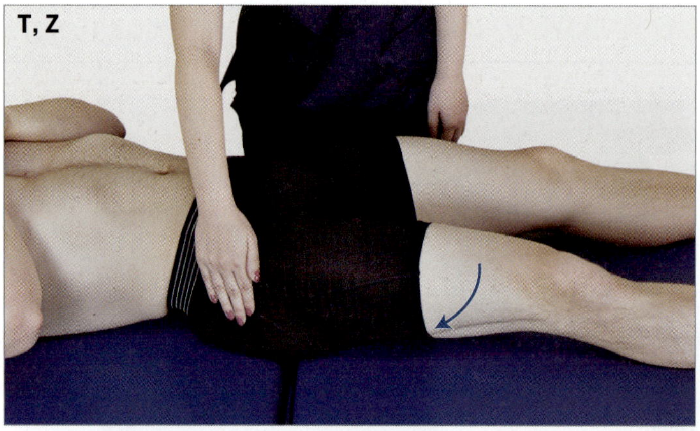

| 시작 자세 · 바로 누운 자세

| 고정 · 골반

| 검사동작 · 관절운동범위 끝까지 엉덩관절을 벌림

| 촉지 · 엉덩뼈능선 가쪽모서리의 중간볼기근을 촉지

| 등급판정 · 불가(T, 1): 근수축 촉지 가능

· 영(Z, 0): 근수축 없음

대상 작용

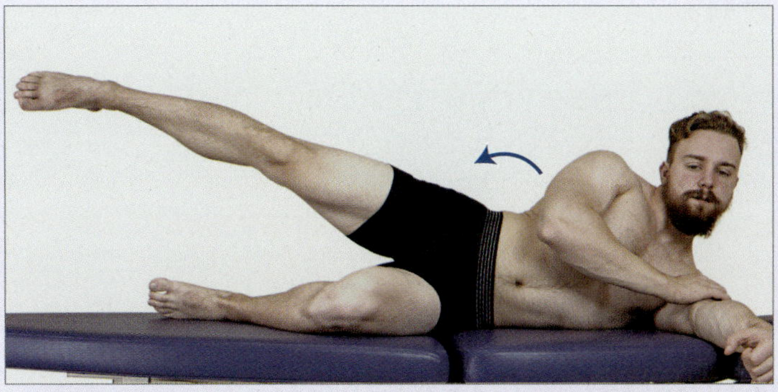

• 허리네모근에 의한 몸통 가쪽굽힘

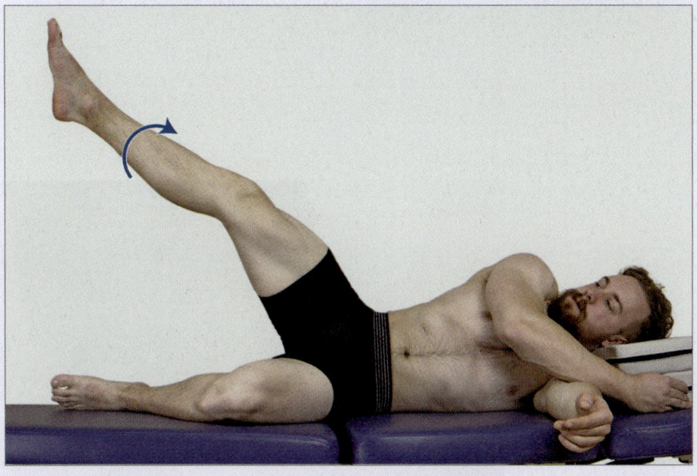

• 넓적다리빗근에 의한 엉덩관절의 바깥돌림과 벌림

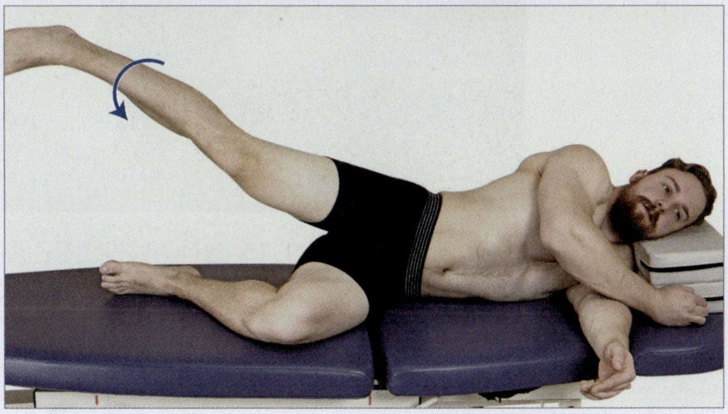

• 넓적다리근막긴장근에 의한 엉덩관절의 안쪽돌림과 벌림

6) 엉덩관절을 굽힘상태에서 벌림 엉덩관절 굽힘, 벌림, 안쪽돌림; hip flexion, abduction and medial rotation

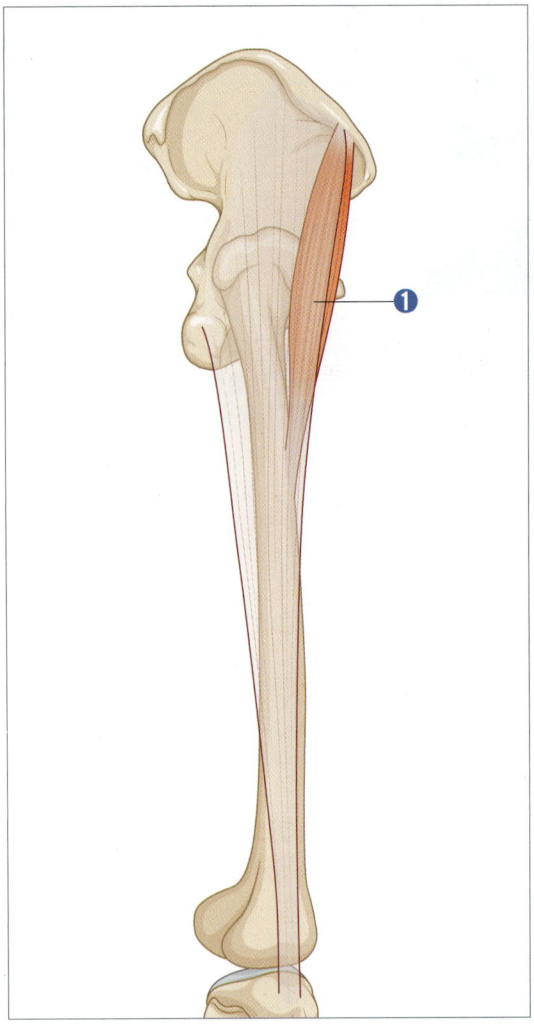

그림 9.14 넓적다리근막긴장근

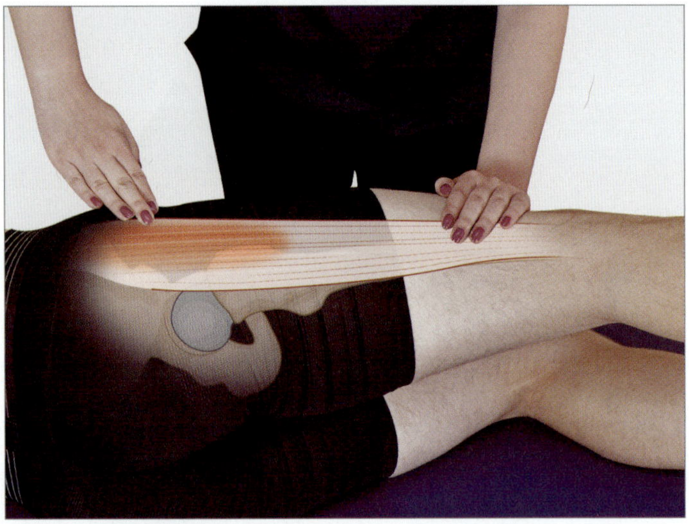

그림 9.15 넓적다리근막긴장근 촉지

근육명	이는곳	닿는곳	신경지배
❶ 넓적다리근막긴장근 (tensor fasciae latae, TFL)	• 볼기뼈의 앞위엉덩뼈가시 (anterior superior iliac spine of the pelvic bone)	• 엉덩정강근막띠를 거쳐 정강뼈의 가쪽관절융기(iliotibial tract)	• 위볼기신경 L4~S1 (superior gluteal nerve L4~S1)

정상(N, 5)

우(G, 4)

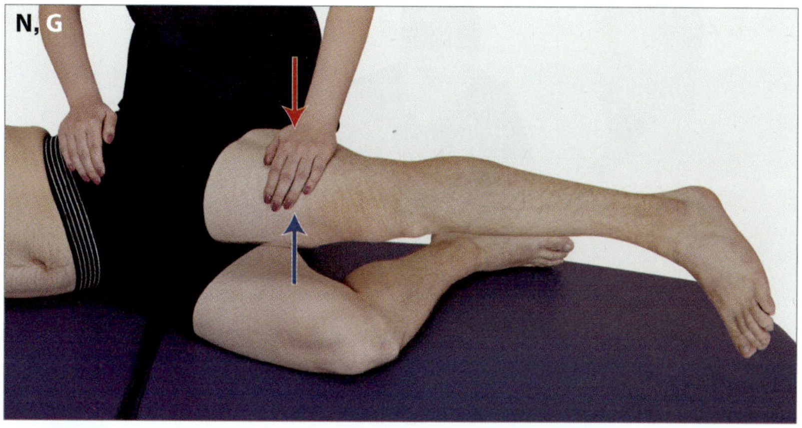

| 시작 자세 | • 옆으로 누운 자세(검사쪽 다리를 위쪽으로 하고 엉덩관절 45° 굽힘)

| 고정 | • 골반

| 검사동작 | • 무릎관절을 펴고 엉덩관절을 굽힌 자세에서 벌림

| 저항 | • 넓적다리뼈 먼쪽에서 아래 방향으로

| 등급판정 | • 정상(N, 5): 중력과 최대 저항에 대항하여 엉덩관절을 굽힌 상태에서 벌림 수행 또는 유지
• 우(G, 4): 중력과 중등도 저항에 대항하여 엉덩관절을 굽힌 상태에서 벌림 수행 또는 유지

양(F, 3)

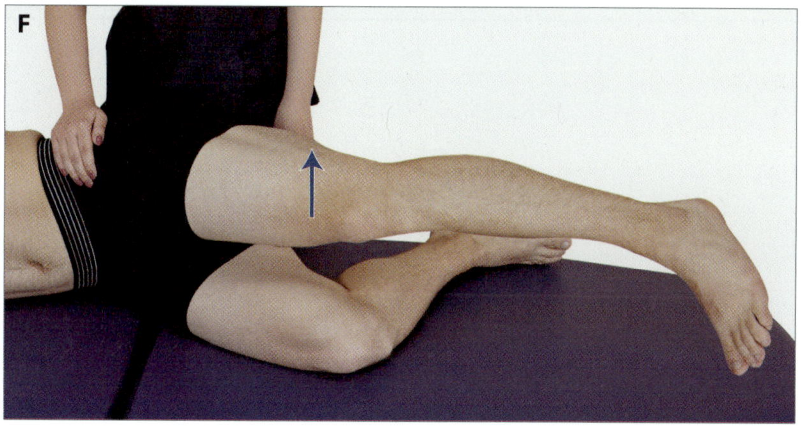

| 시작 자세 | • 옆으로 누운 자세(검사쪽 다리를 위쪽으로 하고 엉덩관절 45° 굽힘)

| 고정 | • 골반

| 검사동작 | • 무릎관절을 펴고 엉덩관절을 굽힌 자세에서 벌림

| 등급판정 | • 양(F, 3): 저항 없이 중력에 대항하여 엉덩관절을 굽힌 상태에서 벌림의 완전한 운동범위 수행

가(P, 2)

불가(T, 1)

영(Z, 0)

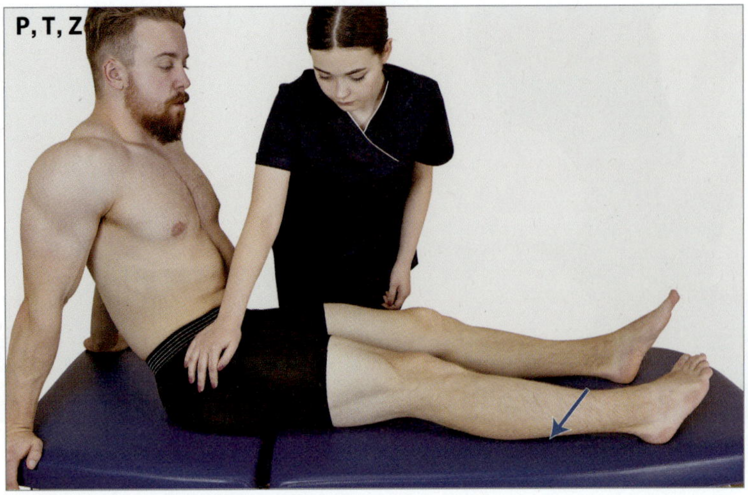

| 시작 자세 • 길게 앉은 자세(몸통을 45° 뒤로 기울이고 길게 앉은 자세, long sitting)

| 고정 • 골반

| 검사동작 • 관절운동범위 끝까지 엉덩관절을 굽힌 상태에서 벌림

| 촉지 • ASIS에서 넙적다리뼈 가쪽을 따라 엉덩정강근막띠까지 촉지

| 등급판정
- 가(P, 2): 중력 최소화 상태에서 완전한 운동범위 수행
- 불가(T, 1): 근수축 촉지 가능
- 영(Z, 0): 근수축 없음

7) 엉덩관절 바깥돌림 Hip lateral rotation

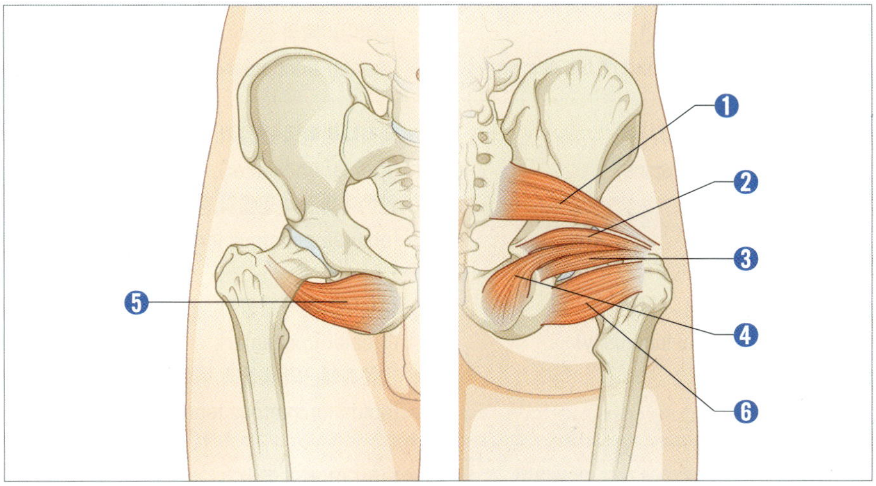

그림 9.16 엉덩관절 바깥돌림근

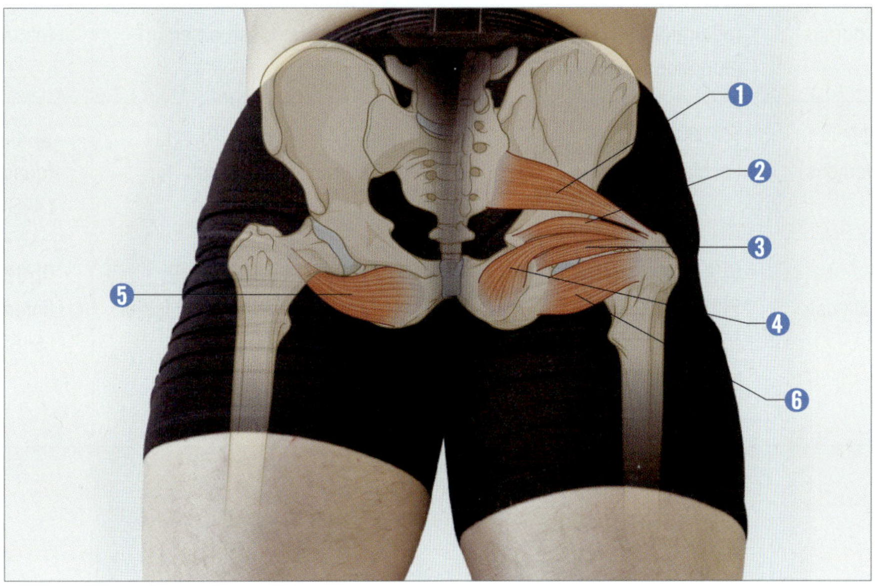

그림 9.17 엉덩관절 바깥돌림근 촉지

근육명	이는곳	닿는곳	신경지배
❶ 궁둥구멍근 (piriformis)	• 엉치뼈 앞면 (anterior part of the sacrum)	• 넓적다리뼈의 큰돌기 (greater trochanter)	• 허리신경얼기 L5~S2 (sacral plexus L5~S2)
❷ 위쌍둥이근 (superior gemellus)	• 궁둥뼈 가시 (ischial spine)	• 넓적다리뼈의 큰돌기 (greater trochanter), 안쪽폐쇄근의 힘줄과 융합 (obturator internus tendon)	• 속폐쇄신경 L5~S2 (obturator internus nerve L5~S2)
❸ 아래쌍둥이근 (inferior gemellus)	• 궁둥뼈 거친면 (ischial tuberosity)	• 넓적다리뼈의 큰돌기 (greater trochanter), 안쪽폐쇄근의 힘줄과 융합 (obturator internus tendon)	• 넓적다리네모근신경 L4~S1 (quadratus femoris nerve L4~S1)
❹ 속폐쇄근 (obturator internus)	• 두덩뼈 아래가지, 폐쇄근막 (ischiopubic ramus and obturator membrane)	• 넓적다리뼈의 큰돌기 (greater trochanter)	• 속폐쇄신경 L5~S2 (obturator internus nerve L5~S2)
❺ 바깥폐쇄근 (obturator externus)	• 폐쇄구멍, 폐쇄근막 (obturator foramen and obturator membrane)	• 넓적다리뼈의 돌기 오목 (trochanteric fossa of femur)	• 폐쇄신경 L3~5 (obturator nerve L3~5)
❻ 넓적다리네모근 (quadratus femoris)	• 궁둥뼈 거친면 (ischial tuberosity)	• 넓적다리뼈의 돌기사이 능선 (intertrochanteric crest)	• 넓적다리네모근신경 L4~S1 (quadratus femoris nerve L4~S1)
❼ 큰볼기근 (gluteus maximus)	• 엉덩뼈 뒤볼기선, 허리근막, 엉치뼈, 엉치결절인대 (gluteal surface of ilium, lumbar fascia, sacrum, sacrotuberous ligament)	• 넓적다리뼈의 볼기근거친면 (gluteal tuberosity of the femur), 엉덩정강띠(iliotibial tract)	• 아래볼기신경 L5~S2 (inferior gluteal nerve L5~S2)

정상(N, 5)

우(G, 4)

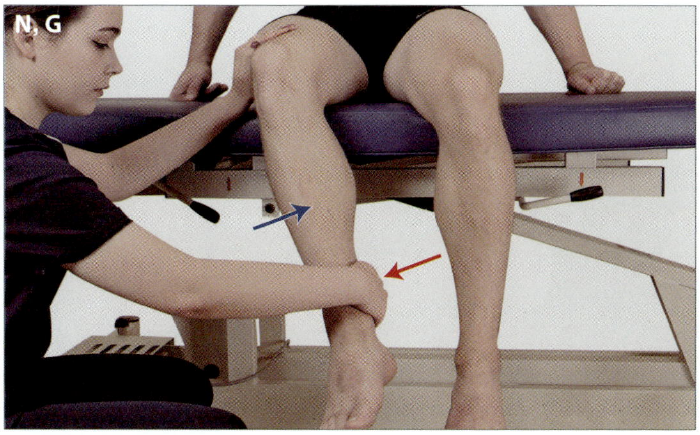

시작 자세	• 앉은 자세(몸통을 안정시키기 위하여 검사대의 양 모서리를 잡음)
고정	• 넓적다리 먼쪽의 가쪽면
검사동작	• 무릎관절 굽힘을 유지하며 엉덩관절을 바깥돌림
저항	• 발목 안쪽에서 바깥쪽 방향
등급판정	• 정상(N, 5): 중력과 최대 저항에 대항하여 바깥돌림 수행 또는 유지 • 우(G, 4): 중력과 중등도 저항에 대항하여 바깥돌림 수행 또는 유지

양(F, 3)

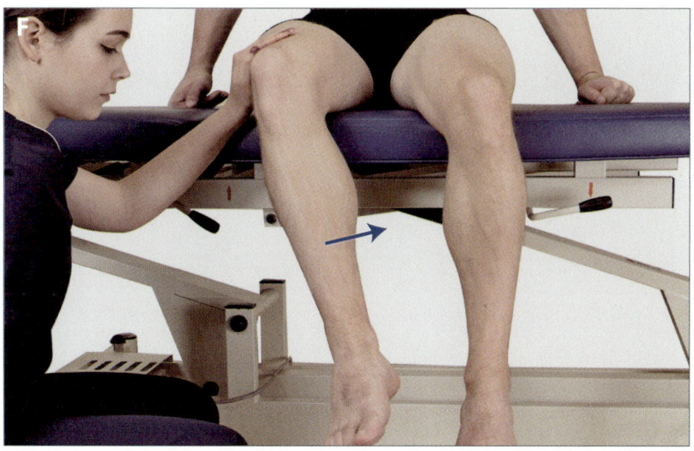

시작 자세	• 앉은 자세(몸통을 안정시키기 위하여 검사대의 양 모서리를 잡음)
고정	• 넓적다리 먼쪽의 가쪽면
검사동작	• 무릎관절 굽힘을 유지하며 엉덩관절을 바깥돌림
등급판정	• 양(F, 3): 저항 없이 중력에 대항하여 바깥돌림의 완전한 운동범위 수행

가(P, 2)

불가(T, 1)

영(Z, 0)

P, T, Z

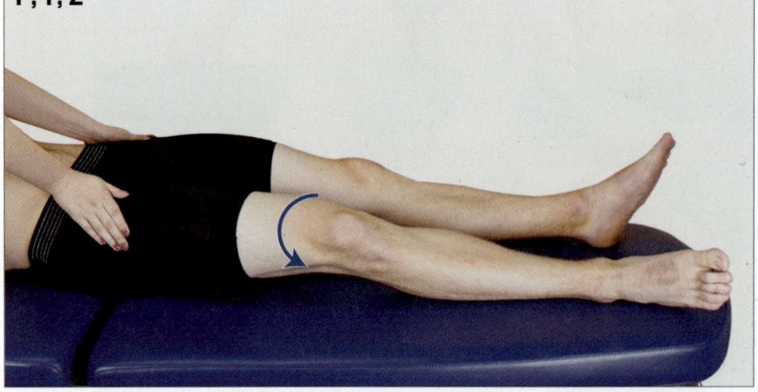

| 시작 자세 • 바로 누운 자세(검사쪽 다리는 안쪽돌림한 상태)

| 고정 • 골반

| 검사동작 • 관절운동범위 끝까지 엉덩관절을 바깥돌림

| 촉지 • 큰돌기와 궁둥뼈 사이에서 큰볼기근 촉지(근육이 깊은 곳에 위치하기 때문에 정확하게 구분하기는 어려움)

| 등급판정
- 가(P, 2): 중력 최소화 상태에서 완전한 운동범위 수행
- 불가(T, 1): 근수축 촉지 가능
- 영(Z, 0): 근수축 없음

대상작용
- 반대측 골반의 들어 올림과 몸통의 가쪽굽힘
- 무릎관절 굽힘 증가와 엉덩관절의 벌림

8) 엉덩관절 안쪽돌림 Hip medial rotation

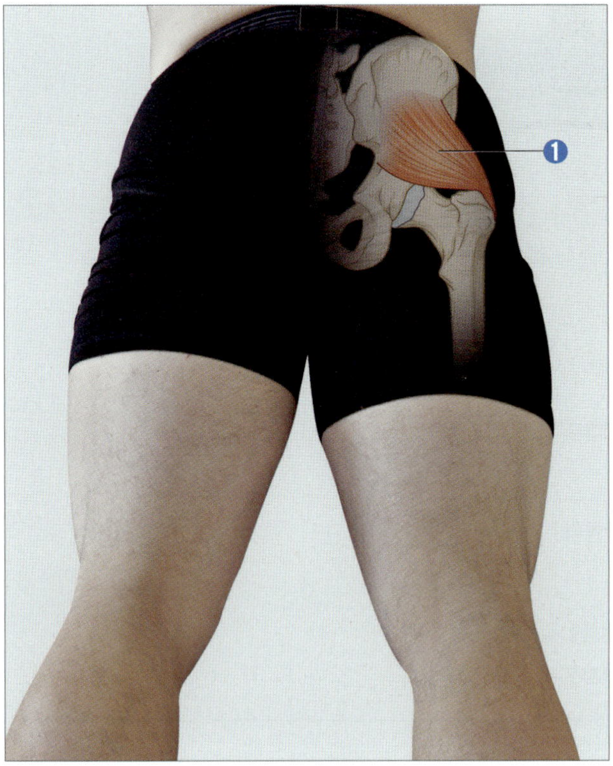

그림 9.18 작은볼기근

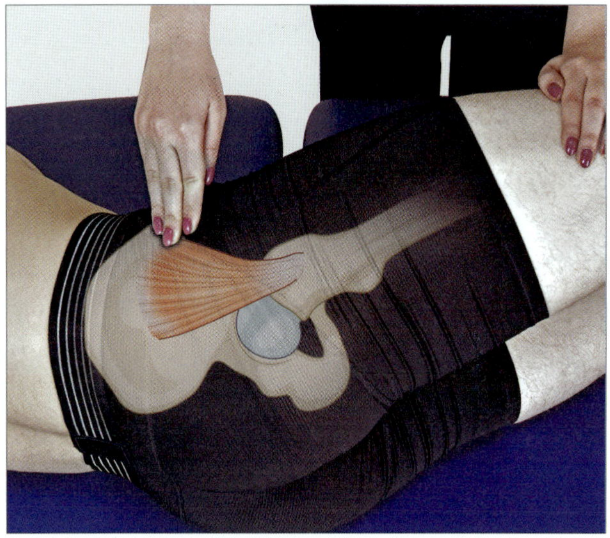

그림 9.19 작은볼기근 촉지

근육명	이는곳	닿는곳	신경지배
❶ 작은볼기근 (gluteus minimus)	• 볼기근면 아랫부분, 중간볼기근 아래 (between the anterior gluteal line and inferior gluteal line of Gluteal surface ilium, under gluteus medius)	• 넓적다리뼈의 큰돌기 (greater trochanter of the femur)	• 위볼기신경 L4~S1 (superior gluteal nerve L4~S1)
❷ 중간볼기근 (gluteus medius)	• 엉덩뼈능선(iliac crest)과 앞뒤볼기근선 사이 (between anterior and posterior gluteal line)	• 넓적다리뼈의 큰돌기 (greater trochanter of the femur)	• 위볼기신경 L4~S1 (superior gluteal nerve L4~S1)
❸ 넓적다리근막긴장근 (tensor fasciae latae, TFL)	• 볼기뼈의 앞위엉덩뼈가시 (anterior superior iliac spine of the pelvic bone)	• 엉덩정강근막띠를 거쳐 정강뼈의 가쪽관절융기 (iliotibial tract)	• 위볼기신경 L4~S1 (superior gluteal nerve L4~S1)

정상(N, 5)

우(G, 4)

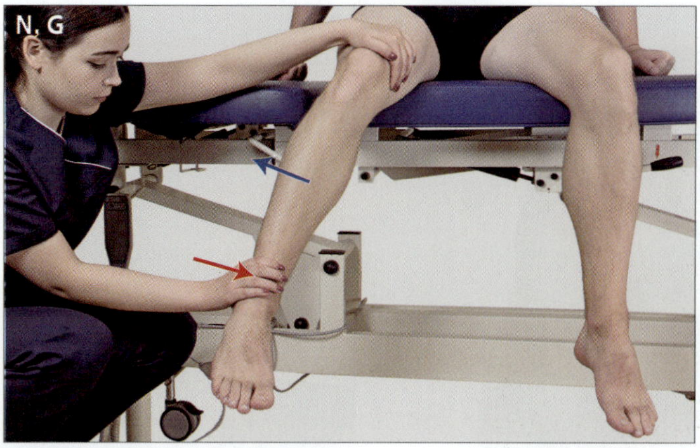

| 시작 자세
• 앉은 자세(몸통을 안정시키기 위하여 검사대의 양 모서리를 잡음)

| 고정
• 넓적다리 먼쪽의 안쪽면

| 검사동작
• 무릎관절 굽힘을 유지하며 엉덩관절을 안쪽돌림

| 저항
• 발목 바깥쪽에서 안쪽 방향으로

| 등급판정
• 정상(N, 5): 중력과 최대 저항에 대항하여 안쪽돌림 수행 또는 유지
• 우(G, 4): 중력과 중등도 저항에 대항하여 안쪽돌림 수행 또는 유지

양(F, 3)

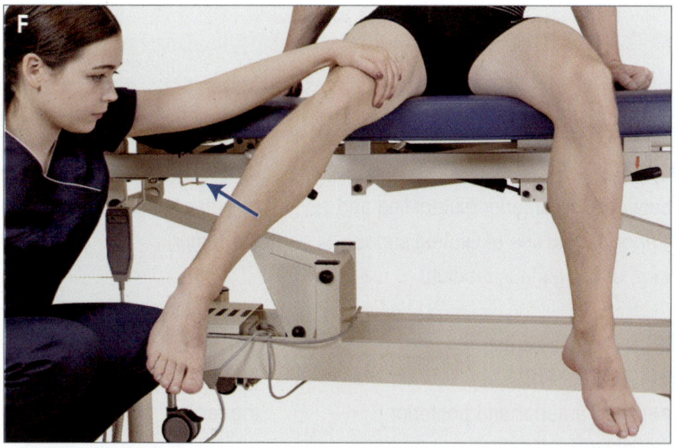

| 시작 자세
• 앉은 자세(몸통을 안정시키기 위하여 검사대의 양 모서리를 잡음)

| 고정
• 넓적다리 먼쪽의 안쪽면

| 검사동작
• 무릎관절 굽힘을 유지하며 엉덩관절을 안쪽돌림

| 등급판정
• 양(F, 3): 저항 없이 중력에 대항하여 안쪽돌림의 완전한 운동범위 수행

가(P, 2)

불가(T, 1)

영(Z, 0)

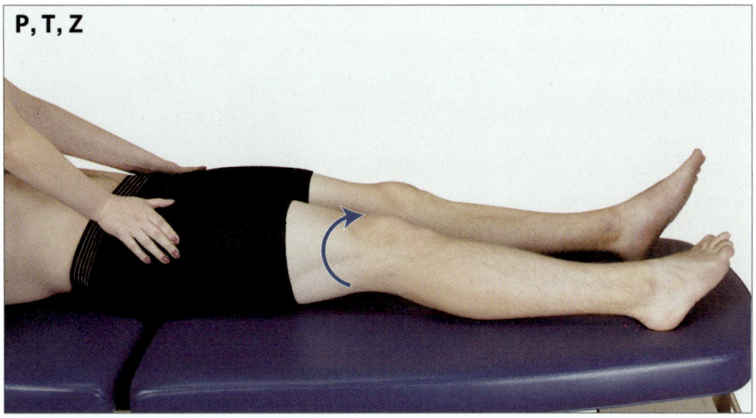

| 시작 자세 • 바로 누운 자세

| 고정 • 골반

| 검사동작 • 관절운동범위 끝까지 엉덩관절을 안쪽돌림

| 촉지 • 엉치뼈의 가쪽 모서리와 넓적다리뼈의 큰돌기 사이의 부위를 촉지(촉지 시 중간볼기근과 겹쳐지지 않는 앞쪽부위에서 잘 느껴짐)

| 등급판정
- 가(P, 2): 중력 최소화 상태에서 완전한 운동범위 수행
- 불가(T, 1): 근수축 촉지 가능
- 영(Z, 0): 근수축 없음

대상 작용
- 검사측 골반의 들어 올림과 몸통의 가쪽굽힘
- 무릎관절 굽힘 증가와 엉덩관절의 모음

2 무릎관절

1) 무릎관절 굽힘 Knee flexion

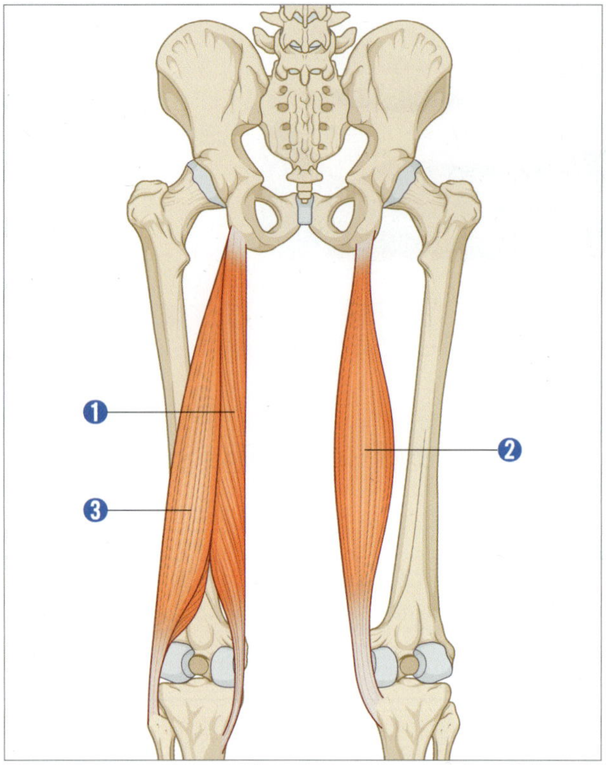

그림 9.20 무릎관절 굽힘근

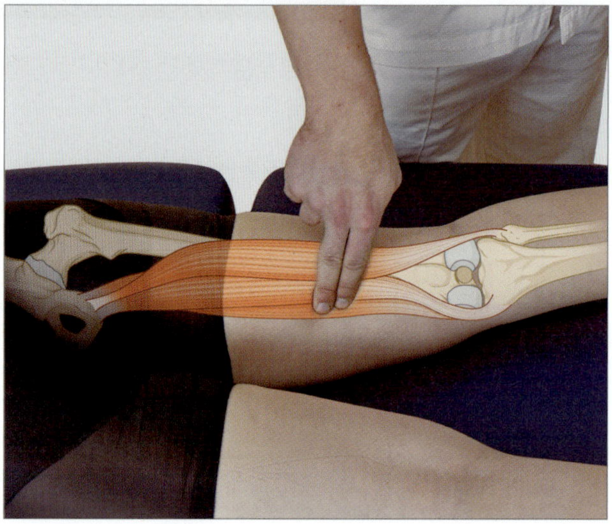

그림 9.21 무릎관절 굽힘근 촉지

근육명	이는곳	닿는곳	신경지배
❶ 반힘줄근 (semitendinosus)	• 궁둥뼈거친면 (ischial tuberosity)	• 정강뼈 안쪽면 (medial surface of tibia) * 거위발 근육	• 궁둥신경 (sciatic nerve)
❷ 반막근 (semimembranosus)	• 궁둥뼈거친면 (ischial tuberosity)	• 정강뼈 안쪽융기의 뒤안쪽면 (medial tibial condyle)	• 궁둥신경 (sciatic nerve)
❸ 넓적다리두갈래근 (biceps femoris)	a. 긴머리: 궁둥뼈거친면 (ischial tuberosity) b. 짧은머리: 넓적다리뼈 거친선과 가쪽관절융기 (linea aspera and lateral condyle)	a. 종아리뼈 머리와 가쪽관절융기 (lateral tibial condyle and lateral side of the head of the fibula) b. 정강뼈 가쪽관절융기 (lateral tibial condyle)	a. 궁둥신경 (sciatic nerve) b. 온종아리신경 (common fibular nerve)

정상(N, 5)

우(G, 4)

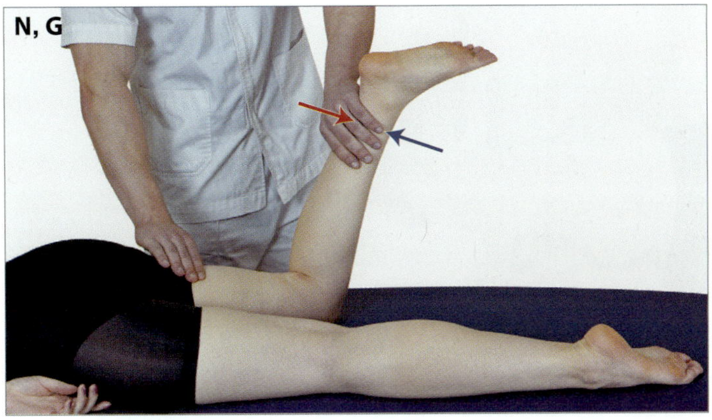

| 시작 자세 • 엎드려 누운 자세(무릎관절을 45° 정도 굽힘)

| 고정 • 넓적다리부위

| 검사동작 • 90°까지 무릎관절을 굽힘

| 저항 • 발목 위 다리 뒤쪽에서 아래 방향으로

| 등급판정 • 정상(N, 5): 중력과 최대 저항에 대항하여 굽힘 수행 또는 유지

• 우(G, 4): 중력과 중등도 저항에 대항하여 굽힘 수행 또는 유지

※ 무릎관절의 돌림 방향에 따라 근육을 분리해서 검사할 수 있음

• 무릎관절 바깥돌림을 유지한 상태로 굽힘: 넓적다리두갈래근

• 무릎관절 안쪽돌림을 유지한 상태로 굽힘: 반힘줄근과 반막근

양(F, 3)

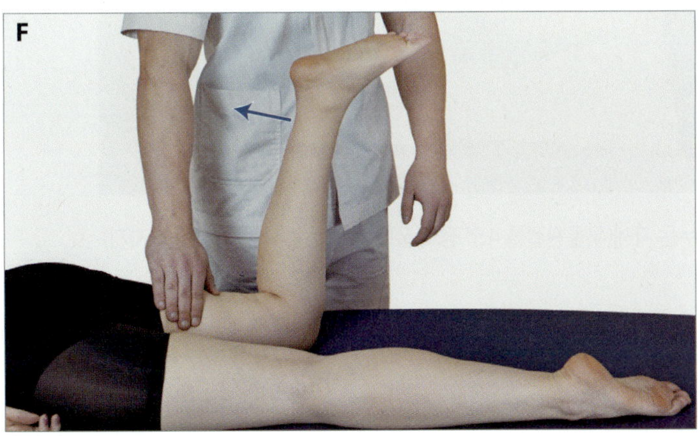

| 시작 자세 • 엎드려 누운 자세(무릎관절을 45° 정도 굽힘)

| 고정 • 넓적다리부위

| 검사동작 • 90°까지 무릎관절을 굽힘

| 등급판정 • 양(F, 3): 저항 없이 중력에 대항하여 굽힘의 완전한 운동범위 수행

가(P, 2)

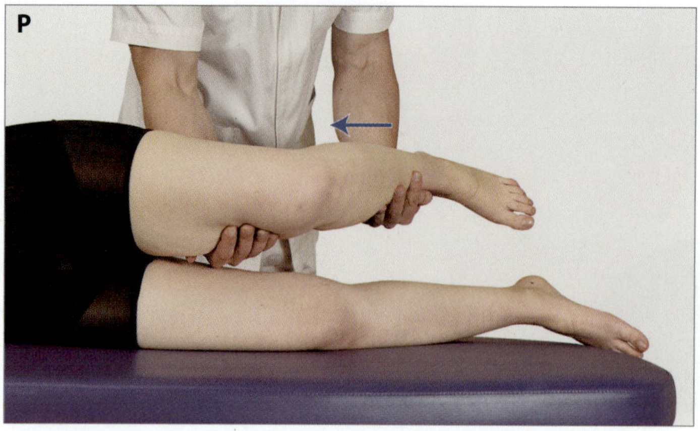

| 시작 자세 · 옆으로 누운 자세(검사하는 다리를 위쪽으로 하고 검사자 지지)

| 고정 · 넓적다리부위

| 검사동작 · 관절운동범위 끝까지 무릎관절을 굽힘

| 등급판정 · 가(P, 2): 중력 최소화 상태에서 완전한 운동범위 수행

불가(T, 1)

영(Z, 0)

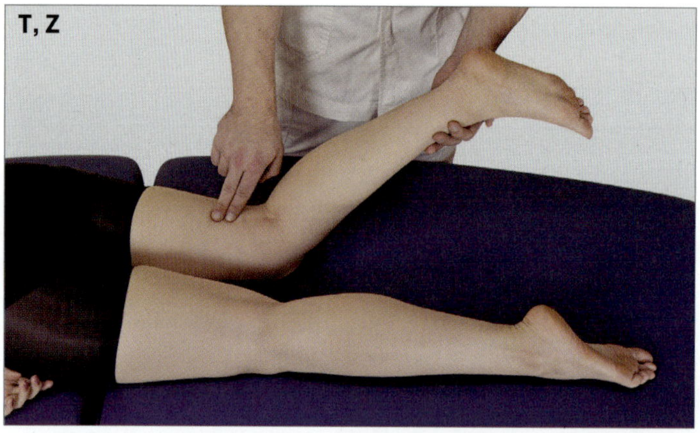

| 시작 자세 · 엎드려 누운 자세(무릎관절을 45° 정도 굽힌 상태로 검사자가 발목을 지지)

| 고정 · 없음

| 검사동작 · 무릎관절 굽힘을 시도

| 촉지 · 넓적다리뒤근을 촉지

| 등급판정 · 불가(T, 1): 근수축 촉지 가능

· 영(Z, 0): 근수축 없음

대상 작용

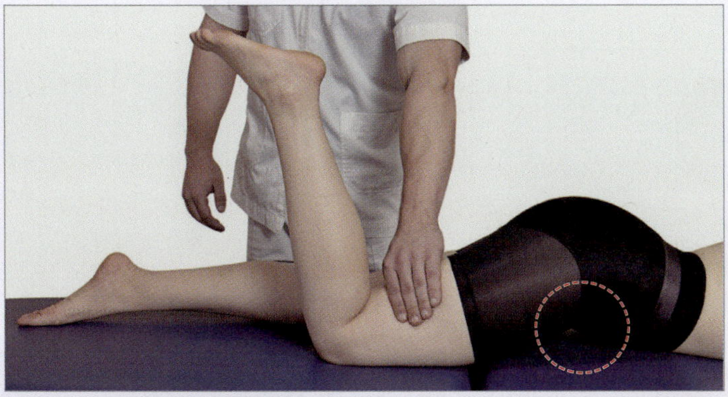

• 넓적다리빗근에 의한 엉덩관절의 굽힘, 바깥돌림과 무릎관절 굽힘

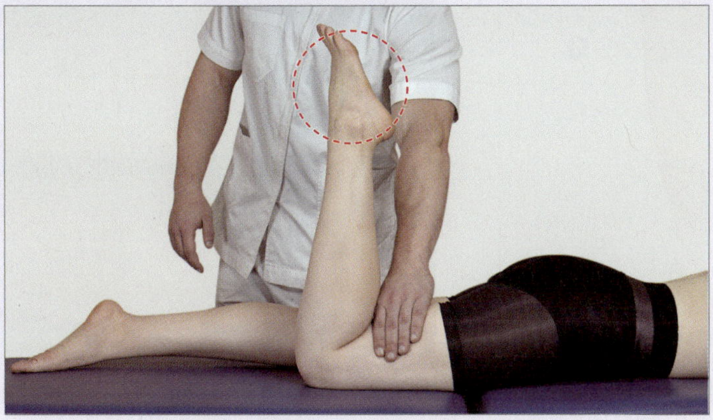

• 장딴지근에 의한 발바닥쪽굽힘

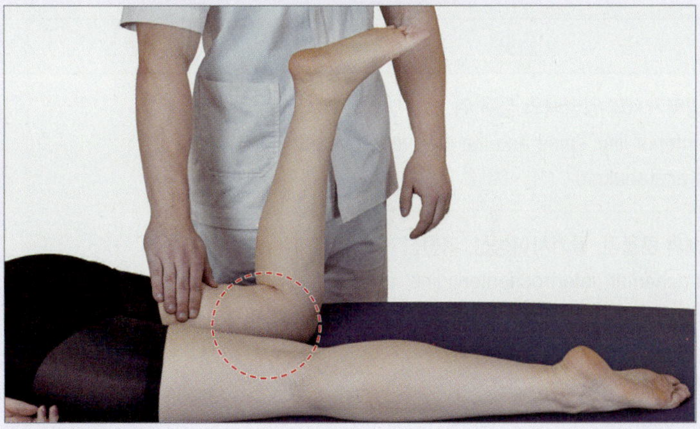

• 두덩정강근에 의한 엉덩관절의 모음

2) 무릎관절 폄 Knee extension

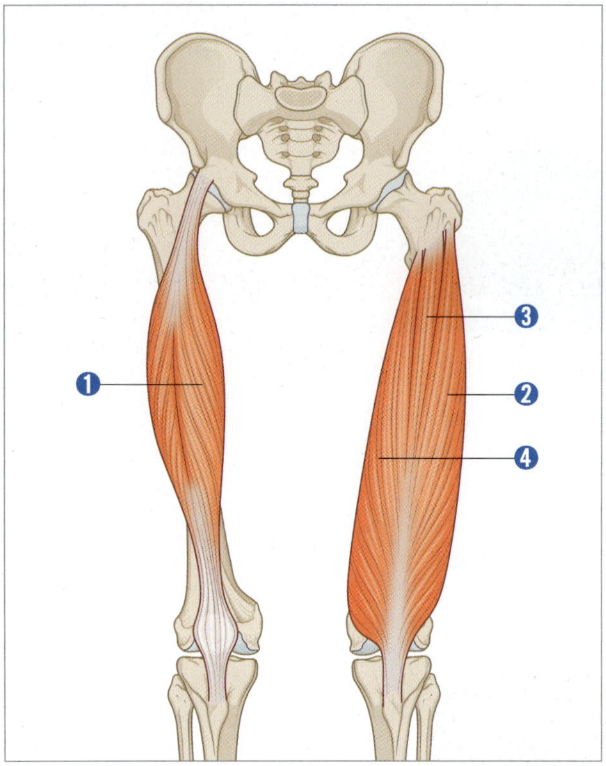

그림 9.22 무릎관절 폄근

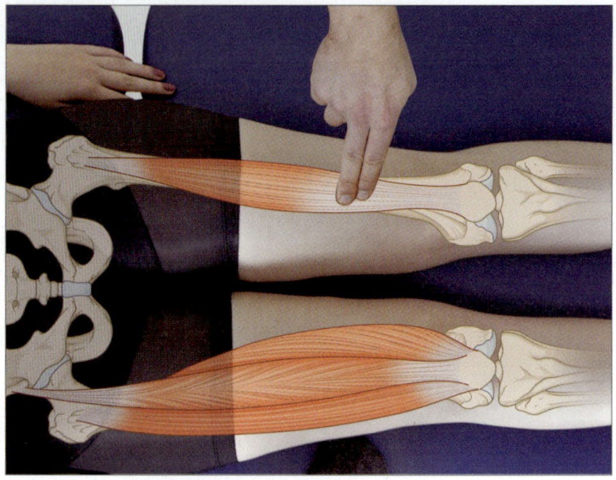

그림 9.23 무릎관절 폄근 촉지

근육명	이는곳	닿는곳	신경지배
❶ 넓적다리곧은근 (rectus femoris)	• 앞아래엉덩뼈가시와 엉덩뼈의 절구 위 (anterior inferior iliac spine and the groove above the rim of the acetabulum)	• 정강뼈 거친면 (tibial tuberosity)	• 넓적다리신경 L2~4 (femoral nerve L2~4)
❷ 가쪽넓은근 (vastus lateralis)	• 넓적다리뼈의 큰돌기, 돌기사이능선, 거친선 (greater trochanter, Intertrochanteric line, and linea aspera of the femur)		
❸ 중간넓은근 (vastus intermedius)	• 넓적다리뼈의 앞가쪽면 (anterior and lateral surface of femur)		
❹ 안쪽넓은근 (vastus medialis)	• 넓적다리뼈 큰돌기 앞아래와 거친선 (anterior and inferior greater trochanter and linea aspera)		

정상(N, 5)

우(G, 4)

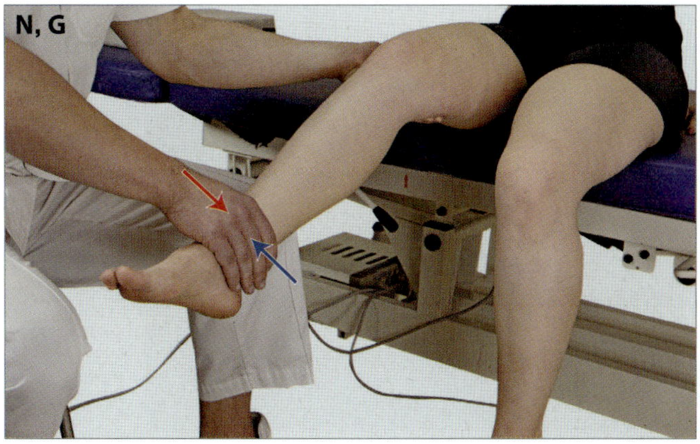

| 시작 자세 | • 앉은 자세(몸통을 안정시키기 위하여 검사대의 양 모서리를 잡음)
| 고정 | • 넓적다리부위
| 검사동작 | • 무릎관절을 폄, 0°를 넘어가지 않음
| 저항 | • 발목관절 위에서 아래 방향으로
| 등급판정 | • 정상(N, 5): 중력과 최대 저항에 대항하여 폄 수행 또는 유지
• 우(G, 4): 중력과 중등도 저항에 대항하여 폄 수행 또는 유지

양(F, 3)

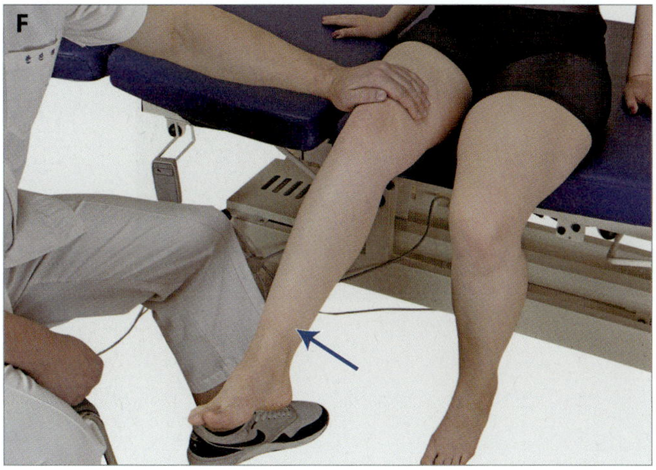

| 시작 자세 | • 앉은 자세(몸통을 안정시키기 위하여 검사대의 양 모서리를 잡음)
| 고정 | • 넓적다리부위
| 검사동작 | • 무릎관절을 폄, 0°를 넘어가지 않음
| 등급판정 | • 양(F, 3): 저항 없이 중력에 대항하여 폄의 완전한 운동범위 수행

가(P, 2)

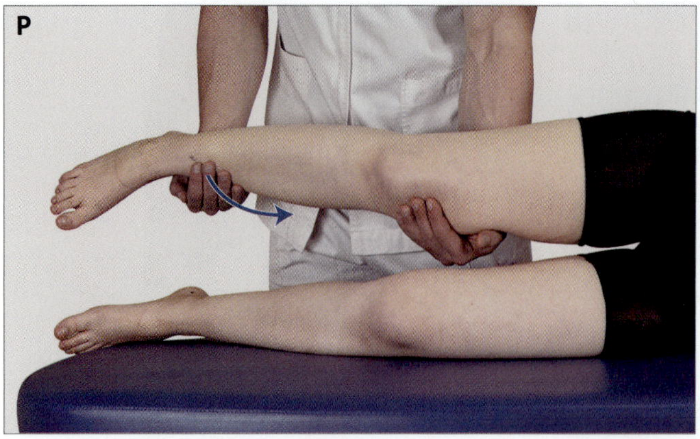

| 시작 자세 • 옆으로 누운 자세(검사하는 다리를 위쪽으로 하고 검사자가 지지)

| 고정 • 넓적다리부위

| 검사동작 • 관절운동범위 끝까지 무릎관절을 폄

| 등급판정 • 가(P, 2): 중력 최소화 상태에서 완전한 운동범위 수행

불가(T, 1)

영(Z, 0)

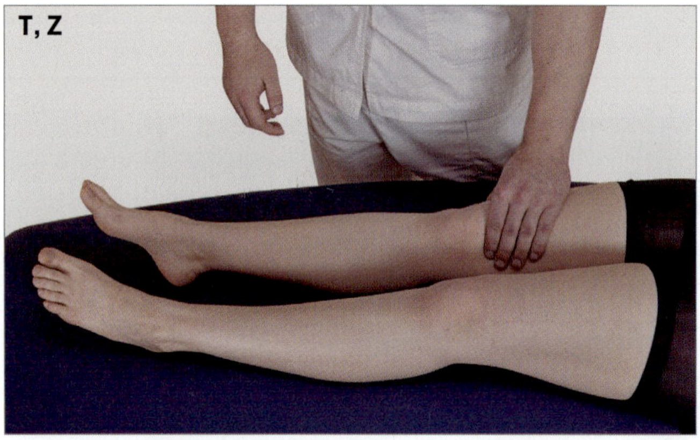

| 시작 자세 • 바로 누운 자세

| 고정 • 없음

| 검사동작 • 무릎관절 폄을 시도

| 촉지 • 무릎뼈 위 넓적다리부위를 촉지

| 등급판정 • 불가(T, 1): 근수축 촉지 가능

• 영(Z, 0): 근수축 없음

3 발목관절

1) 발목관절 발바닥쪽굽힘 Ankle plantar flexion

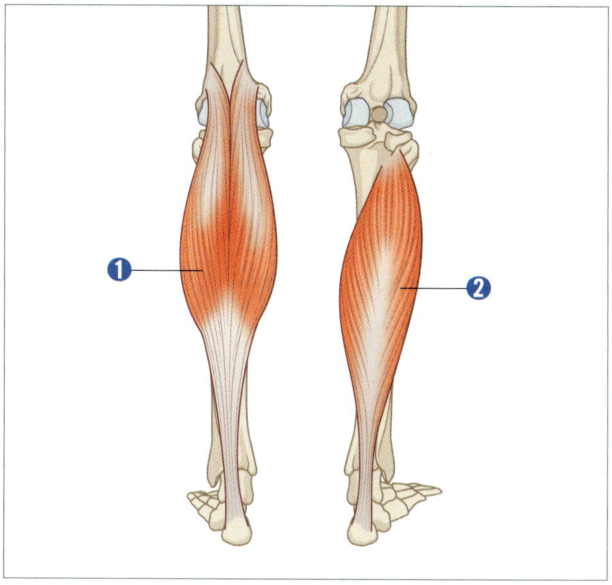

그림 9.24 발목관절 발바닥굽힘근

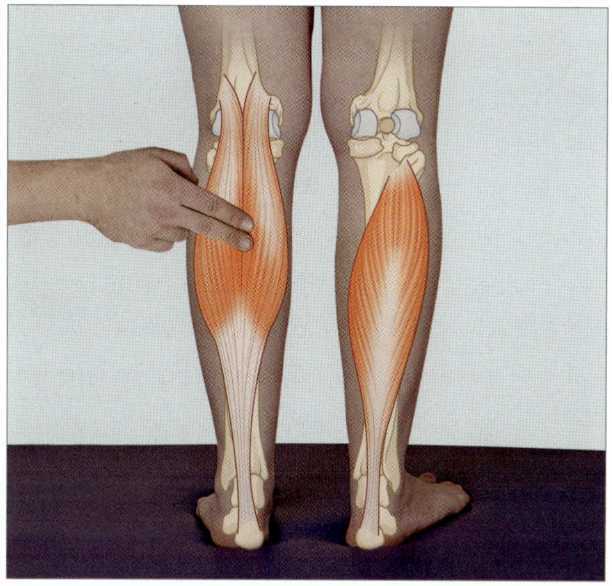

그림 9.25 발목관절 발바닥굽힘근 촉지

근육명	이는곳	닿는곳	신경지배
❶ 장딴지근 (gastrocnemius)	• 넓적다리뼈의 가쪽 및 안쪽관절융기의 뒷면 (lateral condyle of femur and medial condyle of femur)	• 발꿈치뼈 뒤쪽 아킬레스 힘줄 (achilles tendon into posterior calcaneus)	• 정강신경 (tibial nerve)
❷ 가자미근 (soleus)	• 정강뼈의 가자미근선, 종아리뼈 머리 뒷면 (fibula, medial border of tibia: soleal line)		

정상(N, 5)

우(G, 4)

양(F, 3)

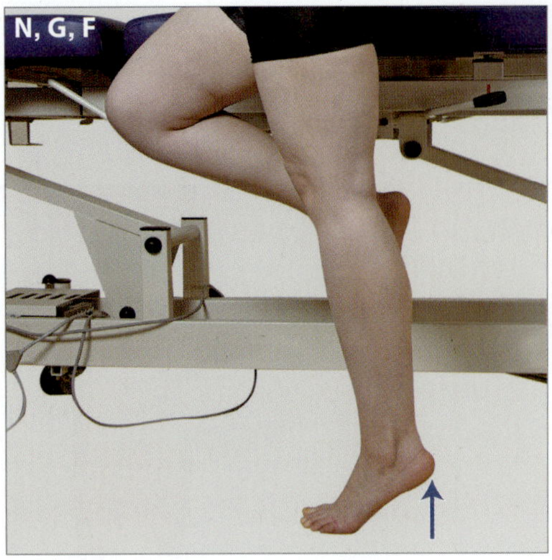

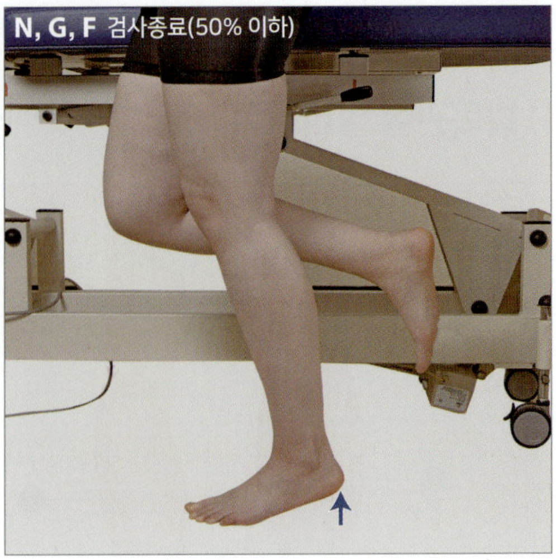

| 시작 자세
- 선 자세(무릎을 펴고 한 다리로 선 자세)

| 고정
- 균형을 잡기 위해 손가락으로 검사대에 지지

| 검사동작
- 2초에 한 번씩 최대 운동범위까지 발꿈치를 들어 올림(2초에 한 번씩 발꿈치를 들어 올리고, 처음 들어 올린 높이의 50% 이하가 되면 검사 종료)

| 저항
- 대상자 본인의 체중

| 등급판정
- 정상(N, 5): 25회 이상 수행
- 우(G, 4): 2~24회 수행
- 양(F, 3): 1회 수행

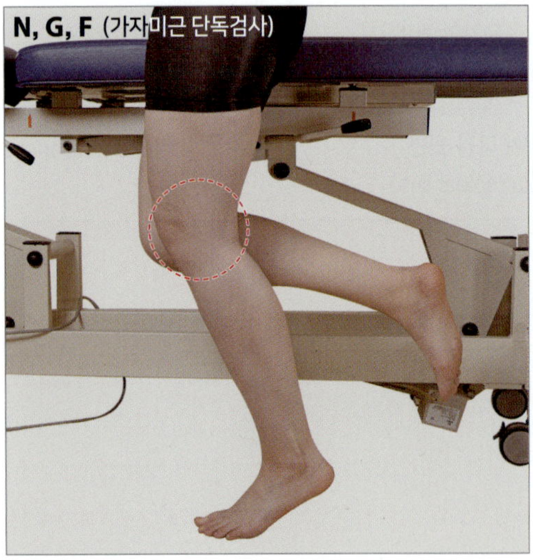

※ 가자미근 단독검사
- 무릎을 살짝 굽히면, 가자미근의 단독검사를 할 수 있음

가(P, 2)

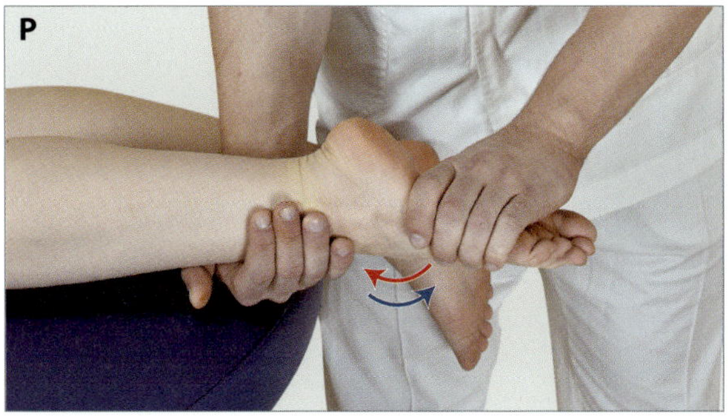

시작 자세	• 엎드린 자세 (검사대에 발을 내고 엎드린 자세)
고정	• 발목
저항	• 발허리뼈머리에서 등쪽굽힘 방향으로
검사동작	• 관절운동범위 끝까지 발목관절을 발바닥쪽굽힘
등급판정	• 가(P, 2): 저항에 대항하여 발바닥쪽굽힘 수행 또는 유지

불가(T, 1)

영(Z, 0)

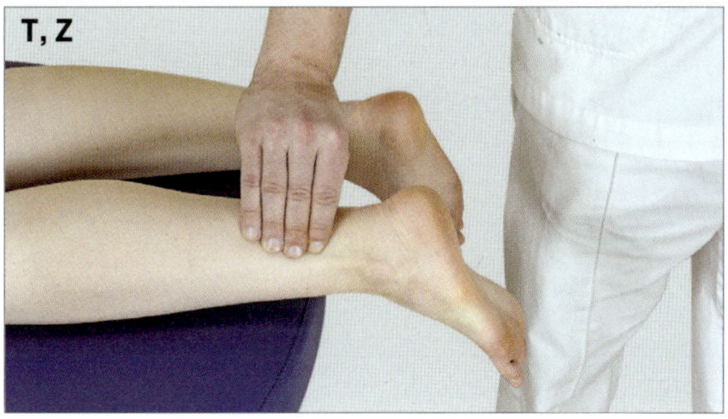

시작 자세	• 엎드린 자세 (검사대에 발을 내고 엎드린 자세)
고정	• 없음
검사동작	• 발목관절 발바닥쪽굽힘을 시도
촉지	• 아킬레스 힘줄과 종아리부위를 촉지
등급판정	• 불가(T, 1): 근수축 촉지 가능 • 영(Z, 0): 근수축 없음

대상작용

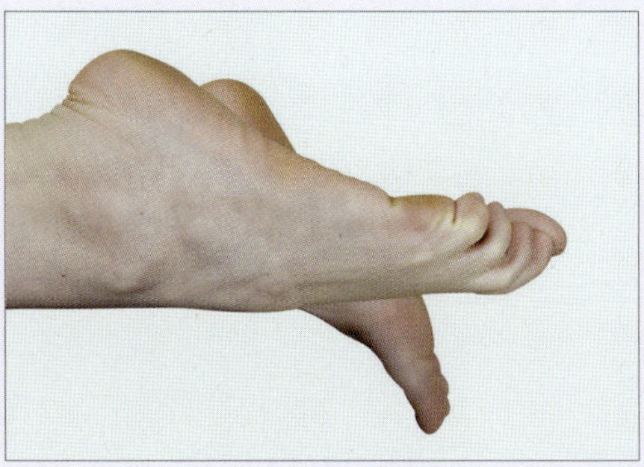

- 긴발가락굽힘근과 긴엄지굽힘근에 의해 발가락 굽힘
- 짧은종아리근과 긴종아리근에 의해 가쪽들림
- 뒤정강근에 의한 안쪽들림

2) 발목관절 발바닥쪽굽힘과 안쪽들림 Ankle plantar flexion & inversion

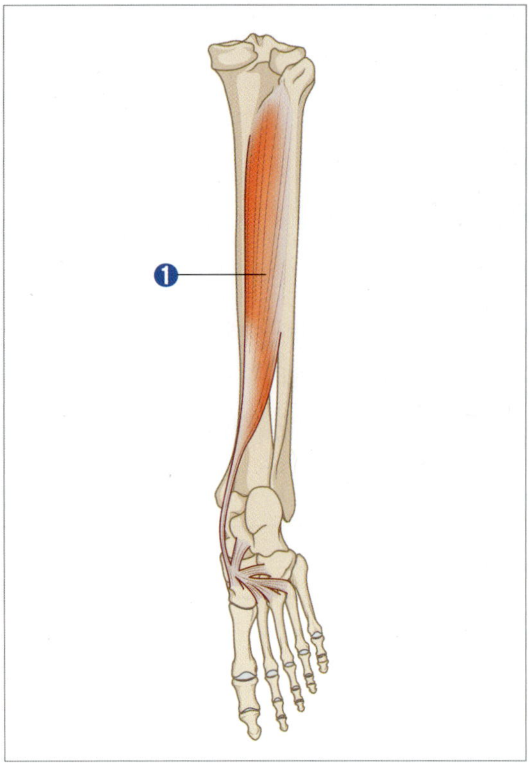

그림 9.26 뒤정강근

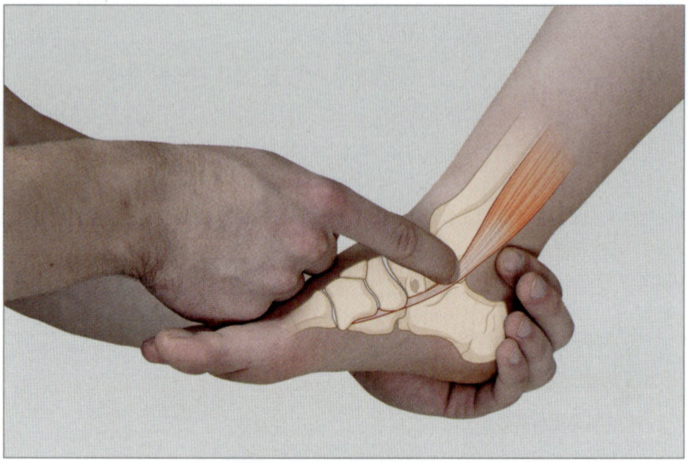

그림 9.27 뒤정강근 촉지

근육명	이는곳	닿는곳	신경지배
❶ 뒤정강근 (tibialis posterior)	• 정강뼈와 종아리뼈 뒷면 몸쪽 2/3, 뼈사이막(proximal 2/3 of the posterior surfaces of the tibia and fibula, interosseous membrane)	• 발배뼈, 쐐기뼈들, 입방뼈, 제2~4 발허리뼈(navicular, cuneiforms, cuboid and 2~4 metatarsals)	• 정강신경 (tibial nerve)

정상(N, 5)

우(G, 4)

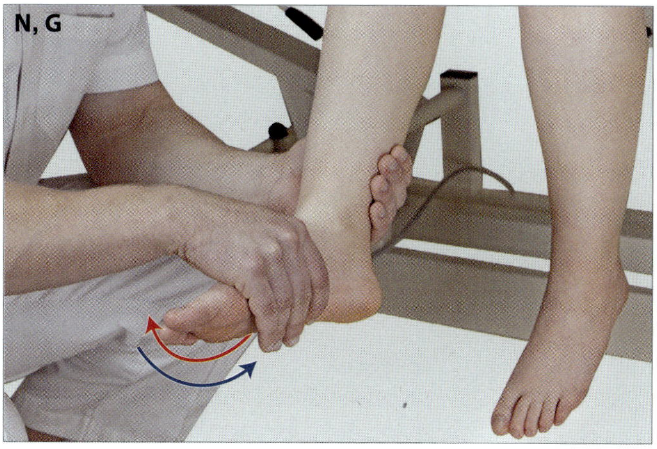

시작 자세	• 앉은 자세
고정	• 발목관절 위쪽 종아리
검사동작	• 발바닥쪽굽힘과 안쪽들림
저항	• 발바닥의 안쪽에서 등쪽굽힘과 가쪽들림 방향으로
등급판정	• 정상(N, 5): 중력과 최대 저항에 대항하여 발바닥쪽굽힘과 안쪽들림 수행 및 유지 • 우(G, 4): 중력과 중등도 저항에 대항하여 발바닥쪽굽힘과 안쪽들림 수행 및 유지

양(F, 3)

가(P, 2)

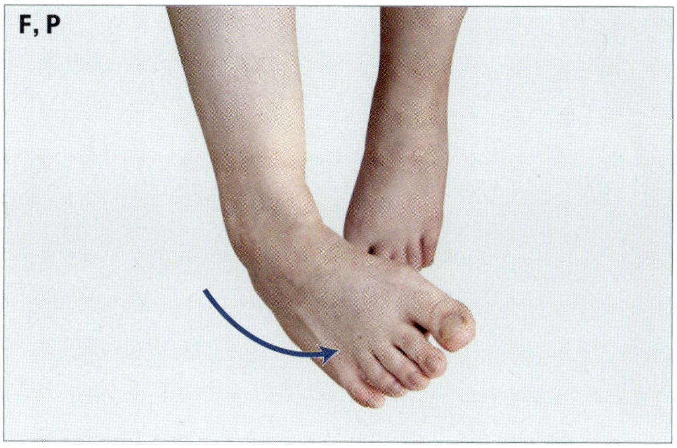

시작 자세	• 앉은 자세
고정	• 발목관절 위쪽 종아리
검사동작	• 발바닥쪽굽힘과 안쪽들림
등급판정	• 양(F, 3): 저항 없이 중력에 대항하여 발바닥쪽굽힘과 안쪽들림의 완전한 운동범위 수행 • 가(P, 2): 저항 없이 중력에 대항하여 발바닥쪽굽힘과 안쪽들림의 부분적인 운동범위 수행

불가(T, 1)

영(Z, 0)

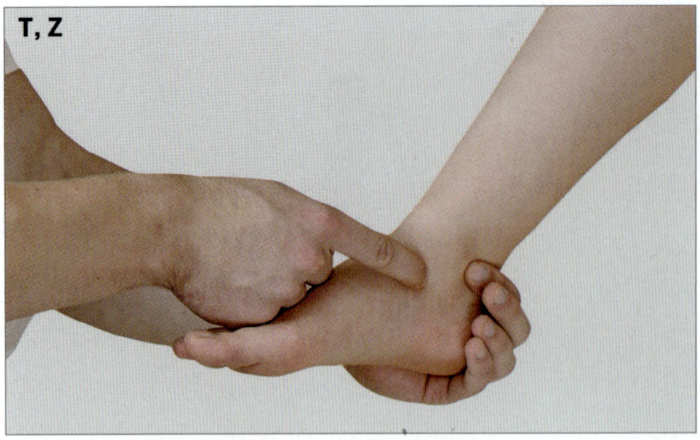

시작 자세	• 앉거나 바로 누운 자세
고정	• 없음
검사동작	• 발목관절 발바닥쪽굽힘과 안쪽들림을 시도
촉지	• 안쪽 복사뼈와 발배뼈 사이 부위를 촉지
등급판정	• 불가(T, 1): 근수축 촉지 가능 • 영(Z, 0): 근수축 없음

대상 작용

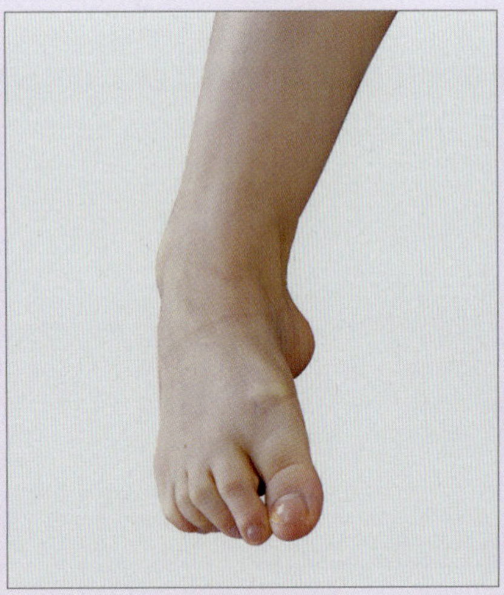

- 긴발가락굽힘근과 긴엄지굽힘근에 의해 발가락 굽힘

3) 발목관절 등쪽굽힘과 안쪽들림 Ankle dorsiflexion & inversion

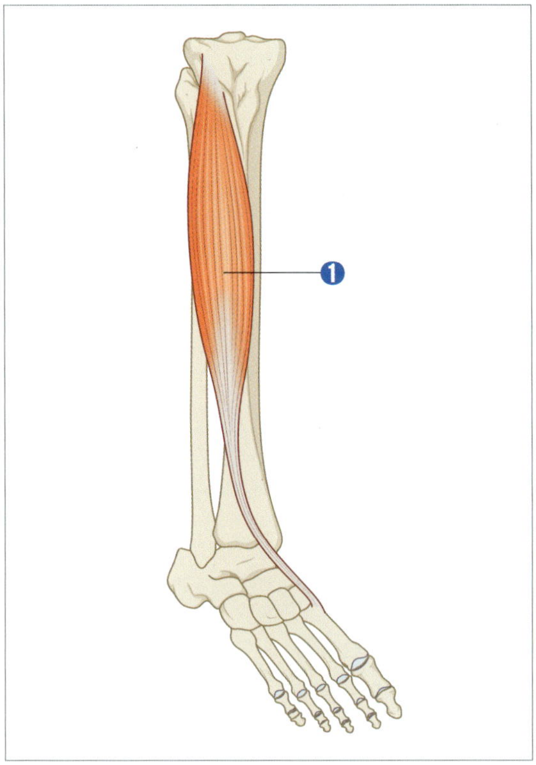

그림 9.28 앞정강근

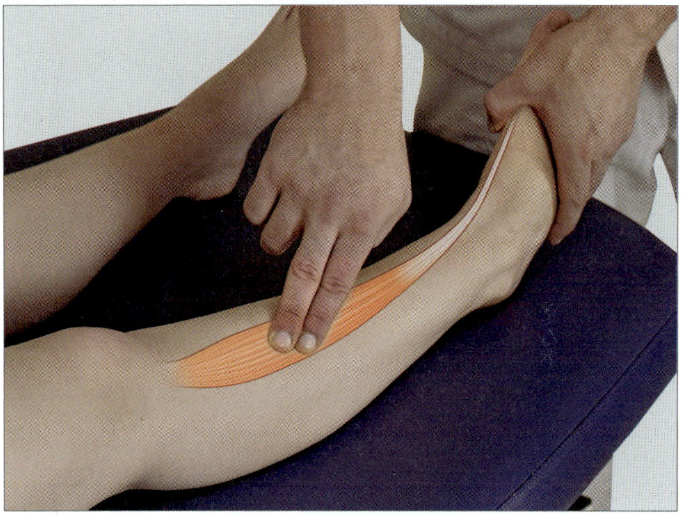

그림 9.29 앞정강근 촉지

근육명	이는곳	닿는곳	신경지배
❶ 앞정강근 (tibialis anterior)	• 정강뼈 가쪽 관절융기와 가쪽면의 위쪽 1/2(upper 1/2 of the lateral surface & lateral condyle of tibia)	• 안쪽 쐐기뼈, 첫째 발허리뼈 (medial cuneiform and first metatarsal bones of the foot)	• 깊은종아리신경 L5 (deep peroneal nerve L5)

정상(N, 5)

우(G, 4)

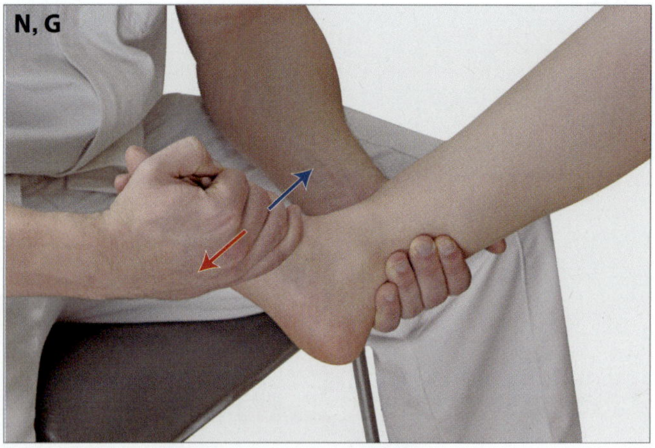

| 시작 자세
- 앉은 자세

| 고정
- 발목관절 위쪽 종아리

| 검사동작
- 등쪽굽힘과 안쪽들림

| 저항
- 발등의 안쪽에서 발바닥쪽굽힘과 가쪽들림 방향으로

| 등급판정
- 정상(N, 5): 중력과 최대 저항에 대항하여 등쪽굽힘과 안쪽들림 수행 또는 유지
- 우(G, 4): 중력과 중등도 저항에 대항하여 등쪽굽힘과 안쪽들림 수행 또는 유지

양(F, 3)

가(P, 2)

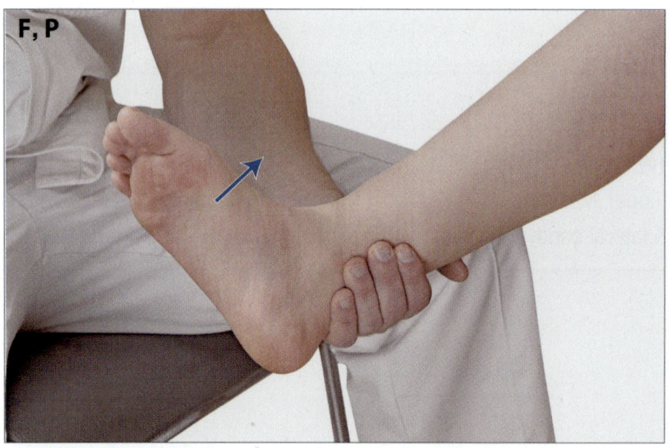

| 시작 자세
- 앉은 자세

| 고정
- 발목관절 위쪽 종아리

| 검사동작
- 등쪽굽힘과 안쪽들림

| 등급판정
- 양(F, 3): 저항 없이 중력에 대항하여 등쪽굽힘과 안쪽들림의 완전한 운동범위 수행
- 가(P, 2): 저항 없이 중력에 대항하여 등쪽굽힘과 안쪽들림의 부분적인 운동범위 수행

불가(T, 1)

영(Z, 0)

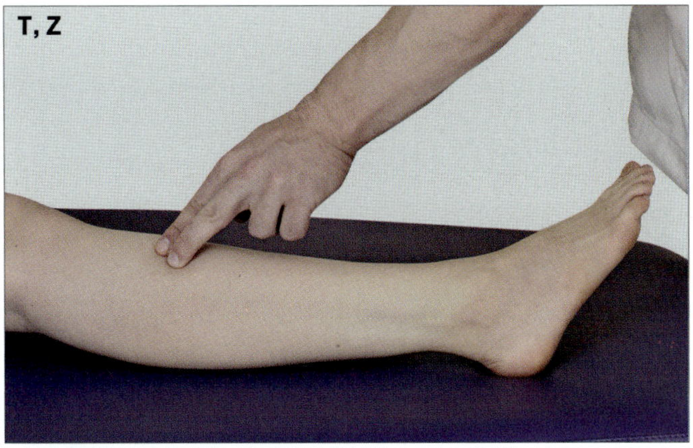

시작 자세	• 앉거나 바로 누운 자세
고정	• 없음
검사동작	• 발목관절 등쪽굽힘과 안쪽들림을 시도
촉지	• 정강뼈의 가쪽을 따라 발목 중앙까지 이어지는 부위를 촉지
등급판정	• 불가(T, 1): 근수축 촉지 가능 • 영(Z, 0): 근수축 없음

대상 작용

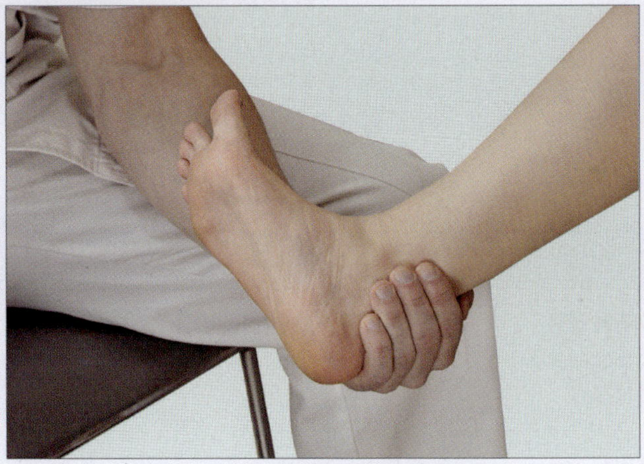

• 발가락폄근과 긴엄지폄근에 의해 발가락 폄

4) 발목관절 발바닥쪽굽힘과 가쪽들림 Ankle plantar flexion & eversion

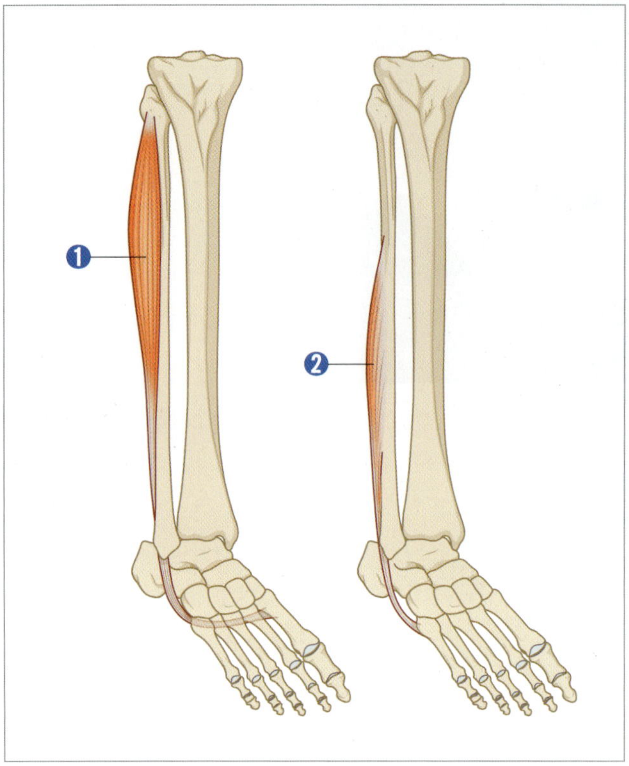

그림 9.30 발목관절 발바닥굽힘근과 가쪽들림근

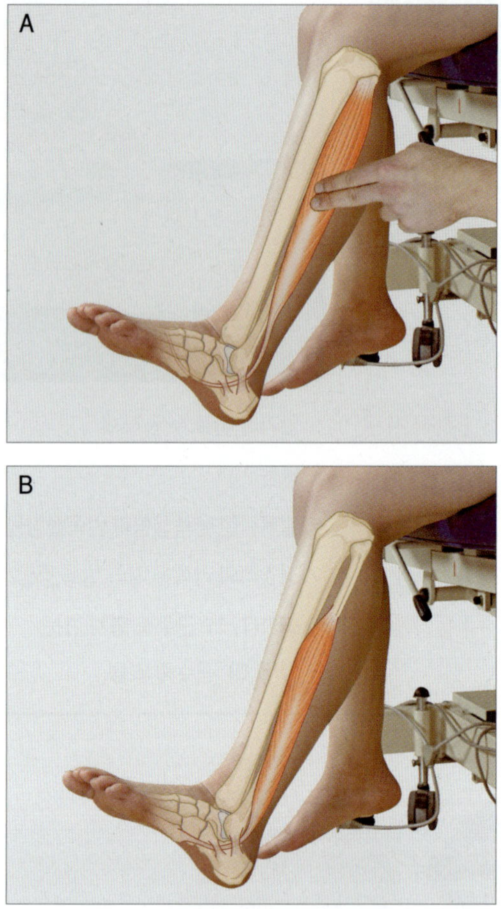

그림 9.31 긴종아리근(A)과 짧은종아리근(B) 촉지

근육명	이는곳	닿는곳	신경지배
❶ 긴종아리근 (peroneus longus)	• 종아리뼈 머리, 종아리뼈 몸통 가쪽면 위(upper part of lateral surface of shaft of fibula)	• 안쪽 쐐기뼈, 첫째 발허리뼈 (medial cuneiform, first metatarsal)	• 얕은종아리신경 (superficial peroneal nerve)
❷ 짧은종아리근 (peroneus brevis)	• 가쪽 종아리뼈 아래 2/3 (lower 2/3 of lateral fibula)	• 다섯 번째 발허리뼈 (fifth metatarsal)	

정상(N, 5)

우(G, 4)

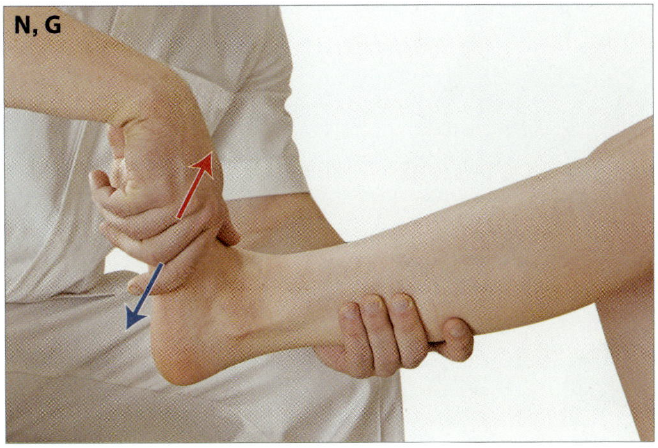

| 시작 자세
- 앉거나 바로 누운 자세

| 고정
- 발목관절 위쪽 종아리

| 검사동작
- 발목관절 발바닥쪽굽힘과 가쪽들림

| 저항
- 발바닥의 바깥쪽에서 안쪽들림과 등쪽굽힘 방향으로

| 등급판정
- 정상(N, 5): 중력과 최대 저항에 대항하여 가쪽들림 수행 또는 유지
- 우(G, 4): 중력과 중등도 저항에 대항하여 가쪽들림 수행 또는 유지

양(F, 3)

가(P, 2)

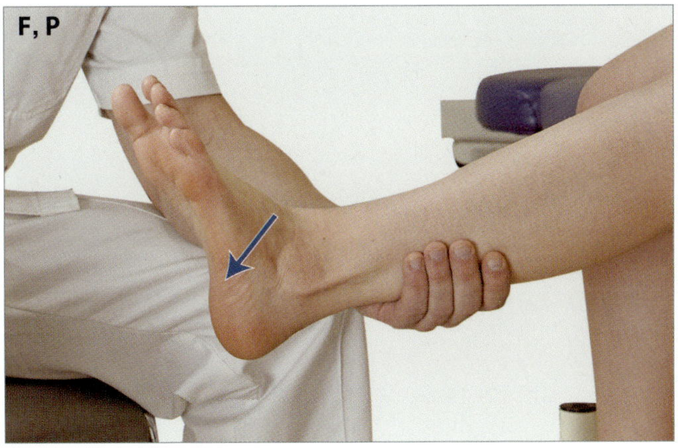

| 시작 자세
- 앉거나 바로 누운 자세

| 고정
- 발목관절 위쪽 종아리

| 검사동작
- 발목관절 발바닥쪽굽힘과 가쪽들림

| 등급판정
- 양(F, 3): 저항 없이 중력에 대항하여 가쪽들림의 완전한 운동범위 수행
- 가(P, 2): 저항 없이 중력에 대항하여 가쪽들림의 부분적인 운동범위 수행

불가(T, 1)

영(Z, 0)

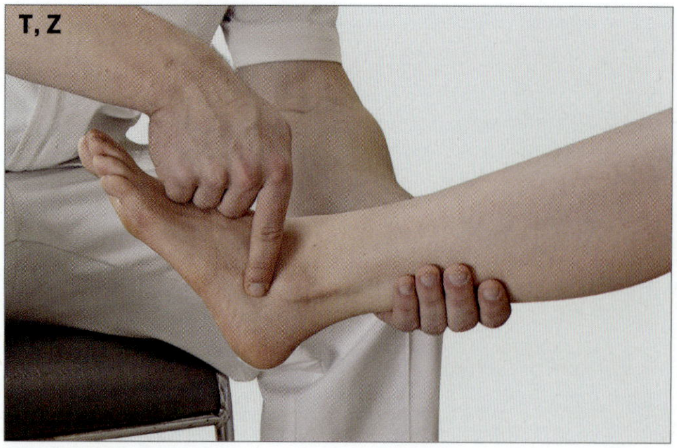

시작 자세	• 앉거나 바로 누운 자세
고정	• 없음
검사동작	• 발목관절 발바닥쪽굽힘과 가쪽들림을 시도
촉지	• 종아리뼈의 뒤가쪽을 따라 발목 가쪽복사까지 이어지는 부위를 촉지
등급판정	• 불가(T, 1): 근수축 촉지 가능 • 영(Z, 0): 근수축 없음

5) 2~5번째 발허리발가락관절 굽힘 2nd~5th metatarsophalangeal flexion

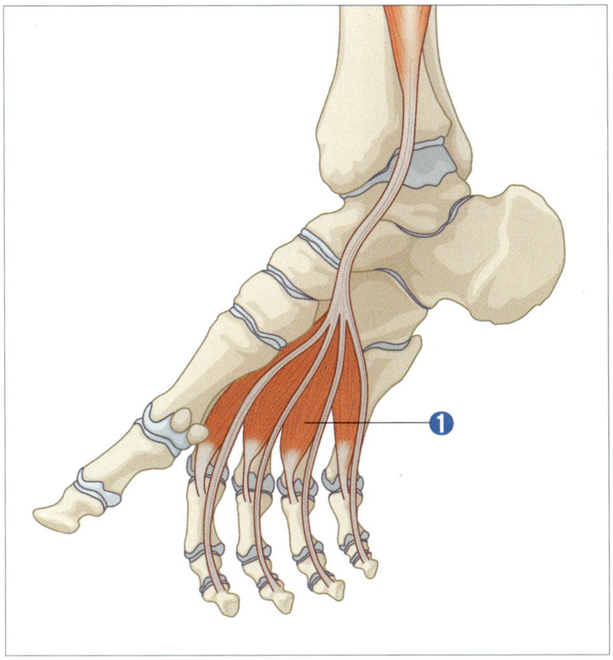

그림 9.32 벌레근

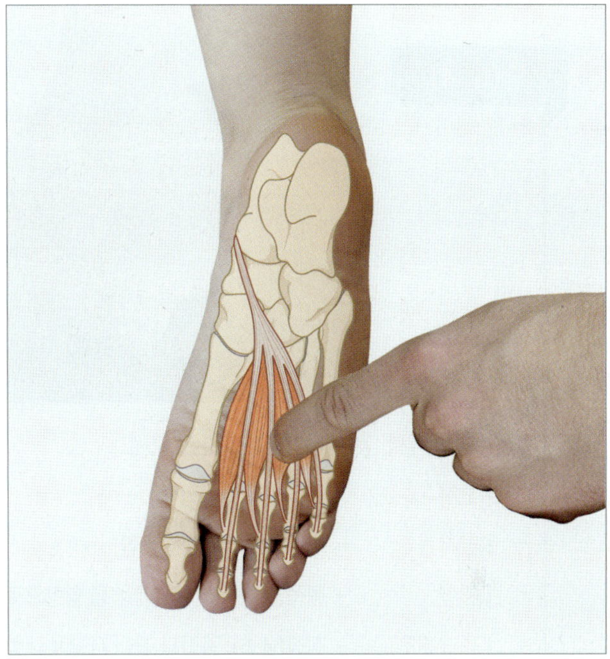

그림 9.33 벌레근 촉지

근육명	이는곳	닿는곳	신경지배
❶ 벌레근 (lumbricals)	• 긴발가락굽힘 힘줄의 안쪽 가장자리 (medial borders of long flexor tendons)	• 가쪽 네 발가락의 폄근힘줄 팽대 (extensor tendons of the 4 lateral toes)	• 1 벌레근: 안쪽발가락신경 [1st-medial plantar nerve (S1, S2, S3)] • 2~4 벌레근: 가쪽발가락신경 [2~4-lateral plantar nerve (S1, S2, S3)]

정상(N, 5)

우(G, 4)

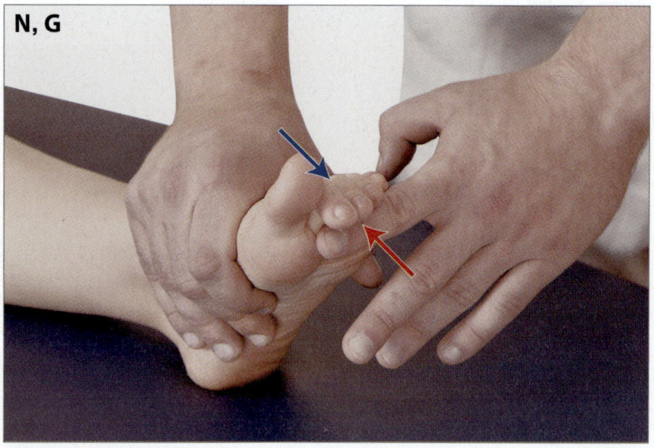

| 시작 자세 | • 앉거나 바로 누운 자세
| 고정 | • 2~5번째 발허리뼈
| 검사동작 | • 발허리발가락관절 굽힘
| 저항 | • 몸쪽 발가락뼈 아래에서 폄 방향으로
| 등급판정 | • 정상(N, 5): 중력과 최대 저항에 대항하여 굽힘 수행 또는 유지
• 우(G, 4): 중력과 중등도 저항에 대항하여 굽힘 수행 또는 유지

양(F, 3)

가(P, 2)

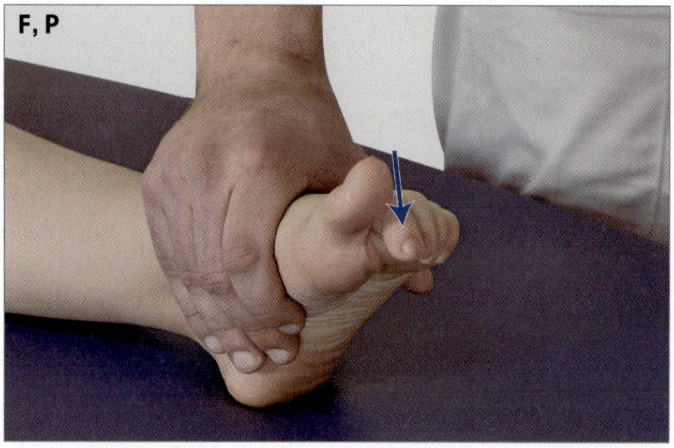

| 시작 자세 | • 앉거나 바로 누운 자세
| 고정 | • 2~5번째 발허리뼈
| 검사동작 | • 발허리발가락관절 굽힘
| 등급판정 | • 양(F, 3): 저항 없이 중력에 대항하여 굽힘의 완전한 운동범위 수행
• 가(P, 2): 저항 없이 중력에 대항하여 굽힘의 부분적인 운동범위 수행

불가(T, 1)

영(Z, 0)

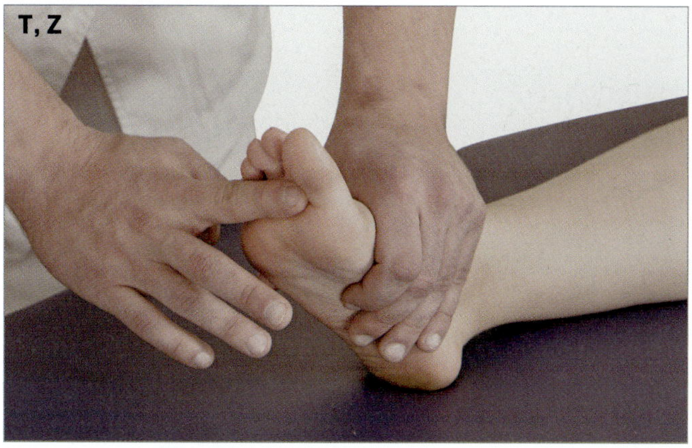

| 시작 자세
- 앉거나 바로 누운 자세

| 검사동작
- 발허리발가락관절 굽힘을 시도

| 촉지
- 발허리발가락부위를 촉지

| 등급판정
- 불가(T, 1): 근수축 촉지 가능
- 영(Z, 0): 근수축 없음

6) 2~5번째 몸쪽과 먼쪽 발가락뼈사이관절 굽힘 2nd~5th proximal and distal interphalangeal flexion

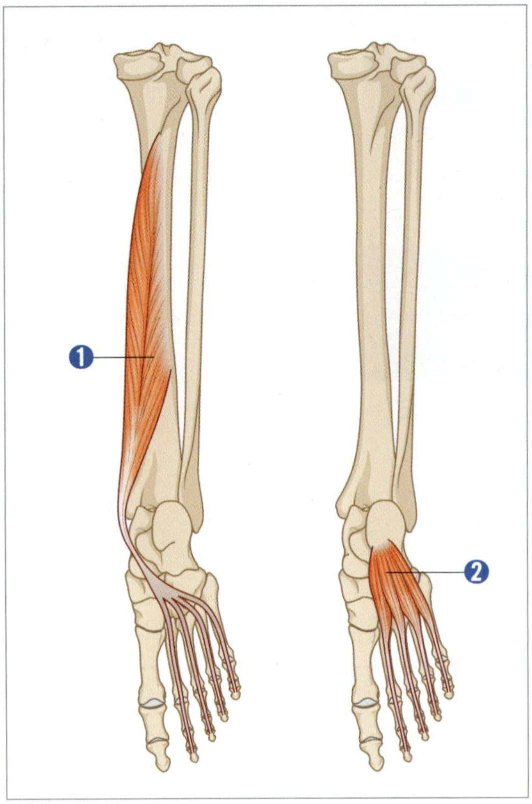

그림 9.34 2~5번째 몸쪽과 먼쪽 발가락뼈사이관절 굽힘근

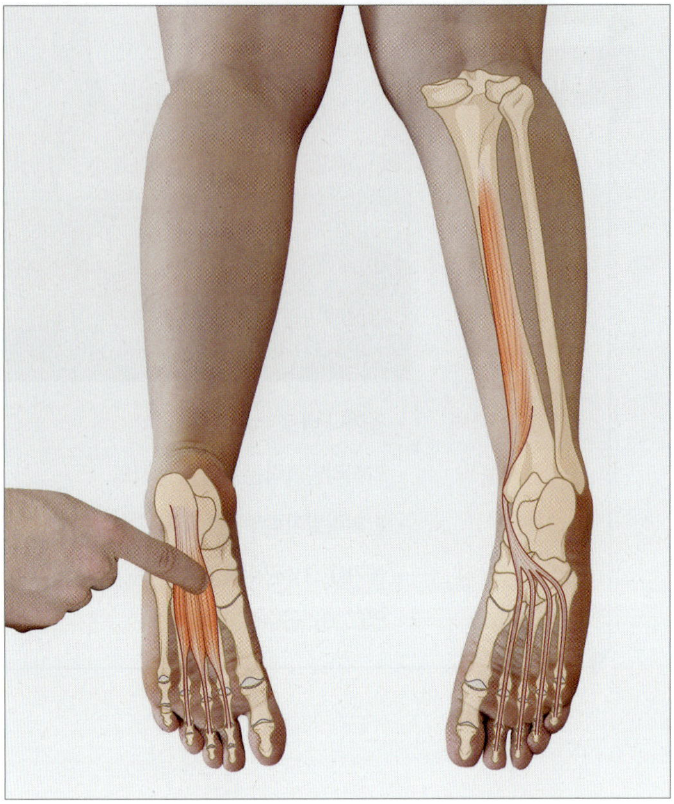

그림 9.35 2~5번째 몸쪽과 먼쪽 발가락뼈사이관절 굽힘근 촉지

근육명	이는곳	닿는곳	신경지배
❶ 긴발가락굽힘근 (flexor digitorum longus) * DIP flexion	• 정강뼈 몸통의 뒷면 (posterior surface of the body of the tibia)	• 2~5번째 발가락의 끝마디뼈 바닥 (base of the distal phalanges of toe 2~5)	• 정강신경 L5~S2 (tibial nerve L5~S2)
❷ 짧은발가락굽힘근 (flexor digitorum brevis) * PIP flexion	• 발꿈치뼈(calcaneus), 발바닥 널힘줄 (plantar aponeurosis)	• 2~5번째 발가락의 중간마디뼈 (middle phalanges of toe 2~5)	• 안쪽발바닥신경 S1, S2 (medial plantar nerve S1, S2)

(1) 몸쪽 발가락뼈사이관절

정상(N, 5)

우(G, 4)

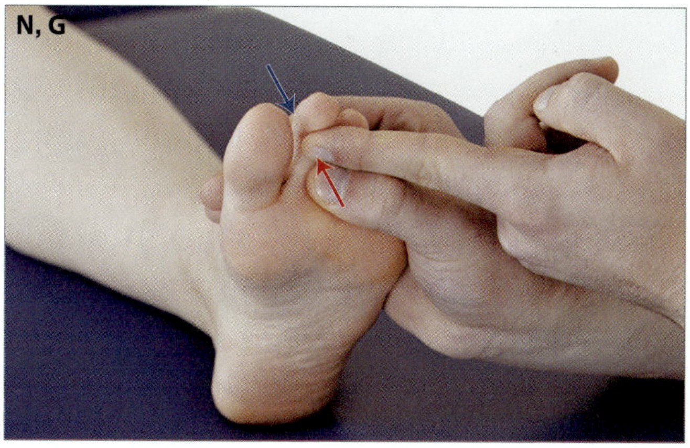

| 시작 자세 • 앉거나 바로 누운 자세

| 고정 • 2~5번째 발가락 첫마디뼈

| 검사동작 • 몸쪽 발가락뼈사이관절 굽힘

| 저항 • 중간마디뼈 아래에서 폄 방향

| 등급판정 • 정상(N, 5), 우(G, 4): 최소 저항에 대항하여 몸쪽 발가락뼈사이관절 굽힘 수행

양(F, 3)

가(P, 2)

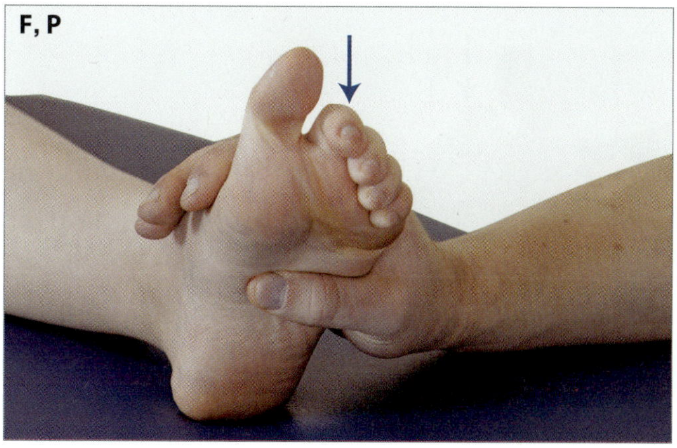

| 시작 자세 • 앉거나 바로 누운 자세

| 고정 • 2~5번째 발허리뼈

| 검사동작 • 몸쪽 발허리발가락관절 굽힘

| 등급판정 • 양(F, 3): 저항 없이 중력에 대항하여 굽힘의 완전한 운동범위 수행

• 가(P, 2): 저항 없이 중력에 대항하여 굽힘의 부분적인 운동범위 수행

(2) 먼쪽 발가락뼈사이관절

정상(N, 5)

우(G, 4)

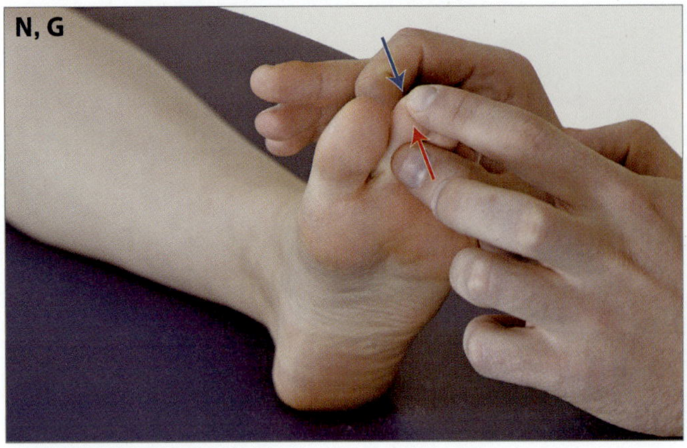

| 시작 자세 • 앉거나 바로 누운 자세

| 고정 • 2~5번째 발가락 중간마디뼈

| 검사동작 • 먼쪽 발가락뼈사이관절 굽힘

| 저항 • 끝마디뼈 아래에서 폄 방향

| 등급판정 • 정상(N, 5), 우(G, 4): 최소 저항에 대항하여 먼쪽 발가락뼈사이관절 굽힘 수행 및 유지

양(F, 3)

가(P, 2)

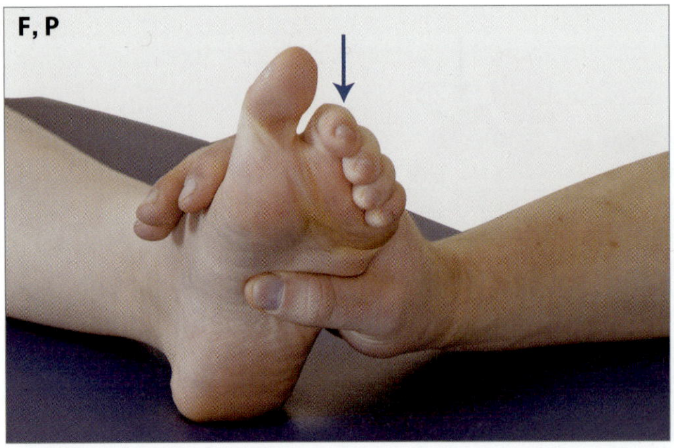

| 시작 자세 • 앉거나 바로 누운 자세

| 고정 • 2~5번째 발가락 중간마디뼈

| 검사동작 • 먼쪽 발가락뼈사이관절 굽힘

| 저항 • 중력

| 등급판정 • 양(F, 3): 저항 없이 먼쪽 발가락뼈사이관절 굽힘의 완전한 운동범위 수행

• 가(P, 2): 저항 없이 먼쪽 발가락뼈사이관절 굽힘의 부분적인 운동범위 수행

불가(T, 1)

영(Z, 0)

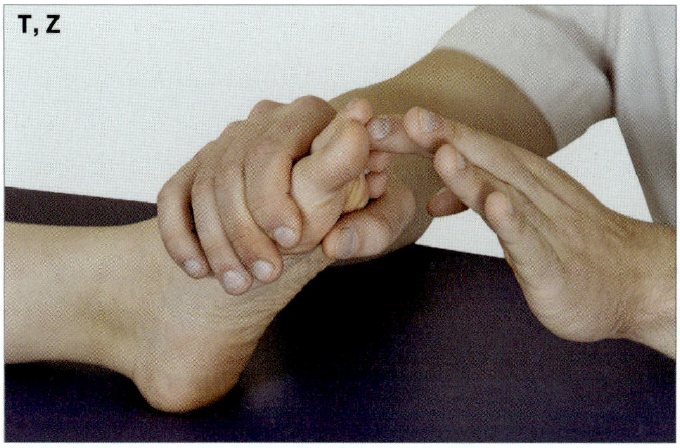

| 시작 자세 • 앉거나 바로 누운 자세

| 검사동작 • 몸쪽과 먼쪽 발가락뼈사이관절 굽힘을 시도

| 촉지 • 발가락부위를 촉지

| 등급판정 • 불가(T, 1): 근수축 촉지 가능

• 영(Z, 0): 근수축 없음

7) 2~5번째 발가락 폄 2nd~5th toe extension

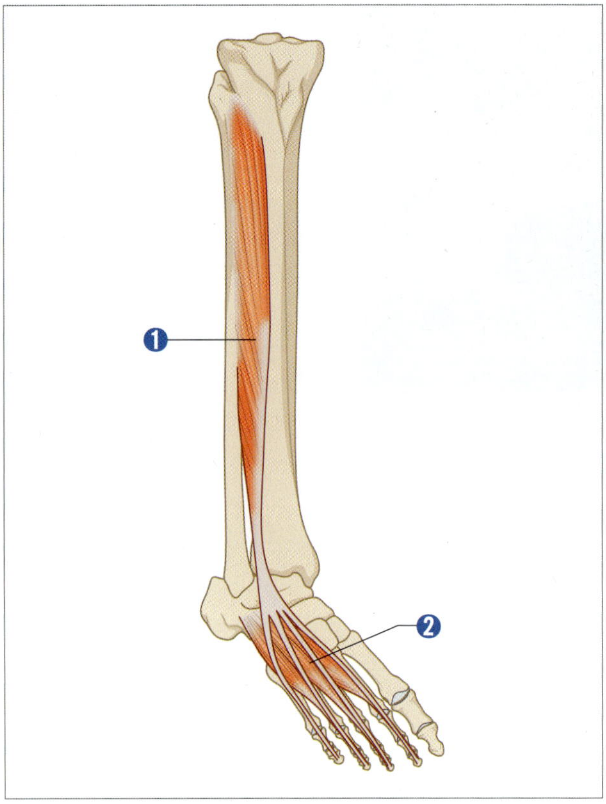

그림 9.36 2~5번째 발가락 폄근

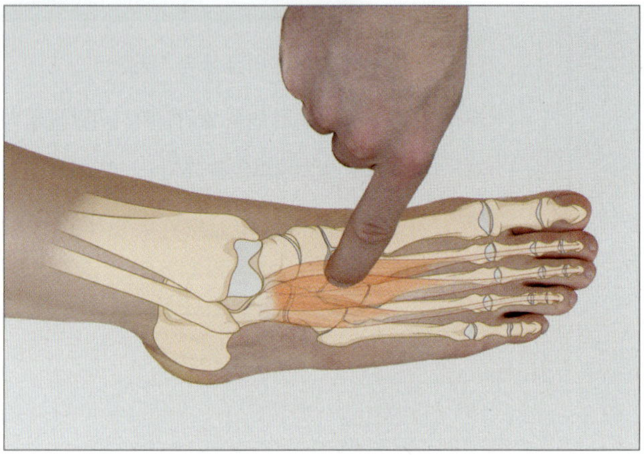

그림 9.37 2~5번째 발가락 폄근 촉지

근육명	이는곳	닿는곳	신경지배
❶ 긴발가락폄근 (extensor digitorum longus)	• 정강뼈 가쪽관절융기, 종아리뼈 앞면, 뼈사이막의 몸쪽 3/4 (anterior lateral condyle of tibia, anterior shaft of fibula and superior 3/4 of interosseous membrane)	• 2~5번째 발가락 중간마디뼈와 끝마디뼈 (middle and distal phalanges of toe 2~5)	• 깊은종아리신경 L4~S1 (deep peroneal nerve L4~S1)
❷ 짧은발가락폄근 (extensor digitorum brevis)	• 발꿈치뼈의 발등쪽면 (dorsal surface of calcaneus)	• 긴발가락폄근의 힘줄과 함께 2~4번째 발가락의 중간마디뼈와 끝마디뼈 (tendons of extensor digitorum longus for the second, third and fourth toes)	• 깊은종아리신경 L5~S1 (deep peroneal nerve L5~S1)

정상(N, 5)

우(G, 4)

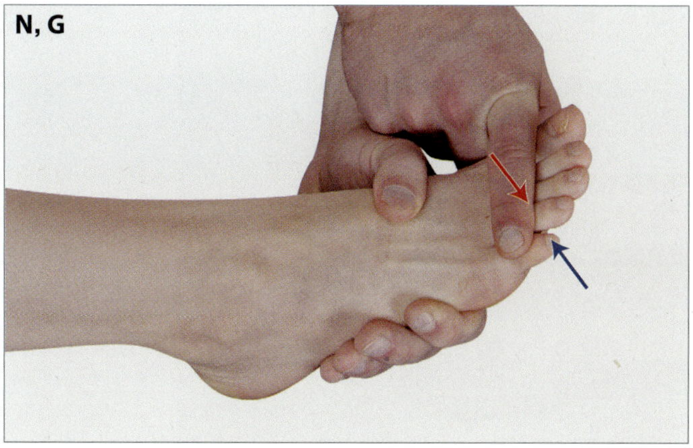

| 시작 자세 • 앉거나 바로 누운 자세

| 고정 • 발허리뼈

| 검사동작 • 발허리발가락관절과 발가락뼈사이관절 폄

| 저항 • 발가락 첫마디뼈(발등쪽)에서 굽힘 방향으로

| 등급판정 • 정상(N, 5), 우(G, 4): 여러 저항(대개 작은 저항)에 대항하여 발허리발가락관절과 발가락뼈사이관절 폄 수행 및 유지

양(F, 3)

가(P, 2)

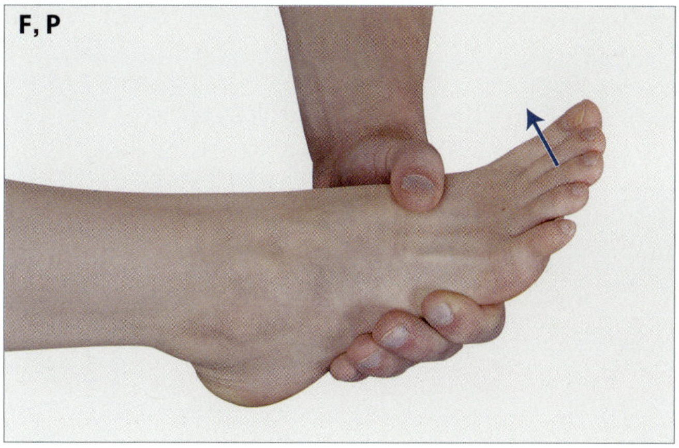

| 시작 자세 • 앉거나 바로 누운 자세

| 고정 • 발허리뼈

| 검사동작 • 발허리발가락관절과 발가락뼈사이관절 폄

| 등급판정 • 양(F, 3): 저항 없이 발허리발가락관절과 발가락뼈사이관절 폄의 완전한 운동범위 수행

• 가(P, 2): 저항 없이 발허리발가락관절과 발가락뼈사이관절 폄의 부분적인 운동범위 수행

불가(T, 1)

영(Z, 0)

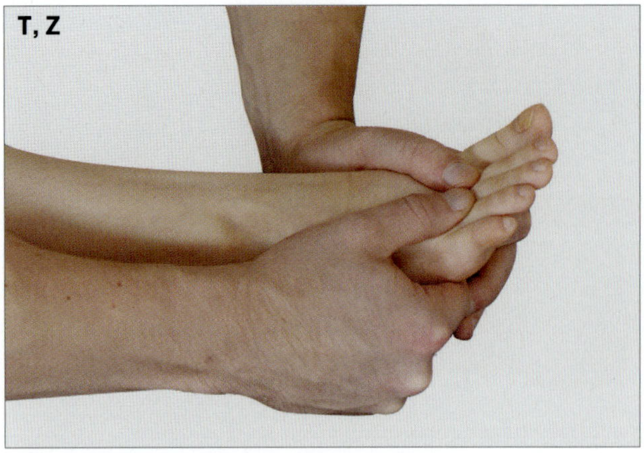

| **시작 자세** • 앉거나 바로 누운 자세

| **검사동작** • 발허리발가락관절과 발가락뼈사이관절 폄을 시도

| **촉지** • 발가락부위를 촉지

| **등급판정** • 불가(T, 1): 근수축 촉지 가능

• 영(Z, 0): 근수축 없음

8) 엄지발가락 굽힘 Hallux flexion

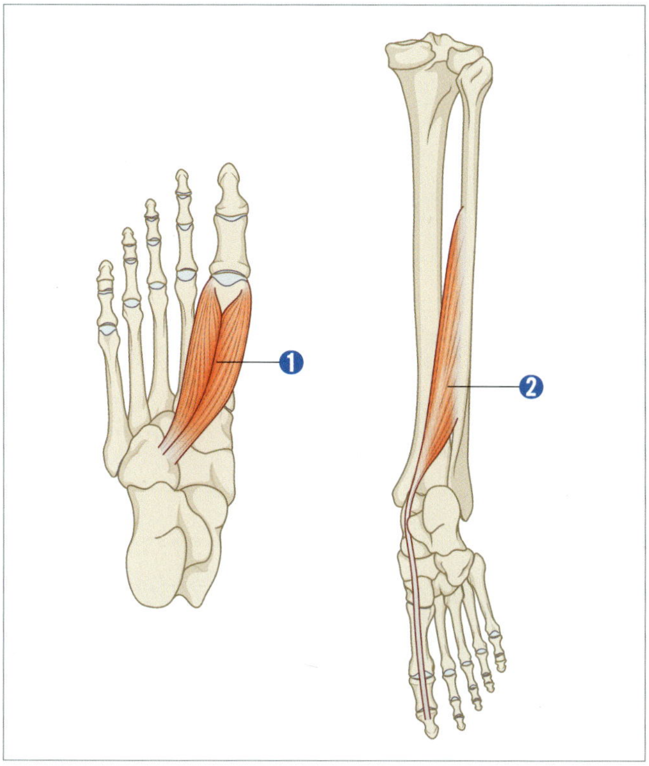

그림 9.38 엄지발가락 굽힘근

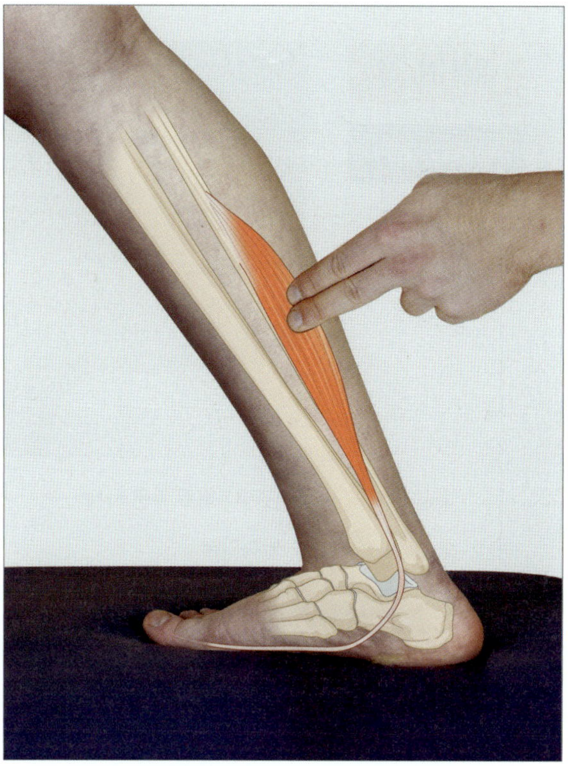

그림 9.39 엄지발가락 굽힘근 촉지

근육명	이는곳	닿는곳	신경지배
❶ 짧은엄지굽힘근 (flexor hallucis brevis)	• 입방뼈(cuboid), 가쪽 쐐기뼈 (lateral cuneiform)	• 엄지발가락 첫마디뼈 (proximal phalanx of hallux)	• 안쪽발바닥신경 S1, S2 (medial plantar nerve S1, S2)
❷ 긴엄지굽힘근 (flexor hallucis longus)	• 종아리뼈 뒷면 중간 1/3 (fibula, posterior aspect of middle 1/3)	• 엄지발가락 끝마디뼈 바닥 (base of distal phalanx of hallux)	• 정강신경 L5~S2 (tibial nerve L5~S2)

(1) 발허리발가락관절 굽힘

정상(N, 5)

우(G, 4)

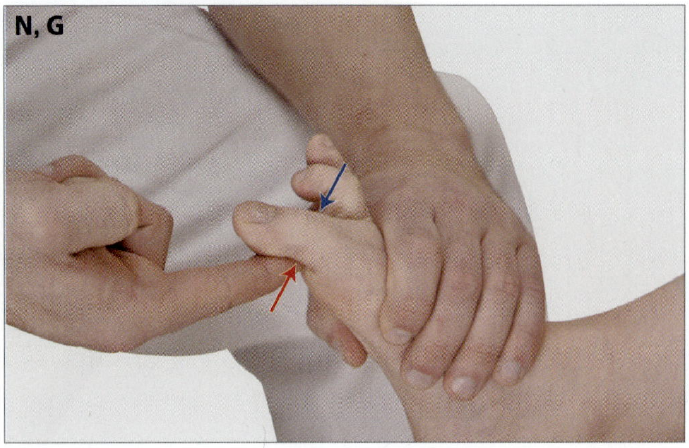

| 시작 자세 • 앉거나 바로 누운 자세

| 고정 • 발허리뼈

| 검사동작 • 발허리발가락관절 굽힘

| 저항 • 몸쪽 발가락뼈 아래에서 폄 방향으로

| 등급판정 • 정상(N, 5), 우(G, 4): 최소 저항에 대항하여 엄지 발허리발가락관절 굽힘 수행 및 유지

양(F, 3)

가(P, 2)

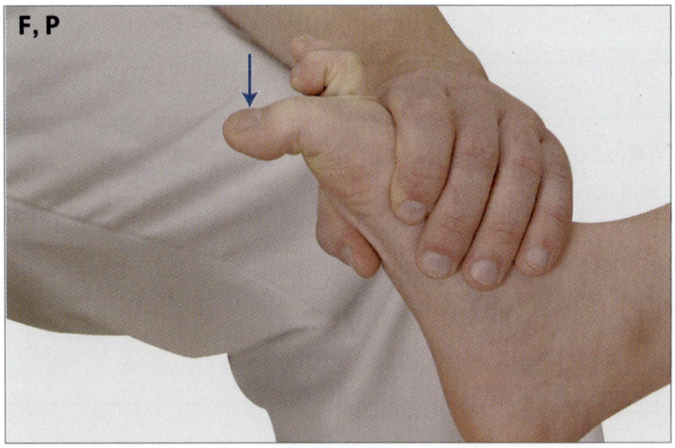

| 시작 자세 • 앉거나 바로 누운 자세

| 고정 • 발허리뼈

| 검사동작 • 발허리발가락관절 굽힘

| 등급판정 • 양(F, 3): 저항 없이 엄지 발허리발가락관절 굽힘의 완전한 운동범위 수행

• 가(P, 2): 저항 없이 엄지 발허리발가락관절 굽힘의 부분적인 운동범위 수행

불가(T, 1)

영(Z, 0)

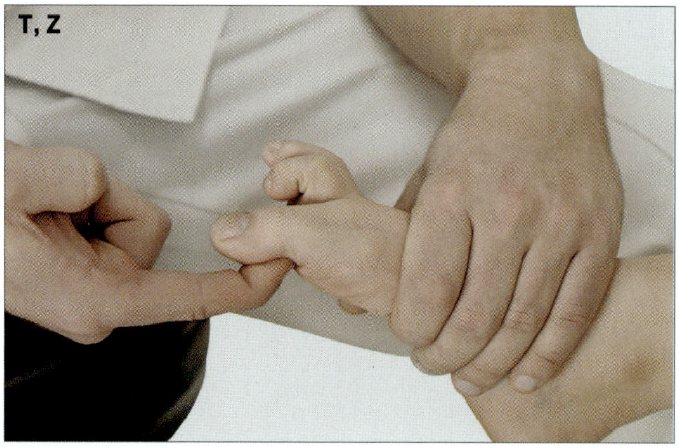

| 시작 자세
- 앉거나 바로 누운 자세

| 검사동작
- 엄지발가락 굽힘을 시도

| 촉지
- 엄지발가락부위를 촉지

| 등급판정
- 불가(T, 1): 근수축 촉지 가능
- 영(Z, 0): 근수축 없음

(2) 발가락뼈사이관절 굽힘

정상(N, 5)

우(G, 4)

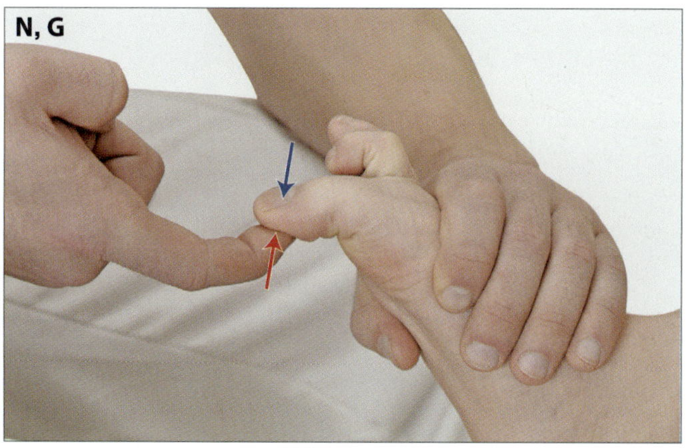

| 시작 자세
- 앉거나 바로 누운 자세

| 고정
- 발허리발가락관절

| 검사동작
- 발가락뼈사이관절 굽힘

| 저항
- 먼쪽 발가락뼈 아래에서 폄 방향으로

| 등급판정
- 정상(N, 5), 우(G, 4): 최소 저항에 대항하여 엄지 발가락뼈사이관절 굽힘 수행 및 유지

양(F, 3)

가(P, 2)

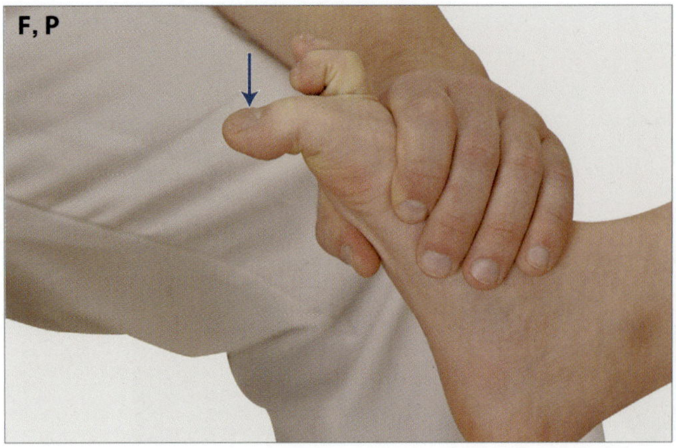

| 시작 자세 • 앉거나 바로 누운 자세

| 고정 • 발허리발가락관절

| 검사동작 • 발가락뼈사이관절 굽힘

| 등급판정 • 양(F, 3): 저항 없이 엄지 발가락뼈사이관절 굽힘의 완전한 운동범위 수행

• 가(P, 2): 저항 없이 엄지 발가락뼈사이관절 굽힘의 부분적인 운동범위 수행

불가(T, 1)

영(Z, 0)

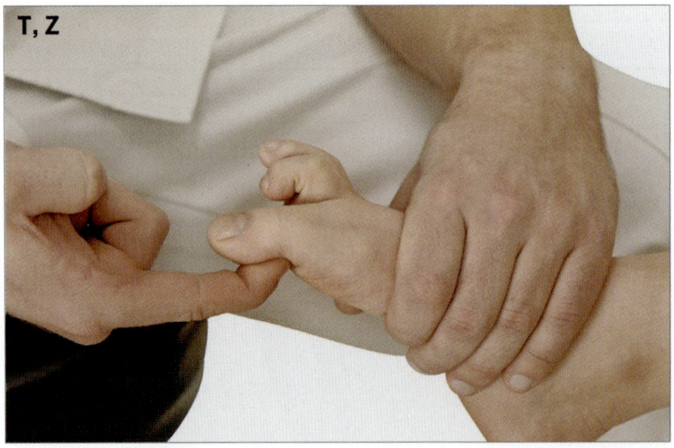

| 시작 자세 • 앉거나 바로 누운 자세

| 검사동작 • 엄지발가락 굽힘을 시도

| 촉지 • 엄지발가락부위를 촉지

| 등급판정 • 불가(T, 1): 근수축 촉지 가능

• 영(Z, 0): 근수축 없음

9) 엄지발가락 폄 Hallux extension

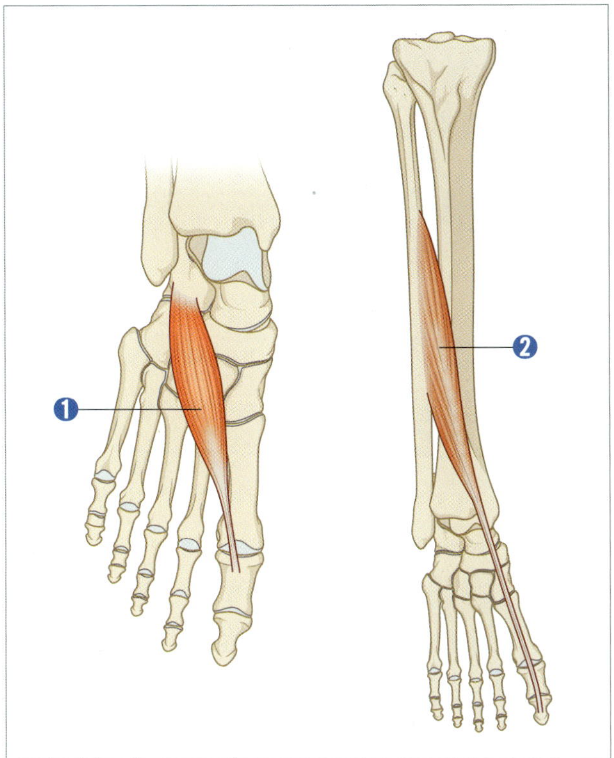

그림 9.40 엄지발가락 폄근

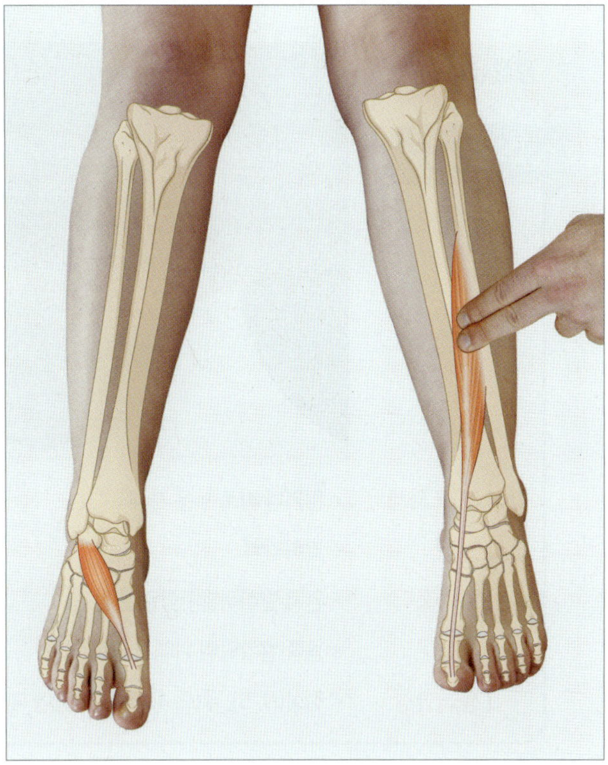

그림 9.41 엄지발가락 폄근 촉지

근육명	이는곳	닿는곳	신경지배
❶ 짧은엄지폄근 (extensor hallucis brevis)	• 발꿈치뼈(calcaneus)	• 엄지발가락 첫마디뼈 (proximal phalanx of hallux)	• 깊은종아리신경 L4~S1 (deep peroneal nerve L4~S1)
❷ 긴엄지폄근 (extensor hallucis longus)	• 종아리뼈 앞면 중간, 뼈사이막 (middle portion of the fibula on the anterior surface and the interosseous membrane)	• 엄지발가락 끝마디뼈 바닥 (base of distal phalanx of hallux)	

(1) 발허리발가락관절 폄

정상(N, 5)

우(G, 4)

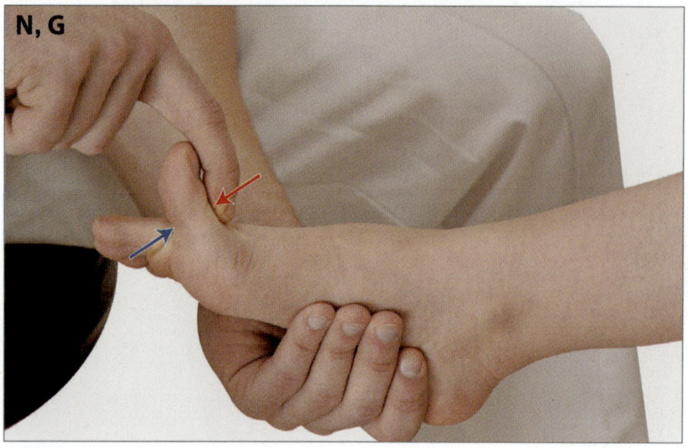

시작 자세	• 앉거나 바로 누운 자세
고정	• 발허리뼈
검사동작	• 엄지 발허리발가락관절 폄
저항	• 몸쪽 발가락뼈 위에서 굽힘 방향
등급판정	• 정상(N, 5), 우(G, 4): 작은 저항에 대항하여 엄지 발허리발가락관절 폄 수행 및 유지

양(F, 3)

가(P, 2)

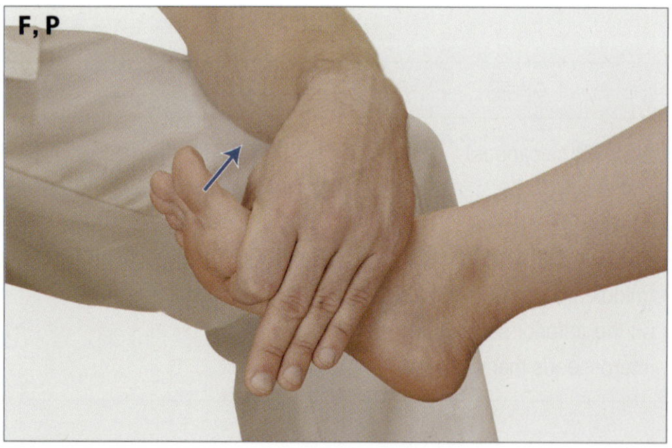

시작 자세	• 앉거나 바로 누운 자세
고정	• 발허리뼈
검사동작	• 엄지 발허리발가락관절 폄
등급판정	• 양(F, 3): 저항 없이 엄지 발허리발가락관절 폄의 완전한 운동범위 수행 • 가(P, 2): 저항 없이 엄지 발허리발가락관절 폄의 부분적인 운동범위 수행

불가(T, 1)

영(Z, 0)

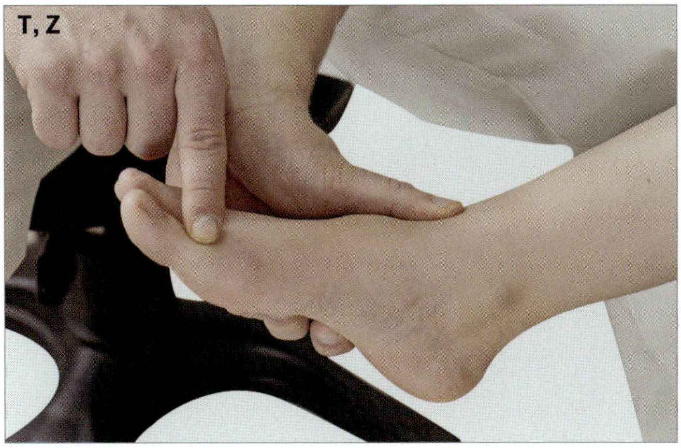

| 시작 자세 | • 앉거나 바로 누운 자세
| 검사동작 | • 엄지발가락 폄을 시도
| 촉지 | • 엄지발가락 위쪽부위를 촉지
| 등급판정 | • 불가(T, 1): 근수축 촉지 가능
• 영(Z, 0): 근수축 없음

(2) 발가락뼈사이관절 폄

정상(N, 5)

우(G, 4)

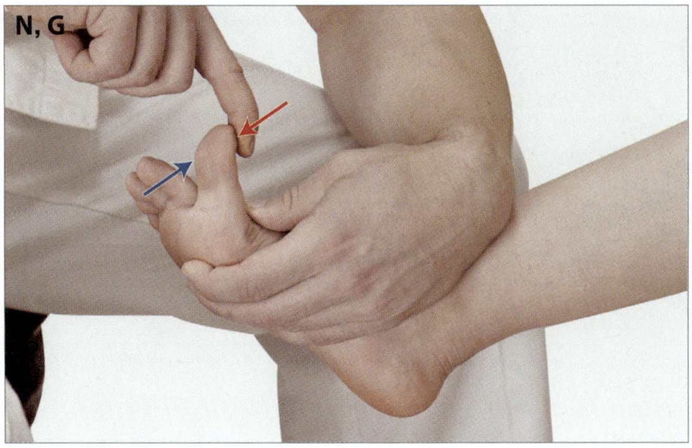

| 시작 자세 | • 앉거나 바로 누운 자세
| 고정 | • 발허리발가락관절
| 검사동작 | • 발가락뼈사이관절 폄
| 저항 | • 먼쪽 발가락뼈 위에서 굽힘 방향으로
| 등급판정 | • 정상(N, 5), 우(G, 4): 작은 저항에 대항하여 엄지 발가락뼈사이관절 폄 수행 및 유지

양(F, 3)

가(P, 2)

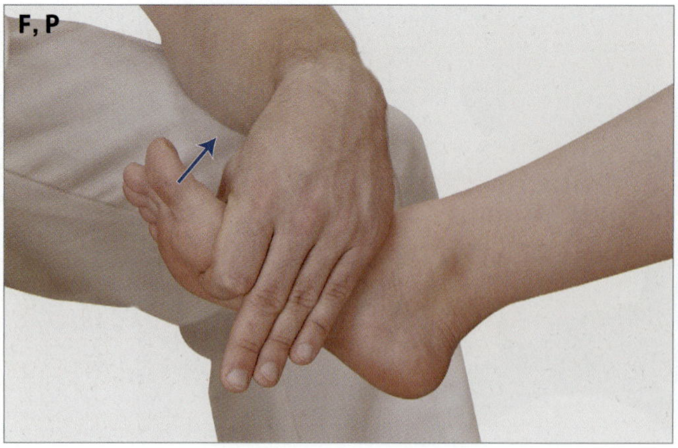

| 시작 자세 — 앉거나 바로 누운 자세

| 고정 — 발허리발가락관절

| 검사동작 — 발가락뼈사이관절 폄

| 등급판정

- 양(F, 3): 저항 없이 엄지 발가락뼈사이관절 폄의 완전한 운동범위 수행
- 가(P, 2): 저항 없이 엄지 발가락뼈사이관절 폄의 부분적인 운동범위 수행

불가(T, 1)

영(Z, 0)

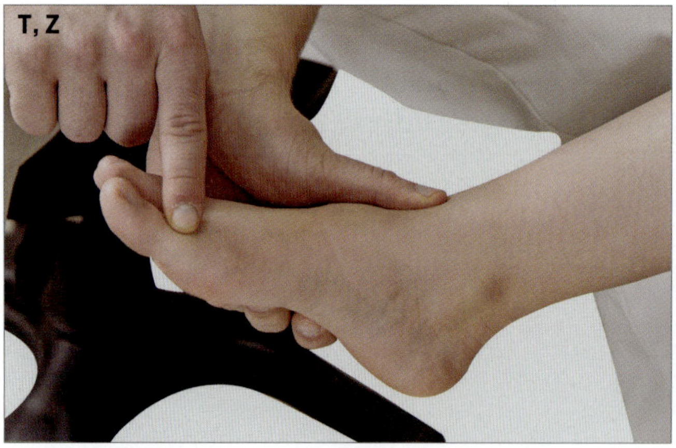

| 시작 자세 — 앉거나 바로 누운 자세

| 검사동작 — 엄지발가락 폄을 시도

| 촉지 — 엄지발가락 위쪽부위를 촉지

| 등급판정

- 불가(T, 1): 근수축 촉지 가능
- 영(Z, 0): 근수축 없음

연습문제

엉덩관절

1. 엉덩관절 굽힘 근력검사 시 다음과 같은 대상작용을 일으키는 근육은?

- 검사 자세: 앉은 자세
- 대상 작용: 엉덩관절 벌림, 안쪽돌림, 굽힘

① 두덩근
② 반힘줄근
③ 넓적다리빗근
④ 작은볼기근
⑤ 넓적다리근막긴장근

[정답]
⑤

[해설]
엉덩관절의 굽힘검사를 할 때, 안쪽돌림과 벌림을 했다면 넓적다리근막긴장근의 대상작용이 일어난 것이다.

2. 엉덩관절 벌림의 근력검사 시 '양(Fair)' 등급의 검사 자세는?

① 선 자세
② 앉은 자세
③ 바로 누운 자세
④ 옆으로 누운 자세
⑤ 엎드려 누운 자세

[정답]
④

[해설]
엉덩관절의 벌림검사를 할 때, 정상(N, 5), 우(G, 4), 양(F, 3) 등급의 검사 자세는 옆으로 누운 자세이며, 가(P, 2), 불가(T, 1), 영(Z, 0) 등급의 검사 자세는 바로 누운 자세이다.

무릎관절

3. 무릎관절 폄근 근력검사 시 '정상(Normal)' 등급의 검사 자세는?

① 선 자세
② 앉은 자세
③ 바로 누운 자세
④ 엎드려 누운 자세
⑤ 옆으로 누운 자세

[정답]
②

[해설]
무릎관절의 폄검사를 할 때, 정상(N, 5), 우(G, 4), 양(F, 3) 등급의 검사 자세는 앉은 자세이며, 가(P, 2) 등급의 검사 자세는 옆으로 누운 자세, 불가(T, 1), 영(Z, 0) 등급의 검사 자세는 바로 누운 자세이다.

4. 무릎관절 굽힘검사를 할 때, 대상자가 다음 사진처럼 움직였다면 대상작용을 한 근육은?

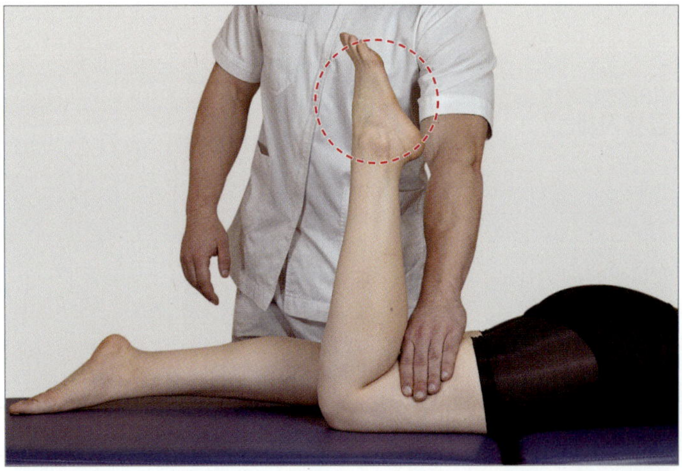

① 넓적다리근막긴장근
② 넓적다리곧은근
③ 큰볼기근
④ 넓적다리빗근
⑤ 장딴지근

[정답]
⑤

[해설]
무릎관절의 굽힘검사를 할 때, 발바닥쪽굽힘이 일어났다면 장딴지근의 대상작용이 일어난 것이다.

발목관절

5. 다음은 발목관절의 등쪽굽힘과 안쪽들림의 근력을 평가하는 사진이다. 이 작용과 관련된 근육은 무엇인가?

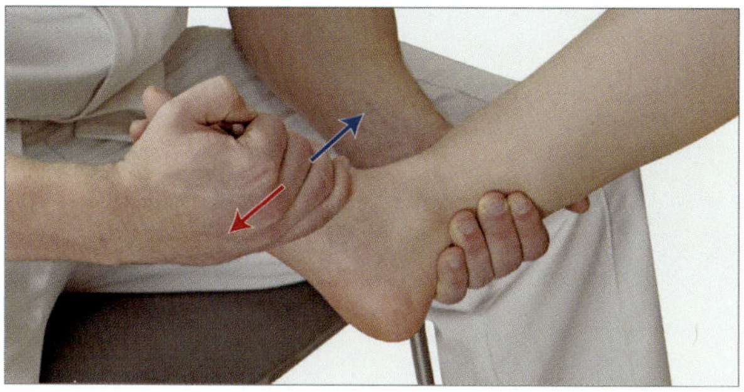

① 벌레근
② 앞정강근
③ 뒤정강근
④ 긴종아리근
⑤ 짧은종아리근

[정답]

②

[해설]

발목관절의 등쪽굽힘과 안쪽들림의 근력검사에 해당하는 근육은 앞정강근이다.

6. 다음 사진처럼 무릎관절을 약간 굽힌 상태에서 검사할 수 있는 근육은?

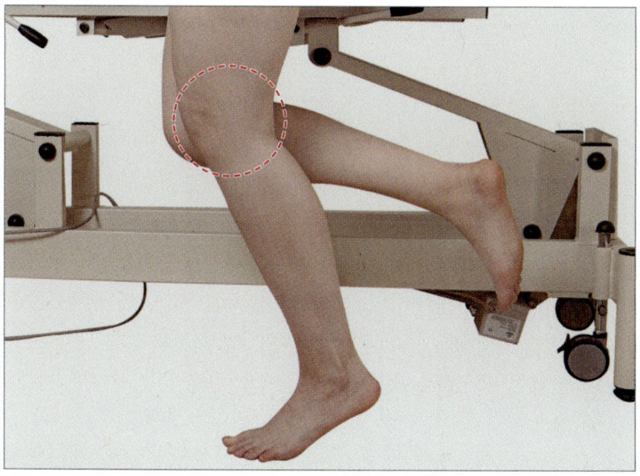

① 앞정강근
② 가자미근
③ 발바닥근
④ 장딴지근
⑤ 긴종아리근

[정답]

②

[해설]

발목관절의 발바닥쪽굽힘검사를 할 때, 선 자세에서 무릎을 살짝 굽히고 발꿈치를 들어 올리면 가자미근의 단독검사를 할 수 있다.

10

얼굴의 근력검사

학습목표

- 얼굴근육의 맨손근력검사의 등급을 이해하고 적용할 수 있다.
- 등급에 따른 저항 및 촉지부위를 이해하고 적용할 수 있다.
- 얼굴근육의 작용을 정확히 이해하고 대상작용을 구분할 수 있다.

1 얼굴근육 근력검사의 개요

뇌신경에 의해 지배되는 얼굴근육의 근력검사는 몸통이나 팔다리근육의 전형적인 맨손근력검사의 등급 기준과 방법을 따르지 않는다. 얼굴근육의 많은 경우는 지레가 되는 뼈를 움직이지 않아서 얼굴근육의 근력평가에서는 검사자세와 같은 중력에 대한 영향이나 고정부위가 고려사항이 아니다. 자세는 일반적으로 편안하게 검사대에 걸터앉은 자세를 취하도록 하고, 대상자가 앉아 있을 수 없는 경우에는 얼굴근육의 검사에 영향을 주지 않는 바로 누운 자세를 취하도록 한다.

얼굴근육의 검사방법이나 움직임이 대상자에게 익숙하지 않을 수 있으므로 검사자는 각각의 검사에 대해 시범을 보여 주고, 대상자는 연습을 통해 이를 숙달해야 한다. 얼굴근육에서 대칭성의 검사 또한 중요하다. 얼굴근육의 대칭성은 후두뒤통수근육을 제외하고 눈으로 볼 수 있으므로 얼굴근육의 비대칭은 관찰을 통하여 기록하여야 한다.

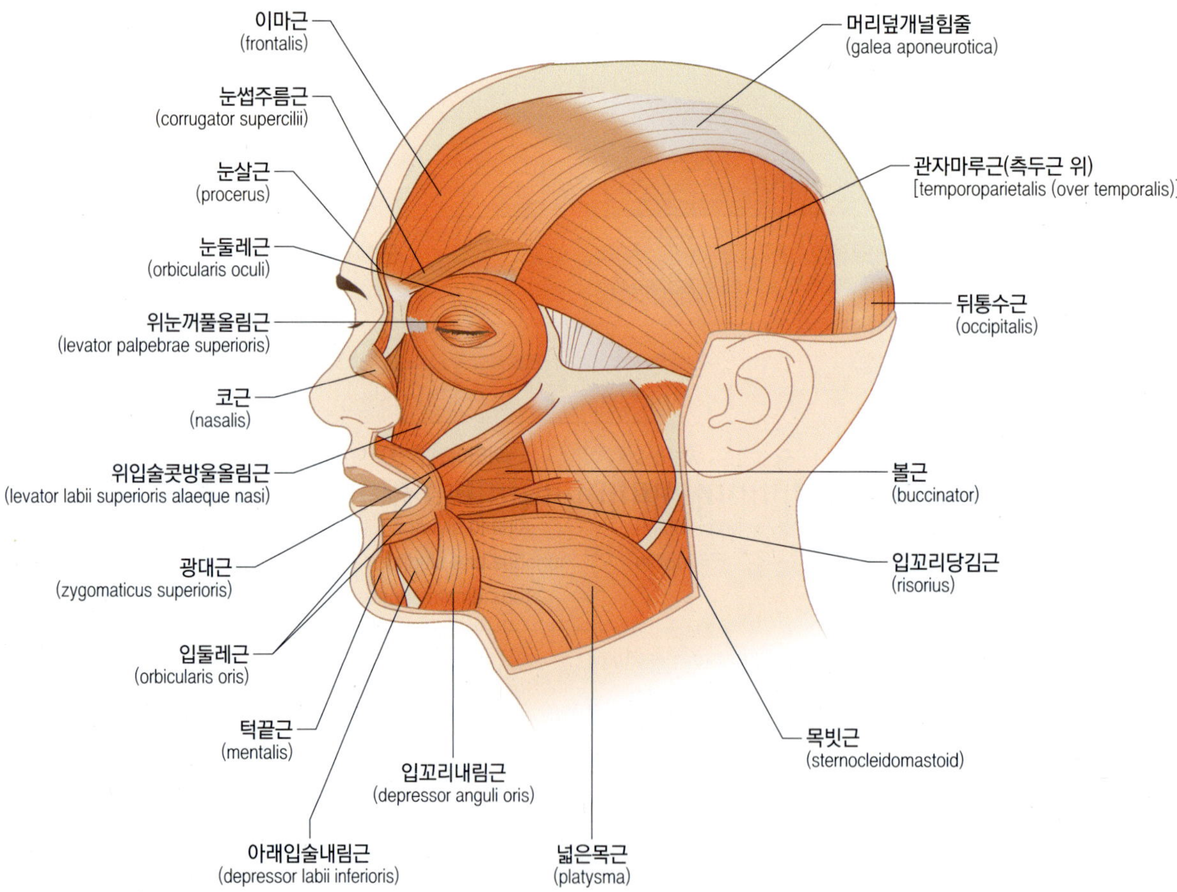

그림 10.1 얼굴근육

2 얼굴근육 근력검사의 등급

얼굴근육의 근력검사는 기본적인 등급 수준과 같이 4단계로 구분할 수 있다. 그러나 얼굴근육의 근력검사는 의도한 활동에 대해 움직임이나 기능적 수준과 관련하여 확인되어야 한다. 따라서 등급체계는 움직임이나 기능으로 등급을 매겨야 한다.

표 10.1 얼굴근육 근력검사의 등급

기본적인 등급 수준	기능적인 등급 수준
• 정상(normal, N): 쉽게 완전한 표정을 지을 수 있거나 저항을 이겨낼 수 있음	• 기능적(functional, F): 정상이거나 약간의 손상
• 양(fair, F): 어렵지만 완전한 표정을 지을 수 있거나 저항을 이겨낼 수 없음	• 약한 기능(weak functional, WF): 능동운동 수준에 영향을 미칠 정도의 중등도 손상
• 불가(trace, T): 근수축 약간 있음	• 비기능(non-functional, NF): 심한 손상
• 영(zero, Z): 근수축 전혀 없음	• 영(absent, 0): 반응 없음

3 이마, 눈 및 코 주변 근육

1) 눈썹 올리기(뒤통수이마근) Occipitofrontalis

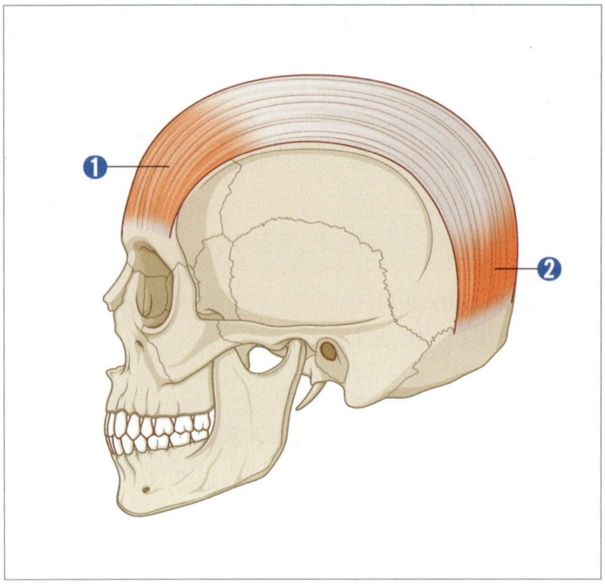

그림 10.2 뒤통수이마근

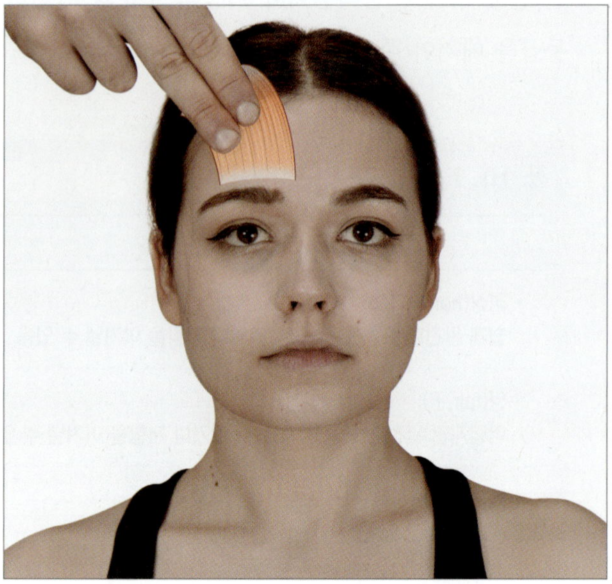

그림 10.3 뒤통수이마근(이마부위) 촉지

근육명	이는곳	닿는곳	신경지배
뒤통수이마근 (occipitofrontalis)	❶ 이마부위(frontalis part): 머리덮개널힘줄(galea aponeurotica)	• 콧등과 눈썹 위쪽의 피부	• 얼굴신경 (facial nerve)
	❷ 뒤통수부위(occipitalis part): 뒤통수뼈의 위목덜미선 (superior nuchal line of occipital bone)	• 머리덮개널힘줄 (galea aponeurotica)	

정상(N, F)

양(F, WF)

불가(T, NF)

영(Z, 0)

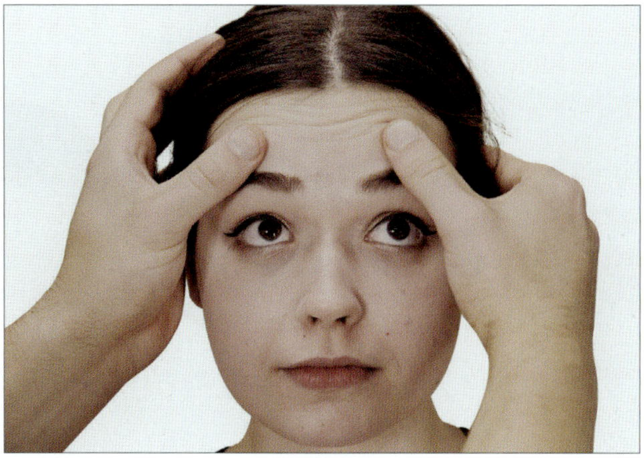

저항적용

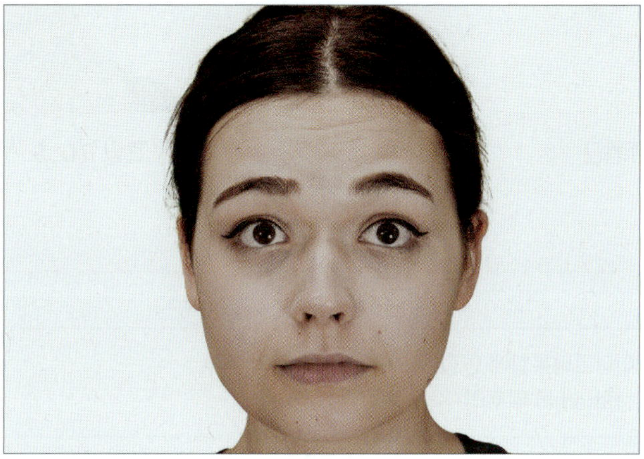

작용

뒤통수이마근의 이마부위를 검사하기 위하여 양쪽의 눈썹을 위로 올려 이마에 가로주름을 짓도록 한다(깜짝 놀라는 표정). 근육의 뒤통수부위는 두피를 뒤로 당기는 작용을 하지만 검사하지 않는다.

| 검사동작
- 이마에 가로주름이 나타나도록 눈썹을 올리게 함

| 저항
- 눈썹 위에서 엄지손가락을 대고 아래 방향으로(이마를 매끈하게)

| 축지
- 이마부위 - 양쪽 눈썹 위, 뒤통수부위 - 뒤통수

| 등급판정
- 정상(N, F): 완전한 움직임, 깊은 가로주름이 나타남. 저항을 견딜 수 있음
- 양(F, WF): 얕은 가로주름이 나타남. 저항에 주름이 쉽게 없어짐
- 불가(T, NF): 약간의 눈썹 움직임
- 영(Z, 0): 눈썹을 위로 올리지 못함

2) 찌푸리기(눈썹주름근) Corrugator supercilii

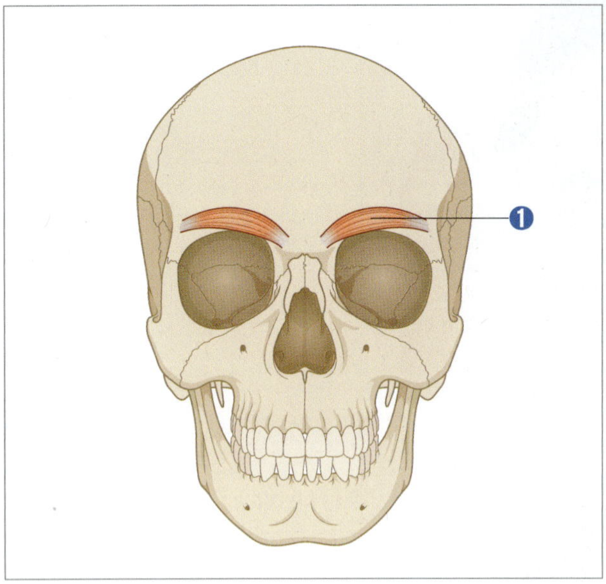

그림 10.4 눈썹주름근

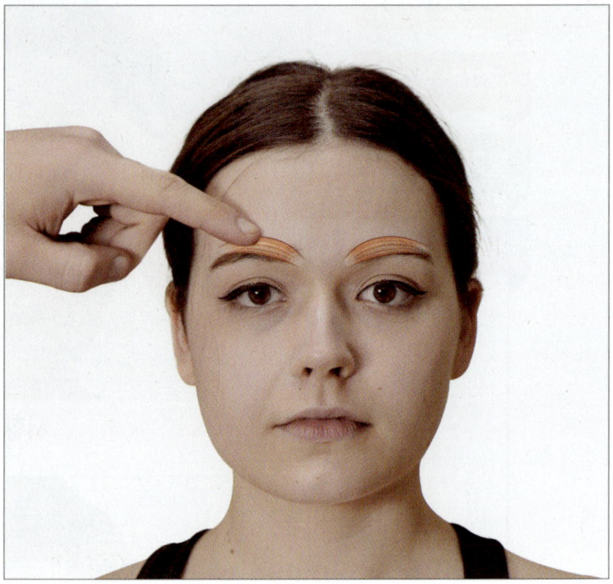

그림 10.5 눈썹주름근 촉지

근육명	이는곳	닿는곳	신경지배
❶ 눈썹주름근 (corrugator supercilii)	• 이마코뼈봉합에 인접한 눈확(orbit) 테두리	• 눈썹의 피부	• 얼굴신경(facial nerve)

정상(N, F)
양(F, WF)
불가(T, NF)
영(Z, 0)

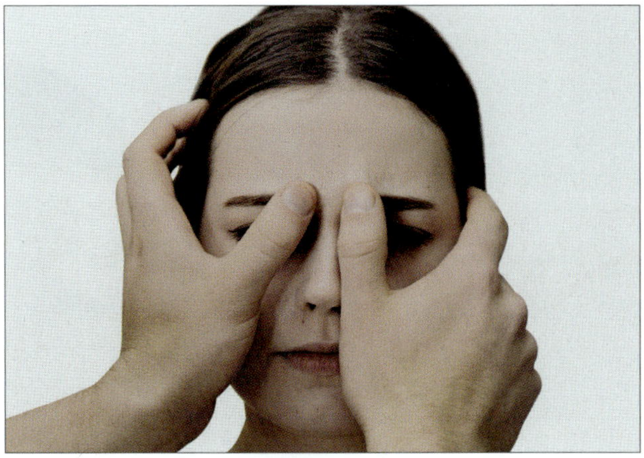

저항적용

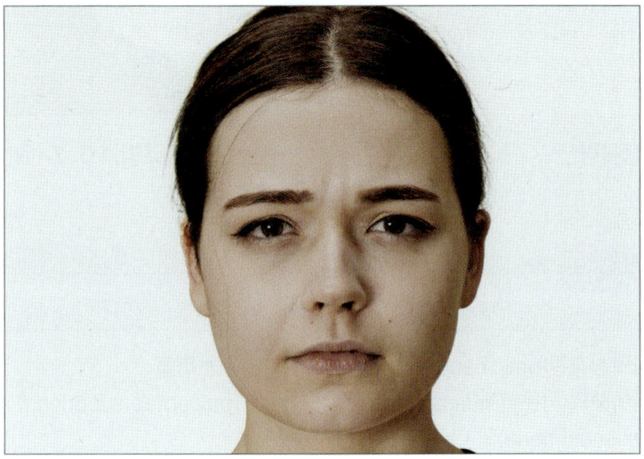

작용

양쪽의 눈썹을 안쪽과 아래쪽으로 모아서 눈썹 사이에 세로주름을 만든다(찡그린 표정).
눈부신 빛을 피할 때 작용하는 근육이다.

| 검사동작 • 대상자에게 찌푸린 표정을 하도록 함

| 저항 • 양손의 엄지를 눈썹 안쪽 끝, 코 위에 놓고 눈썹 사이를 벌리는 방향으로

| 촉지 • 눈썹 안쪽 끝

| 등급판정
- 정상(N, F): 완전하게 찌푸리면서 깊은 세로주름이 나타남. 저항을 이길 수 있음
- 양(F, WF): 찌푸리지만 얕고 세로주름이 나타남. 저항을 이기지 못함
- 불가(T, NF): 약간의 찌푸림이 나타남
- 영(Z, 0): 찌푸림 없음

3) 눈 뜨기(위눈꺼풀올림근) Levator palpebrae superioris

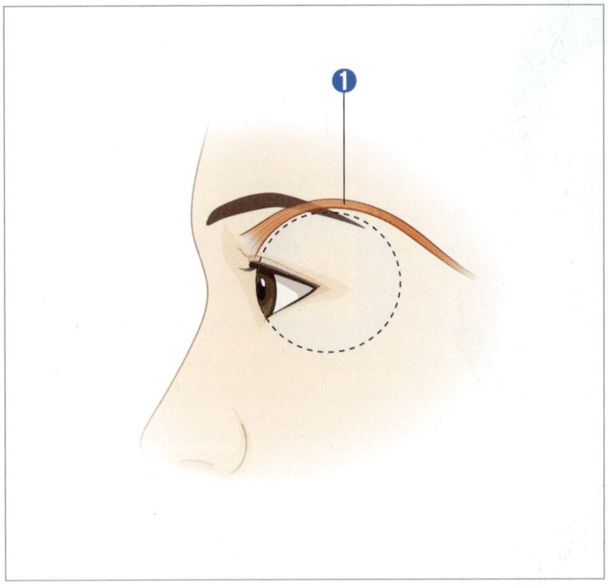

그림 10.6 위눈꺼풀올림근

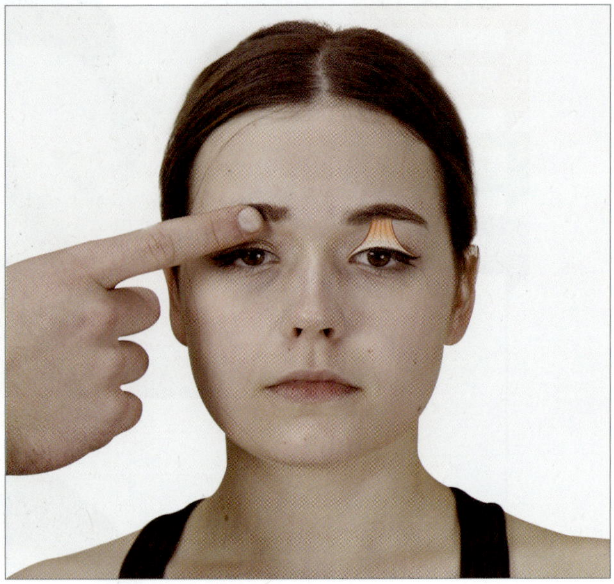

그림 10.7 위눈꺼풀올림근 촉지

근육명	이는곳	닿는곳	신경지배
❶ 위눈꺼풀올림근 (levator palpebrae superioris)	• 시각신경관(optic canal) 앞위쪽, 나비뼈의 작은날개(lesser wing of sphenoid bone)의 아래면	• 위눈꺼풀 (palpebrae superioris)	• 눈돌림신경 (oculomotor nerve)

정상(N, F)

양(F, WF)

불가(T, NF)

영(Z, 0)

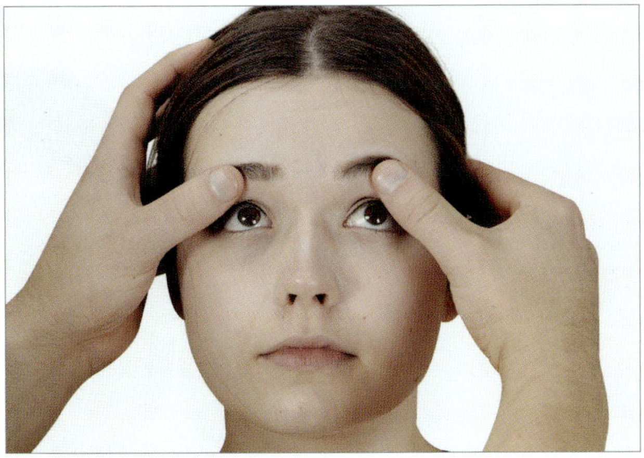

저항적용

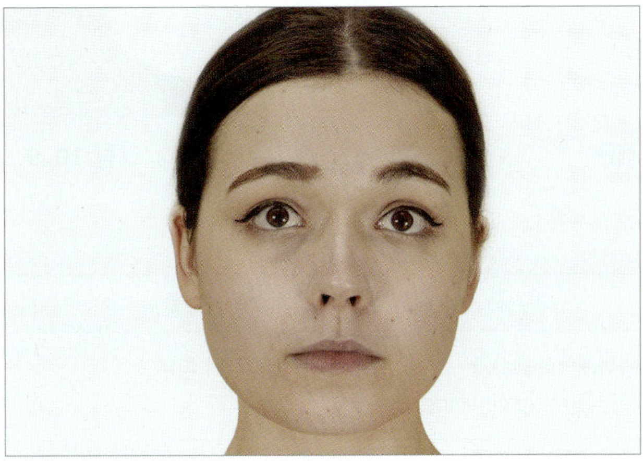

작용

위눈꺼풀을 들어 올려 눈을 뜨게 한다. 놀라거나 공포를 표현할 때 수축한다.

| 검사동작
- 양쪽 눈꺼풀을 동시에 올려 눈을 뜨게 함

| 저항
- 검사자의 엄지나 집게손가락을 눈을 뜬 눈꺼풀 위에 가볍게 올리고 눈을 감도록 아래 방향으로 (절대 안구를 압박하지 않도록 함)

| 촉지
- 위눈꺼풀

| 등급판정
- 정상(N, F): 눈을 뜰 수 있고 홍채가 완전히 보이며, 저항을 이길 수 있음
- 양(F, WF): 눈을 뜨지만 홍채가 부분적으로 보이고, 저항을 이기지 못함
- 불가(T, NF): 눈을 뜰 수 없고 홍채 대부분이 덮임
- 영(Z, 0): 눈꺼풀을 올리지 못함

대상작용

- 뒤통수이마근에 의해 이마에 가로주름이 나타남. 검사자는 대상자의 눈썹 위에 손을 대고 아래로 내린 다음 눈을 뜨게 하면 이런 대상작용을 방지할 수 있음

4) 눈 감기(눈둘레근) Orbicularis oculi

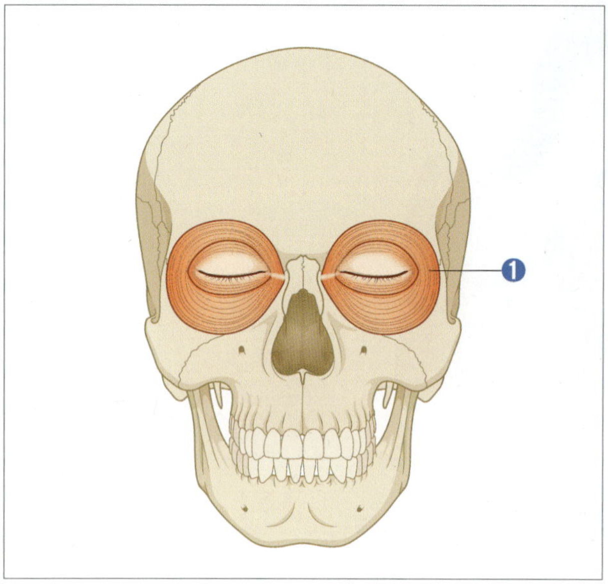

그림 10.8 눈둘레근

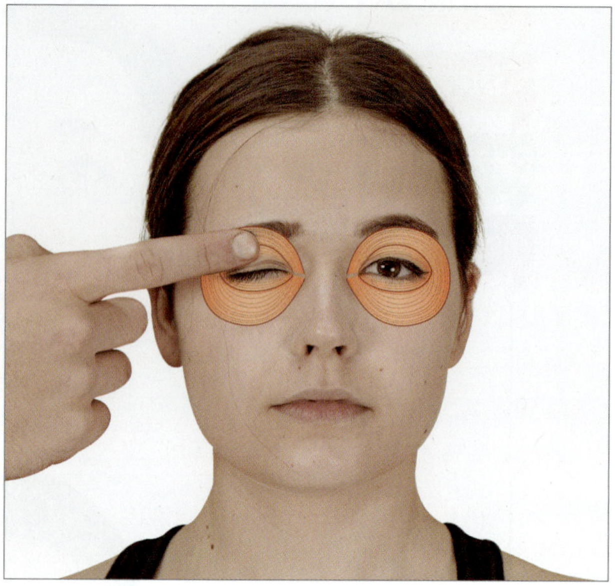

그림 10.9 눈둘레근 촉지

근육명	이는곳	닿는곳	신경지배
❶ 눈둘레근 (orbicularis oculi)	• 위턱뼈(maxilla)와 코연골(nasal cartilage)	• 눈꺼풀 주위 피부	• 얼굴신경(facial nerve)

정상(N, F)
양(F, WF)
불가(T, NF)
영(Z, 0)

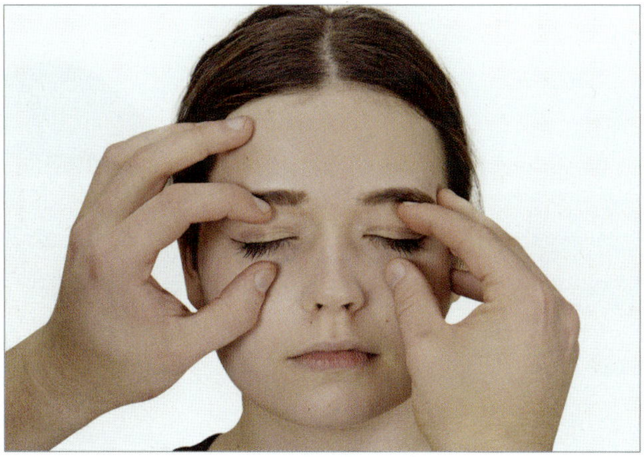

저항적용

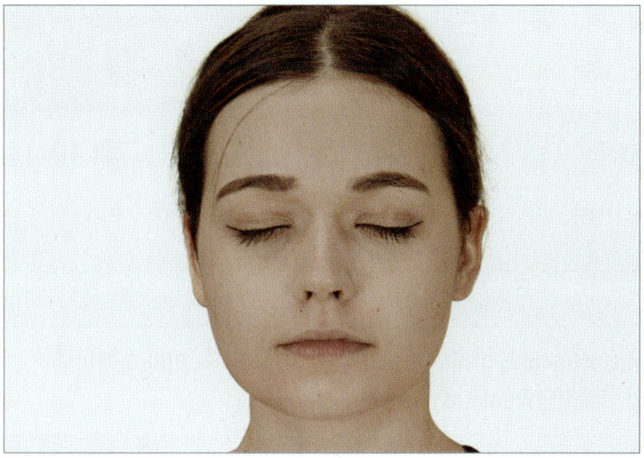

작용

눈을 감게 하는 역할을 하며, 웃을 때 가쪽 눈구석에 웃음주름을 만든다. 눈둘레근의 눈꺼풀부위는 깜빡이거나 잠자는 것처럼 눈꺼풀을 부드럽게 감게 하고, 눈확부위는 윙크하는 것처럼 눈을 꼭 감게 하며, 눈물부위는 눈꺼풀을 가쪽으로 당기고 눈물을 받기 위하여 공막을 압박한다.

| **검사동작**
- 눈을 꼭 감도록 함

| **저항**
- 엄지와 집게손가락을 이용하여 감은 눈을 벌리는 방향으로(절대 안구를 압박하지 않도록 함)

| **촉지**
- 눈꺼풀의 위와 아래

| **등급판정**
- 정상(N, F): 눈을 꼭 감고 저항에 대하여 유지, 홍채가 보이지 않음
- 양(F, WF): 눈을 꼭 감는 것이 불완전하며, 홍채는 보이지 않지만 공막이 조금 보임. 약한 쪽은 감는 속도가 느림
- 불가(T, NF): 눈을 꼭 감을 수 없어서 홍채의 일부가 보임
- 영(Z, 0): 눈을 감지 못함

5) 콧날 주름잡기(눈살근) Procerus

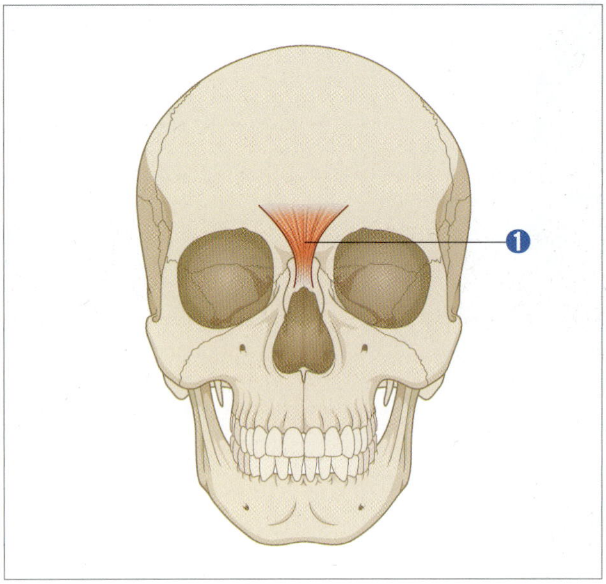

그림 10.10 눈살근

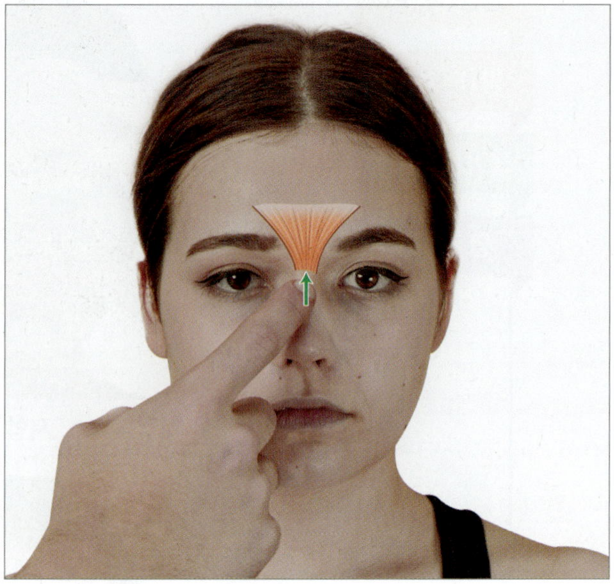

그림 10.11 눈살근 촉지

근육명	이는곳	닿는곳	신경지배
❶ 눈살근(procerus)	• 코뼈(nasal bone)의 아래쪽을 덮고 있는 근막과 가쪽코연골(lateral nasal cartilage)	• 이마 아래피부	• 얼굴신경(facial nerve)

정상(N, F)
양(F, WF)
불가(T, NF)
영(Z, 0)

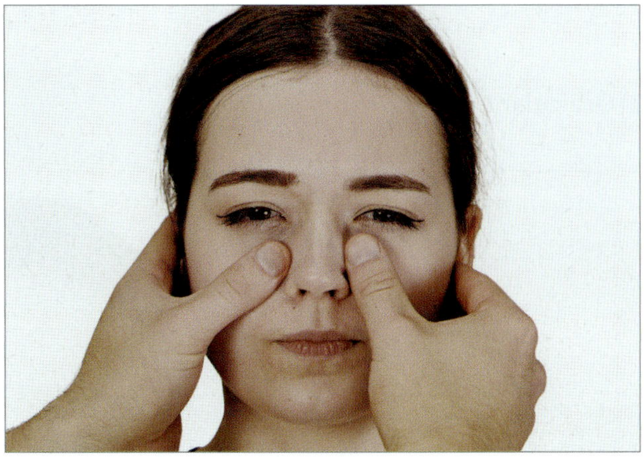

저항적용

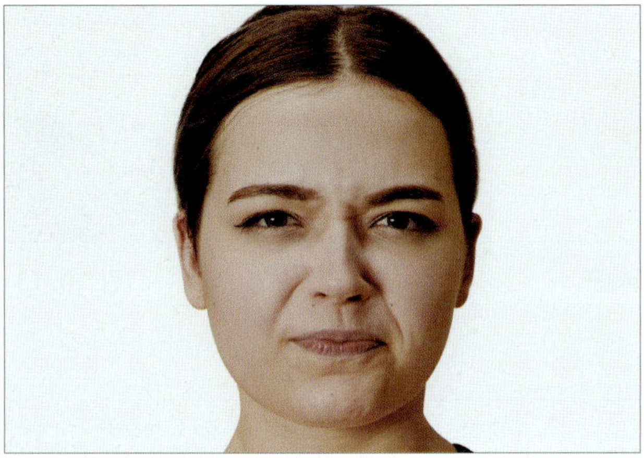

작용

코와 그 주변 영역의 움직임에 관여하는 근육은 눈살근, 코근(nasalis), 코중격내림근(depressor septi nasi) 세 개의 근육이 있으며, 모두 얼굴신경의 지배를 받는다. 눈살근만 임상적으로 검사하며, 코근은 콧구멍을 확장하고 코사이막내림근은 콧구멍을 좁히는 것을 관찰한다.

눈살근은 눈썹의 안쪽을 아래로 잡아당기고 콧날을 가로질러 가로주름을 짓도록 한다(싫은 표정). 얼굴에 불쾌감이나 경멸을 나타낼 때 사용한다.

| 검사동작 • 기분 나쁜 것처럼 코에 주름지게 함

| 저항 • 검사자의 엄지손가락을 콧날 옆에 놓고 가쪽으로(주름을 매끄럽게 폄)

| 촉지 • 콧등의 위쪽, 가쪽부위

| 등급판정
• 정상(N, F): 깊은 가로주름이 나타나고 저항에 대하여 유지
• 양(F, WF): 얕은 가로주름이 나타나고 저항에 주름을 만들지 못함
• 불가(T, NF): 움직임을 겨우 식별할 수 있음
• 영(Z, 0): 표정 변화 없음

4 입 주변 근육

1) 입술 오므리기(입둘레근) Orbicularis oris

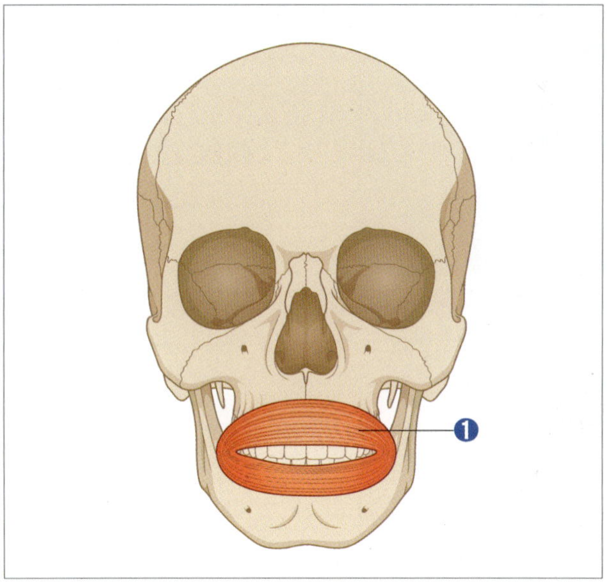

그림 10.12 입둘레근

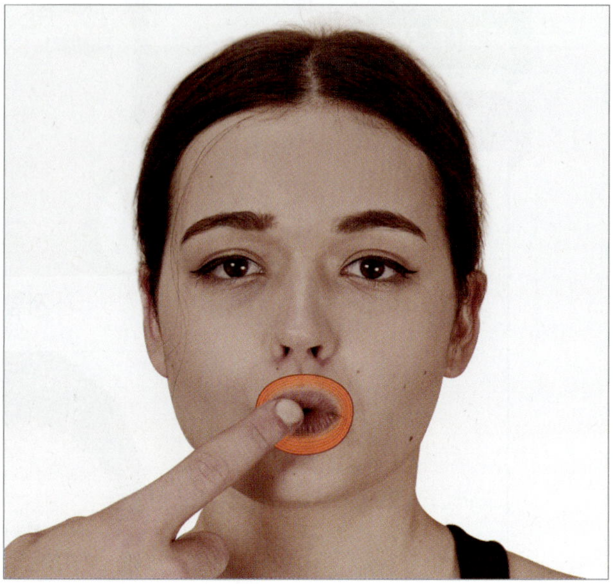

그림 10.13 입둘레근 촉지

근육명	이는곳	닿는곳	신경지배
1 입둘레근 (orbicularis oris)	• 위턱뼈(maxilla)와 아래턱뼈(mandible)	• 입술	• 얼굴신경(facial nerve)

정상(N, F)
양(F, WF)
불가(T, NF)
영(Z, 0)

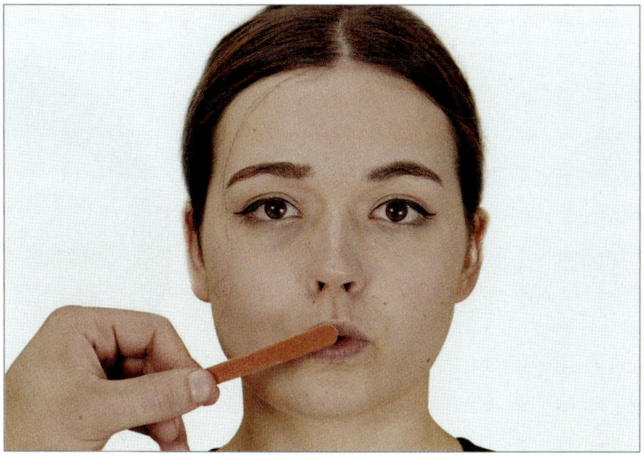

저항적용

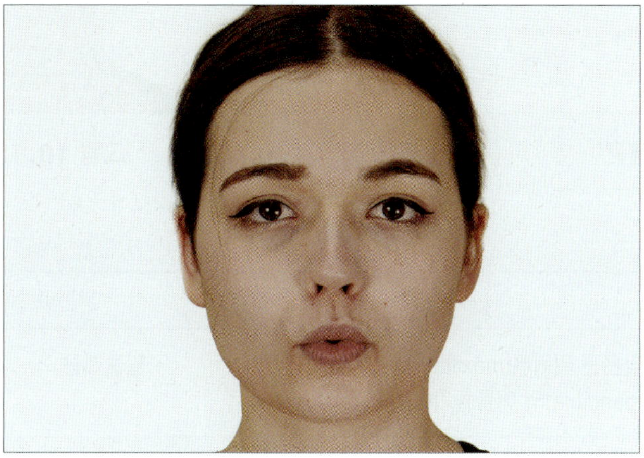

작용

입술을 오므려 준다. 단순히 입을 다무는 것이 아니라 휘파람을 불 때처럼 입술을 다물고 내미는 작용을 한다.

| 검사동작
- 입술을 다물고 내밂

| 저항
- 설압자의 납작한 면이나 검사자 손가락을 위입술과 아래입술을 가로질러 사선으로 놓고 입술을 내밀지 못하게 입술을 입안 방향으로

| 촉지
- 입술 위와 아래

| 등급판정
- 정상(N, F): 입술을 완전히 모으고 내밀 수 있음. 저항에 대하여 유지
- 양(F, WF): 입술을 모으고 내밀 수 있음. 저항에 견디지 못함
- 불가(T, NF): 입술의 움직임은 있으나 모으고 내밀지 못함
- 영(Z, 0): 입술을 모을 수 없음

2) 볼 압축하기(볼근) Buccinator

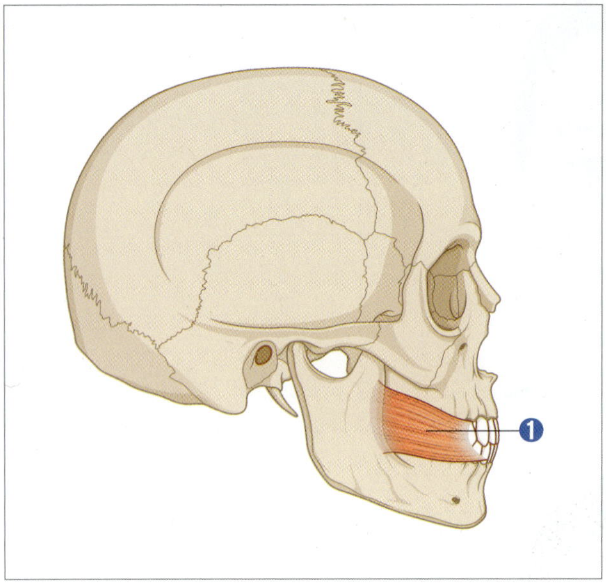

그림 10.14 볼근

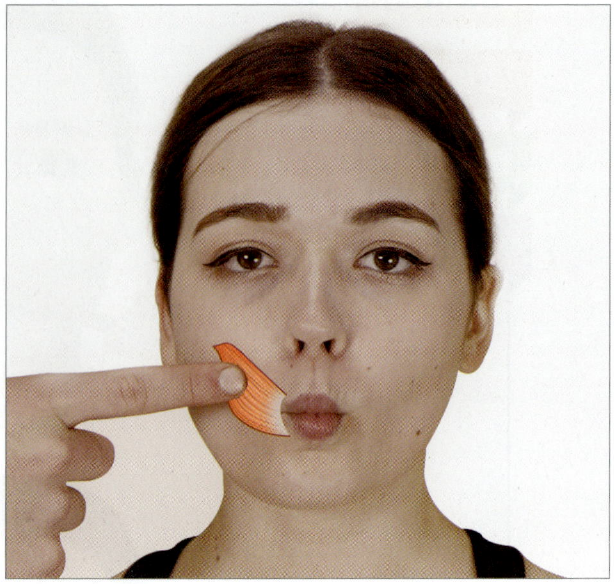

그림 10.15 볼근 촉지

근육명	이는곳	닿는곳	신경지배
❶ 볼근 (buccinator)	• 큰어금니 맞은편 위턱뼈(maxilla)와 아래턱뼈(mandible)의 이틀돌기(alveolar process)	• 입둘레근	• 얼굴신경 (facial nerve)

정상(N, F)

양(F, WF)

불가(T, NF)

영(Z, 0)

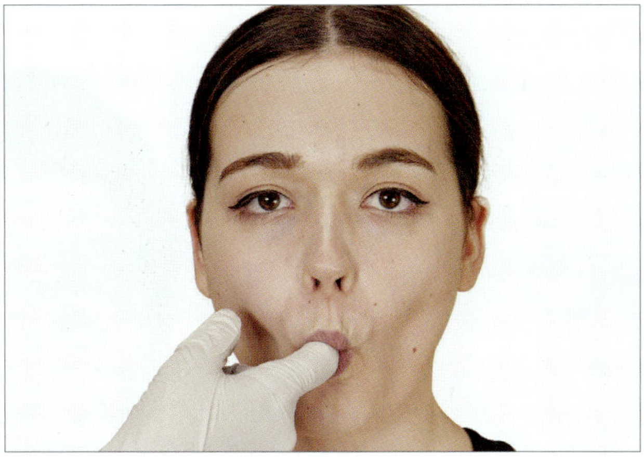

저항적용

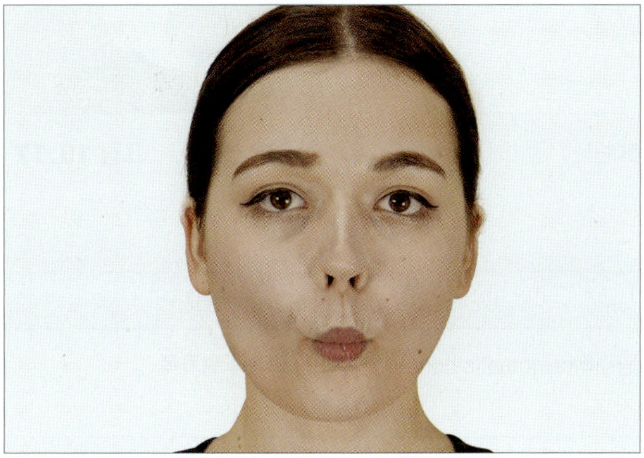

작용

뺨을 입안으로 당기면서 뺨을 압축하거나 뺨이 팽팽해지도록 뺨을 넓힐 때 쓰인다. '트럼펫 근육'이라고도 하며, 입에서 공기를 불어내는 것을 도와준다.

| 검사동작 • 입안으로 뺨을 당기면서 양쪽의 뺨을 압축함

| 저항 • 설압자나 검사자의 손가락을 입안에 넣고 검사하는 쪽의 뺨 안쪽에서 바깥쪽으로

| 촉지 • 입술 가쪽

| 등급판정
- 정상(N, F): 뺨을 압축할 수 있음. 저항에 견딜 수 있음
- 양(F, WF): 뺨을 압축할 수 있지만 저항에 견디지 못함
- 불가(T, NF): 뺨을 약간 압축할 수 있음
- 영(Z, 0): 뺨의 움직임 없음

3) 미소 짓기(큰광대근) Zygomaticus major

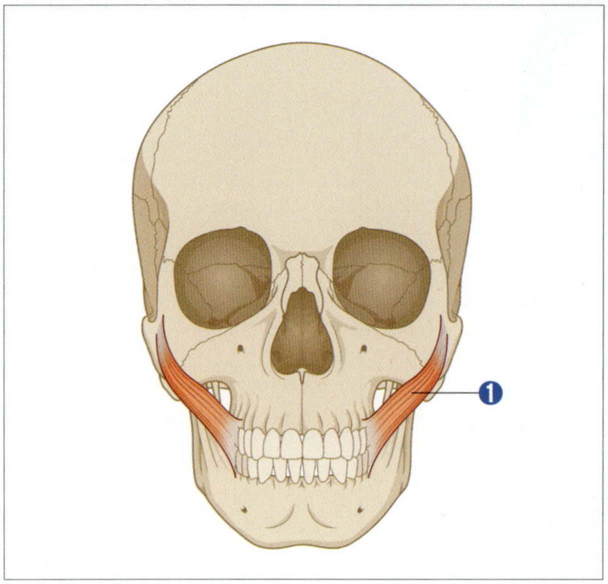

그림 10.16 큰광대근

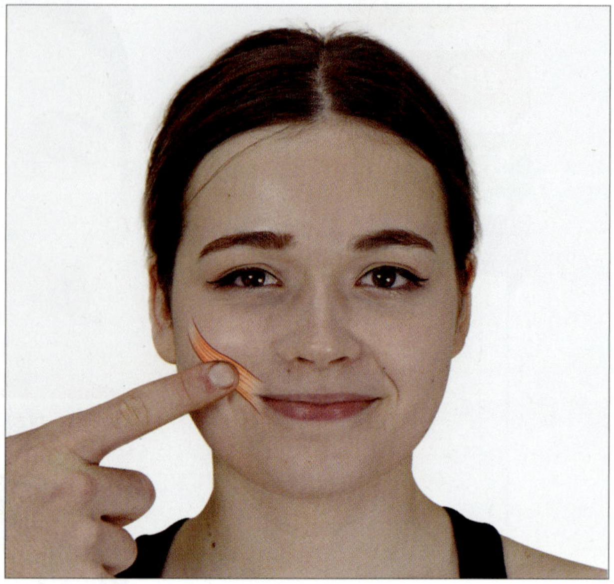

그림 10.17 큰광대근 촉지

근육명	이는곳	닿는곳	신경지배
❶ 큰광대근 (zygomaticus major)	• 광대뼈(zygomatic bone)	• 입꼬리의 위가쪽	• 얼굴신경(facial nerve)

정상(N, F)

양(F, WF)

불가(T, NF)

영(Z, 0)

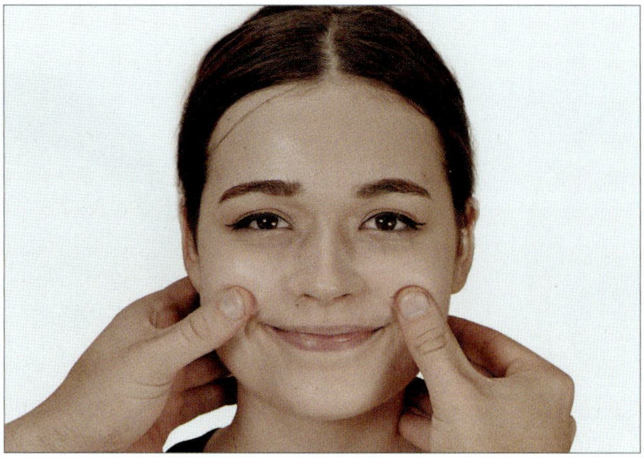

저항적용

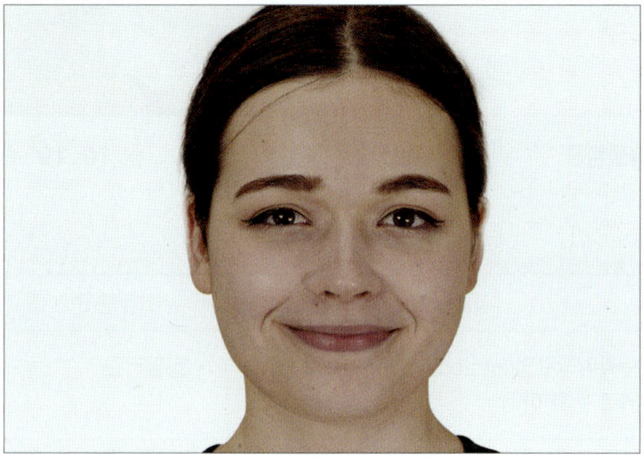

작용

입꼬리를 위쪽 및 가쪽으로 당긴다(웃는 표정). 양쪽 근육이 작용하면 미소를 짓게 하고, 한쪽이 작용하면 비웃음을 짓게 한다.

| 검사동작 • 웃을 때처럼 입꼬리를 위, 가쪽으로 들어 올림

| 저항 • 검사자의 엄지를 위입술 가쪽에 놓고 대상자의 입꼬리를 아래, 안쪽으로

| 촉지 • 위입술의 가쪽

| 등급판정
- 정상(N, F): 입꼬리를 위, 가쪽으로 들어 올릴 수 있음. 저항을 이길 수 있음
- 양(F, WF): 입꼬리를 위, 가쪽으로 들어 올릴 수 있음. 저항을 이길 수 없음
- 불가(T, NF): 입꼬리를 위, 가쪽으로 약간 들어 올림
- 영(Z, 0): 입꼬리의 움직임 없음

4) 위입술 올리기(위입술올림근) Levator labii superioris

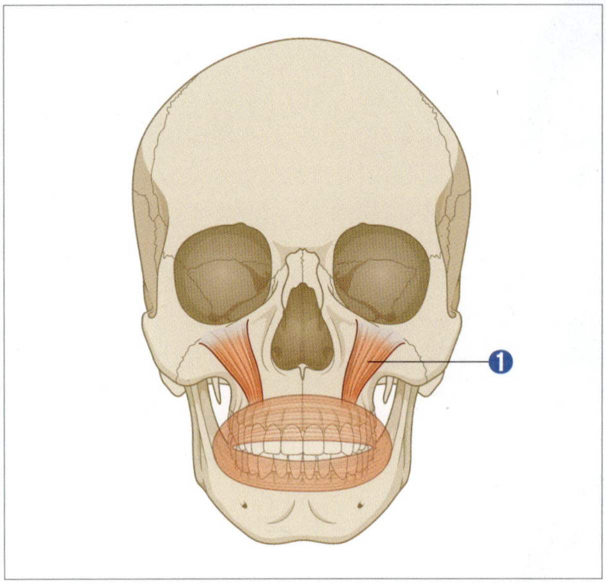

그림 10.18 위입술올림근

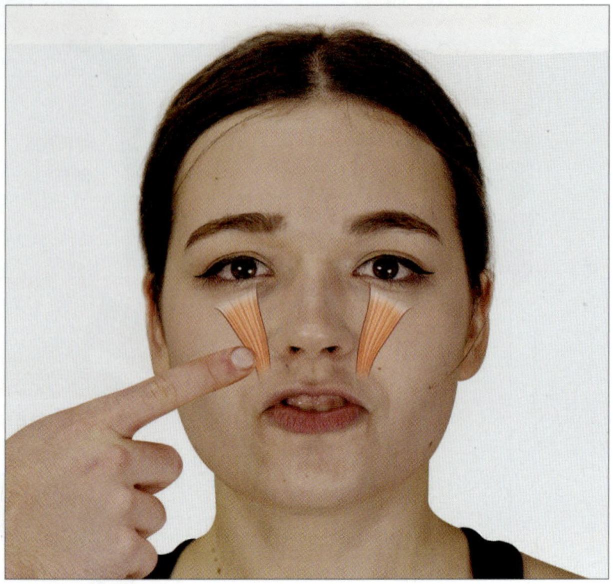

그림 10.19 위입술올림근 촉지

근육명	이는곳	닿는곳	신경지배
❶ 위입술올림근 (levator labii superioris)	• 눈확아래구멍(infraorbital foramen) 위쪽 눈확 아래	• 입둘레근	• 얼굴신경(facial nerve)

정상(N, F)
양(F, WF)
불가(T, NF)
영(Z, 0)

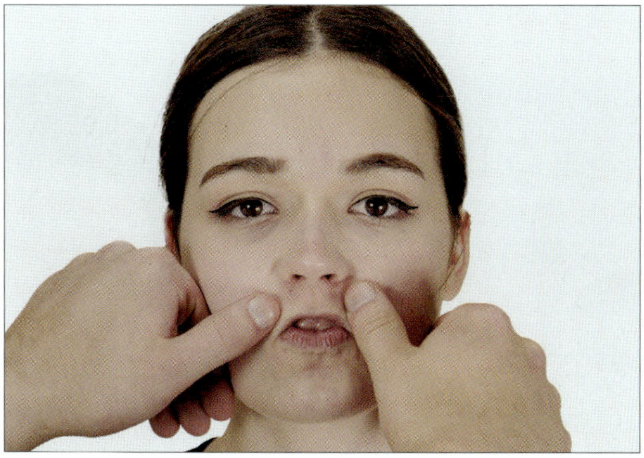
저항적용

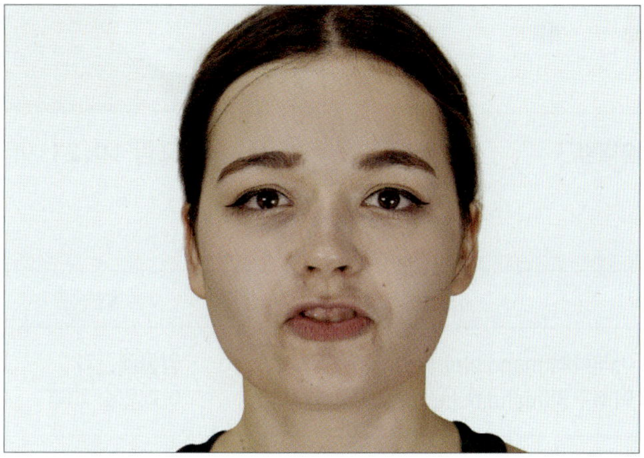
작용

위입술을 내밀며 들어 올리고 코입술주름을 깊게 한다. 위입술을 뒤집어서 위쪽 잇몸이 보이게 한다.

| 검사동작
- 위입술을 위로 올리고 뒤집어서 위쪽 잇몸이 보이도록 함

| 저항
- 검사자의 엄지를 위입술 중심의 가쪽에 놓고 아래쪽으로

| 촉지
- 위입술 중심의 가쪽

| 등급판정
- 정상(N, F): 위입술을 들어 올릴 수 있음. 저항을 이길 수 있음
- 양(F, WF): 위입술을 들어 올릴 수 있음. 저항을 이길 수 없음
- 불가(T, NF): 위입술을 약간 들어 올릴 수 있음
- 영(Z, 0): 위입술의 움직임 없음

5) 아래입술 내리기(아래입술내림근) Depressor labii inferioris

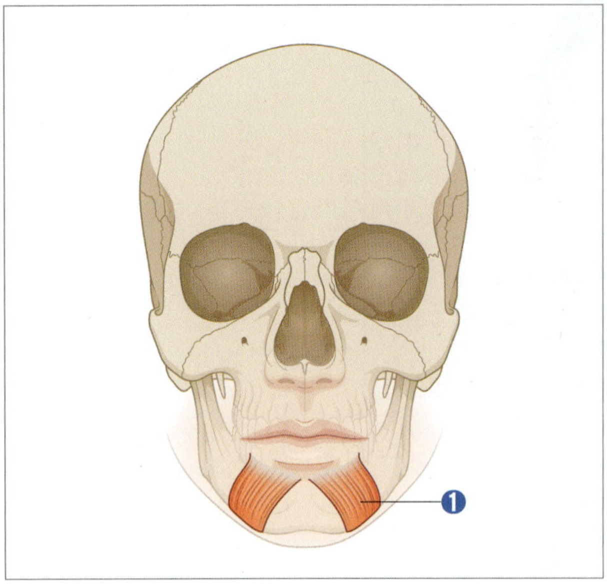

그림 10.20 아래입술내림근

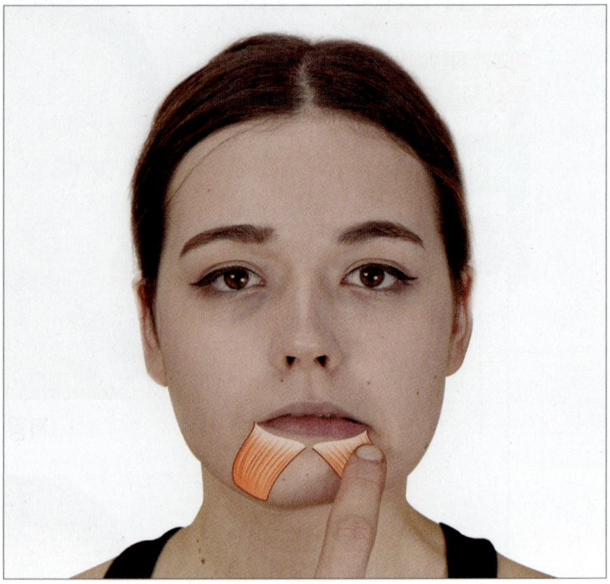

그림 10.21 아래입술내림근 촉지

근육명	이는곳	닿는곳	신경지배
❶ 아래입술내림근 (depressor labii inferioris)	• 아래턱뼈(mandible) 앞면 중간선과 턱뼈구멍(mandibular foramen) 사이	• 입둘레근과 아래입술 피부	• 얼굴신경 (facial nerve)

정상(N, F)

양(F, WF)

불가(T, NF)

영(Z, 0)

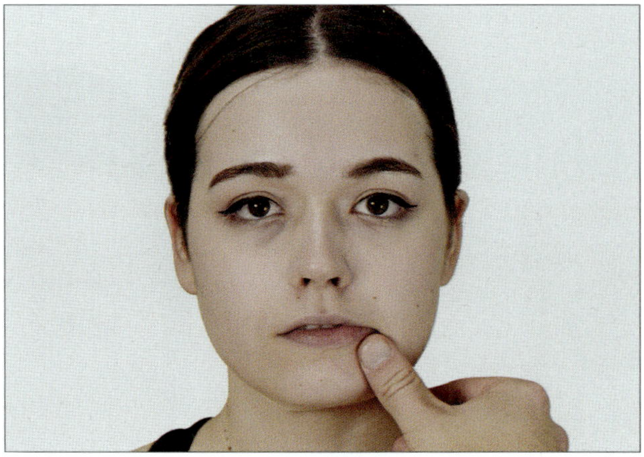

저항적용

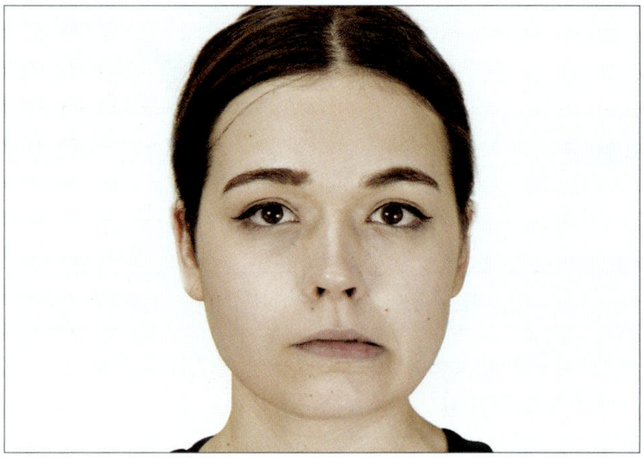

작용

아래입술을 내밀고 아래쪽과 가쪽으로 당겨 아래 잇몸을 보이게 한다. 우울하거나 비꼬는 표정을 표현하는 데 사용한다.

| 검사동작
- 아래입술을 내밀고 아래, 가쪽으로 내림

| 저항
- 아래입술 중앙에 집게손가락을 대고 아래입술을 내밀지 못하게 함

| 촉지
- 아래입술 아래의 중심선과 가쪽 사이

| 등급판정
- 정상(N, F): 아래입술을 내밀고 내림. 저항을 견딜 수 있음
- 양(F, WF): 아래입술을 내밀고 내림. 저항을 견딜 수 없음
- 불가(T, NF): 아래입술을 약간 내밀고 내림
- 영(Z, 0): 아래입술의 움직임 없음

6) 입꼬리 올리기(입꼬리올림근) Levator anguli oris

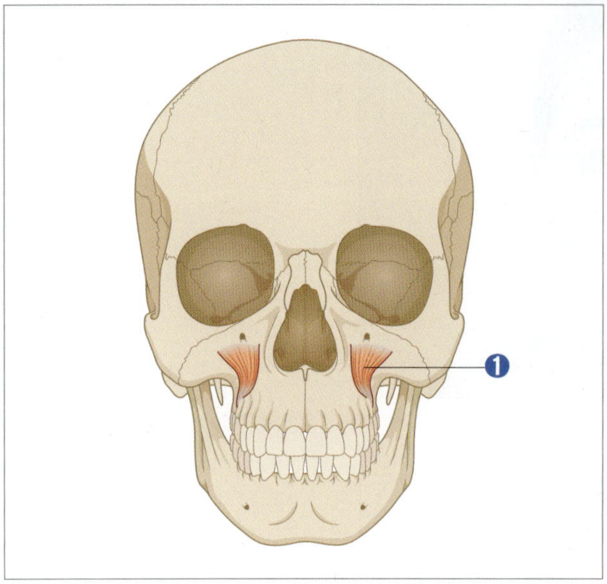

그림 10.22 입꼬리올림근

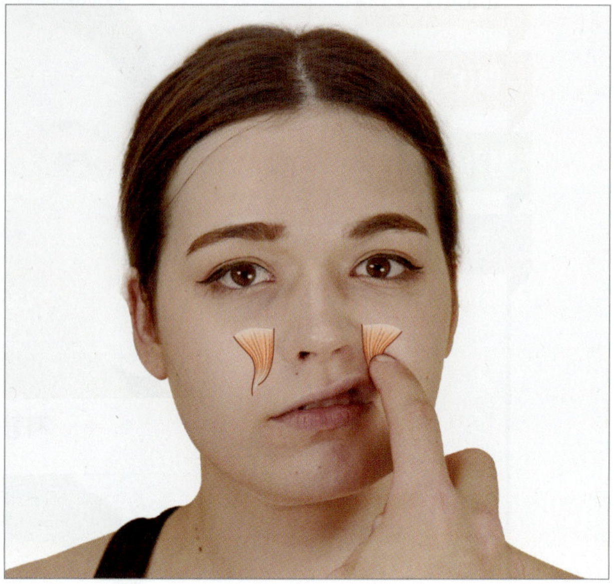

그림 10.23 입꼬리올림근 촉지

근육명	이는곳	닿는곳	신경지배
❶ 입꼬리올림근 (levator anguli oris)	• 눈확아래구멍(infraorbital foramen) 아래 위턱뼈(maxilla)	• 입꼬리 피부	• 얼굴신경(facial nerve)

정상(N, F)

양(F, WF)

불가(T, NF)

영(Z, 0)

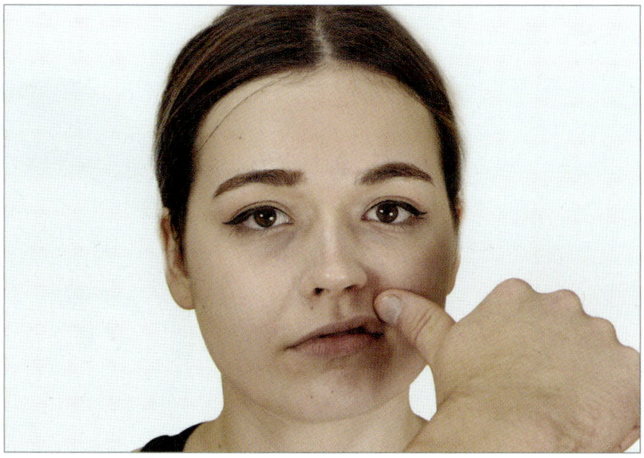

저항적용

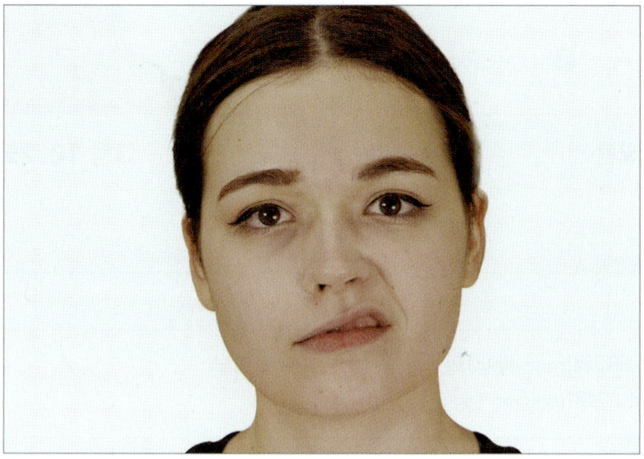

작용

입꼬리를 위쪽으로 올리고 웃을 때 치아를 보이게 한다. 양쪽이 수축하면 웃는 표정을 짓게 하고, 한쪽이 수축하면 비웃는 표정을 만든다. 코입술주름을 깊게 해주고 슬픔과 노화에 따라 깊어진다.

| 검사동작 • 비웃을 때처럼 한쪽 입꼬리를 위로 올림

| 저항 • 입꼬리 가쪽부위에서 아래 방향으로

| 촉지 • 입꼬리 가쪽

| 등급판정
- 정상(N, F): 입꼬리를 위로 올림. 저항을 견딜 수 있음
- 양(F, WF): 입꼬리를 위로 올림. 저항을 견딜 수 없음
- 불가(T, NF): 입꼬리를 위로 약간 올림
- 영(Z, 0): 입꼬리의 움직임 없음

7) 아래입술 내밀기(턱끝근) Mentalis

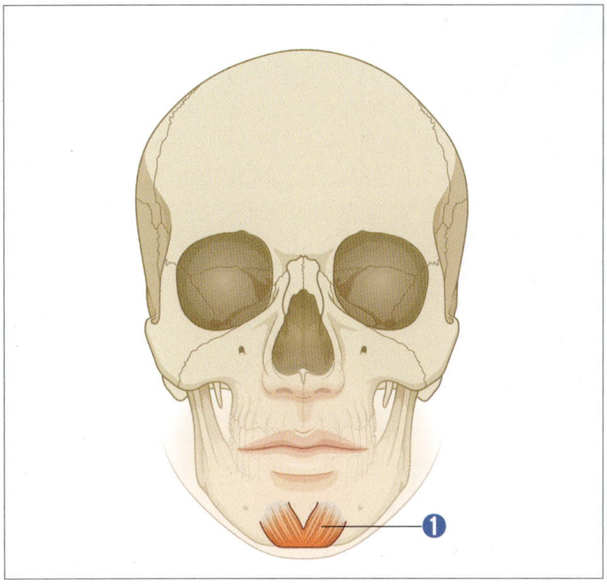

그림 10.24 턱끝근

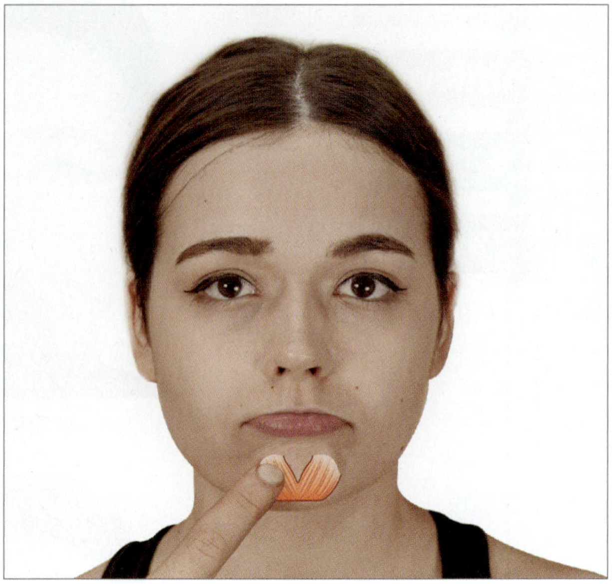

그림 10.25 턱끝근 촉지

근육명	이는곳	닿는곳	신경지배
❶ 턱끝근(mentalis)	• 아래턱뼈(mandible)의 앞니오목(incisive fossa)	• 턱피부	• 얼굴신경(facial nerve)

정상(N, F)
양(F, WF)
불가(T, NF)
영(Z, 0)

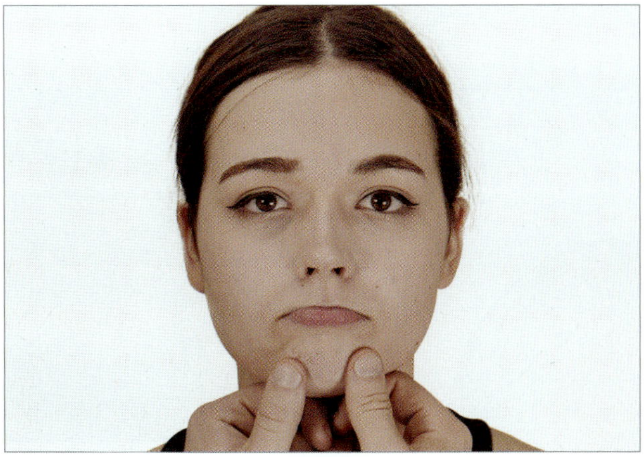

저항적용

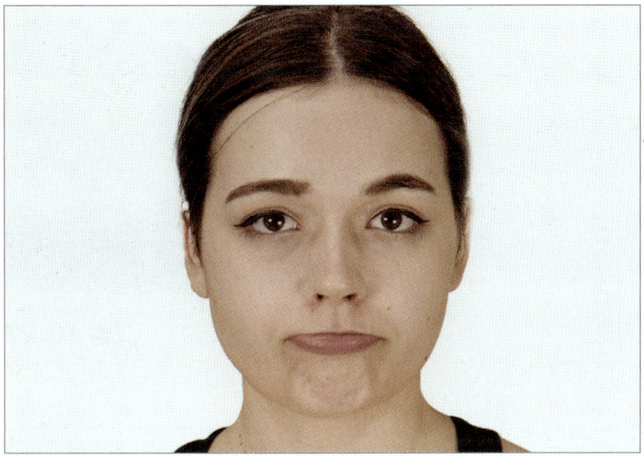

작용

아래입술을 화난 것처럼 뾰로통하게 내민다. 슬프거나 싫은 느낌을 표현할 때 사용한다.

| 검사동작
- 아래입술을 내밂

| 저항
- 아래입술 아래와 턱의 중앙에 엄지손가락을 대고 위로 올리는 방향으로

| 촉지
- 아래입술 아래와 턱의 중앙

| 등급판정
- 정상(N, F): 아래입술을 내밂. 저항을 견딜 수 있음
- 양(F, WF): 아래입술을 내밂. 저항을 견딜 수 없음
- 불가(T, NF): 아래입술을 약간 내밂
- 영(Z, 0): 아래입술의 움직임 없음

5 씹는 근육

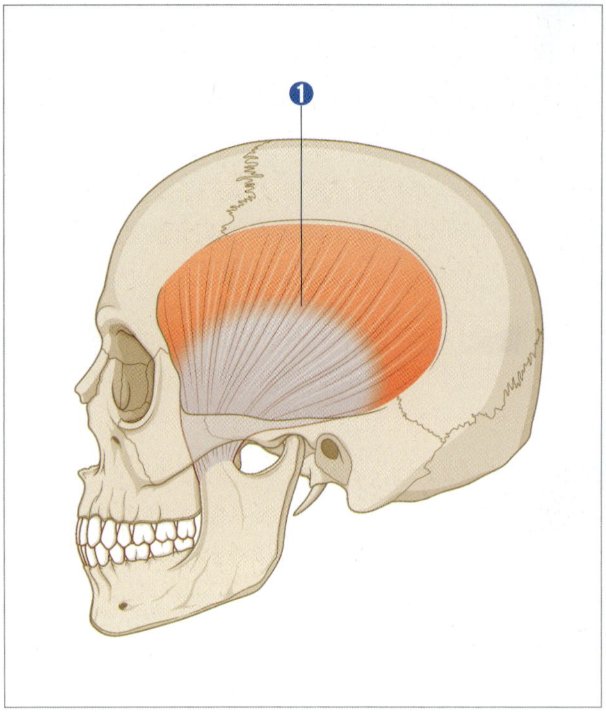

그림 10.26 관자근

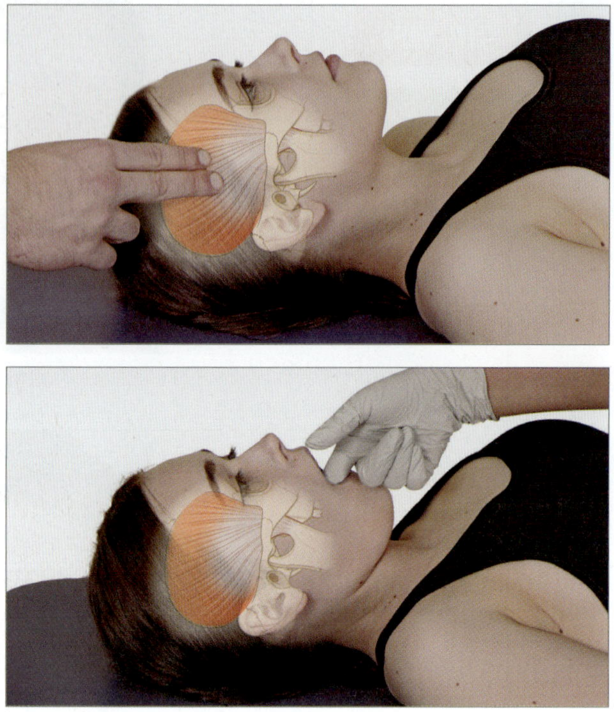

그림 10.27 관자근 촉지

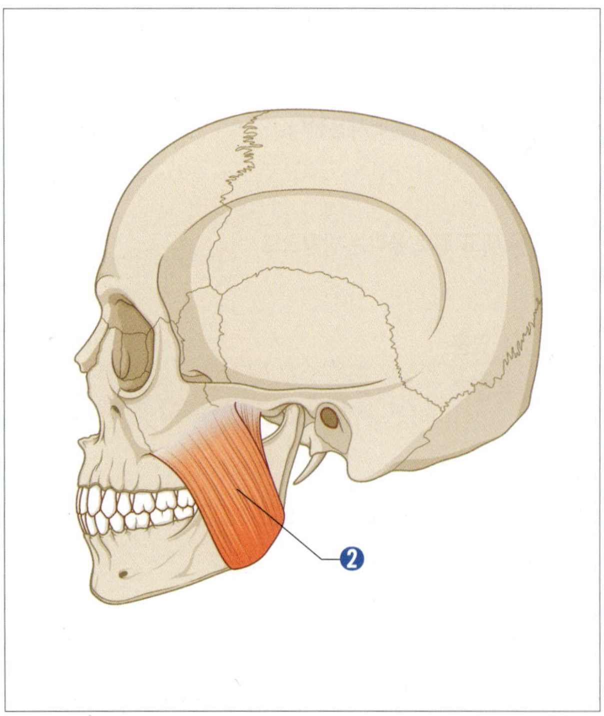

그림 10.28 깨물근

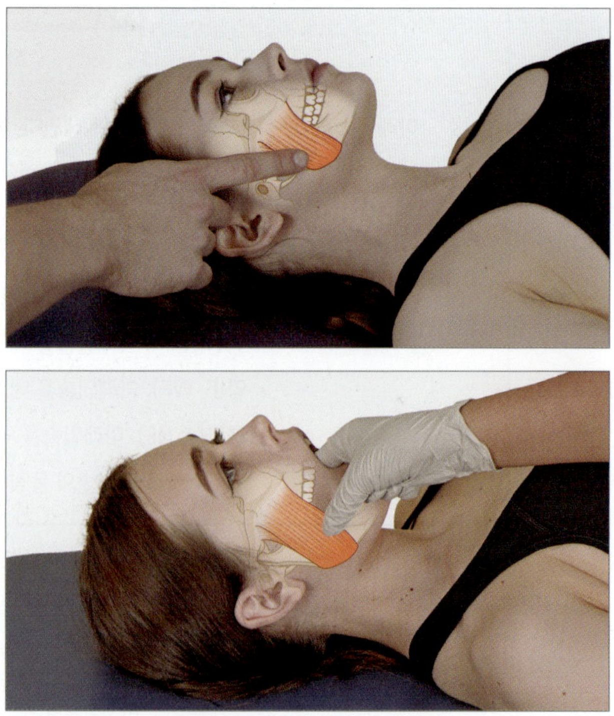

그림 10.29 깨물근 촉지

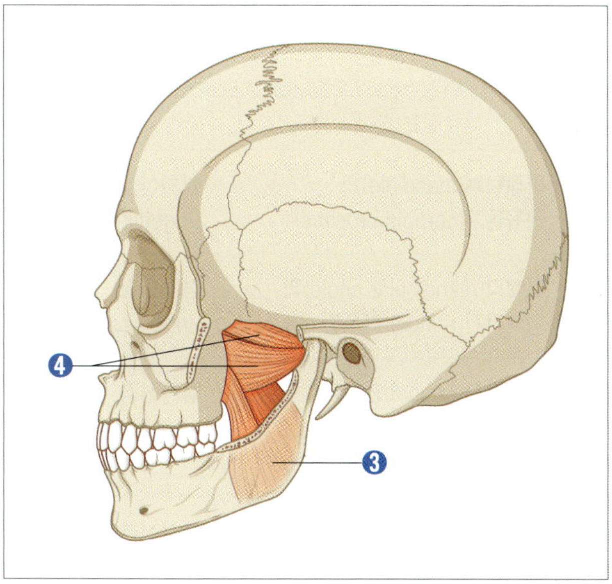

그림 10.30 안쪽날개근과 가쪽날개근

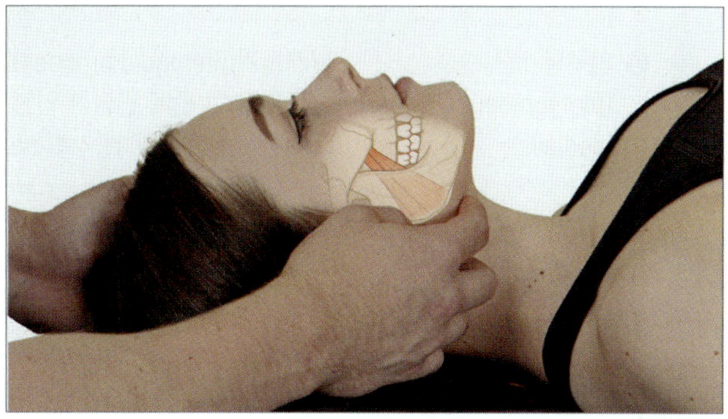

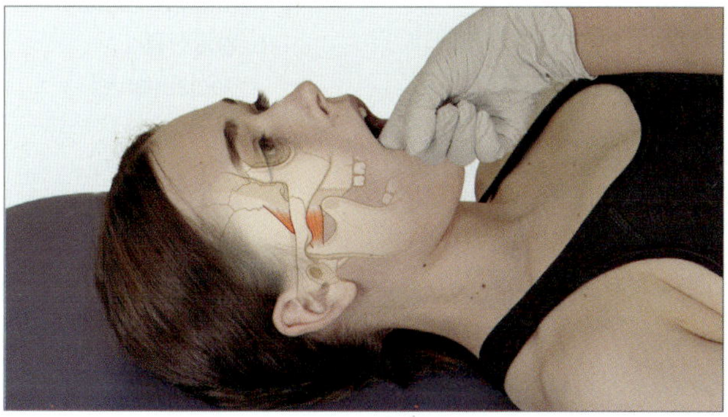

그림 10.31 가쪽날개근 촉지

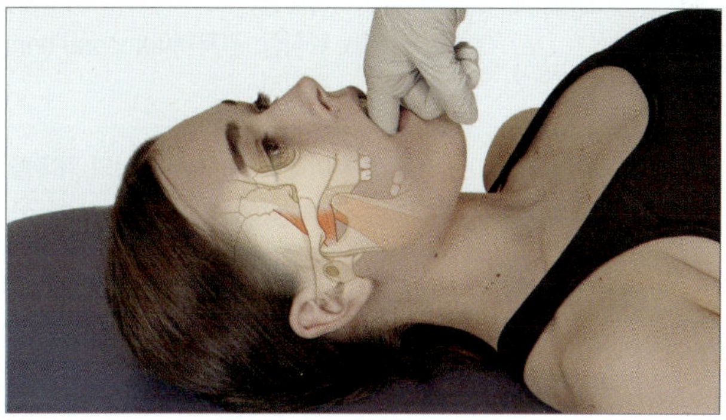

그림 10.32 안쪽날개근 촉지

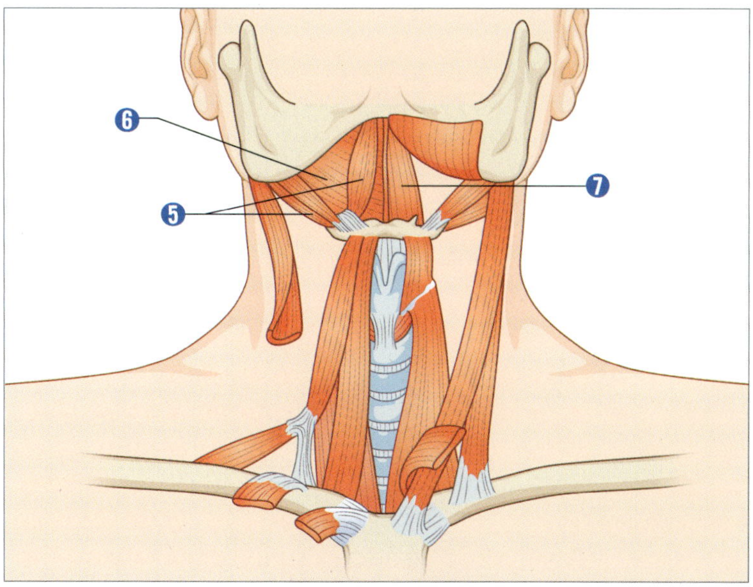

그림 10.33 목뿔위근

근육명	이는곳	닿는곳	신경지배
❶ 관자근 (temporalis)	• 관자선 (temporal line)	• 아래턱뼈(mandible)의 근육돌기(cornoid process)	• 삼차신경 (trigeminal nerve)
❷ 깨물근 (masseter)	• 광대활 (zygomatic arch)	• 턱뼈각(mandibular angle)과 턱뼈가지(ramus) 가쪽면	• 삼차신경 (trigeminal nerve)
❸ 안쪽날개근 (pterygoideus medialis)	• 날개돌기(pterygoid process) 가쪽판과 이 판에 인접한 입천장뼈 (palatine bone)와 위턱뼈(maxilla)	• 턱뼈가지(ramus) 안쪽면	• 삼차신경 (trigeminal nerve)
❹ 가쪽날개근 (pterygoideus lateralis)	• 날개돌기(pterygoid process) 가쪽판과 나비뼈(sphenoid bone)의 큰날개	• 턱뼈목(mandibular neck)의 앞쪽	• 삼차신경 (trigeminal nerve)
❺ 두힘살근 (digastric)	a. 앞힘살: 아래턱뼈(mandible)의 아래면 b. 뒤힘살: 관자뼈(temporal bone)의 꼭지부	• 목뿔뼈(hyoid bone)	a. 삼차신경 (trigeminal nerve) b. 얼굴신경 (facial nerve)
❻ 턱목뿔근 (mylohyoid)	• 아래턱뼈(mandible)의 턱목뿔근선 (mylohyoid line)	• 목뿔뼈(hyoid bone)까지 연결된 정중결합조직	• 삼차신경 (trigeminal nerve)
❼ 턱끝목뿔근 (geniohyoid)	• 아래턱뼈(mandible), 턱끝가시(mental spine)	• 목뿔뼈(hyoid bone)	• 제1목신경 (1st cervical nerve)

1) 턱 다물기(아래턱 올림) - 깨물근, 관자근, 안쪽날개근

정상(N, F)
양(F, WF)
불가(T, NF)
영(Z, 0)

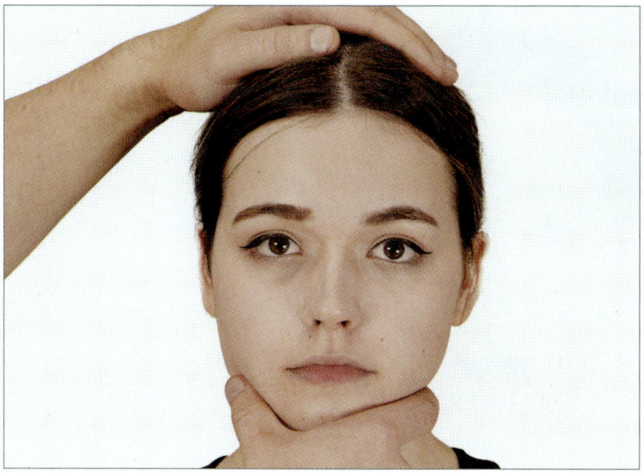

저항적용

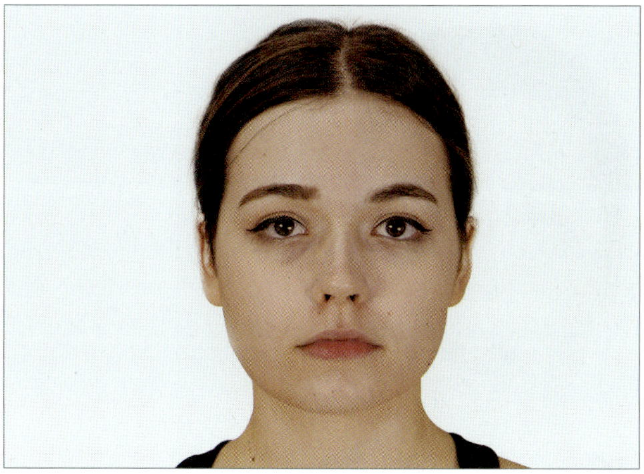

작용

| **검사동작** • 아래턱을 올려 입을 단단히 오므림

| **저항** • 엄지와 집게손가락으로 턱을 잡고 오므린 입을 벌리기 위해 수직 아래 방향으로 (다른 손은 고정을 위하여 머리 위에 놓음)

| **촉지** • 머리 옆 관자뼈 위(관자근), 아래턱각 위 볼(깨물근)

| **등급판정**
• 정상(N, F): 입을 단단히 다문 상태에서 강한 저항을 견딜 수 있음
• 양(F, WF): 입을 다물지만 중등도 저항에서 입이 벌어짐
• 불가(T, NF): 입을 다물지만 저항에 견디지 못함
• 영(Z, 0): 입을 완전히 다물지 못함

2) 턱 벌리기(아래턱 내림) - 가쪽날개근, 목뿔위근

정상(N, F)

양(F, WF)

불가(T, NF)

영(Z, 0)

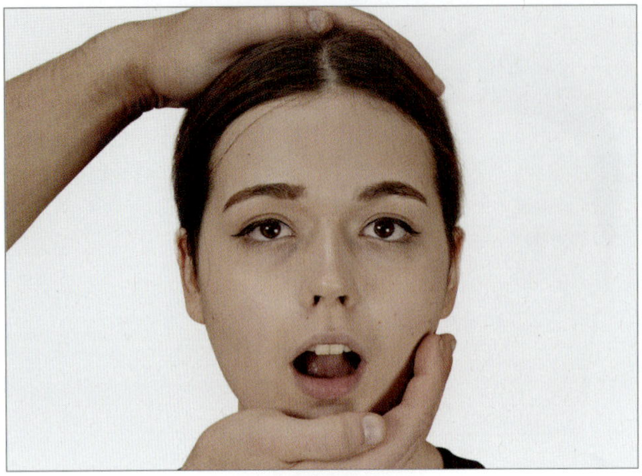

저항적용

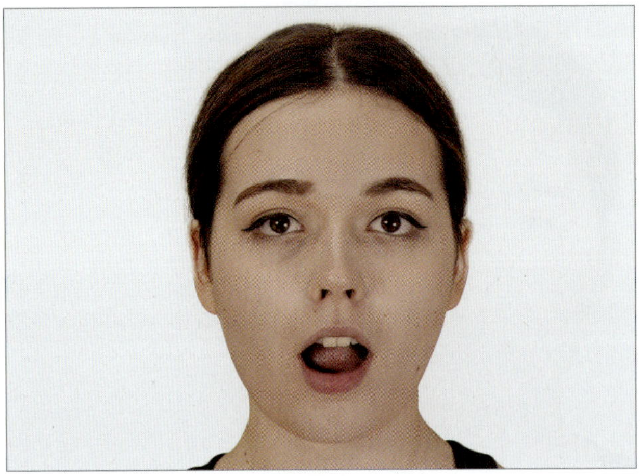

작용

| 검사동작
- 아래턱을 내려 입을 가능한 크게 벌림

| 저항
- 머리와 아래턱에 손을 위치시키고 입을 다물게 하기 위하여 아래턱에 위치한 손을 수직 위 방향으로

| 촉지
- 위쪽 어금니를 지나 잇몸과 볼 사이(가쪽날개근), 아래턱 아래쪽과 목뿔위 사이(목뿔위근)

| 등급판정
- 정상(N, F): 3~4개의 손가락이 들어갈 크기(35~40mm)의 벌림, 강한 저항에 견딤
- 양(F, WF): 2개의 손가락이 들어갈 크기의 벌림, 약간의 저항에 견딤
- 불가(T, NF): 입을 약간 벌림, 저항을 이기지 못함
- 영(Z, 0): 아래턱뼈 내림을 수의적으로 할 수 없음

3) 턱 가쪽 치우침 - 가쪽날개근, 안쪽날개근

정상(N, F)

양(F, WF)

불가(T, NF)

영(Z, 0)

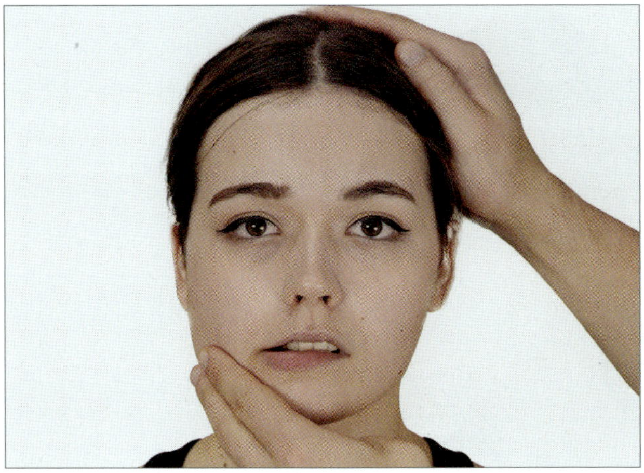

저항적용

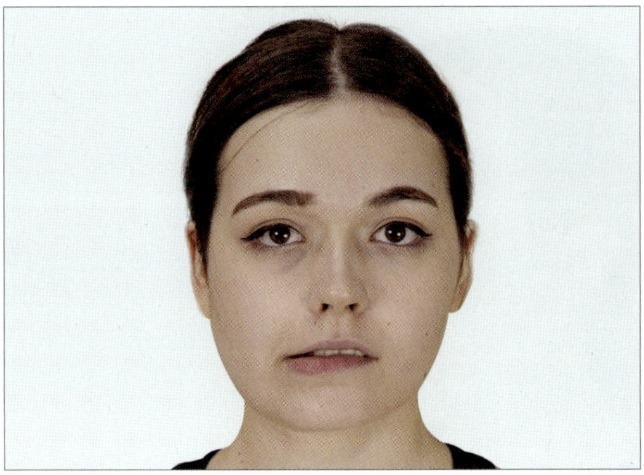

작용

턱을 오른쪽, 왼쪽으로 치우침을 할 때 오른쪽으로 치우침은 오른쪽 가쪽날개근과 왼쪽 안쪽날개근이 작용하며, 왼쪽으로 치우침은 오른쪽 안쪽날개근과 왼쪽 가쪽날개근이 작용한다.

| 검사동작
- 입을 약간 벌리고 오른쪽, 왼쪽으로 턱을 치우침(deviation)

| 저항
- 검사 반대쪽 머리 옆에 손을 놓고 고정하고, 검사쪽 아래턱 가쪽에서 검사 반대쪽으로

| 촉지
- 위쪽 어금니를 지나 잇몸과 볼 사이(가쪽날개근), 아래쪽 어금니를 지나 잇몸과 볼 사이(안쪽날개근)

| 등급판정
- 정상(N, F): 아래 앞니가 윗니 3개를 지나 옆으로 움직임(약 10mm). 강한 저항에 대하여 유지
- 양(F, WF): 1개의 윗니를 지나는 움직임이 일어남. 약한 저항에 대하여 유지
- 불가(T, NF): 약간의 가쪽 치우침이 일어남. 어떤 저항도 견디지 못함
- 영(Z, 0): 움직임 없음

4) 턱 내밀기 - 가쪽날개근, 안쪽날개근

정상(N, F)

양(F, WF)

불가(T, NF)

영(Z, 0)

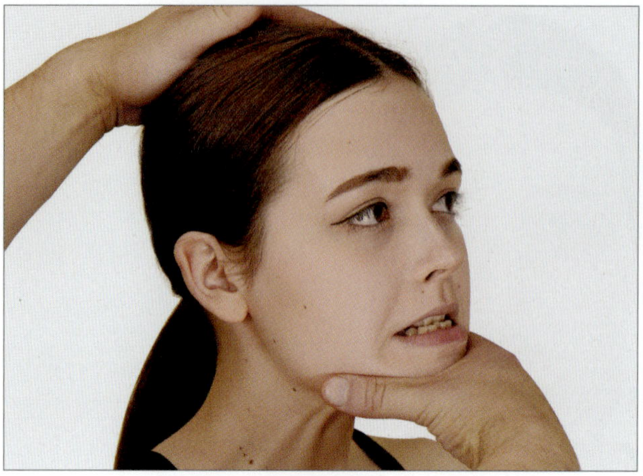

저항적용

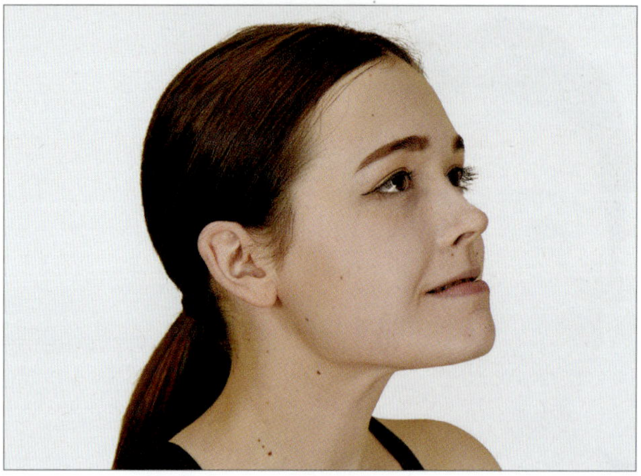

작용

| 검사동작
- 입을 약간 벌리고 아랫니가 윗니를 넘어 돌출되도록 턱을 앞으로 내밂

| 저항
- 한 손은 머리 뒤에서 고정하고 다른 손은 엄지와 집게손가락으로 아래턱을 잡고 수평과 뒤쪽 방향으로

| 촉지
- 위쪽 어금니를 지나 잇몸과 볼 사이(가쪽날개근), 아래쪽 어금니를 지나 잇몸과 볼 사이(안쪽날개근)

| 등급판정
- 정상(N, F): 윗니 앞쪽으로 아래턱을 내밀어 윗니와 아랫니 사이에 충분한 공간을 형성, 강한 저항에 견딤
- 양(F, WF): 턱을 앞으로 내밀지만 윗니와 아랫니 사이에 공간이 거의 없음. 약간의 저항에 견딤
- 불가(T, NF): 아랫니가 윗니보다 미세하게 돌출, 저항에 견디지 못함
- 영(Z, 0): 움직임 없음

6 눈 근육

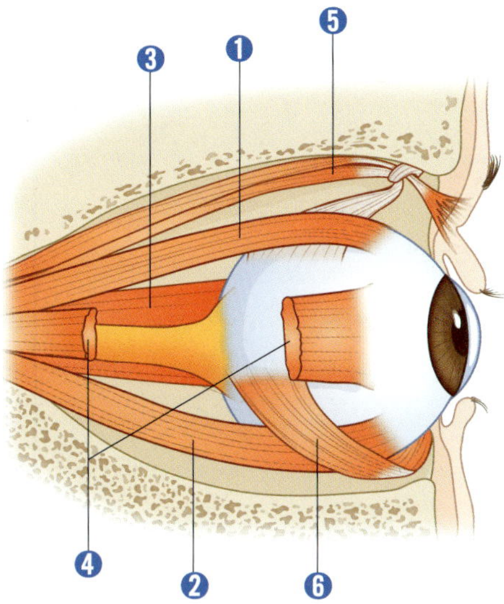

그림 10.34 바깥눈근육(오른쪽 가쪽면)

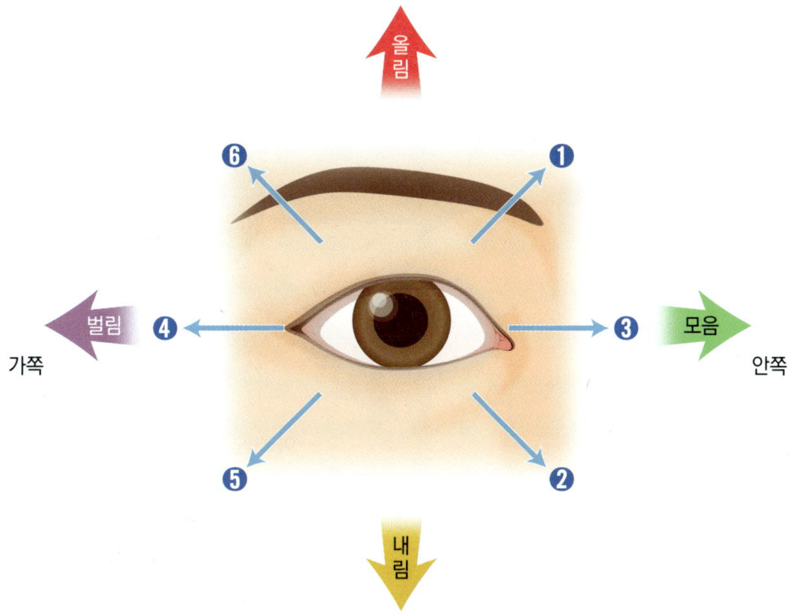

그림 10.35 바깥눈근육의 작용(오른쪽 눈)

근육명	이는곳	닿는곳	신경지배
❶ 위곧은근 (superior rectus)	• 시각신경관(optic canal) 주위 나비뼈 (sphenoid bone)	• 안구의 위면	• 눈돌림신경 (oculomotor nerve)
❷ 아래곧은근 (inferior rectus)	• 시각신경관(optic canal) 주위 나비뼈 (sphenoid bone)	• 안구의 아래안쪽면	• 눈돌림신경 (oculomotor nerve)
❸ 안쪽곧은근 (medial rectus)	• 시각신경관(optic canal) 주위 나비뼈 (sphenoid bone)	• 안구의 안쪽면	• 눈돌림신경 (oculomotor nerve)
❹ 가쪽곧은근 (lateral rectus)	• 시각신경관(optic canal) 주위 나비뼈 (sphenoid bone)	• 안구의 가쪽면	• 갓돌림신경 (abducens nerve)
❺ 위빗근 (superior oblique)	• 시각신경관(optic canal) 주위 나비뼈 (sphenoid bone)	• 안구의 위가쪽면	• 도르래신경 (trochlear nerve)
❻ 아래빗근 (inferior oblique)	• 눈확(orbit)의 앞면 위턱뼈(maxilla)	• 안구의 아래가쪽면	• 눈돌림신경 (oculomotor nerve)

정상(N, F)

양(F, WF)

불가(T, NF)

영(Z, 0)

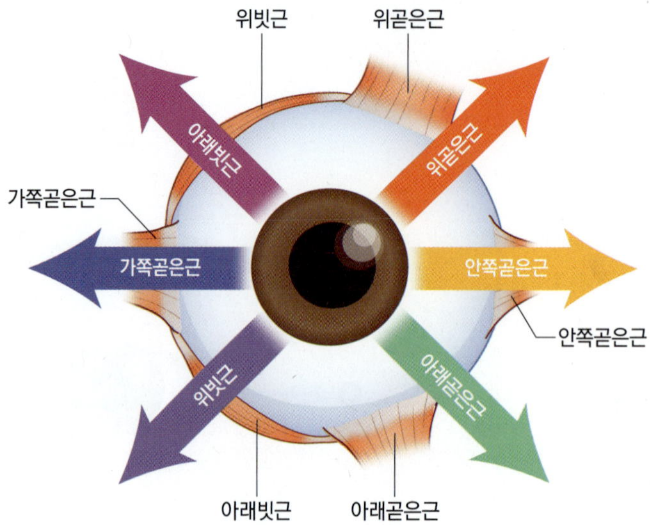

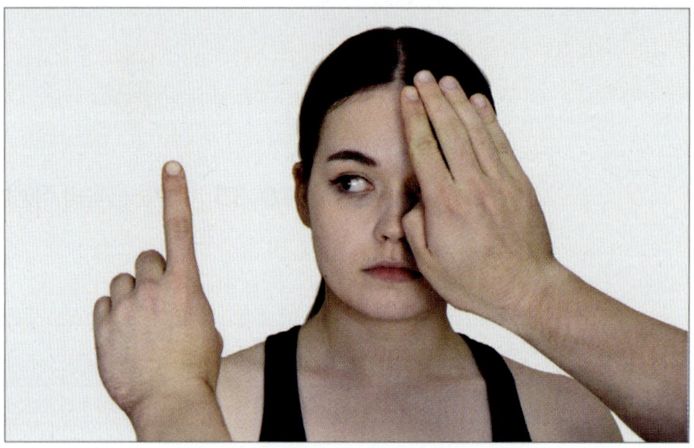

오른쪽 바깥눈근육의 작용과 검사

눈의 움직임은 눈 따라가기 검사(eye tracking test)를 통해 대상자가 기본적인 방향을 주시하는지 관찰한다. 눈동자가 잘 따라오지 못하는 방향이 있으면 그 방향에 해당하는 근육의 기능이 감소된 것으로 여긴다.

| 검사동작

- 처음에 한 눈을 가리고 분리하여 검사자의 손가락을 눈동자가 잘 따라오는지 검사하고, 그런 다음 바꾸어서 실시함

| 등급판정

- 정상(N, F): 눈동자의 즉각적이고 부드러운 추적운동이 끝까지 이루어짐
- 양(F, WF), 불가(T, NF): 눈동자의 추적운동이 부드럽지 못하거나 끝까지 따라오지 못함 (정확한 등급판정을 위해 안과 검진 필요)
- 영(Z, 0): 눈동자의 추적운동이 나타나지 않음

1) 위곧은근 Superior rectus

눈동자의 올림. 위쪽과 안쪽으로 움직이게 함(사진에서 오른쪽 눈이며, 왼쪽 눈은 아래빗근이 작용)

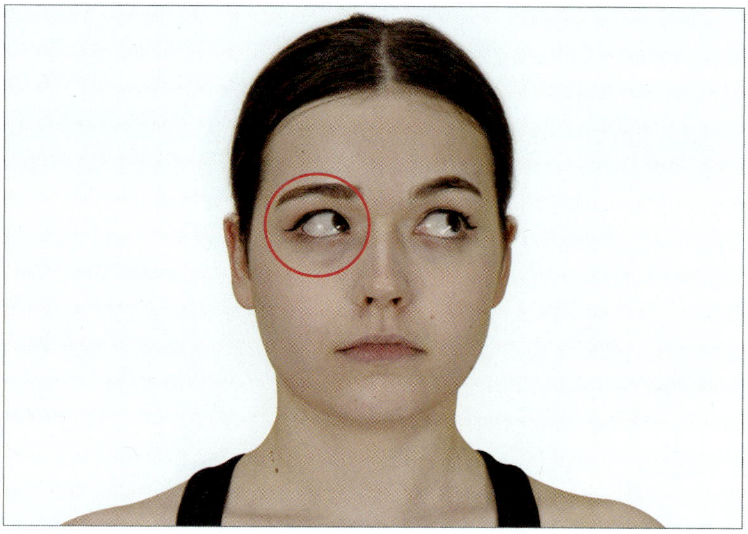

그림 10.36 위곧은근 작용(오른쪽 눈)

2) 아래곧은근 Inferior rectus

눈동자의 내림. 아래쪽과 안쪽으로 움직이게 함(사진에서 오른쪽 눈이며, 왼쪽 눈은 위빗근이 작용)

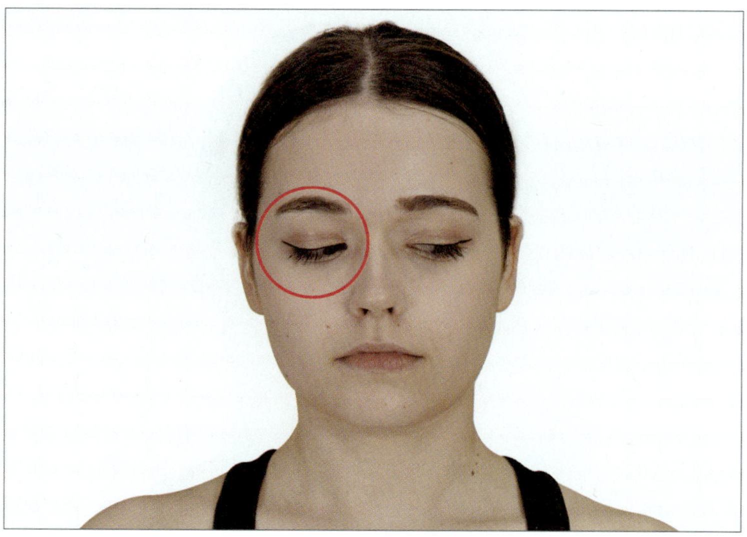

그림 10.37 아래곧은근 작용(오른쪽 눈)

3) 안쪽곧은근 Medial rectus

눈동자의 모음(사진에서 오른쪽 눈이며, 왼쪽 눈은 가쪽곧은근이 작용)

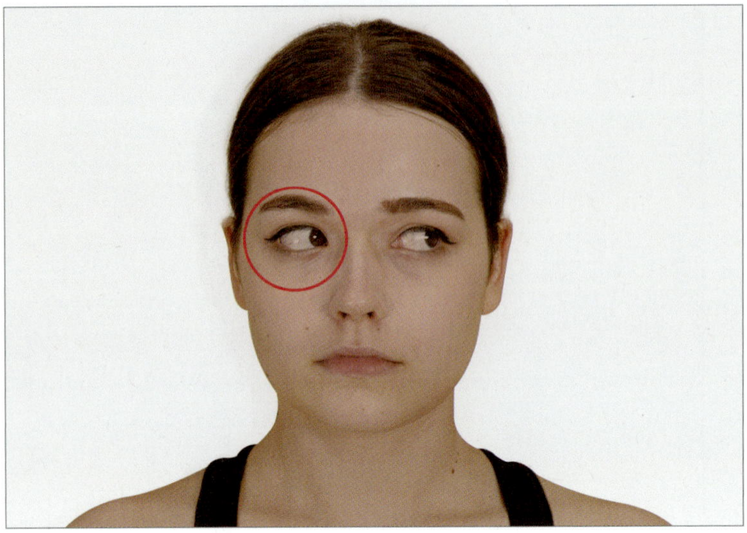

그림 10.38 안쪽곧은근 작용(오른쪽 눈)

4) 가쪽곧은근 Lateral rectus

눈동자의 벌림(사진에서 오른쪽 눈이며, 왼쪽 눈은 안쪽곧은근이 작용)

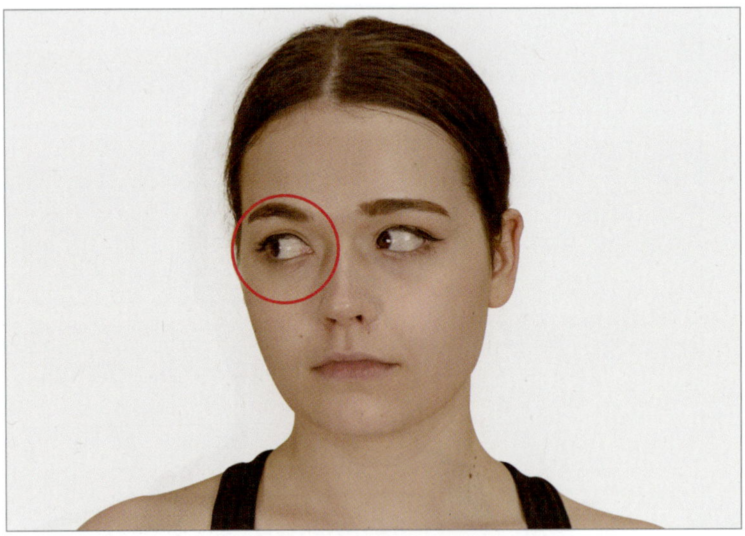

그림 10.39 가쪽곧은근 작용(오른쪽 눈)

5) 위빗근 Superior oblique

눈동자를 돌려 아래가쪽을 보게 함(사진에서 오른쪽 눈이며, 왼쪽 눈은 아래곧은근이 작용)

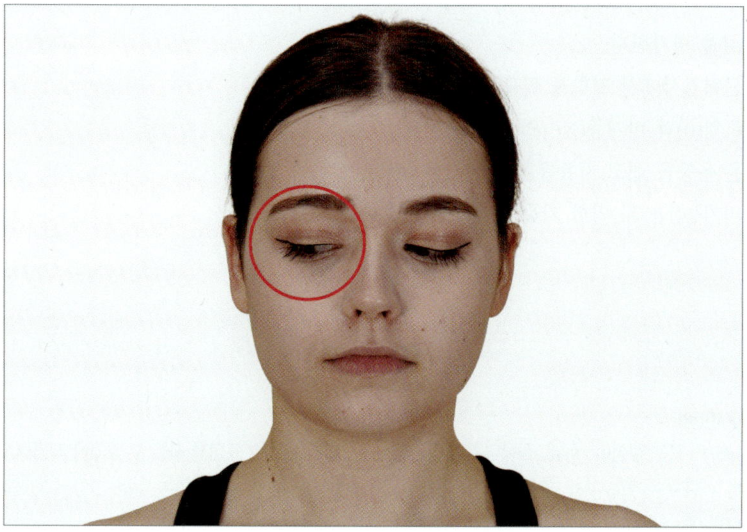

그림 10.40 위빗근 작용(오른쪽 눈)

6) 아래빗근 Inferior oblique

눈동자를 돌려 위가쪽을 보게 함(사진에서 오른쪽 눈이며, 왼쪽 눈은 위곧은근이 작용)

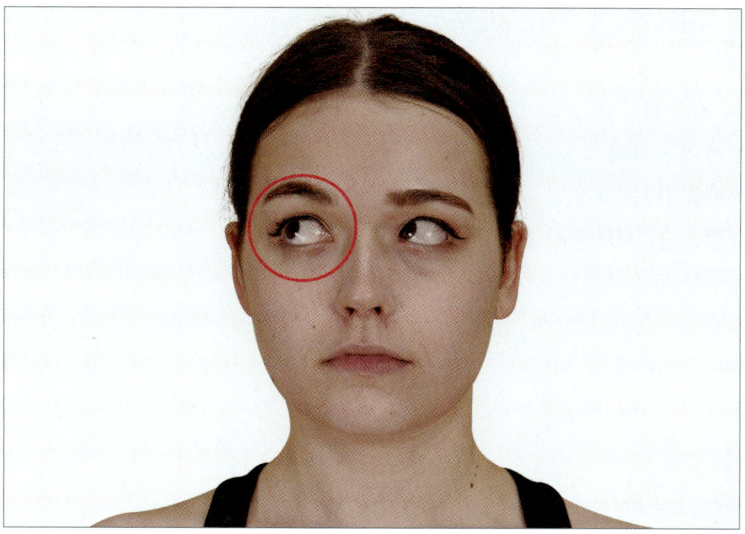

그림 10.41 아래빗근 작용(오른쪽 눈)

연습문제

1. 얼굴근육의 근력검사에 대한 설명으로 옳은 것은?

① 6단계로 근력등급을 평가한다.

② 모든 얼굴근육 근력검사에서 저항을 필요로 한다.

③ 근수축의 유무로 영(0)과 비기능(NF)으로 구분한다.

④ 약한 기능(WF)은 운동을 쉽고 자유롭게 수행할 수 있다.

⑤ 중력의 유무로 비기능(NF)과 약한 기능(WF)으로 구분한다.

[정답]

③

[해설]

얼굴근육 근력검사(4단계)

- 기능적(functional, F) 또는 정상(normal): 정상이거나 약간의 손상, 쉽게 완전한 표정을 지을 수 있거나 저항을 이겨낼 수 있음
- 약한 기능(weak functional, WF) 또는 양(fair): 능동운동 수준에 영향을 미칠 정도의 중등도 손상, 어렵지만 완전한 표정을 지을 수 있거나 저항을 이겨낼 수 없음
- 비기능(non-functional, NF) 또는 불가(trace): 심한 손상, 근수축 약간 있음
- 영(absent, 0) 또는 영(zero): 반응 없음, 근수축 전혀 없음

① 4단계로 근력등급을 평가한다.

② 씹기근육을 제외하고 저항을 제공하지 않아도 근력등급을 판정할 수 있다.

④ 기능적(F)은 운동을 쉽고 자유롭게 수행할 수 있다.

⑤ 얼굴근육 근력검사에서 중력의 영향은 크게 문제되지 않는다.

2. 다음 중 얼굴근육과 작용이 바르게 연결된 것은?

① 큰광대근 – 싫어하는 표정

② 눈살근 – 눈을 꼭 감게 함

③ 입둘레근 – 트럼펫 부는 표정

④ 입꼬리당김근 – 삐죽거리는 표정

⑤ 눈썹주름근 – 눈썹을 올리거나 놀란 표정

[정답]

④

[해설]

① 큰광대근 – 미소 짓는 표정

② 눈살근 – 콧날에 주름 만들기

③ 입둘레근 – 휘파람을 부는 표정

⑤ 눈썹주름근 – 눈살을 찌푸린 표정

참고문헌

김동대 외(2012). 측정 및 평가. 현문사.
문성기 외(2017). 측정 및 평가. 대한나래출판사.
신체검사 및 평가 교재편찬위원회(2016). 신체검사 및 평가. 범문에듀케이션.
장정훈 외(2014). 근력검진. 현문사.
지제근 외(2014). 알기쉬운 보는해부학. 아카데미아.
최원제 외(2013). 측정 및 평가. 범문에듀케이션.
최재청 외(2015). 측정 및 평가. 현문사.
Clarkson HM. Musculoskeletal assessment: Joint motion and muscle testing. 3rd edition, Philadelphia, LWW; 2013.
Kisner C, Colby LA. Therapeutic exercise: Foundation and Techniques: 7th ed. Philadelphia; 2018.
Neumann DA. Kineology of the musculoskeletal system: foundation for rehabilitation. St Louis: Mosby Elsvier; 2010.
Ost LV. Goniometry and muscle muscle testing: handbook for student & clinitians. Slack. 2013.
Standring S, ed. Gray's Anatomy: The anatomical basis of clinical practice. 39th ed. London: Elsvier Churchill Livingston; 2005.
Williams M. Manual muscle testing, development and current use. Phys Ther Rev. 1956;36:797-805.
Helen J. Hislop, DALE Avers, MARYBETH Brown 공저/장정훈 역(2014). 근력검진 제9판. 현문사.

PART 4

자세와 보행 평가

11

자세 평가

학습목표

- 올바른 자세에 대해 이해할 수 있다.
- 신체의 면(plane)에 따른 자세 평가방법에 대해 이해할 수 있다.
- 비정상 자세에 따른 문제점에 대해 이해할 수 있다.

1 자세 평가의 개요

자세는 신체 여러 부위의 상대적 정렬(alignment)로서 한 부분의 정렬상태가 다른 부위의 정렬에 큰 영향을 준다. 우리는 일상생활에서 다양한 자세를 사용하여 원하는 동작을 취하고 있으며 이러한 동작을 위해 올바른 자세가 매우 중요하다고 배웠다. 어렸을 때 책상에 앉아 책을 읽을 때의 올바른 자세라든가 스포츠 활동 시간의 공 던지기의 올바른 자세 등 어떤 동작을 위해서는 그에 맞는 자세가 있기 마련이다. 이를 우리는 이상적 자세(ideal posture)라고 한다. 이상적 자세에서 일어나는 동작은 근육이나 관절에 과도한 부하를 줄여 주어 신체에 가해지는 스트레스를 최소화한다. 하지만 잘못된 자세는 특정 근육이나 관절에 과도한 스트레스를 주어 신체를 손상시킬 수 있으며, 오랜 시간 동안의 잘못된 자세는 심각한 근골격계 문제를 유발할 수 있다. 최근에는 스마트폰의 보급률과 사용률이 증가하면서 스마트폰 사용 시 잘못된 자세로 인해 다양한 관련 질환들이 생겨났다. 가장 대표적인 것이 바로 '전방머리자세(forward head posture)', 일명 거북목자세라고 한다. 전방머리자세는 스마트폰의 화면을 보기 위해 목이 비정상적으로 앞으로 나간 것으로, 목 앞쪽의 근육은 길어지고 뒤쪽의 근육은 짧아지는 근육의 불균형을 초래하고 목에 있는 정상적인 목정렬을 변형시켜 목 및 어깨의 통증, 두통 등을 유발할 수 있다. 이처럼 잘못된 자세로부터 유발되는 다양한 문제는 관절의 저운동성 및 과운동성 또는 근육의 과긴장과 약화, 통증 등이 있을 수 있고 이 모든 것들이 일상생활동작에 영향을 미칠 수 있으며 최종적으로 개인의 삶의 질을 떨어뜨릴 수 있다. 따라서 이 장에서는 이상적 자세와 자세 평가에 관해 설명하고자 한다.

2 이상적 자세

1) 성장 시기별 자세 변화 Development of posture

태아는 좁은 자궁 속에서 지내기 위해 몸을 웅크리고 있어 출생 시 척추가 C자형으로 굽어 있는데, 이를 1차 굽이(primary curve)라고 한다. 생후 3개월 정도부터 아기는 중력에 대항하여 머리를 조절하기 시작하는데 이 때 경추전만증(cervical lordosis)이 나타나고, 요추전만증(lumbar lordosis)은 서거나 보행 이후부터 나타나는데 생후 18~24개월부터 현저히 나타난다. 이를 2차 굽이(secondary curve)라고 한다. 또한, 이 시기(생후 18~24개월)에 영아기 때 가지고 있는 엉덩관절과 무릎관절의 굽힘 경향이 없어지며 2~6세 정도에는 엉덩관절과 무릎관절의 완전 폄이 일어난다(표 11.1, 그림 11.1). 전두면에서 살펴보면 아기는 출생 후 18개월까지 안쪽휜무릎(genu varum)을 보이다가 3세 전후로 가쪽휜무릎(genu valgum)이 발생하여 6세 전후로 다리가 곧게 펴져 성인이 가지는 각도를 형성하게 된다.

표 11.1 성장 시기별 자세 변화

시기	척추	엉덩관절	무릎관절
출생 시	• 1차 굽이, C자형 굽이의 척추후만증	• 굽힘 경향	• 굽힘 경향 • 안쪽휜무릎
3개월	• 2차 굽이, 경추전만증	–	–
18~24개월	• 요추전만증	• 굽힘 경향 소실	• 굽힘 경향 소실 • 안쪽휜무릎 소실 시작
2~6세	–	–	• 3세 전후 가쪽휜무릎 발생
6세 이후	–	–	• 가쪽휜무릎 소실되며 곧은 다리

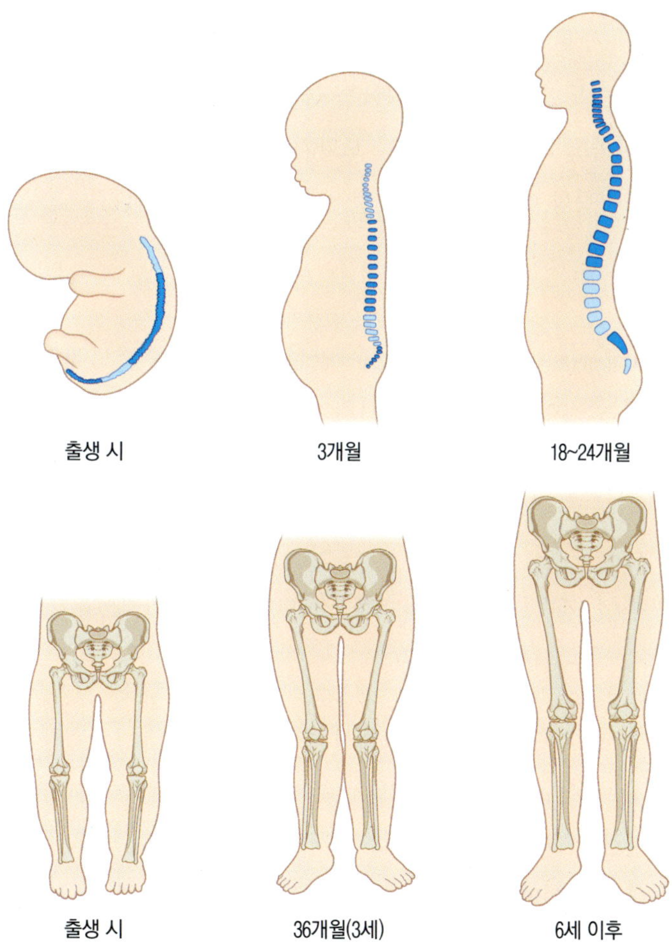

그림 11.1 성장 시기별 척추와 무릎관절의 변화

2) 정상 자세의 3가지 법칙

생리해부학 및 심리학적인 관점에서 본 3가지 자세 법칙은 다음과 같다.

(1) 안정 법칙

인간은 불필요한 근육에 피로를 주지 않으면서 안정감을 얻기 위한 이완된 자세를 취하려고 한다. 가령, TV를 볼 때 서서 보는 것보다는 앉아서 보는 것이 더 편할 것이고 앉은 자세보다는 누운 자세가 더 편하게 느껴질 것이다.

(2) 비대칭성 법칙

무의식적으로 가장 자연스럽고 편안한 자세를 취할 때 인간의 자세는 비대칭 자세가 나타나게 된다. 예를 들면, 학교의 방학식 때 학생들이 운동장에서 차렷 자세를 하고 있는데 교장선생님의 말씀을 듣다 보면 자신도 모르게 한쪽 다리에만 힘을 주는 짝다리를 취하고 있는 자신을 발견할 수 있을 것이다.

(3) 교대 법칙

아무리 편한 자세를 취하여도 한 자세를 유지하는 동안 피로도가 쌓여 자세를 바꾸려는 경향을 나타낸다. 예를 들면, 영화를 볼 때 한쪽으로 기대어 영화를 보다가 어느 정도 시간이 지나면 반대쪽으로 기대어 영화를 보고 있을 것이다. 이는 비대칭성 법칙이 교대로 일어나는 것을 의미한다.

3) 이상적인 자세 정렬

이상적인 자세 정렬(ideal posture alignment)은 관절에 주어지는 스트레스가 가장 적고 움직이는 동안에도 최소의 에너지가 소비되는 것이다. 선 자세에서의 이상적인 자세 정렬은 중력선(line of gravity)을 기준으로 이야기할 수 있다(그림 11.2).

(1) 무게중심

인체의 무게중심(center of gravity)은 제2엉치뼈 약 5cm 앞에 위치한다.

(2) 중력선

시상면의 중력선은 관상봉합 정점의 약간 뒤에서 시작하여 외이도–중쇠뼈의 치아돌기–제5~6목뼈몸통 뒤쪽–어깨뼈봉우리–제5허리뼈몸통의 앞쪽–엉덩관절 뒤–넓적다리뼈 큰돌기–무릎관절 앞–가쪽복사 앞–발꿈치입방관절 순으로 지나간다(그림 11.3).

전두면(앞면)의 중력선은 이마 중심에서부터 시작하여 코 및 턱 중심–복장뼈 중심–배꼽–골반 중심–양다리(양측 허벅지, 양측 무릎의 넓적다리 안쪽 위관절융기, 양측 안쪽복사와 같은 거리)의 중심을 지나간다.

전두면(뒷면)의 중력선은 머리뼈 중심–목뼈 중심–등뼈 중심–허리뼈 중심–골반 중심–양다리(양측 허벅지, 양측 무릎의 넓적다리 안쪽 위관절융기, 양측 안쪽복사와 같은 거리)의 중심을 지나간다.

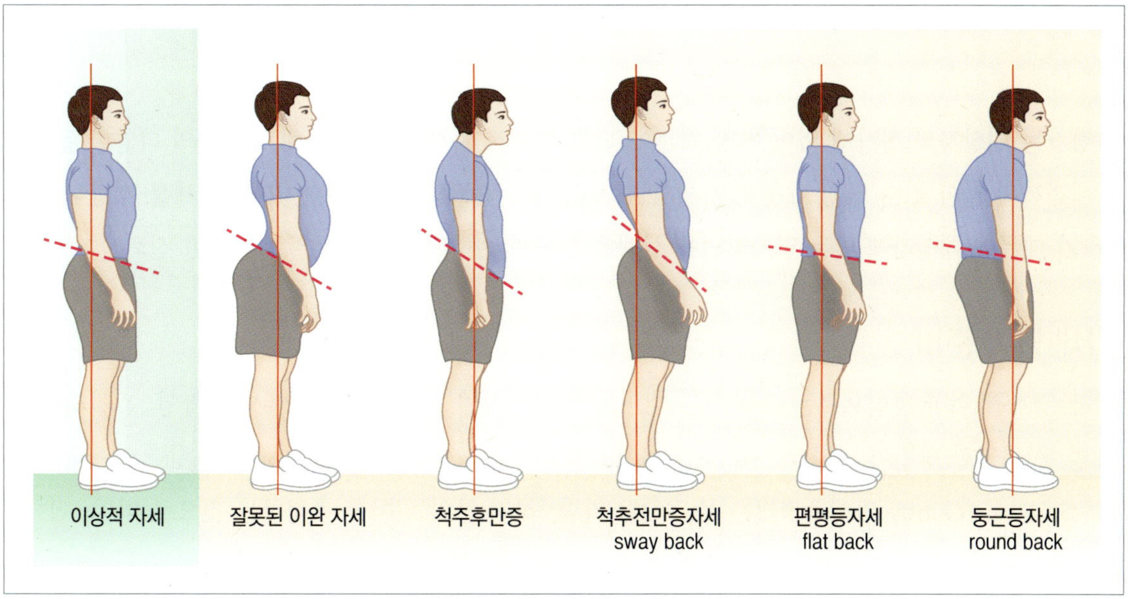

그림 11.2 이상적 자세와 나쁜 자세

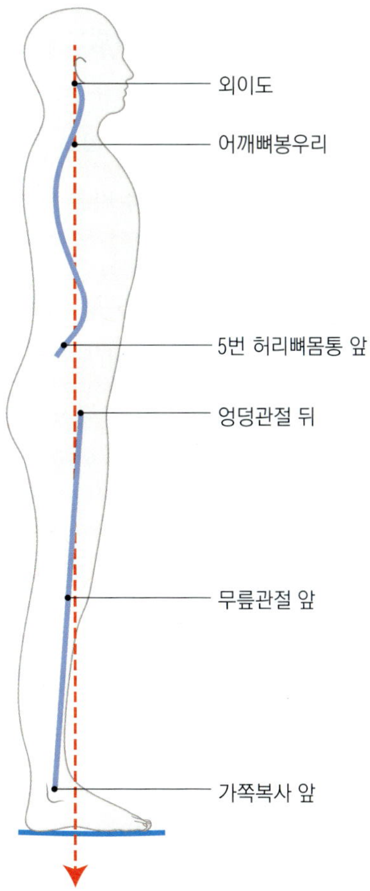

그림 11.3 중력선

3 자세 평가

자세 평가는 대상자의 평가에 있어 가장 기본이 되는 평가로 자세 평가를 통해 대상자의 다양한 문제점과 잠재적인 문제점까지 알아낼 수 있기 때문에 자세의 평가는 매우 중요하다고 할 수 있다. 자세를 평가하는 방법은 매우 다양하기 때문에 대상자에 맞는 평가방법을 선택해야 하며 선택된 평가방법은 객관성과 신뢰성이 있어야 한다.

1) 자세 평가 준비

자세 평가를 위한 방법으로는 Cureton–Gunby 자세측정기, Moire 촬영, 방사선 촬영, 스콜리오미터법, 각도계법 등 다양한 방법이 있다.

① Cureton–Gunby 자세측정기는 목, 어깨, 가슴, 허리 등의 위치를 측정하는 것으로 머리, 어깨, 골반에 유선으로 연결되는 지시전등과 전원 및 보조 장비로 구성된다.

② Moire 촬영은 입체사진술을 이용하여 인체 표면에 등고선이 나타나도록 촬영한 후 3차원 정보를 획득하는 방법으로 근육의 불균형을 확인하기 위한 진단에 응용이 되나 가장자리 부분에서 등고선의 해상도가 떨어져 판독이 어렵다는 단점이 있다.

③ 방사선 촬영은 주로 X–ray를 이용하여 검진하는 방법으로 척주의 굽이 등을 비교적 정확하게 검진할 수 있어 높은 신뢰도를 제공한다.

④ 스콜리오미터(scoliometer)법은 주로 척주측만증 및 척추변형 대상자의 몸통 돌림 정도를 측정하는 데 사용하는 것으로 5°를 정상으로 간주하고, 5~15°에서 바른 자세와 적절한 운동 등을 권장하며 15~20°는 적극적인 치료가 필요한 상태이다(그림 11.4).

⑤ 중력선을 활용한 자세 평가는 가장 간단하게 자세를 평가할 수 있는 방법으로 임상에서 가장 널리 사용된다. 중력선을 활용한 자세 평가에서는 대상자의 신체 노출이 많을수록 정확한 자세 평가가 가능하며 자세 평가는 뒷면, 옆면, 앞면에서 이루어져야 한다. 이때, 격자거울을 이용하면 자세 평가에 도움이 될 수 있다(그림 11.5). 자세 평가 이전에 대상자의 통증부위, 과거병력, 직업 및 작업 자세 등과 같은 정보를 알고 있다면 평가에 많은 도움이 될 것이다.

2) 자세에 영향을 미치는 요인들

자세는 신체적, 사회문화적 및 심리적 특성 등 다양한 요인에 의해 영향을 받을 수 있다. 가령, 사무직의 경우에는 책상의 높이, 의자의 높이, 모니터의 높이 등에 따라 허리 및 목의 각도가 달라질 수 있으며 이에 따른 신체적 문제를 야기할 수 있다. 특히, 앉은 자세는 척추에 가해지는 압력이 강하기 때문에 허리 통증을 유발할 수 있고 업무의 효율이 낮다는 연구 결과들이 보고되면서 최근에는 사무실 환경 변화의 바람이 불어 선 자세에서 업무를 볼 수 있는 환경으로 바뀌기도 하였다. 이렇듯 자세에 영향을 미치는 요인은 다양하며 표 11.2에서 다양한 요인들에 대해 설명하고자 한다.

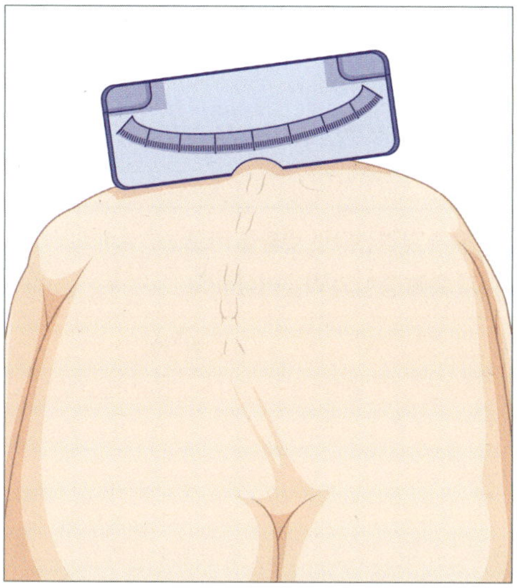

그림 11.4 스콜리오미터 사용법

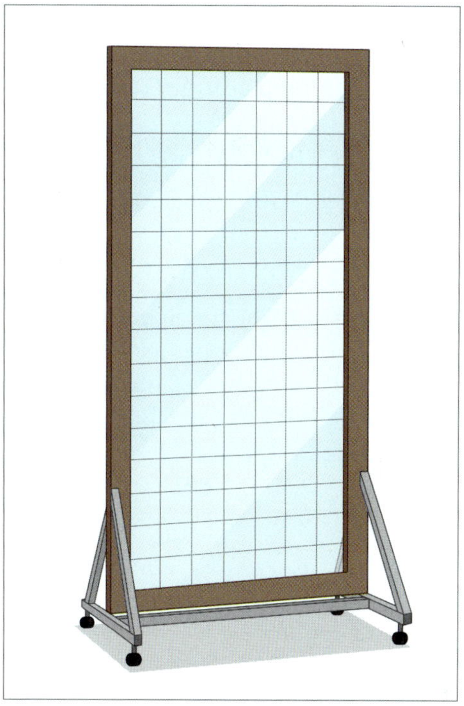

그림 11.5 격자거울

표 11.2 자세에 미치는 다양한 요인

요인	예시
구조적 및 해부학적	• 뼈 길이 차이: 다리 길이 차이로 인한 골반의 변형 등 • 물렁조직의 변화 • 뼈의 변형
연령	• 성장에 따른 자세 변화: 척추의 굽이(curvature) 등
생리학적	• 임신: 임신 후기로 갈수록 요추전만증이 심해지는 경향이 생김 • 출산: 릴랙신(relaxin)의 분비로 관절과 인대의 연결성 이완 • 통증 및 불편함을 최소화하기 위한 자세: 목, 어깨의 통증 시 어깨를 올리려는 경향이 생김
병리학적	• 중추신경계 손상에 의한 근긴장도 변화: 이완성 마비로 인한 어깨관절의 아탈구(subluxation) 발생 • 골절 이후의 골유합: 뼈의 유합 시 잘못된 유합이 생길 수 있음(부정유합) • 골연화증은 안쪽휜무릎을 야기함
직업, 습관 및 여가 활동	• 사무직: 전방머리자세(거북목) 등 • 습관: 다리를 꼬고 앉은 자세, 짝다리 등 • 육체노동자: 한쪽 근육의 비대 등 • 스포츠 활동: 테니스와 같은 한쪽 팔만 사용하는 활동 • 바이올린 연주(지속적인 목의 가쪽굽힘) 같은 특정 자세를 취하는 활동
사회적 · 문화적 · 환경적	• 추운 날씨와 더운 날씨의 문화권 • 바닥 생활권과 의자 생활권 • 카렌족(목이 긴 부족)
심리학적	• 우울증 • 방어자세

3) 뒷면 자세 평가

뒷면에서의 자세 평가는 머리에서부터 시작하여 발까지 평가를 하면서 양측의 대칭과 균형이 잘 이루어져 있는지를 보는 것이 중요하다. 평가 시 격자거울을 이용하면 더 용이하게 평가를 할 수 있다. 뒷면에서의 자세 평가에 대한 내용은 표 11.3~표 11.5에서 설명하고자 한다.

표 11.3 뒷면에서의 목과 어깨의 자세 평가

귀 높이 비교: 머리카락에 의해 귀가 가려진다면 귓불을 비교 머리와 목 기울어짐: 머리 중심과 목뼈 중심의 기울어짐 비교	
정상	**비정상**
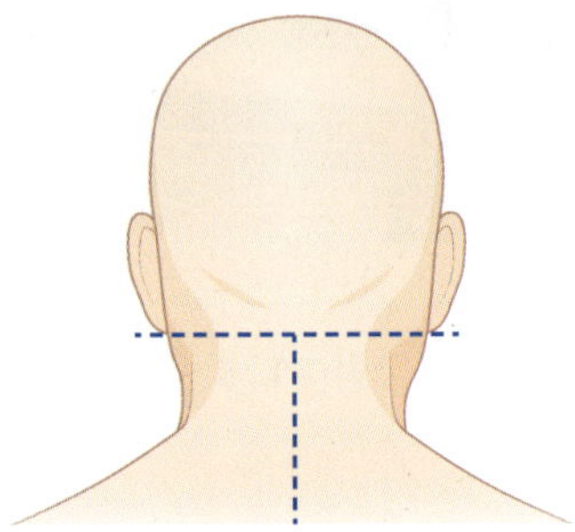	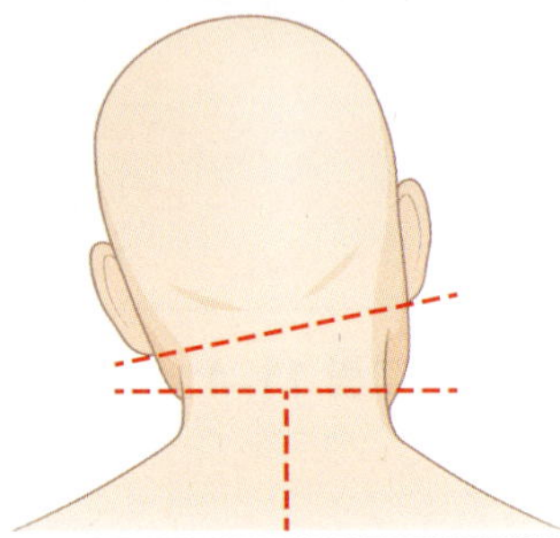
• 양측 귀 높이 대칭 • 머리 중심과 목뼈 중심이 일직선	• 양측 귀 높이 비대칭 • 머리 중심과 목뼈 중심의 불일치 ※ 관찰: 목의 가쪽(기울어진 쪽)굽힘 ⇒ 기울어진 쪽의 어깨올림근, 목빗근, 목갈비근, 위등세모근의 근길이 짧아짐
어깨 높이 비교	
정상	**비정상**
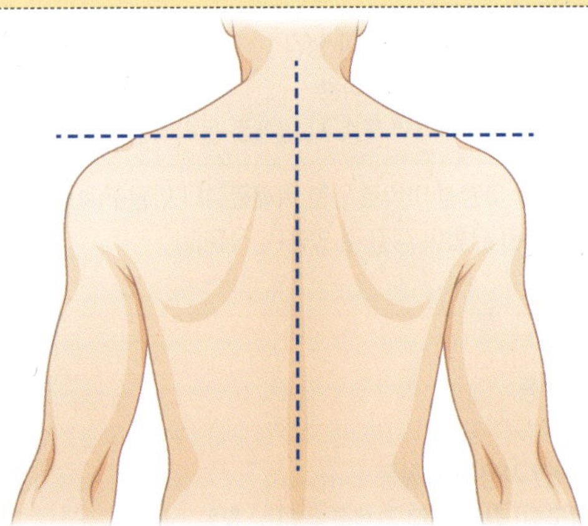	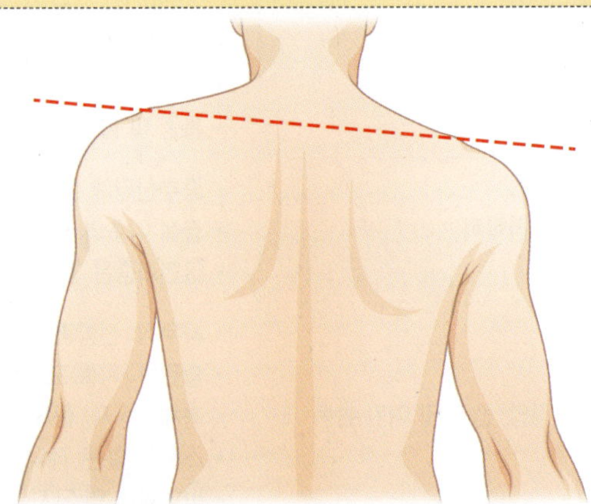
• 양측 어깨 높이 대칭	• 양측 어깨 높이 비대칭 ※ 관찰: 한쪽 어깨의 상승, 어깨뼈의 아래각 상승 ⇒ 어깨올림근과 위등세모근의 긴장 발생 ▶ 우세 손의 어깨는 비우세 손의 어깨보다 조금 내려가 있고 앞으로 나가져 있음

표 11.3 뒷면에서의 목과 어깨의 자세 평가(계속)

어깨뼈 모음과 벌림: 척추의 중심선과 어깨뼈 사이의 거리 비교	
정상	**비정상**
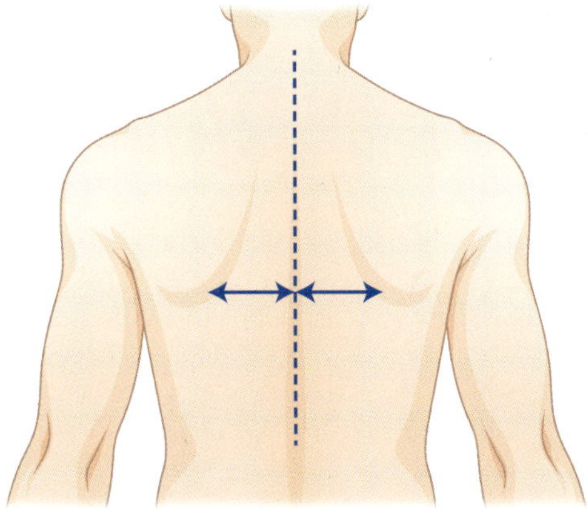	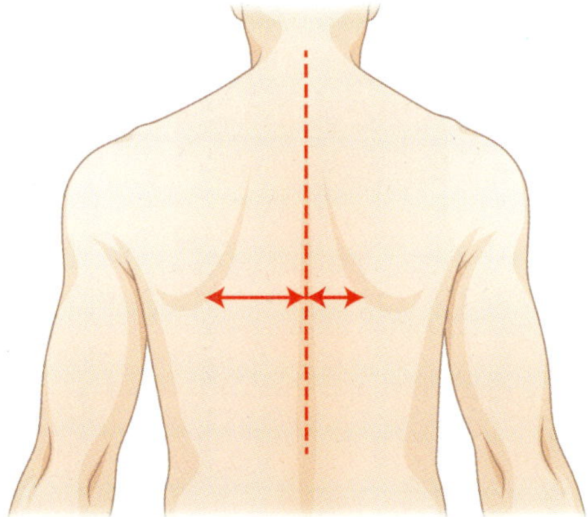
• 척추의 중심선과 양측 어깨뼈 사이의 거리가 대칭	• 척추의 중심선과 양측의 어깨뼈 사이의 거리가 비대칭 ※ 관찰: 어깨뼈의 내밂 자세 ⇒ 아래등세모근과 마름근 약화
어깨뼈 아래각: 어깨뼈 아래각의 높이 및 안쪽 선의 기울기 비교	
정상	**비정상**
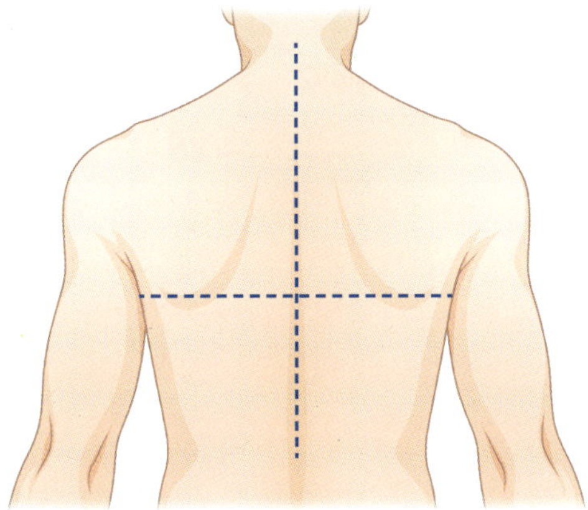	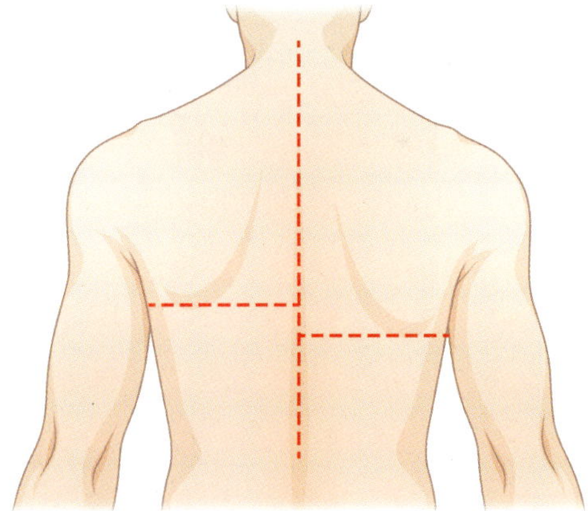
• 양측 어깨뼈 아래각 높이 대칭	• 양측 어깨뼈 아래각 높이 비대칭 ※ 관찰: 어깨뼈 올림 ⇒ 위등세모근과 어깨올림근의 짧아짐 ※ 관찰: 어깨뼈의 위쪽돌림 ⇒ 앞톱니근, 작은마름근, 위등세모근의 긴장 시 발생 ⇒ 아래등세모근과 큰마름근, 어깨올림근의 약화 ※ 관찰: 어깨뼈의 아래쪽돌림 ⇒ 아래등세모근과 큰마름근, 어깨올림근의 긴장 시 발생 ⇒ 앞톱니근, 작은마름근, 위 · 중간등세모근의 약화 ※ 관찰: 날개 어깨뼈(winging of scapula) ⇒ 앞톱니근의 약화

표 11.4 뒷면에서의 몸통과 골반의 자세 평가

<table>
<tr><th colspan="2">등뼈: 인체의 중심선과 등뼈의 가시돌기를 지나는 중심선의 비교</th></tr>
<tr><th>정상</th><th>비정상</th></tr>
<tr><td>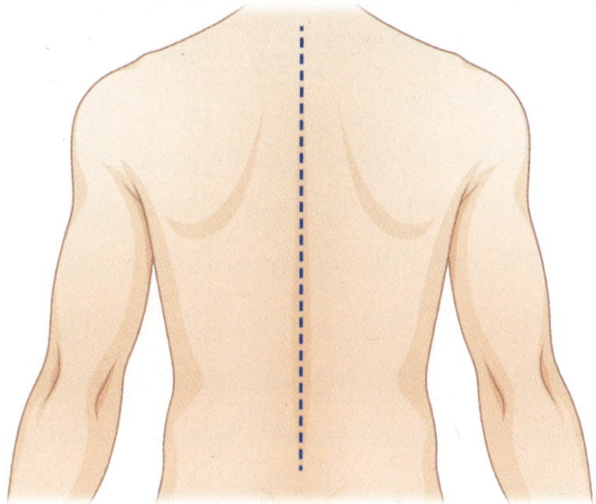</td><td>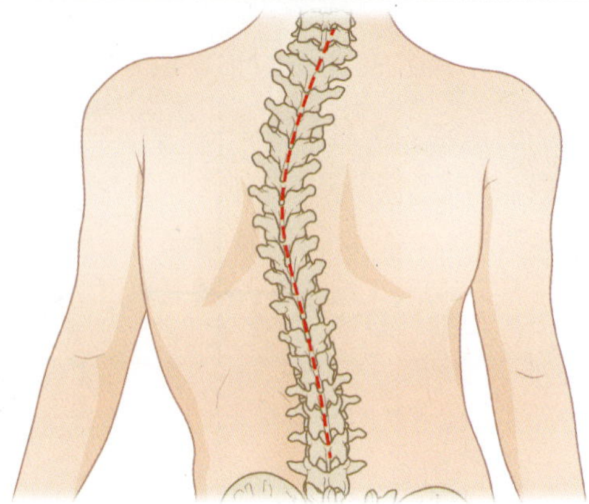</td></tr>
<tr><td>• 인체의 중심선과 등뼈 가시돌기의 중심선 일치</td><td>• 인체의 중심선과 등뼈 가시돌기의 중심선 불일치
※ 관찰: 척주측만증(scoliosis)
⇒ 척추가 전두면에서 휘어져 골반의 기울어짐과 다리길이의 불일치 발생
⇒ 볼록한 쪽 몸통 근육의 길어짐
⇒ 오목한 쪽 몸통 근육의 짧아짐</td></tr>
<tr><th colspan="2">골반 높이: 양측 골반의 높이 비교
위쪽 - 엉덩뼈능선 비교, 아래쪽 - 궁둥뼈 비교</th></tr>
<tr><th>정상</th><th>비정상</th></tr>
<tr><td>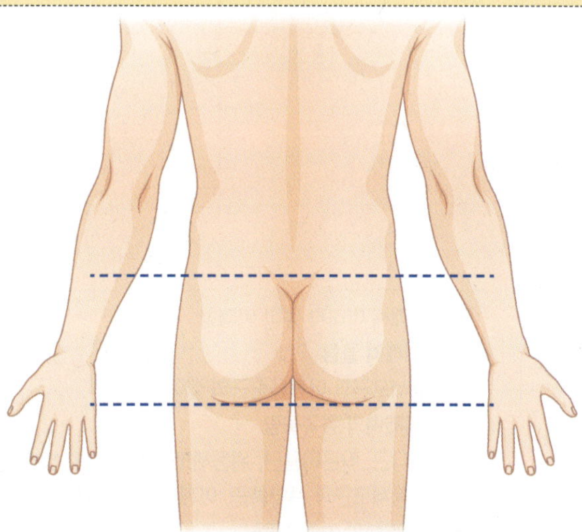</td><td>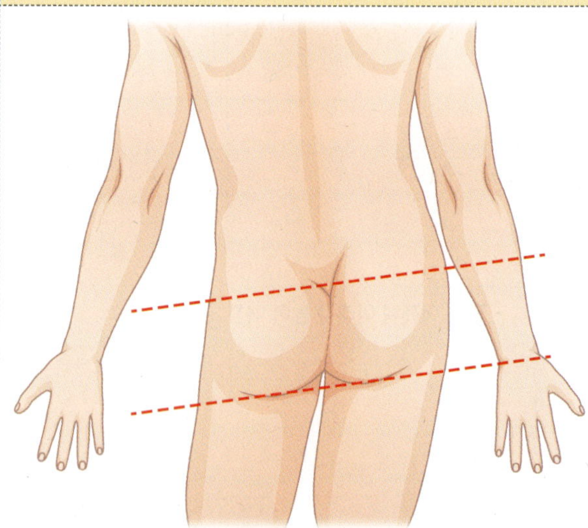</td></tr>
<tr><td>• 양측 골반의 높이가 대칭</td><td>• 양측 골반의 높이가 비대칭
※ 관찰: 한쪽으로 올라간 골반
⇒ 올라간 쪽 허리네모근, 허리척주세움근의 짧아짐
⇒ 올라간 쪽 허리뼈의 가쪽굽힘 발생
⇒ 올라간 쪽 엉덩관절 모음 발생</td></tr>
</table>

표 11.5 뒷면에서의 팔과 다리의 자세 평가

팔꿈치 높이 및 방향성 비교

정상	비정상
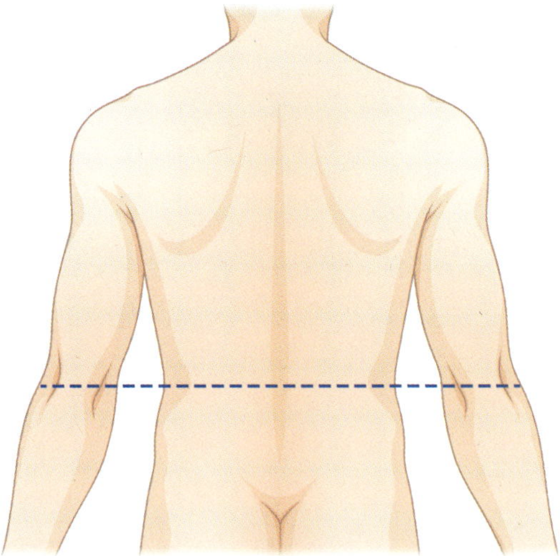	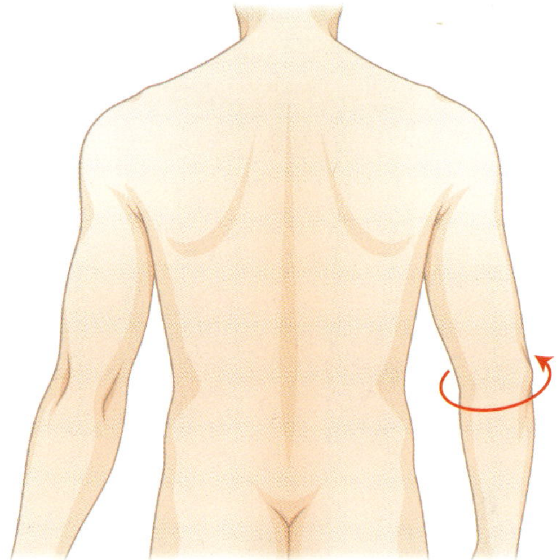
• 양측 팔꿈치의 높이가 같고 방향성이 동일	• 양측 팔꿈치의 높이가 다르거나(어깨뼈의 돌림에 의한) 방향성이 다름 ※ 관찰: 팔꿈치의 바깥 방향성(어깨관절의 안쪽돌림 상태) ⇒ 어깨밑근, 큰가슴근, 큰원근의 짧아짐

손 위치: 양측 손바닥의 노출 비교

정상	비정상
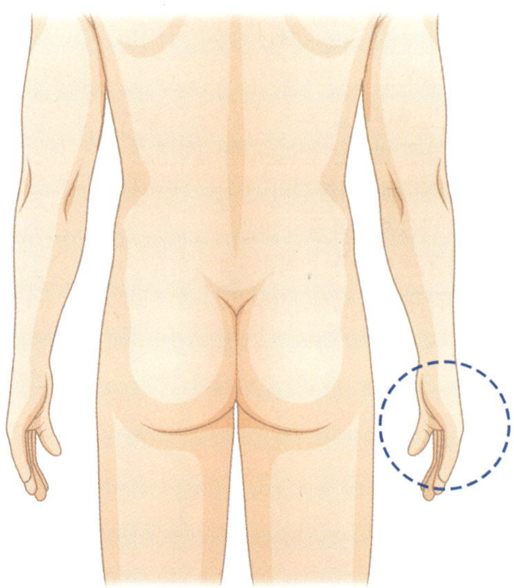	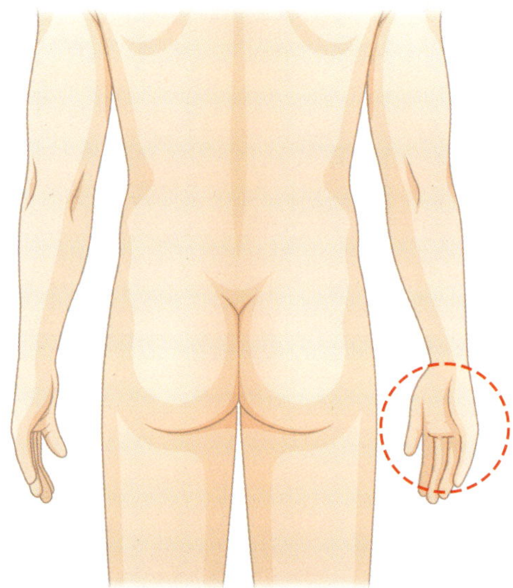
• 양측 손바닥의 노출 정도가 동일	• 양측 손바닥의 노출 정도가 다름 ※ 관찰: 뒤침근 혹은 엎침근의 짧아짐

표 11.5 뒷면에서의 팔과 다리의 자세 평가(계속)

안쪽휜무릎(genu varum)과 가쪽휜무릎(genu valgum) : 넓적다리뼈 중심선과 정강뼈 중심선의 각도 비교	
정상	**비정상**
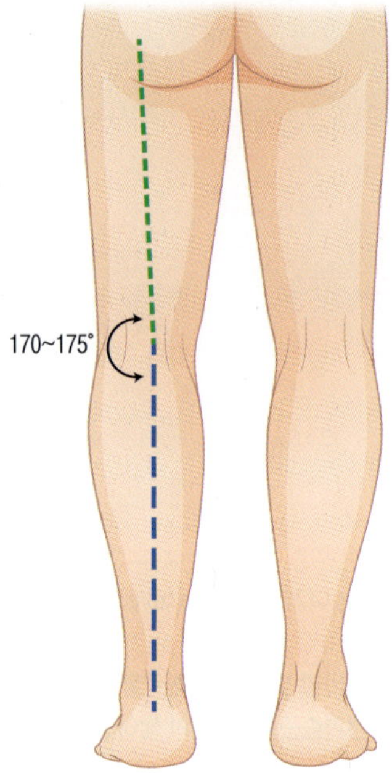	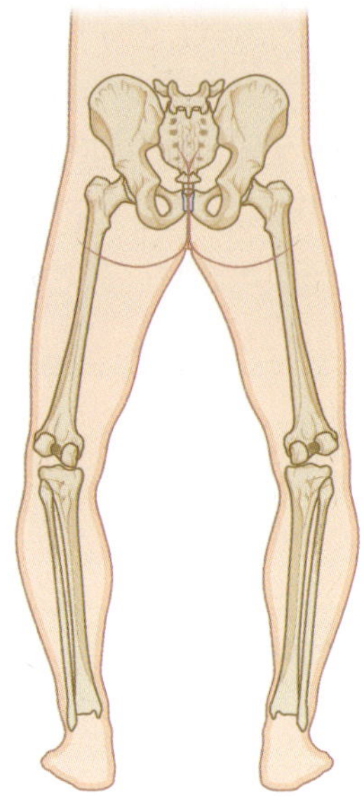 안쪽휜무릎 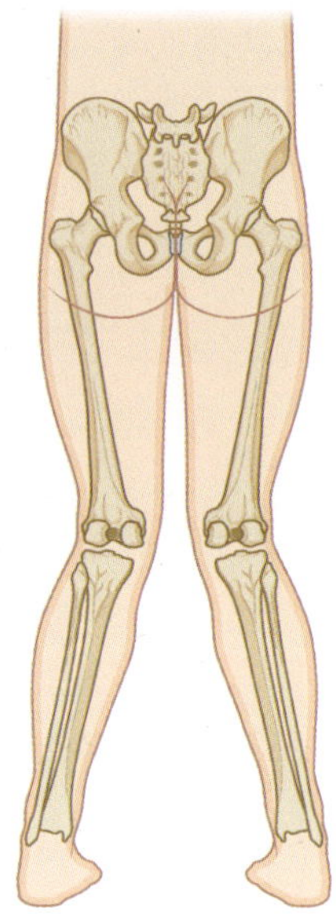 가쪽휜무릎
• 넓적다리뼈 중심선과 정강뼈 중심선의 각도가 170~175°, 생리학적 가쪽휜무릎 상태	• 넓적다리뼈 중심선과 정강뼈 중심선의 각도가 165° 이하(가쪽휜무릎) 혹은 180° 이상(안쪽휜무릎) ※ 관찰: 안쪽휜무릎(O자형 다리) ⇒ 무릎의 안쪽 압력 증가 발생 ⇒ 엉덩정강근막띠, 넓적다리두갈래근의 길어짐 ⇒ 두덩정강근, 반막근, 반힘줄근의 짧아짐 ※ 관찰: 가쪽휜무릎(X자형 다리) ⇒ 무릎의 바깥쪽 압력 증가 발생 ⇒ 두덩정강근, 반막근, 반힘줄근의 길어짐 ⇒ 엉덩정강근막띠, 넓적다리두갈래근의 짧아짐

표 11.5 뒷면에서의 팔과 다리의 자세 평가(계속)

아킬레스 힘줄: 아킬레스 힘줄의 중심선과 바닥과의 각도 비교	
정상	**비정상(오른쪽)**
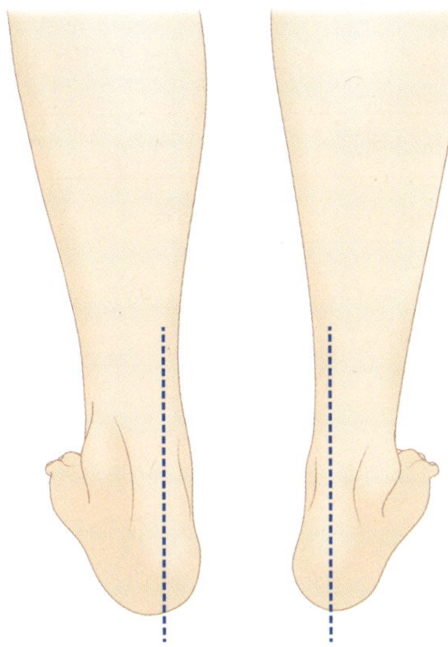	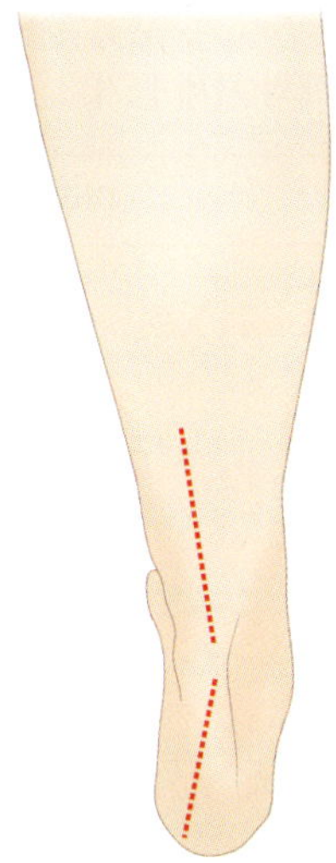 발꿈치안쪽휜발 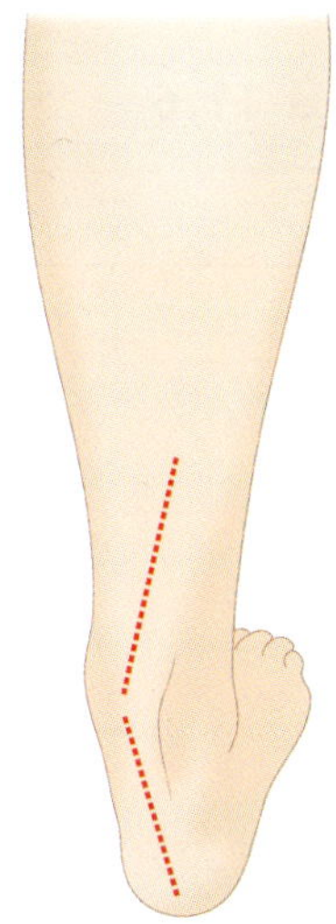 발꿈치가쪽휜발
• 아킬레스 힘줄의 중심선과 바닥과의 각도가 수직	• 아킬레스 힘줄의 중심선과 바닥과의 각도가 수직이 아님 ※ 관찰: 발꿈치안쪽휜발(talipes varus) ⇒ 안쪽들림 발생 ⇒ 긴 · 짧은종아리근, 긴발가락폄근의 약화 ⇒ 발의 바깥쪽으로 체중 지지 ※ 관찰: 발꿈치가쪽휜발(talipes valgus) ⇒ 가쪽들림 발생 ⇒ 종아리세갈래근, 뒤정강근, 긴엄지발가락굽힘근, 긴발가락굽힘근, 앞정강근 약화 ⇒ 발의 안쪽으로 체중 지지

4) 옆면 자세 평가

옆면에서의 자세 평가는 머리에서부터 시작하여 발까지 평가를 할 것이며 평가 시 격자거울을 이용하면 더 용이하게 평가를 할 수 있다. 옆면에서의 자세 평가에 대한 내용은 표 11.6과 표 11.7에서 설명하고자 한다.

표 11.6 옆면에서의 목과 어깨의 자세 평가

머리 위치: 중력선과 외이도의 비교	
정상	**비정상**
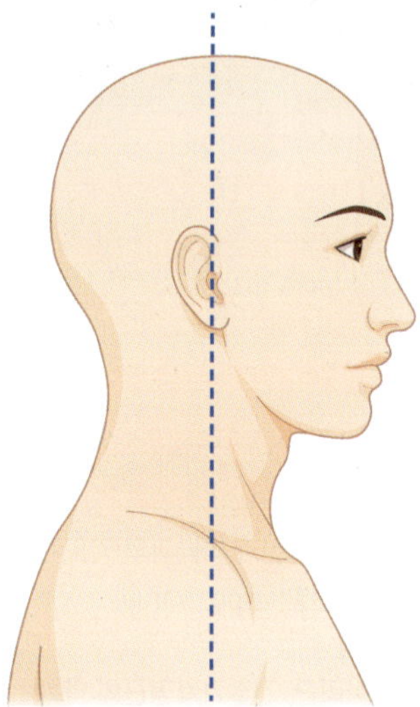	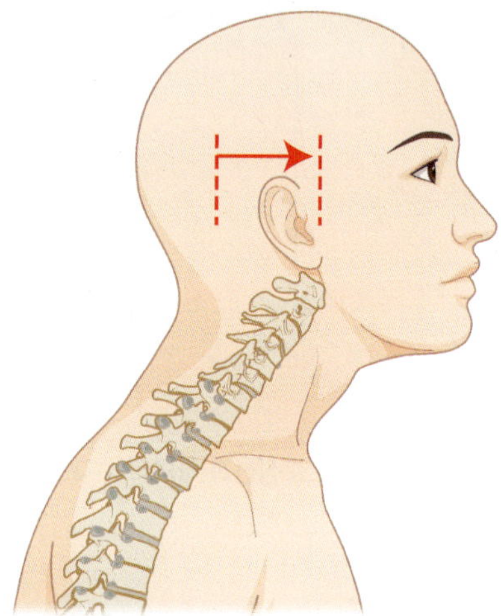
• 중력선과 외이도의 일치	• 중력선과 외이도의 불일치 ※ 관찰: 전방머리자세 ⇒ 거북목 증후군(turtle neck syndrome)이라고도 함 ⇒ 스마트폰 및 모니터를 보기 위해 머리를 내미는 자세가 원인 ⇒ 외이도가 어깨의 중심선보다 5cm 이상 앞으로 나간 것 (3cm 정도가 정상) ⇒ 목의 굽힘근은 길어지고 목의 폄근, 위등세모근, 어깨올림근의 짧아짐

표 11.6 옆면에서의 목과 어깨의 자세 평가(계속)

목뼈: 목뼈 몸통의 굽이(curve) 확인 목등뼈접합부: 목뼈 7번과 등뼈 1번의 연결성 확인	
정상	**비정상**
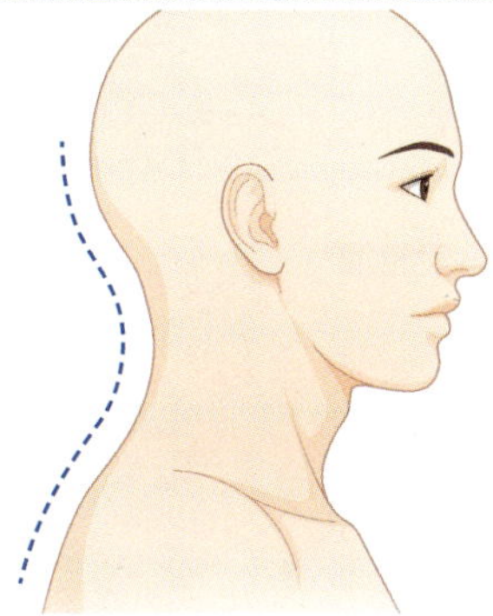	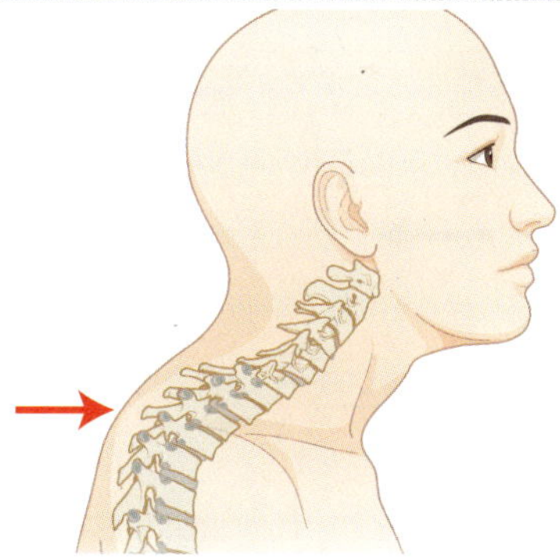
• 정상적인 경추전만증(cervical lordosis)을 보임 • 목뼈 7번과 등뼈 1번의 자연스러운 연결	• 과도한 경추전만증을 보임 • 목뼈접합부가 튀어나옴 ※ 관찰: 부적절한 자세로 인해 지방 조직이 쉽게 축적됨

어깨부위: 수직선과 어깨관절의 상태 확인	
정상	**비정상**
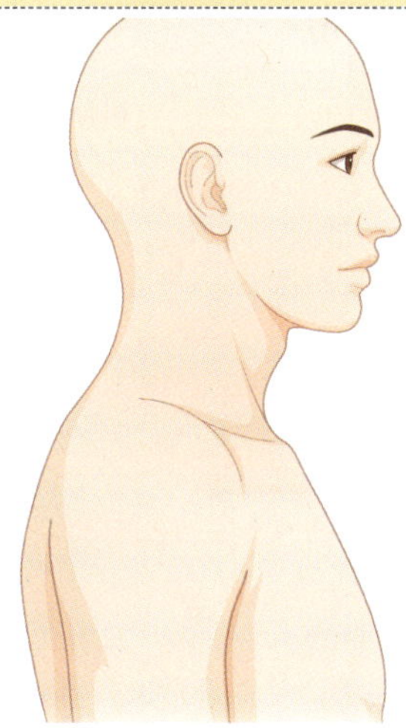	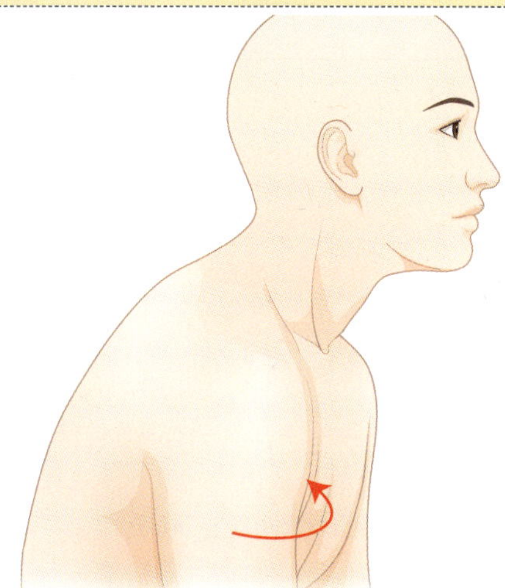
• 수직선과 어깨관절의 중심이 일치	• 수직선과 어깨관절 중심의 불일치 ※ 관찰: 어깨뼈 내밂 ⇒ 마름근의 약화 ⇒ 가슴근과 갈비사이근의 짧아짐 ※ 관찰: 어깨뼈 들임 ⇒ 마름근과 중간등세모근의 짧아짐 ⇒ 가슴근의 길어짐 ※ 관찰: 어깨관절의 안쪽돌림 ⇒ 안쪽돌림근의 짧아짐 ※ 관찰: 어깨관절의 바깥돌림 ⇒ 가시아래근, 작은원근의 짧아짐

표 11.7 옆면에서의 몸통, 골반 및 다리의 자세 평가

가슴부위: 수직선과 등의 굽이 상태 확인	
정상	**비정상**
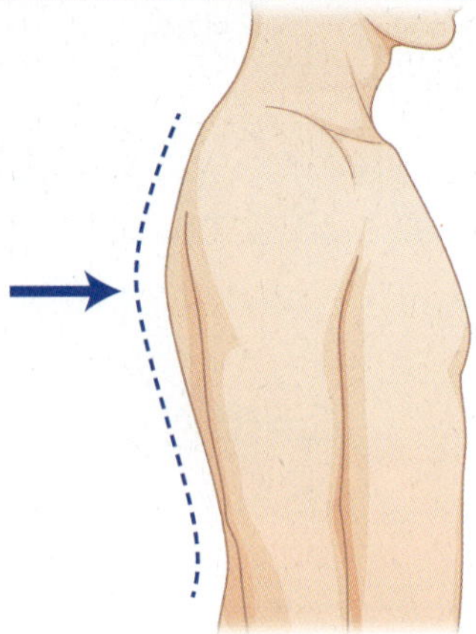	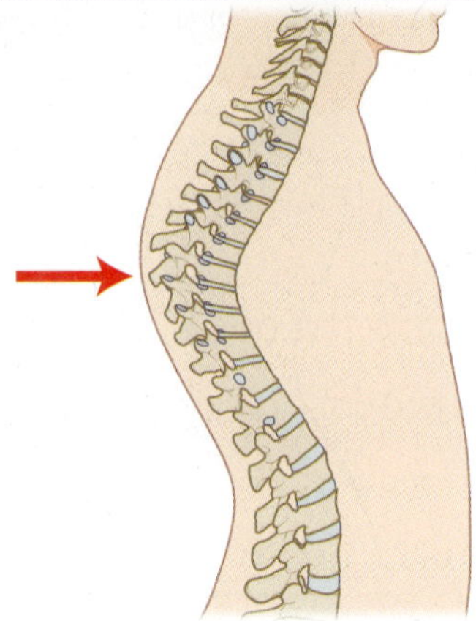
• 정상적인 굽이 확인	• 척주후만증(kyphosis)이 보임 ※ 관찰: 척주후만증 ⇒ 등뼈의 과도한 굽힘이 발생 ⇒ 폄근, 등세모근의 길어짐 ⇒ 위 갈비뼈사이근의 짧아짐
허리부위	
정상	**비정상**
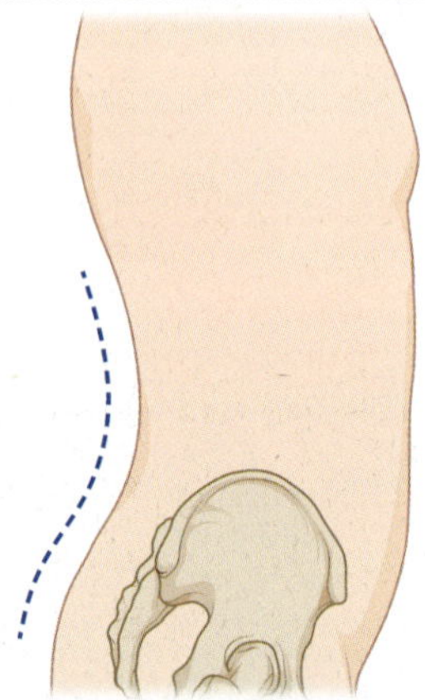	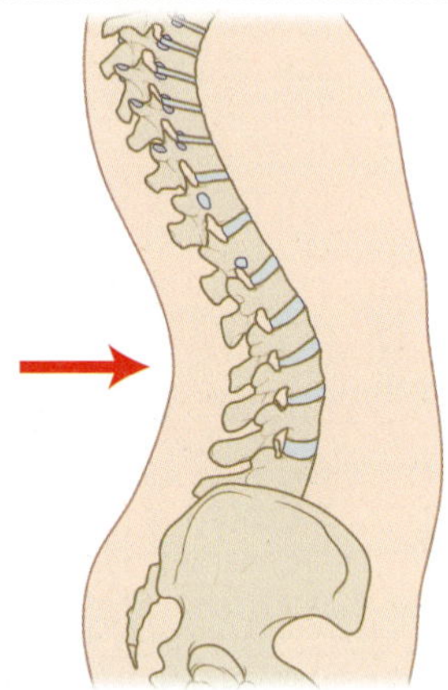
• 수직선과 허리뼈의 자연스러운 굽이	• 요추전만증 혹은 편평등 ※ 관찰: 요추전만증 ⇒ 골반의 앞기울임 ⇒ 척추 폄근의 짧아짐 ⇒ 배곧은근, 엉덩관절 폄근의 길어짐 ※ 관찰: 편평등 ⇒ 골반의 뒤기울임 ⇒ 엉덩관절 폄근의 짧아짐 ⇒ 엉덩관절 굽힘근의 길어짐 ⇒ 넓적다리뒤근의 짧아짐

표 11.7 옆면에서의 몸통, 골반 및 다리의 자세 평가(계속)

무릎: 수직선과 무릎관절의 중심 비교	
정상	**비정상**
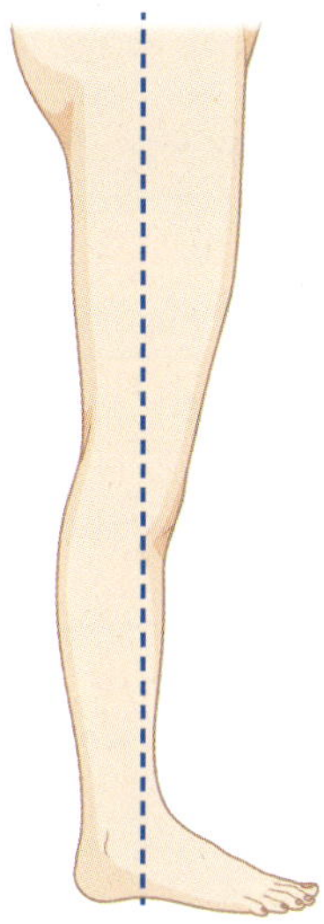	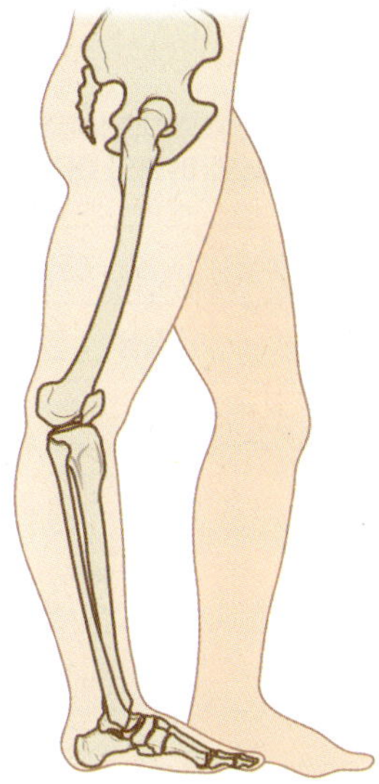
• 수직선(중력선)이 무릎관절 약간 앞쪽에 위치	• 과도한 무릎관절의 폄 혹은 굽힘된 상태의 무릎관절 ※ 관찰: 과도한 무릎관절의 폄 ⇒ 넓적다리네갈래근의 짧아짐 ⇒ 엉덩관절 폄 증가, 발바닥 굽힘 증가 ※ 관찰: 굽힘된 상태의 무릎 ⇒ 넓적다리뒤근, 오금근의 짧아짐 ⇒ 넓적다리네갈래근, 가자미근의 길어짐 ⇒ 엉덩관절 굽힘 증가

발: 발의 활(arch)과 바닥 사이의 거리 비교	
정상	**비정상**
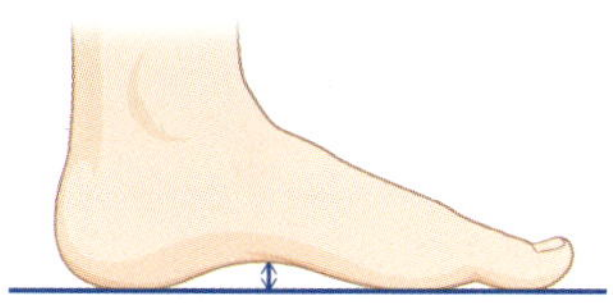	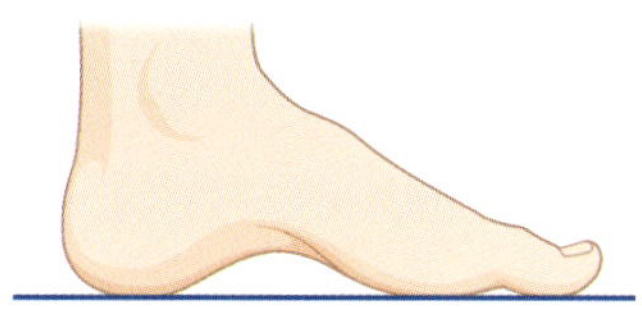 오목발 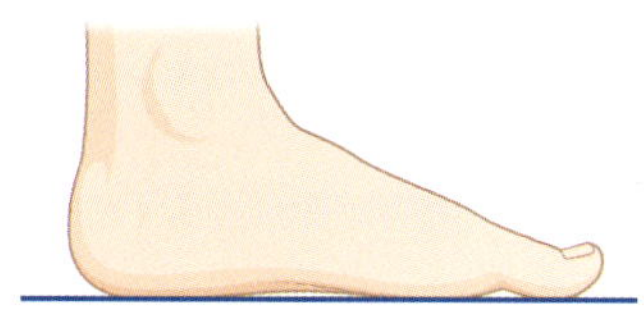 편평발
• 발의 안쪽 활이 자연스러움	• 발의 안쪽 활이 과도하게 높거나 낮음 ※ 관찰: 발의 활이 과도하게 높은 경우 ⇒ 오목발(pes cavus) ※ 관찰: 발의 활이 없어진 경우 ⇒ 편평발(pes planus)

5) 앞면 자세 평가

앞면 자세 평가(anterior postural assessment)는 옆면, 뒷면의 자세 평가 뒤 가장 마지막에 하는 것이 좋다. 머리에서부터 시작하여 발까지 평가를 할 것이며 평가 시 격자거울을 이용하면 더 용이하게 평가를 할 수 있다. 앞면에서의 자세 평가에 대한 내용은 표 11.8과 표 11.9에서 설명하고자 한다.

표 11.8 앞면에서의 머리와 어깨의 자세 평가

얼굴: 양측 얼굴의 대칭성 피부 톤, 얼굴 표정 등 평가	
정상	비정상
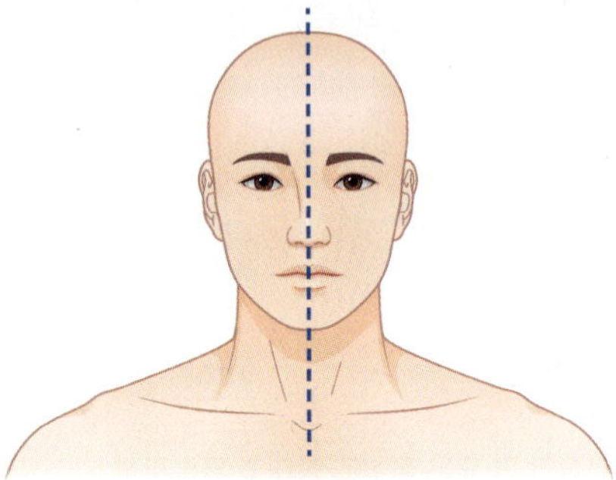	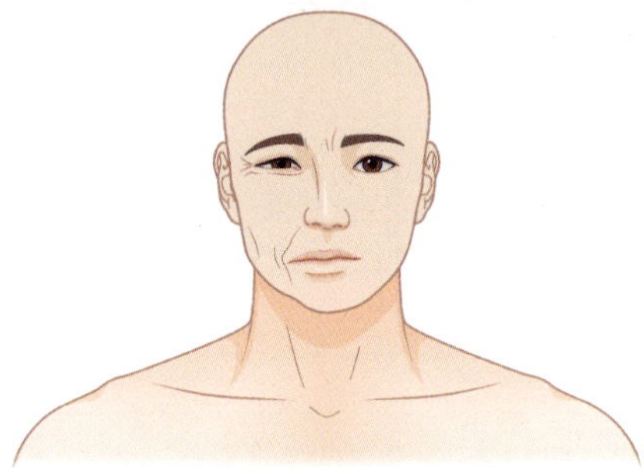
• 양측 얼굴의 대칭	• 양측 얼굴의 비대칭 ※ 관찰: 안면마비 ⇒ 마비된 쪽 입꼬리가 내려감
머리 위치: 인체의 중심선과 머리의 중심선 비교	
정상	비정상
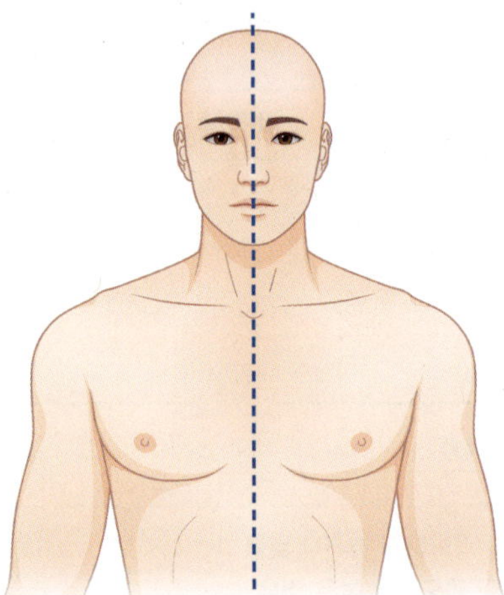	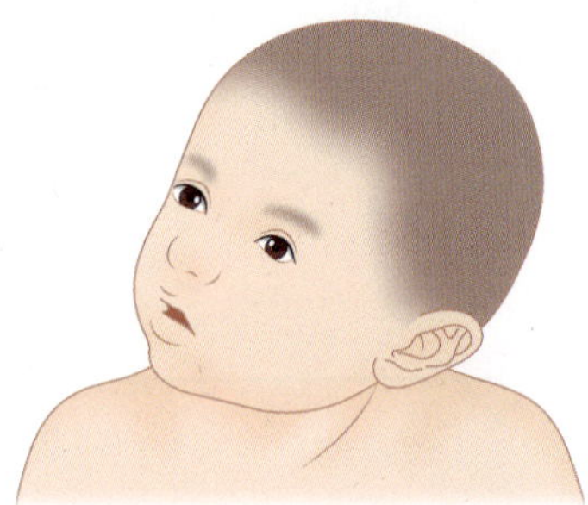
• 인체의 중심선과 머리의 중심선이 일치	• 인체의 중심선과 머리의 중심선의 불일치 ※ 관찰: 기운목(torticollis) ⇒ 소아에서 호발 ⇒ 목빗근의 근긴장도가 높으며 짧아짐 ⇒ 목빗근이 짧아진 쪽으로 가쪽굽힘과 반대쪽으로 머리 돌림이 발생

표 11.8 앞면에서의 머리와 어깨의 자세 평가(계속)

어깨 높이: 양측 어깨뼈봉우리의 높이 비교	
정상	**비정상**
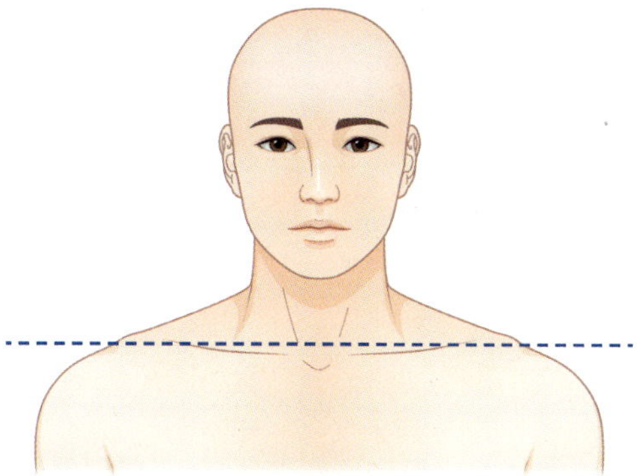	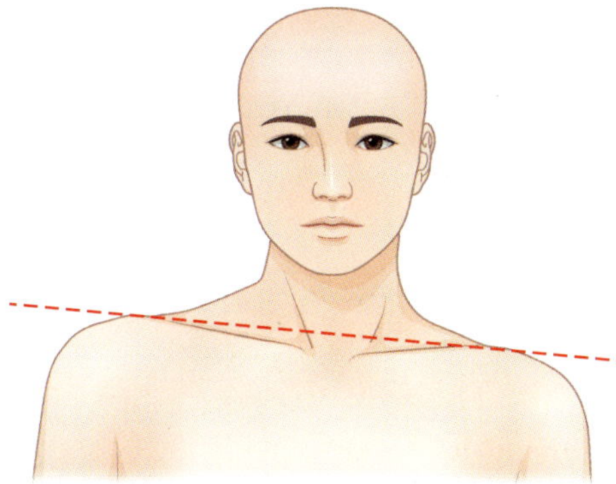
• 양측 어깨뼈봉우리의 높이가 동일 ▶ 우세 손의 어깨가 약간 아래에 있을 수 있음	• 양측 어깨뼈봉우리의 높이가 다름 • 위등세모근의 근육 크기 비교도 필요 ※ 관찰: 목이나 어깨의 통증이 있을 시 어깨가 올라감

굽은 어깨: 팔꿈치관절의 주름과 손등 노출 비교	
정상	**비정상**
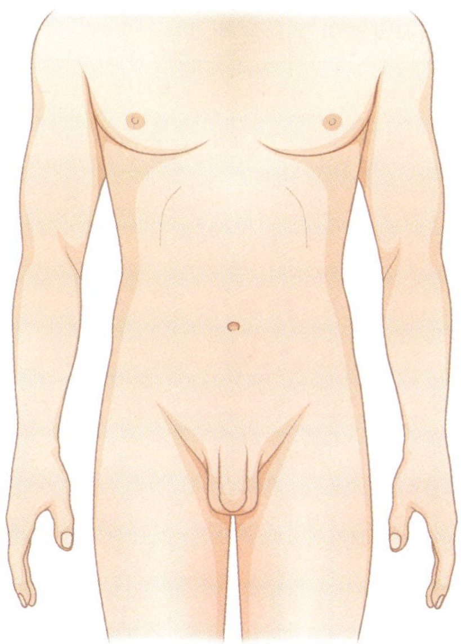	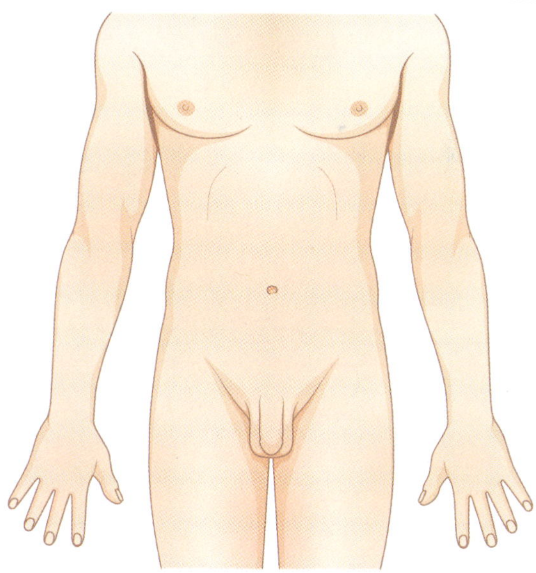
• 팔꿈치관절의 주름이 안쪽으로 치우쳐져 있지 않으며 손등 노출이 적음	• 팔꿈치관절의 주름이 안쪽으로 치우쳐져 있고 손등 노출이 많음 ※ 관찰: 둥근어깨(round shoulder) ⇒ 어깨뼈의 내밈 및 어깨관절의 안쪽돌림

표 11.9 앞면에서의 몸통, 팔과 다리의 자세 평가

배꼽: 인체의 중심선에 위치하는지 비교	
정상	**비정상**
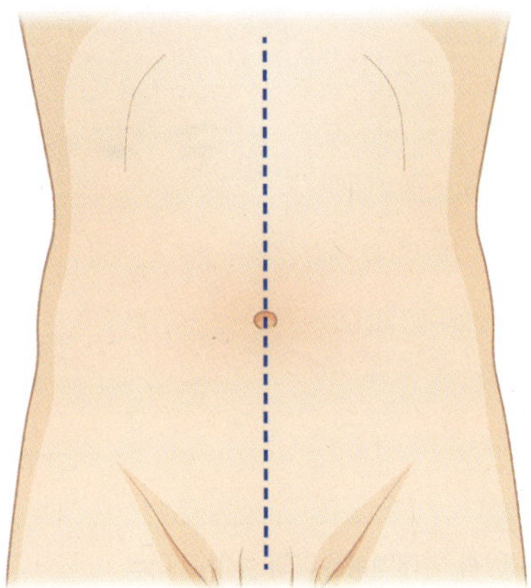	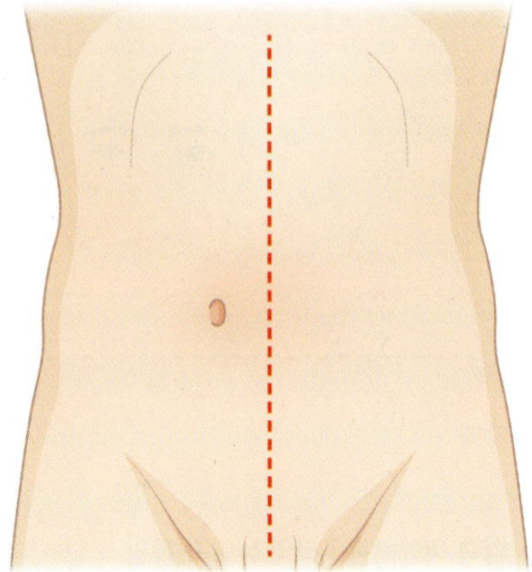
• 인체의 중심선과 배꼽이 동일선상에 위치	• 인체의 중심선과 배꼽이 동일선상에 위치하지 않음 ※ 관찰: 배꼽의 치우침 ⇒ 한쪽으로 배꼽이 치우쳐져 있다면 반대쪽의 엉덩허리근 (iliopsoas muscle)의 짧아짐
골반부위: 양측의 앞위엉덩뼈가시의 높이 및 돌출 비교	
정상	**비정상**
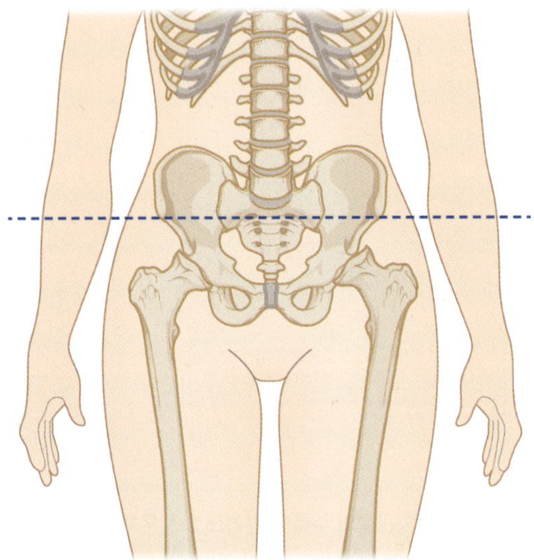	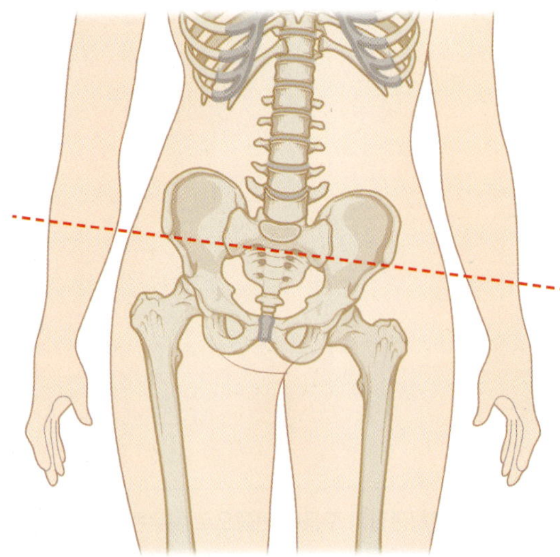
• 양측의 앞위엉덩뼈가시의 대칭	• 양측 앞위엉덩뼈가시의 비대칭 ※ 관찰: 높이의 비대칭 ⇒ 한쪽으로의 골반 경사 ※ 관찰: 돌출의 비대칭 ⇒ 한쪽으로의 골반 돌림

표 11.9 앞면에서의 몸통, 팔과 다리의 자세 평가(계속)

정상	비정상
팔: 운반각(carrying angle) 비교, 위팔 중심선과 아래팔 중심선의 각도 비교	
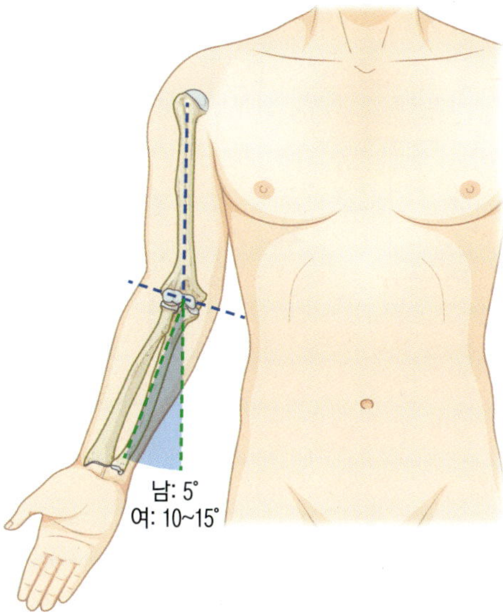	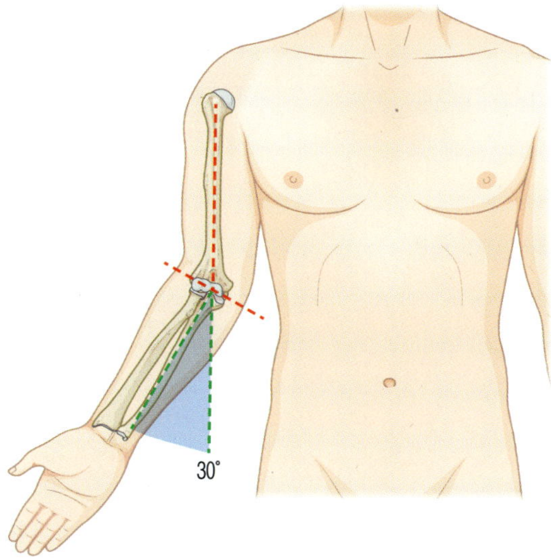
• 남자의 경우 5°, 여자의 경우 10~15°	• 운반각이 정상에 비해 크거나 작을 경우
무릎: 넓적다리 중심선과 정강이 중심선의 각도 비교	
정상	**비정상**
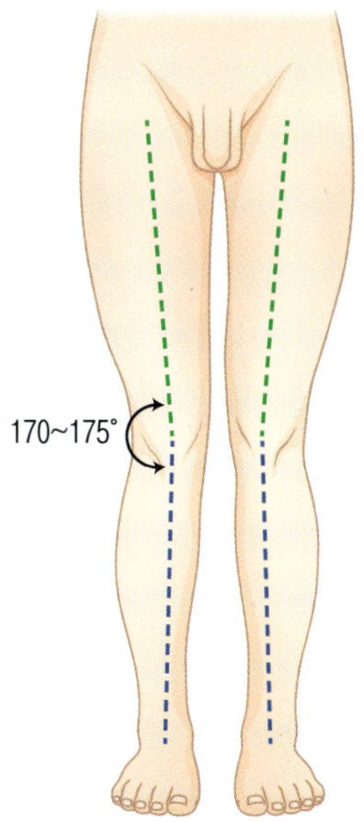	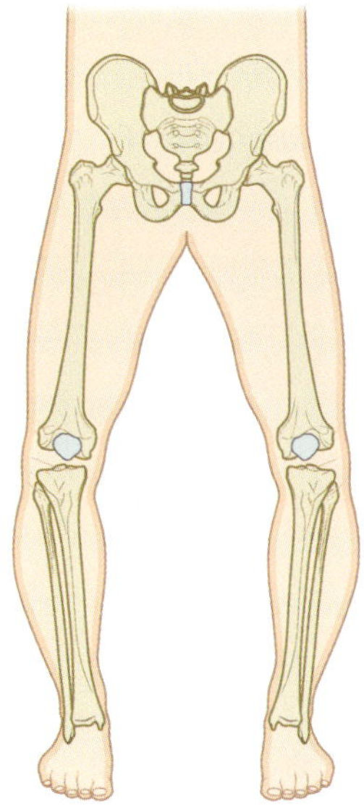 안쪽휜무릎 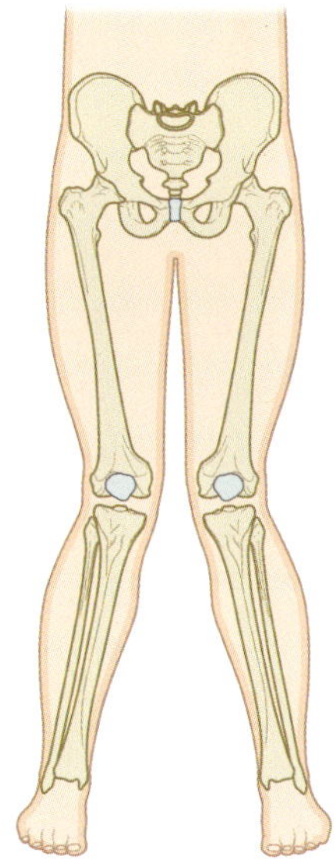 가쪽휜무릎
• 넓적다리뼈 중심선과 정강뼈 중심선의 각도가 170~175° • 생리학적 가쪽휜무릎 상태	• 뒷면 평가에서의 안쪽휜무릎, 가쪽휜무릎의 비정상 평가 해석과 동일

표 11.9 앞면에서의 몸통, 팔과 다리의 자세 평가(계속)

정상	비정상
무릎뼈의 위치: 무릎관절의 중심과 무릎뼈의 위치 비교	
정상	**비정상**
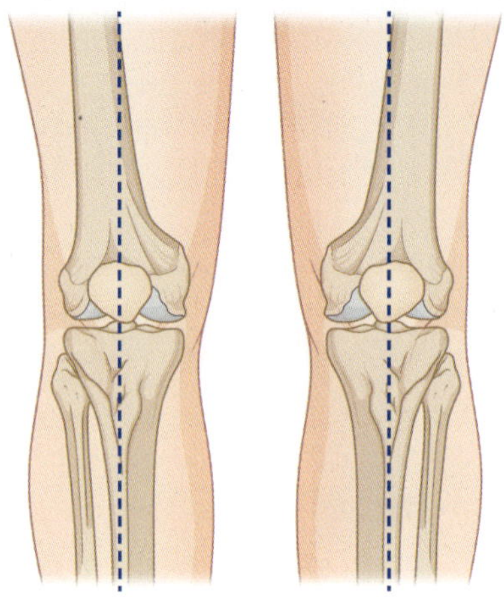	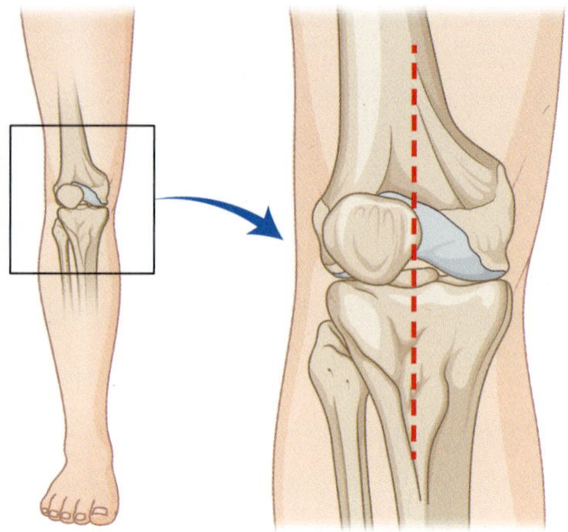
• 무릎관절의 중심과 무릎뼈의 위치 일치	• 무릎뼈의 가쪽 혹은 안쪽 치우침이 보임 ※ 관찰: 가쪽 치우침 ⇒ 무릎 외측지지띠와 엉덩정강근막띠의 긴장도 증가 시 발생 ※ 관찰: 안쪽 치우침 ⇒ 안쪽넓은근의 긴장도 증가 시 발생
Q 각도: 앞위엉덩뼈가시와 무릎뼈의 중심을 지나는 선과 무릎뼈의 중심에서 정강뼈 거친면을 지나는 선과의 각도	
정상	**비정상**
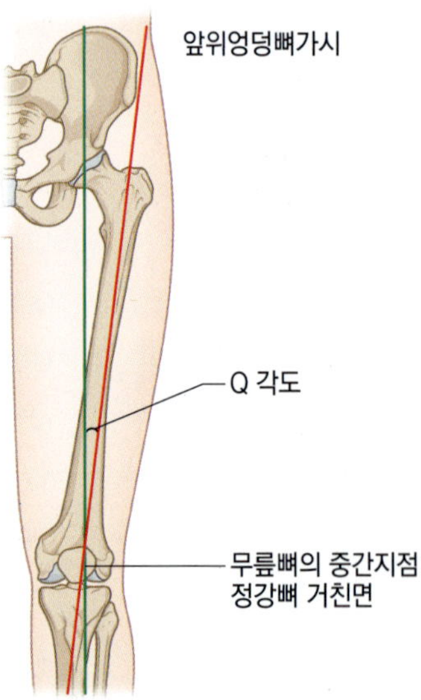	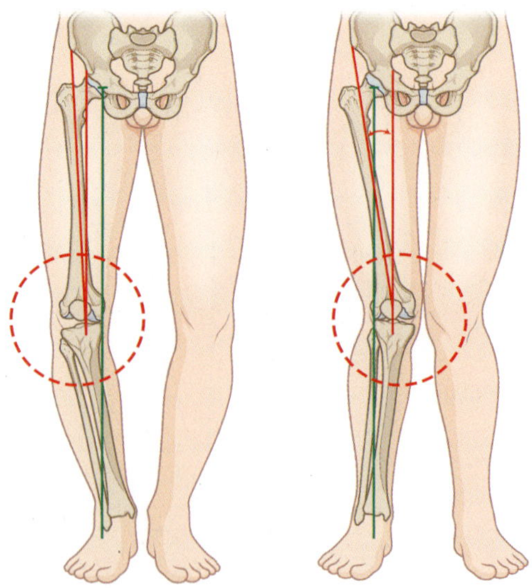
• Q 각도: 15~20° • 평균적으로 여성이 남성보다 큼	• Q 각도: 15~20°를 벗어난 각도

표 11.9 앞면에서의 몸통, 팔과 다리의 자세 평가(계속)

발: 지면의 수직선과 발의 각도 비교	
정상	**비정상**
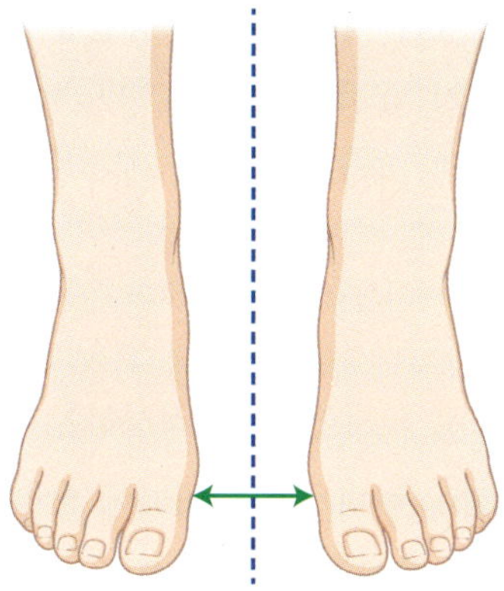	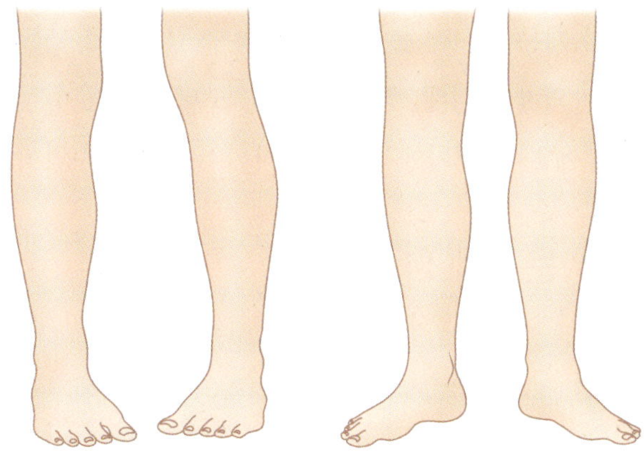
• 지면의 수직선과 발의 각도가 대칭	• 지면의 수직선과 발의 각도가 비대칭 ※ 관찰: 안쪽발가락자세(toe in position) ⇒ 엉덩관절의 안쪽돌림 ⇒ 정강뼈의 안쪽 비틀림 ⇒ 넓적다리뼈 안쪽돌림근의 짧아짐 ※ 관찰: 가쪽발가락자세(toe out position) ⇒ 엉덩관절의 바깥돌림 ⇒ 정강뼈의 바깥쪽 비틀림 ⇒ 넓적다리뼈 바깥돌림근, 엉덩정강근막띠의 짧아짐
엄지발가락: 지면의 수직선과 엄지발가락의 중심선 비교	
정상	**비정상**
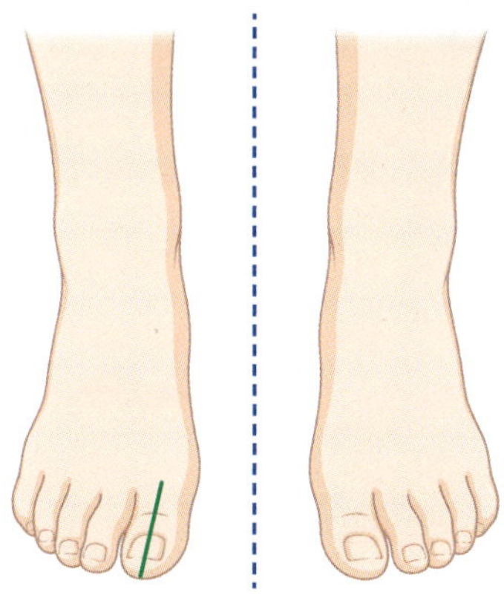	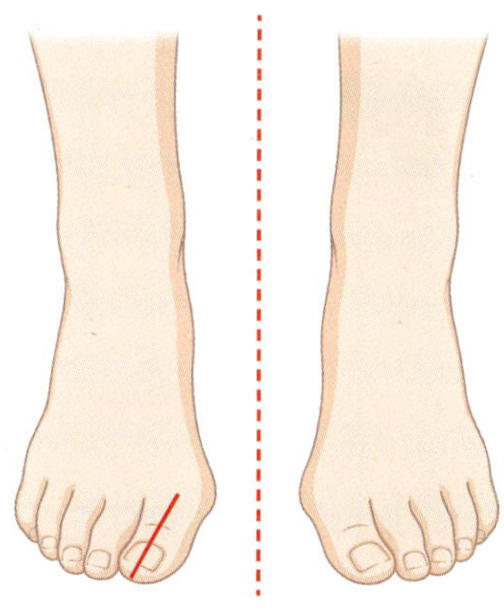
• 지면의 수직선과 엄지발가락의 중심선 일치	• 지면의 수직선과 엄지발가락의 중심선이 불일치 ※ 관찰: 엄지발가락 가쪽휨(hallux valgus) ⇒ 엄지벌림근의 길어짐 ⇒ 엄지모음근의 짧아짐

4 앉은 자세

현대인은 주로 의자에서 많은 시간을 보내게 되는데 학생 때는 수업을 듣기 위해, 취업을 한 이후에는 사무실에서 업무를 보기 위해 장시간 앉아 있어야 한다. 앉은 자세는 선 자세와 비교하여 3배 이상의 스트레스가 허리에 가해지기 때문에 허리 통증을 유발할 수 있으며 잘못된 앉은 자세는 다양한 근골격계 질환을 유발할 수 있다. 앉은 자세는 의자의 형태, 책상의 높이, 모니터의 높이 및 각도, 습관 등 다양한 요인에 의해 영향을 받을 수 있어 앉은 자세에 대한 평가에서는 대상자의 앉은 자세뿐만 아니라 환경적 요소도 고려하여 평가를 해야 한다.

1) 앉은 자세 평가

앉은 자세 평가(sitting postural assessment)는 대상자를 인위적으로 의자에 앉혀 검사하는 것보다 일상생활 혹은 업무를 보는 등의 자연스러운 상태에서의 앉은 자세를 평가해야 한다. 보통 의자에 앉을 경우 처음에는 바른 자세를 취하기 위해 노력을 하지만 시간이 지날수록 편한 자세를 취하기 때문에 평소 대상자의 앉은 자세를 통해 평가하는 것이 가장 정확하다. 따라서 대상자에게 평소와 같은 자세를 취해 줄 것을 요구하여야 한다. 앉은 자세의 평가에서는 머리와 어깨와의 관계, 척추와 골반과의 관계를 주의 깊게 보는 것이 중요하며, 바른 앉은 자세는 허리의 적당한 앞굽음이 유지되며 턱이 적당히 당겨진 상태(chin-in)가 유지되어야 한다(그림 11.6).

옆에서 보았을 때 머리가 어깨에 비해 앞으로 나아간 것을 전방머리자세 혹은 거북목자세라고 하는데, 높은 베개를 사용하거나 컴퓨터 사용 시 낮은 모니터 화면이 원인이 될 수 있으며 최근에는 스마트폰의 보급과 함께 급증하고 있는 증후군 중 하나이다. 이는 스마트폰의 작은 화면을 보기 위해 머리를 앞으로 내미는 자세를 취하는 것으로 목의 굽힘근은 길어지고 목의 폄근, 위등세모근, 어깨올림근은 짧게 만들어 목 및 어깨 근육

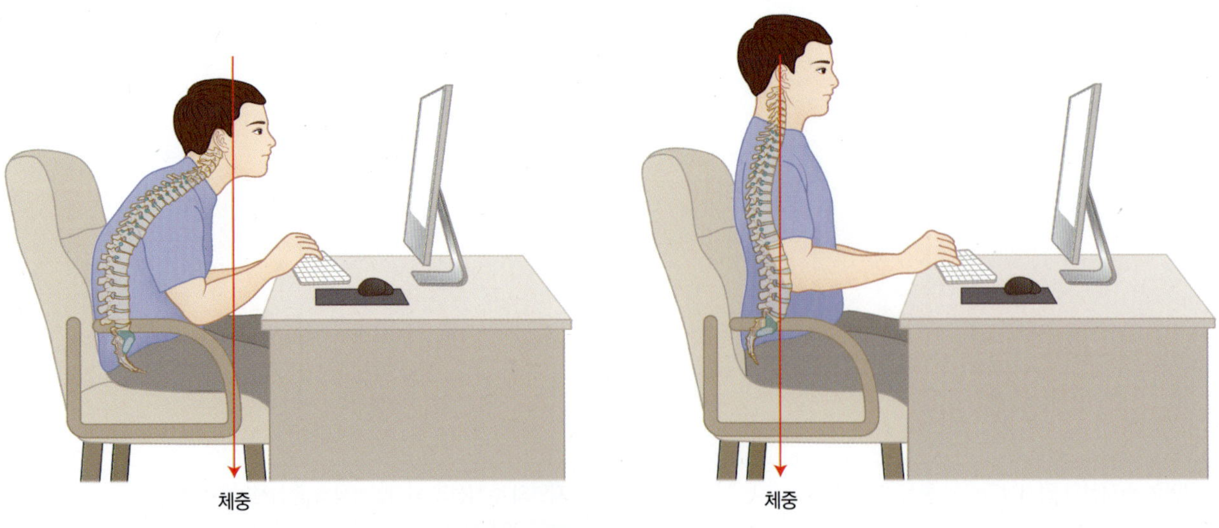

그림 11.6 잘못된 자세와 바른 자세

의 통증을 유발하고 증상이 지속될 경우 팔 저림 증상과 두통을 유발할 수 있다. 척추와 골반의 관계에서는 골반의 앞쪽 기울임은 허리의 과도한 전만증을 유발할 수 있으나 앉은 자세에서는 많이 보이지 않는 자세이다. 하지만 골반의 뒤쪽 기울임은 척추의 후만증, 즉 구부정한 자세(slumped posture)를 만들어 넓적다리뒤근육, 앞세로인대의 짧아짐과 척추의 몸통 앞쪽의 압박력이 높아져 추간판의 뒤쪽 탈출을 유발하여 추간판탈출증(herniation of intervertebral disc)과 허리 통증을 일으킨다. 뿐만 아니라 구부정한 자세 자체가 전방머리자세를 유발하기 때문에 의자에 앉을 시 골반의 뒤쪽 기울임이 나타나지 않게 하는 것이 중요하다.

마지막으로 다리의 위치에 따른 앉은 자세를 살펴보면 양반다리 자세의 경우 척추와 골반의 불균형을 유발하고 골반의 뒤틀림으로 인해 척추의 한쪽에 압력이 가해져 추간판탈출증을 유발할 수 있다. 또한, 무릎의 130° 굽힘이 나타나기 때문에 무릎관절의 내부 압력을 증가시키고 장기적으로는 무릎의 통증을 유발할 수 있다. 다리를 꼬는 자세 또한 척추와 골반의 뒤틀림을 유발하여 추간판탈출증을 유발할 수 있기 때문에 의자에 앉을 시 양발을 가지런히 놓는 습관을 가져야 할 것이다.

연습문제

1. 다음 중 시상면에서 인체의 중력선에 대한 설명으로 옳지 않은 것은?

① 어깨뼈봉우리를 지나간다.
② 엉덩관절 앞으로 지나간다.
③ 무릎관절 앞으로 지나간다.
④ 제5허리뼈몸통의 앞쪽으로 지나간다.
⑤ 가쪽복사 앞으로 지나간다.

[정답]
②

[해설]
시상면에서의 인체의 중력선은 다음과 같이 지나간다.
외이도 – 중쇠뼈의 치아돌기 – 제5~6목뼈몸통 뒤쪽 – 어깨뼈봉우리 – 제5허리뼈몸통 앞쪽 – 엉덩관절 뒤 – 넓적다리뼈 큰돌기 – 무릎관절 앞 – 가쪽복사 앞 – 발꿈치입방관절

2. 다음 설명 중 옳은 것을 모두 고르시오.

ㄱ. 인체의 무게중심은 제2엉치뼈 약 5cm 앞쪽에 위치한다.
ㄴ. 척주의 2차 굽이는 생후 3개월 이후부터 나타난다.
ㄷ. 요추전만증은 생후 18~24개월에 현저히 나타난다.
ㄹ. 소리우의 3가지 법칙은 안정, 대칭성, 교대 법칙이다.

① ㄱ, ㄴ, ㄷ ② ㄴ, ㄹ ③ ㄱ, ㄷ
④ ㄹ ⑤ ㄱ, ㄴ, ㄷ, ㄹ

[정답]
①

[해설]
인체의 무게중심은 제2엉치뼈 5cm 앞쪽에 위치하며 성장 시기별 자세의 변화에서 생후 3개월 정도부터 아기는 중력에 대항하여 머리를 조절하기 시작하는데 이때 경추전만증(cervical lordosis)이 나타나고, 이를 2차 굽이(secondary curve)라고 한다. 요추전만증(lumbar lordosis)은 서거나 보행 이후부터 나타나는데 생후 18~24개월부터 현저히 나타난다. 소리우의 3가지 법칙은 안정, 비대칭성, 교대 법칙이다.

3. 전방머리자세에 대한 설명 중 옳은 것을 모두 고르시오.

ㄱ. 외이도가 어깨의 중심선보다 5cm 이상 앞으로 나간 것으로 정의된다.
ㄴ. 목의 깊은 굽힘근이 짧아진다.
ㄷ. 어깨올림근이 짧아진다.
ㄹ. 위등세모근이 길어진다.

① ㄱ, ㄴ, ㄷ ② ㄴ, ㄹ ③ ㄱ, ㄷ
④ ㄹ ⑤ ㄱ, ㄴ, ㄷ, ㄹ

[정답]
③

[해설]
전방머리자세(forward head posture)
- 거북목 증후군(turtle neck syndrome)이라고도 함
- 스마트폰 및 모니터를 보기 위해 머리를 앞으로 내미는 자세가 원인
- 외이도가 어깨의 중심선보다 5cm 이상 앞으로 나간 것(3cm 정도가 정상)
- 목의 깊은 굽힘근은 길어지고 목의 폄근, 위등세모근, 어깨올림근의 짧아짐 발생

4. 다음 설명 중 옳은 것을 모두 고르시오.

ㄱ. 넓적다리뼈 중심선과 정강뼈 중심선의 각도가 165° 이하를 가쪽휜무릎이라고 한다.
ㄴ. 안쪽휜무릎의 경우 무릎 안쪽 압력이 증가하게 된다.
ㄷ. 가쪽휜무릎의 경우 엉덩정강근막띠와 넓적다리두갈래근이 짧아지게 된다.
ㄹ. 안쪽휜무릎의 경우 두덩정강근이 길어지게 된다.

① ㄱ, ㄴ, ㄷ ② ㄴ, ㄹ ③ ㄱ, ㄷ
④ ㄹ ⑤ ㄱ, ㄴ, ㄷ, ㄹ

[정답]
①

[해설]
넓적다리뼈 중심선과 정강뼈 중심선의 각도가 165° 이하(가쪽휜무릎) 혹은 180° 이상(안쪽휜무릎)
- 발견: 가쪽휜무릎(X자형 다리)
  ⇒ 무릎의 바깥쪽 압력 증가 발생
  ⇒ 두덩정강근, 반막근, 반힘줄근의 길어짐이 원인
  ⇒ 엉덩정강근막띠, 넓적다리두갈래근의 짧아짐이 원인
- 발견: 안쪽휜무릎(O자형 다리)
  ⇒ 무릎의 안쪽 압력 증가 발생
  ⇒ 엉덩정강근막띠, 넓적다리두갈래근의 길어짐이 원인
  ⇒ 두덩정강근, 반막근, 반힘줄근의 짧아짐이 원인

12

보행 평가

학습목표

- 정상 보행의 주기 및 변수에 대하여 이해할 수 있다.
- 비정상 보행을 나타낼 수 있는 다양한 원인에 대하여 이해할 수 있다.
- 비정상 보행의 특징에 대하여 이해할 수 있다.

1 보행 평가의 개요

보행(gait)은 사람이 매일 기본적으로 수행하는 가장 흔한 활동 중의 하나로, 한 장소에서 다른 장소로 이동하는 수단이다. 효율적이고 안정적인 이상적 보행은 에너지 소모를 최소화할 수 있는 효율성과 넘어짐 같은 손상을 예방할 수 있는 안정성을 필요로 한다.

건강한 사람들은 대화를 나누거나 물건을 조작하는 등 다른 과제를 수행하면서 효율적이고 안정적으로 보행을 수행할 수 있는데, 이것은 골반, 엉덩관절, 무릎관절, 발목관절 및 발에서의 적절히 조절된 움직임으로 이루어진다. 그러나 위의 움직임에 관여하는 관절, 근육 그리고 신경 등의 손상으로 문제가 발생하면 비정상적인 보행양상이 나타나게 된다.

과거 보행 연구는 스톱워치(stopwatch), 줄자 그리고 망원경과 같은 도구들을 사용하여 걸음거리(step length), 분당걸음수(cadence), 지면에서 발 떼기(foot-to-ground clearance), 신체의 수직 이동과 같은 요소들을 측정하고 분석하였다. 이와 같은 연구는 흔듦기(swing phase), 디딤기(stance phase) 그리고 두다리지지기(double-limb support period)와 같은 보행주기의 기본요소들을 정의하는 데 큰 기여를 하였다. 이후, 다양한 영상기법의 발달로 보행주기 동안 일어나는 관절 각도의 변화를 분석하게 되었으며, 최근에는 평면적인 분석뿐만 아니라 여러 대의 카메라를 활용하여 3차원 공간상의 운동학(kinematics)적인 분석도 가능하게 되었다. 또한, 보행을 다각적으로 분석하기 위하여 운동학뿐만 아니라 보행과 관련된 힘을 분석할 수 있는 운동역학(kinetics)적인 측정이 이루어지고 있는데 대표적으로 힘판(force platform)을 이용한 지면반발력, 근전도(electromyography, EMG) 시스템을 활용한 근육 활성도 측정이 있다(그림 12.1). 이와 같은 자료들은 임상 및 연구 분야에서 정상 걸음과 비정상 걸음을 분석하고 설명하는 데 유용하게 활용되고 있다.

2 정상 보행

정상적인 보행의 선행지식은 비정상적인 보행을 측정하고 평가하는 데 도움을 줄 것이다.

1) 보행주기

보행은 반복적인 움직임이 주기적으로 일어나는 것으로, 발의 뒤꿈치가 지면에 접촉하는 순간부터 같은 발의 뒤꿈치가 다시 지면과 접촉할 때까지의 움직임을 의미한다. 보행주기(gait cycle)는 0~100%까지 세분하게 되는데 지면에 발꿈치닿기는 보행주기의 시작(0%), 그 다음 같은 발에 의해 만들어진 지면접촉은 보행주기의 끝(100%)으로 정의된다. 보행주기는 크게 발이 지면에 닿아 있는 디딤기(stance phase)와 발이 지면에서 떨어져 있는 흔듦기(swing phase)로 나눌 수 있다(그림 12.2).

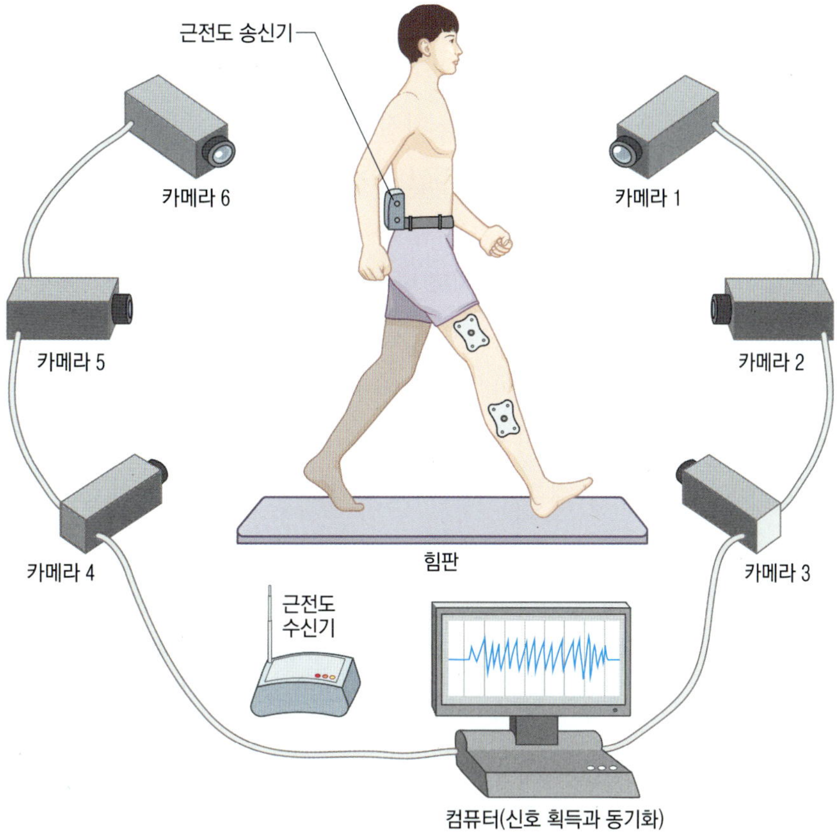

그림 12.1 최근 보행분석에 주로 사용되고 있는 장비 구성 형태

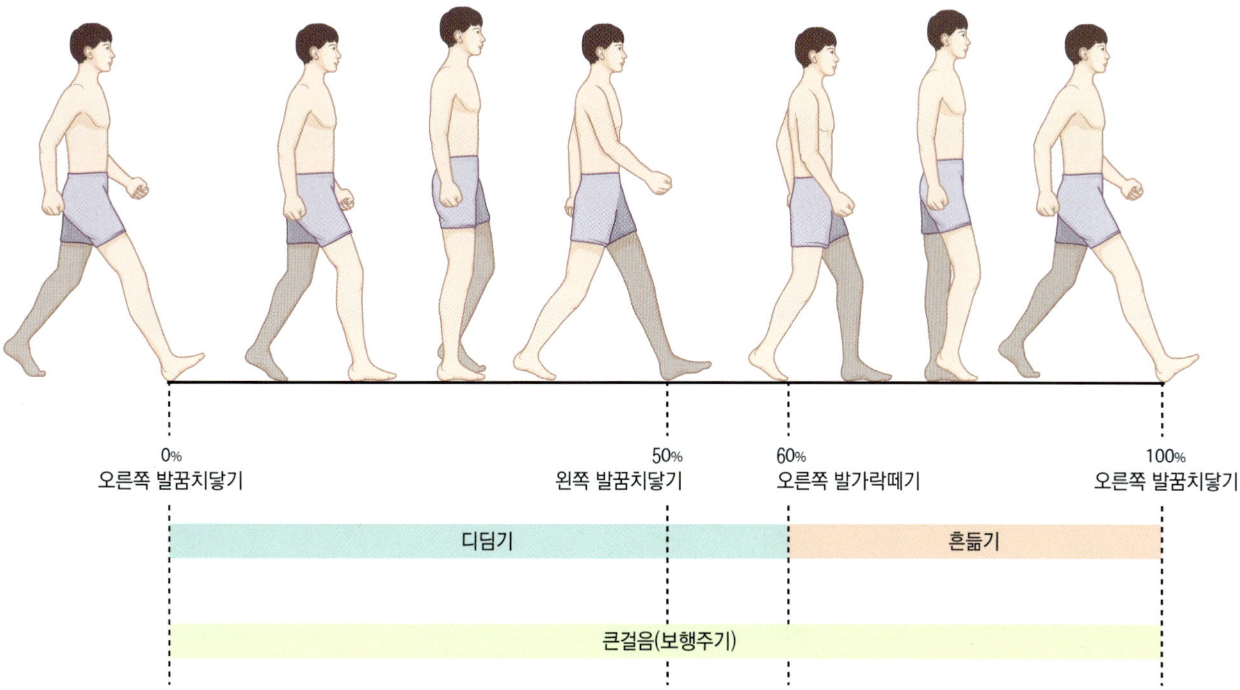

그림 12.2 디딤기와 흔듦기 동안의 보행주기 구성

(1) 디딤기

디딤기(발꿈치닿기에서부터 발가락떼기까지)는 발바닥이 지면에 있을 때 일어나며, 체중을 지지한다. 정상적인 보행에 있어, 디딤기는 걸음주기의 약 60%를 차지한다. 디딤기의 세부적인 용어는 전통적인 용어와 RLA (Rancho Los Amigos) 용어로 나뉘어지며 전통적인 용어는 특정 동작의 순간에 초점을 두고 RLA 용어는 동작의 기간에 초점을 두고 설명한다(그림 12.3).

전통적인 용어에서 디딤기는 다섯 가지 단계로 나뉘어지게 되는데 순서대로 발꿈치닿기(heel contact), 발바닥닿기(foot flat), 중간디딤기(mid stance), 발꿈치떼기(heel off 또는 발꿈치들기) 그리고 발가락떼기(toe off)가 있다. 보행주기 0%에서 발꿈치닿기가 시작되며 발의 뒤꿈치가 지면과 접촉하게 되는 순간을 의미한다. 발바닥닿기는 보행주기의 약 8% 지점에서 일어나며 발바닥 전체가 지면과 접촉하게 되는 시기이다. 중간디딤기는 지지하고 있는 다리 바로 위를 체중이 지나가는 시기이며, 일반적으로 흔듦기에 있는 다리의 발이 디딤기에 있는 다리와 교차하는 시점이다. 중간디딤기는 보행주기의 약 30% 지점에서 나타난다. 발꿈치떼기는 보행주기의 약 30%와 40% 사이에서 일어나며 발의 뒤꿈치가 지면에서 떨어지려는 순간이다. 마지막으로 발가락떼기는 걸음주기의 60% 지점에서 일어나며 발가락이 지면에서 떨어지려는 순간을 의미한다.

RLA 용어에서 디딤기는 초기접촉기(initial contact), 부하반응기(loading response), 중간디딤기(mid stance), 말기디딤기(terminal stance), 전흔듦기(preswing)가 있다. 보행주기 0~2%에서 초기접촉이 일어나며 발꿈치 또는 다리의 일부가 지면에 처음 닿는 순간을 의미한다. 부하반응기는 보행주기의 0~10%에 해당하며 초기접촉기부터 반대측 발의 발가락이 떨어지는 순간까지의 기간을 의미한다. 중간디딤기는 보행주기의 10~30%에 해당하며 반대측 발가락이 떨어지는 순간부터 체중이 지지측 다리 위에 놓이는 순간까지의 기간을

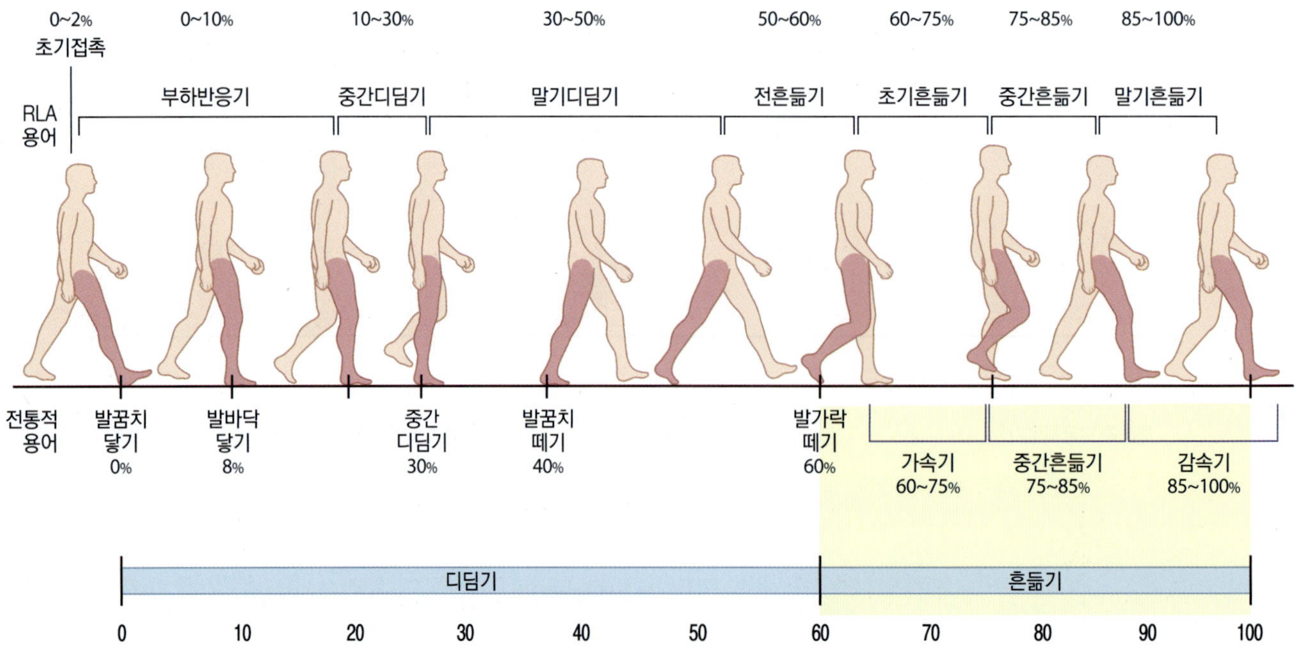

그림 12.3 전통적 용어와 RLA 용어의 차이

의미한다. 말기디딤기는 보행주기의 30~50%에 해당하며 지지측 다리의 발꿈치가 들리기 시작하는 순간부터 반대측 다리가 지면에 닿는 초기접촉 순간까지의 기간을 의미한다. 마지막으로 전흔듦기는 반대측 다리의 초기접촉부터 지지측 다리의 발가락이 지면에서 떨어지는 순간까지의 기간을 의미한다.

(2) 흔듦기

흔듦기(발가락떼기에서부터 발꿈치닿기까지)는 발이 공중에 있을 때 일어나며, 다시 지면에 접촉할 때까지 발이 앞으로 전진하게 된다. 정상적인 걷기 속력에 있어, 흔듦기는 나머지 40%를 차지한다. 흔듦기의 세부적인 용어는 디딤기와 같이 전통적인 용어와 RLA 용어로 나뉘어지며, 흔듦기의 경우 대체적으로 전통적인 용어와 RLA 용어의 정의는 큰 차이가 없다(그림 12.3).

흔듦기는 세 가지 단계로 전통적인 용어에서 흔듦기는 가속기(acceleration), 중간흔듦기(mid swing), 감속기(deceleration)로 RLA 용어에서는 초기흔듦기(early swing), 중간흔듦기(mid swing), 말기흔듦기(late swing)로 구분된다. 가속기 혹은 초기흔듦기는 보행주기의 60~75%에 해당되며 발가락떼기의 순간부터 중간흔듦기까지의 기간이다. 중간흔듦기는 흔듦기에 있는 발이 디딤기에 있는 다리의 발을 교차하여 넘어갈 때로 보행주기의 75~85%에 해당된다. 감속기 혹은 말기흔듦기는 보행주기의 85~100%에 해당되는 기간으로, 중간흔듦기의 끝에서부터 발이 지면에 접촉하려는 순간까지를 의미한다.

(3) 한다리지지기 및 두다리지지기

두다리지지기(double-limb support)는 두 발이 동시에 지면에 접촉하고 있는 시기로, 보행주기 동안 두 번의 두다리지지기가 발생한다. 또한 한다리지지기(single-limb support)는 오직 한 발이 지면에 접촉하고 있는 시기로, 보행주기 동안 두 번 나타나게 된다. 첫 번째의 두다리지지기는 체중이 한쪽 다리에서 다른 한쪽 다리로 이동될 때 나타나며 보행주기의 0~10% 사이에서 관찰된다. 이후 체중이 이동된 다리는 보행주기의 50% 지점에 도달할 때까지 한다리지지기로 있게 된다. 이 기간 동안 처음에 체중을 지지하고 있던 다리는 흔듦기로 있게 되어 다리를 앞으로 전진시킨다. 이후 같은 패턴으로 보행주기의 50~60% 사이에서 두 번째 두다리지지기가 일어나며, 보행주기의 60~100% 사이에서 두 번째 한다리지지기가 나타난다. 그리고 보행속력이 감소됨에 따라 두다리지지기 기간이 길어지고 보행속력이 증가됨에 따라 두다리지지기 기간이 짧아지는 특징이 나타나며 달리는 동안 두다리지지기 기간은 사라지게 된다.

3 보행분석

큰걸음(stride)은 한쪽 발꿈치닿기에서부터 또다시 같은 쪽 발꿈치닿기 사이에서 일어난 연속적인 경과를 말하고 걸음(step)은 양발의 발꿈치닿기 사이를 의미한다.

1) 공간적 변수 Spatial variables

가장 기본적인 공간적 변수에는 큰걸음거리(stride length)와 걸음거리(step length)가 있다. 큰걸음거리는 한쪽 발꿈치닿기에서부터 또다시 같은 쪽 발의 발꿈치닿기까지의 거리를 말하며, 걸음거리는 한쪽 발꿈치닿기에서부터 반대쪽 발의 발꿈치닿기까지의 거리를 말한다. 두 다리의 보행이 대칭적인 정상 보행에서 양쪽의 걸음거리(한발짝길이)를 합하면 큰걸음거리가 된다.

또한, 중요 공간적 변수로 걸음너비(step width)와 발각도(foot angle)가 있다. 걸음너비는 양쪽 발꿈치 중심 사이 거리, 즉 간격을 의미하며 일반적으로 평균 8~10cm의 범위를 갖는다. 발각도는 발가락이 가쪽을 향하고 있는 정도를 의미하며 신체의 진행 방향선(line of progression)과 발의 긴 축 사이에 형성된 각도를 말하는 것으로 평균 약 5~7°로 나타난다(그림 12.4).

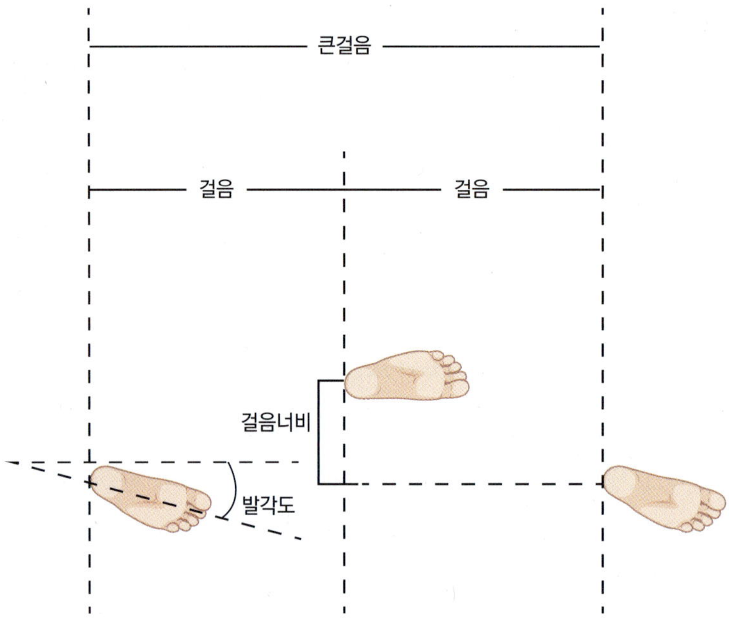

그림 12.4 보행주기에서의 걸음과 큰걸음거리, 걸음너비, 발각도

2) 시간적 변수 Temporal variables

시간적 변수에는 분당걸음수와 큰걸음시간 및 걸음시간이 있다. 분당걸음수 또는 보행률(cadence, step rate; steps per minute)은 분당걸음수를 의미하며 일분 동안 발생한 전체 걸음수를 일분으로 나누어 구할 수 있다. 분당걸음수가 감소하면 두다리지지기가 증가하고 한다리지지기가 감소하는 특징이 나타난다. 큰걸음시간(stride time)은 완전한 보행주기를 완성하는 데 걸리는 시간을 의미하며, 걸음시간(step time)은 걸음을 완성하는 데 걸리는 시간을 의미한다.

3) 공간적 - 시간적 변수 Spatial-temporal variables

보행속력(walking speed)은 공간적 측정과 시간적 측정이 결합된 변수로, 주어진 시간 동안 걸어간 거리를 의미한다. 일반적으로 초당 보행거리 m/s (meter per second)로 표현한다.

4) 무게중심의 이동 Movement of the center of mass

신체의 무게중심(center of mass, CoM)은 둘째 엉치뼈의 바로 앞쪽에 있으나 보행주기 동안 무게중심 이동을 용이하게 관찰하기 위하여 머리의 위치 이동으로 설명하기도 한다. 무게중심은 보행주기 동안 진행 방향으로 전진하면서 '위 · 아래', '왼쪽 · 오른쪽' 두 개의 특징적인 움직임을 나타내는데, 사인(sine) 모양의 곡선 양상을 가지고 있다(그림 12.5).

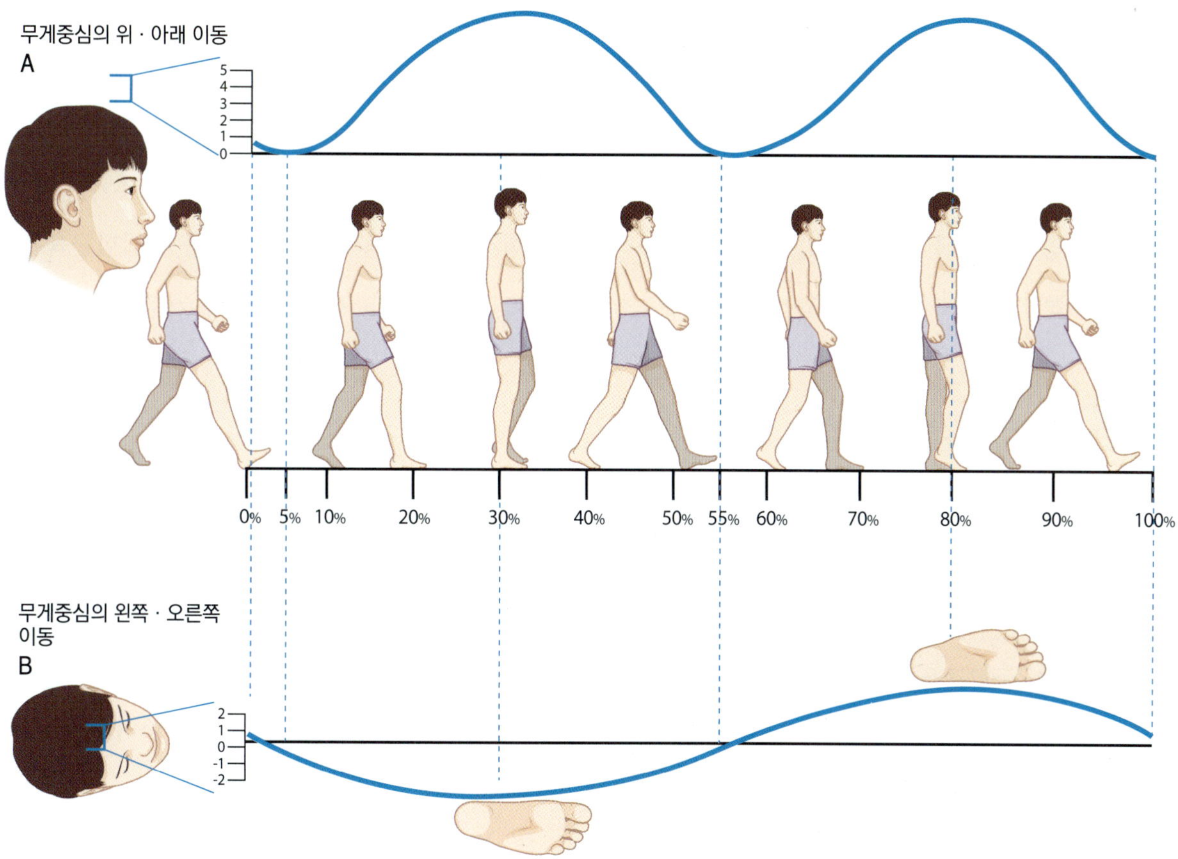

그림 12.5 보행 중 신체 무게중심의 이동

수직 방향에서의 무게중심 이동은 한 번의 보행주기 동안 위쪽과 아래쪽 왕복운동을 하며 두 번의 사인 파동을 나타낸다. 무게중심은 두다리지지기의 중간지점에서 가장 낮은 곳에 위치하고 한다리지지기의 중간지점에서 가장 높은 곳에 위치하게 된다. 일반적인 보행속력에서 전체적인 무게중심의 수직 이동은 거의 5cm이다.

또한, 좌우 방향에서 보행주기 동안 무게중심은 한쪽 다리에서 다른 한쪽 다리로 교대로 이동되어, 한 번의 사인 파동을 만들어낸다. 오른쪽에서 무게중심의 최고 위치는 오른쪽 다리가 디딤기의 중간지점에 있을 때이며, 왼쪽에서 무게중심의 최고 위치는 왼쪽 다리가 디딤기의 중간지점에 있을 때이다. 정상적인 보행에서 전체적인 좌우 이동은 거의 4cm 정도 일어난다.

5) 근활성도 분석

보행주기 동안 근육이 언제 활동하는지를 알게 되면 보행의 운동학적 측면을 효과적으로 분석할 수 있다. 정상 보행에서 나타나는 근육의 활동은 각각의 관절에서의 운동과 중력선의 위치에 따라 다르게 나타난다.

(1) 몸통 폄근육

몸통 폄근육은 발꿈치닿기 직전에서부터 보행주기의 20%까지 그리고 보행주기의 45%에서부터 70%까지 모두 두 번의 활동 기간을 나타내며, 이것은 반대쪽 발꿈치닿기에 해당하는 기간이다.

(2) 몸통 굽힘근육

몸통 굽힘근육은 보행주기의 20~40% 사이에서 그리고 다시 70~90% 사이에서 활동의 증가가 나타나며, 이것은 엉덩관절 굽힘근육이 엉덩관절을 능동적으로 굽힘시키는 시점과 일치한다. 몸통 굽힘근육은 엉덩관절 굽힘 동안 골반과 허리를 안정시킨다.

(3) 엉덩관절 폄근육

엉덩관절 폄근육은 말기흔듦기 동안 엉덩관절 굽힘을 조절하기 위하여 편심성(eccentric) 활성을 나타낸다. 또한, 발꿈치닿기에서부터 중간디딤기까지 엉덩관절 폄근육은 발꿈치닿기에서 몸통이 넓적다리뼈에 대해 잭나이프처럼 앞쪽으로 접히는 것을 방지하고 체중을 지지하면서 엉덩관절의 폄을 만들어내기 위해 활동한다.

(4) 엉덩관절 굽힘근육

엉덩관절 굽힘근육은 보행주기의 30~50% 사이에서 엉덩관절이 폄을 조절하기 위하여 편심성 활성을 보이다가 발가락떼기 직전부터 엉덩관절 굽힘을 시작하기 위해 동심성(concentric) 활성을 나타내게 된다. 동심성 활성은 흔듦기의 첫 50%까지 나타나고 이후 일어나는 엉덩관절 굽힘은 이미 획득된 앞쪽 운동량에 의해 나타나는 것이다.

(5) 엉덩관절 벌림근육

엉덩관절 벌림근육은 발꿈치닿기를 준비하는 흔듦기의 맨 끝지점에서부터 보행주기의 첫 40%, 즉 한다리지지기 동안 활성을 나타낸다. 엉덩관절 벌림근육은 디딤기 중반까지 편심성 활성을 통하여 전두면에서 골반을 안정화시키고, 디딤기 후반에서는 엉덩관절의 벌림을 위해 동심성 활성을 나타낸다.

(6) 엉덩관절 모음근육

엉덩관절 모음근육은 두 번의 활성을 나타내는데 발꿈치닿기에서 그리고 발가락떼기 직후에 일어난다. 발꿈치닿기에서 엉덩관절 폄근육 및 엉덩관절 벌림근육과의 동시활성을 통해 엉덩관절을 안정시키는 작용을 하며 엉덩관절 폄을 보조한다. 발가락떼기 직후에서는 엉덩관절 굽힘을 보조한다.

(7) 엉덩관절 돌림근육

엉덩관절 안쪽돌림근육은 디딤기의 대부분 동안 활성을 나타낸다. 이 시기 동안 안쪽돌림근육은 반대쪽에 있는 골반을 수평면 앞쪽으로 움직이게 하여, 반대쪽 흔듦기 다리가 전진하는 것을 돕는다. 엉덩관절 바깥돌림근육은 초기디딤기 동안 가장 많은 활동을 하게 된다. 이러한 바깥돌림근육은 편심성 활성을 통하여 엉덩관절 안쪽돌림을 조절하는 데 중요한 역할을 한다.

(8) 무릎 폄근육

무릎 폄근육은 흔듦기의 가장 마지막 단계부터 발꿈치닿기 이후에 짧게 일어나는데 이 시기 동안 무릎 폄근육의 중요한 기능은 보행주기의 첫 10%에서 일어나는 무릎 굽힘을 편심성으로 조절하여 다리의 충격을 완화시키며 과도한 무릎 굽힘을 방지하는 것이다. 무릎 폄근육은 중간디딤기 동안 동심성 활성을 나타내는데, 체중을 지지하는 데 중요한 역할을 한다.

(9) 무릎 굽힘근육

무릎 굽힘근육은 발꿈치닿기 직전에서부터 직후까지 활성을 나타낸다. 발꿈치닿기 직전에 넓적다리뒤근은 발꿈치닿기를 준비하기 위하여 편심성 활성으로 무릎 폄을 감속시킨다. 디딤기의 초기 10% 동안 무릎 폄근육과의 동시활성을 통해 무릎의 안전성을 제공한다.

(10) 발등 굽힘근육

발등 굽힘근육은 두 번의 활성을 나타내는데 발꿈치닿기에서 중력으로 유발되는 수동적인 발목의 발바닥쪽굽힘을 감속시키기 위해 편심성 활성을 나타낸다. 이 시기 동안 발등 굽힘근육의 편심성 조절이 이루어지지 않는다면 수동적인 발바닥쪽굽힘 회전우력(torque)으로 '발때림(foot slap)'이 유발될 것이다. 또한 발등 굽힘근육의 둘째 활성기간은 흔듦기 동안 일어나는데 발가락이 지면에 걸리지 않도록 발목의 충분한 발등쪽굽힘을 일으킨다. 앞정강근의 마비는 '발처짐(foot drop)'을 초래할 것이다.

(11) 발바닥 굽힘근육

발바닥 굽힘근육은 보행주기의 초기 10%를 제외한 디딤기의 대부분 동안 활성을 나타낸다. 이 기간 동안 발목의 발바닥쪽굽힘은 발등 굽힘근육의 편심성 활성에 의해 조절된다. 보행주기의 약 10%에서 발꿈치떼기까지 발목의 발바닥 굽힘근육은 발등쪽굽힘을 조절하기 위해 편심성 활성을 나타낸다. 또한 발꿈치떼기에서 발가락떼기까지 동심성 활성을 통하여 신체의 앞쪽 전진에 기여할 수 있는 발목의 발바닥쪽굽힘 회전우력을 발생시킨다. 이러한 작용을 '밀기(push off)'라고 한다.

4 비정상 보행

비정상 보행은 여러 가지 원인에 의해서 나타날 수 있으며 중요 원인으로 중추신경계통 장애 및 운동조절 상실, 말초신경계통 장애 및 근력약화, 근골격계통의 구조적 결함, 통증이 있다.

1) 중추신경계통 장애 및 운동조절 상실

뇌혈관질환, 파킨슨병 그리고 뇌성마비와 같은 중추신경계통의 손상으로 운동조절 능력을 상실하여 비정상적인 보행이 나타난다.

(1) 편마비 보행

주로 뇌혈관장애로 나타나며 손상 초기에는 수의적으로 근수축이 일어나지 않아 이완성 편마비 보행(hemiplegic gait)을 나타내게 된다. 이완성 편마비 보행에서는 흔듦기 단계에서 중력에 의해 발목관절이 자연스럽게 발처짐, 즉 발바닥쪽굽힘되고 발이 지면에 끌리게 되어 넘어지기 쉬워진다. 따라서 넘어지지 않기 위하여 보상작용이 일어나게 되는데 흔듦기 다리의 골반을 들어 올리고 몸통을 비손상측으로 기울이고 다리의 벌림 및 휘돌림을 이용하여 다리의 끌림을 막으려고 한다. 또한 디딤기에서는 무릎관절 조절근육의 마비로 중간디딤기에서 무릎관절의 과젖힘이 발생하게 된다.

손상 초기 이후 경직성 편마비로 진행되는데 비정상적인 경직으로 인하여 이상보행양상이 발생하게 된다. 손상측 팔에서 어깨관절은 모음, 팔꿈치관절과 손목관절, 손가락관절은 굽힘이 특징적으로 나타나게 되고, 이와 같은 손상측 팔의 정상적인 움직임의 상실로 정상적인 보행을 어렵게 한다. 손상측 다리는 폄근의 긴장도가 증가되어 흔듦기 시 각 관절을 굽힘하기 힘들어지고 지면으로부터 발을 떼기 힘든 상태로 몸통을 비손상측으로 가쪽굽힘하고 엉덩관절 벌림과 무릎관절을 폄한 상태로 골반을 들어 올리고 다리를 휘돌림하여 전진시키는 보행이 나타나게 된다. 디딤기 시에는 발의 뒤꿈치보다 발의 가쪽면으로 지면과 초기 접촉을 하며 주로 발가락과 발허리뼈로 체중을 지지하게 된다(그림 12.6).

(2) 경직성 양쪽마비보행

경직성 양쪽마비보행(spastic diplegic gait)은 척수손상, 뇌혈관장애 특히 경직성 뇌성마비에 의해 주로 나타나며 위운동신경세포손상으로 발생하게 된다. 양쪽 다리의 경직이 증가되어 다리 전체가 안쪽돌림, 폄 그리고 모음되어 있으며 특히 심각한 다리의 모음근 과긴장은 양쪽 다리의 무릎관절이 서로 교차하는 가위보행(scissors gait)을 유발한다(그림 12.7).

(3) 파킨슨보행

파킨슨보행은 파킨슨병(Parkinson's disease)으로 나타나는 비정상적인 보행으로 몇 가지 특징적인 임상양상이 나타난다. 보행의 시작단계에서는 다리의 굽힘근과 폄근이 동시 수축하여 발이 바닥에 붙은 것처럼 첫 발을 내딛기가 매우 힘들어진다. 또한 몸통을 앞으로 굽힌 상태에서 걷기 때문에 무게중심이 기저면 앞에 위치하여 균형을 유지하는 데 어려움을 겪게 되며, 앞으로 넘어지지 않기 위하여 점점 빠른 형태의 보행으로 진행된다. 또한 보행이 시작되면 정지하고 싶어도 중간에 멈추는 것이 어려워 돌진하게 되며 진로변경 또한 어렵게 된다. 발바닥은 지면에 스치듯 끌리며 걸음거리 길이가 짧아 종종걸음의 보행양상을 보이게 된다(그림 12.8).

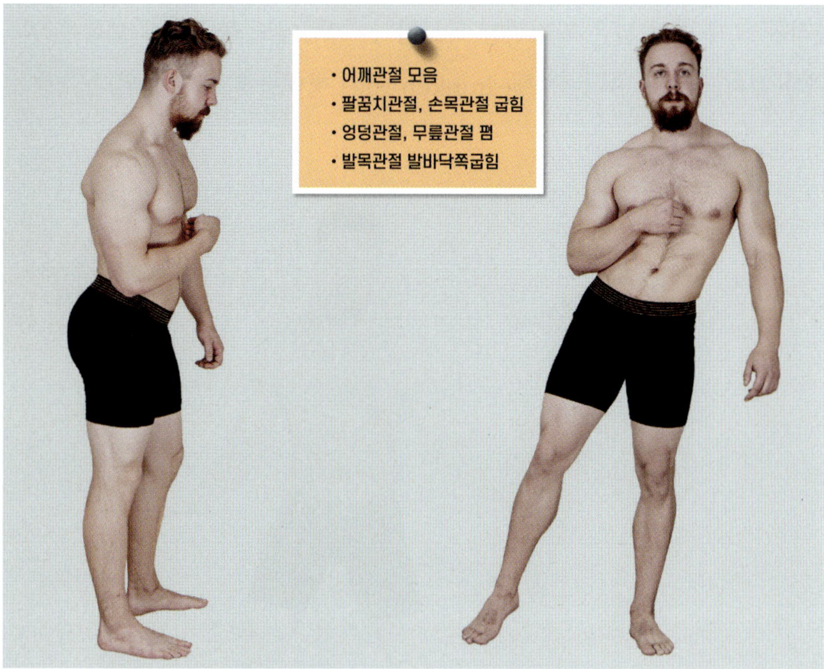

그림 12.6 편마비 환자에게서 관찰되는 손상측 다리 벌림 및 휘돌림

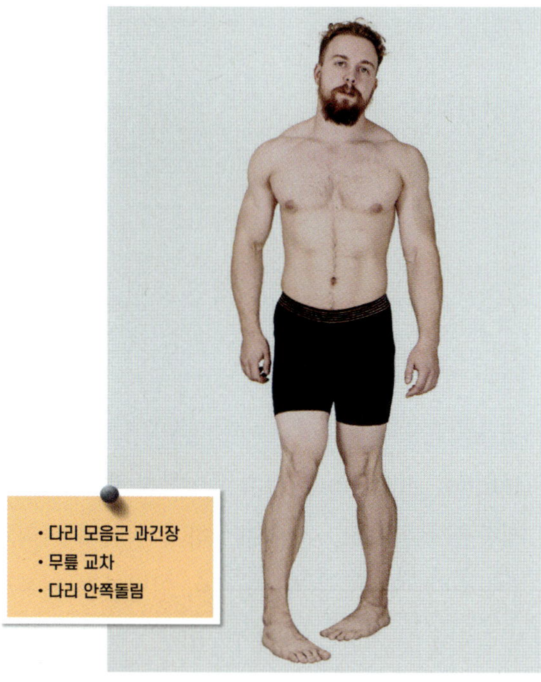

그림 12.7 양쪽마비 환자에게서 관찰되는 가위보행

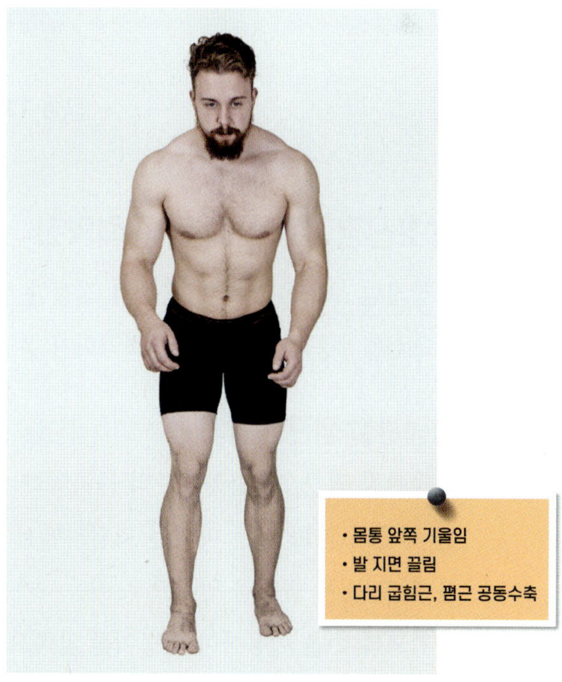
• 몸통 앞쪽 기울임
• 발 지면 끌림
• 다리 굽힘근, 폄근 공동수축

그림 12.8 파킨슨 환자에서 관찰되는 종종걸음

(4) 실조보행

실조보행(ataxic gait)은 소뇌손상 환자에서 주로 나타나며 근력저하와 감각 및 협응장애로 비정상적인 보행이 일어난다. 몸통과 팔다리를 수의적으로 자연스럽게 움직일 수 없으며 비협응적인 움직임으로 자세동요가 심하며 균형을 유지하기 어렵다. 실조증 환자는 균형을 유지하기 위하여 몸통을 앞으로 숙이고 시선은 땅을 응시하고 양다리를 크게 벌려 넓은 기저면을 확보한다. 그럼에도 불구하고 보행은 일직선으로 진행되지 못하고 마치 술에 취한 것처럼 비틀거리는 보행(drunken gait) 형태를 나타내게 된다(그림 12.9).

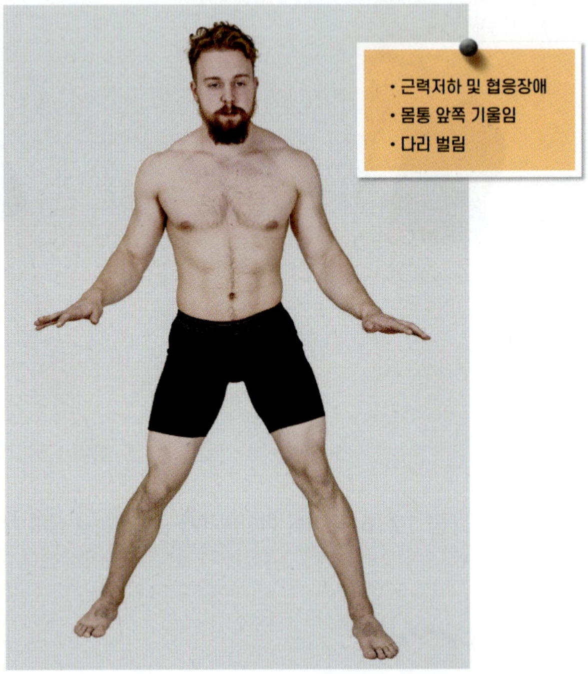
• 근력저하 및 협응장애
• 몸통 앞쪽 기울임
• 다리 벌림

그림 12.9 소뇌손상 환자에서 관찰되는 실조보행

2) 말초신경계통 장애 및 근력약화

정상적인 보행을 위하여 근육의 적절한 힘이 필요하다. 그러나 근력약화는 비정상적인 보행을 유발하며 주로 말초신경계통의 손상으로 근력약화가 유발된다.

(1) 엉덩관절 폄근 손상 보행

엉덩관절 폄근, 즉 큰볼기근의 근력약화는 아래볼기신경(inferior gluteal nerve)의 손상으로 발생된다. 엉덩관절 폄근의 약화 또는 마비는 디딤기에서 엉덩관절 폄의 제한을 유발하고, 이를 보상하기 위하여 머리와 몸통을 뒤로 젖혀 골반을 앞쪽으로 이동시키는 동작을 나타내게 된다. 또한, 중력중심선이 엉덩관절 뒤쪽으로 지나가도록 손을 이용하여 엉덩이를 앞쪽으로 밀어 엉덩관절 굽힘을 방지한다(그림 12.10).

(2) 엉덩관절 벌림근 손상 보행

엉덩관절 벌림근, 즉 중간볼기근의 근력약화는 위볼기신경(superior gluteal nerve)의 손상으로 발생된다. 한쪽 엉덩관절 벌림근의 약화 또는 마비는 트렌델렌부르크보행(trendelenburg gait)을 유발하는데, 디딤기 동안 골반이 비손상측 골반에 비하여 상대적으로 올라가게 되고 보상적으로 머리와 몸통이 손상 측으로 과도하게 가쪽굽힘상태로 보행을 하게 된다. 양쪽 엉덩관절 벌림근 약화 또는 마비는 디딤기 다리쪽으로 몸통을 가쪽굽힘시켜 뒤뚱거리는 오리걸음(waddling gait)을 유발시킨다(그림 12.11).

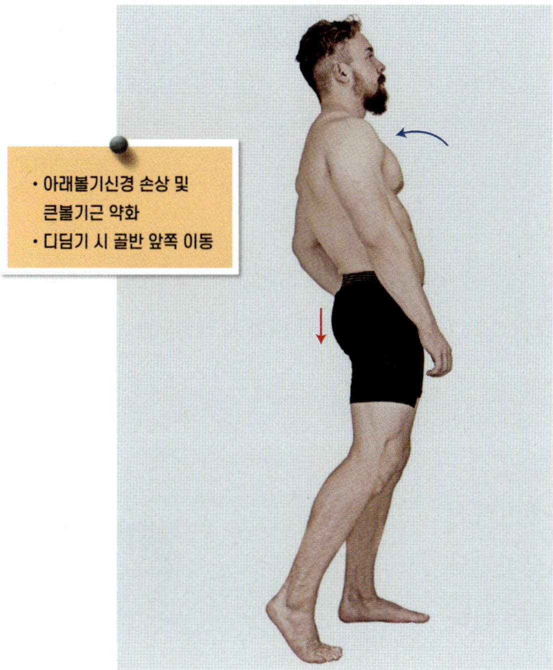

그림 12.10 엉덩관절 폄근 약화 시 관찰되는 보행

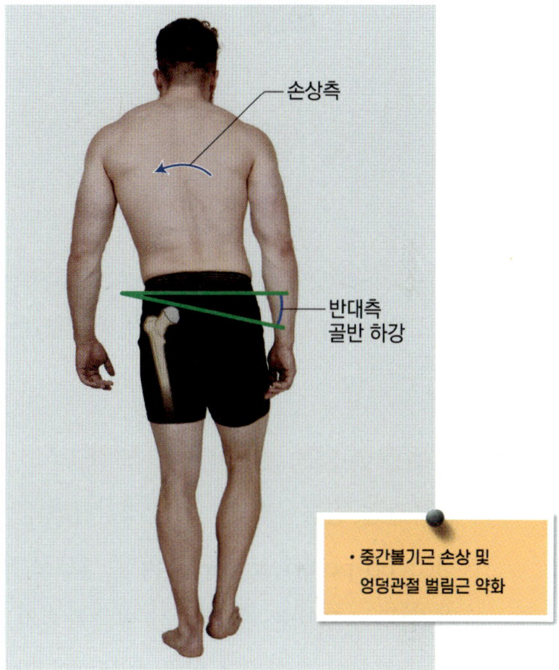

그림 12.11 엉덩관절 벌림근 약화 시 관찰되는 보행

(3) 무릎관절 폄근 손상 보행

무릎관절 폄근, 즉 넓적다리네갈래근의 근력약화는 넓적다리신경(femoral nerve)의 손상으로 발생된다. 무릎관절 폄근의 약화 또는 마비는 디딤기 동안 무릎관절 폄의 어려움을 유발시켜 비정상적인 보행을 유발하며 무릎관절 굽힘으로 넘어짐을 방지하기 위하여 몸통을 앞으로 굽히거나 무릎 앞쪽을 손으로 눌러 보행을 한다. 무릎관절 폄근 장애는 특히 내리막 경사로 또는 계단을 내려가는 데 어려움을 발생시킨다(그림 12.12).

(4) 무릎관절 굽힘근 손상 보행

무릎관절 굽힘근, 즉 넓적다리뒤근의 근력약화는 궁둥신경(sciatic nerve)의 손상으로 발생한다. 무릎관절 굽힘근의 약화 또는 마비로 인해 보행 시 무릎관절이 과도하게 편 상태에서 디딤기가 진행될 수 있다(그림 12.13).

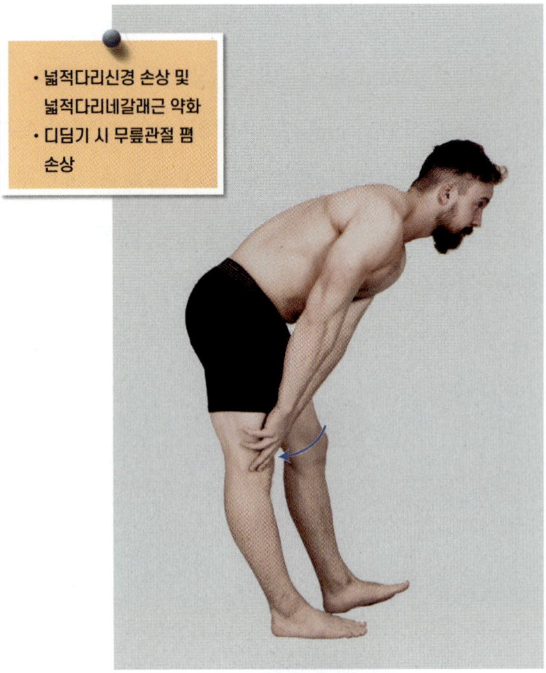

• 넓적다리신경 손상 및
넓적다리네갈래근 약화
• 디딤기 시 무릎관절 폄
손상

그림 12.12 무릎관절 폄근 약화 시 관찰되는 보행

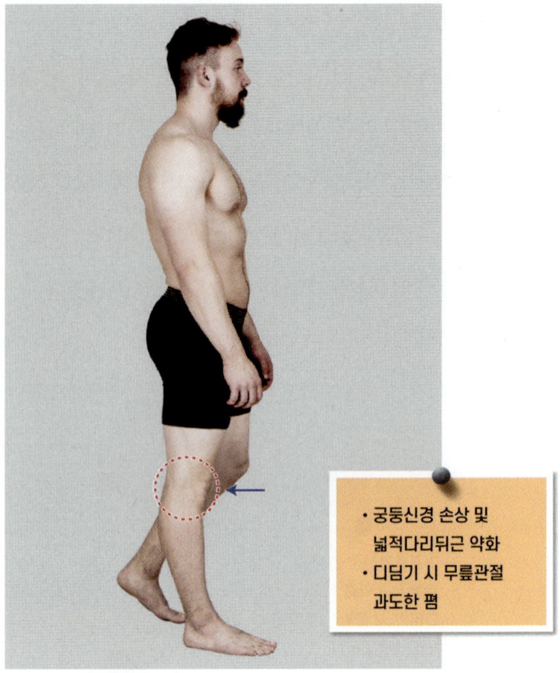

• 궁둥신경 손상 및
넓적다리뒤근 약화
• 디딤기 시 무릎관절
과도한 폄

그림 12.13 넓적다리뒤근 약화 시 관찰되는 무릎 과다젖힘보행

(5) 발목관절 발등굽힘근 손상 보행

발목관절 발등굽힘근, 즉 앞정강근의 근력약화는 깊은종아리신경(deep peroneal nerve)의 손상으로 발생한다. 발등굽힘근의 약화 또는 마비는 흔듦기 시 발목관절의 발바닥쪽굽힘으로 인하여 발처짐이 유발되고 이를 보상하기 위하여 엉덩관절과 무릎관절을 과도하게 굽힘시키는데, 이를 발처짐보행(steppage gait)이라 한다. 또한 디딤기 시 발꿈치닿기 이후 발바닥쪽굽힘 조절장애로 발바닥이 지면에 갑작스럽게 떨어지는 발때림 현상이 일어나거나, 심한 경우 발꿈치가 지면에 먼저 접촉하는 것이 아니라 발가락이 먼저 지면에 닿을 수 있다(그림 12.14).

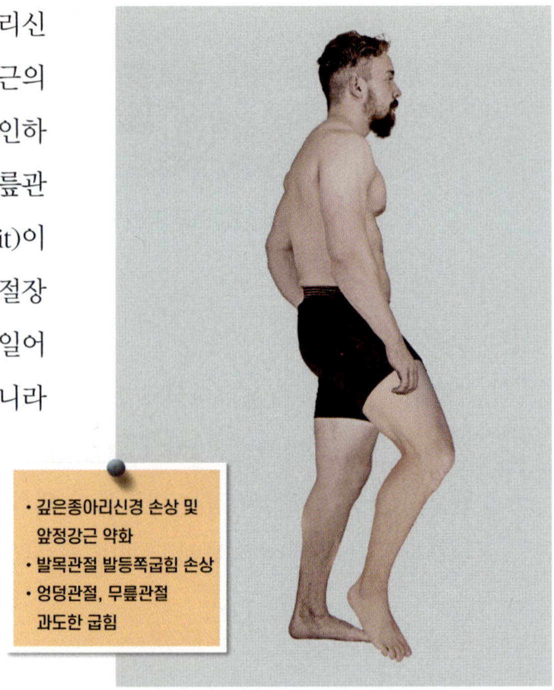

• 깊은종아리신경 손상 및
앞정강근 약화
• 발목관절 발등쪽굽힘 손상
• 엉덩관절, 무릎관절
과도한 굽힘

그림 12.14 발등굽힘근 약화로 인한 발처짐보행

(6) 발목관절 발바닥굽힘근 손상 보행

발목관절 발바닥굽힘근, 즉 장딴지근, 가자미근의 근력약화는 정강신경(tibial nerve)의 손상으로 발생한다. 발바닥굽힘근의 약화 또는 마비는 발꿈치떼기에서 발가락떼기 동안 일어나는 밀기 동작의 어려움으로 디딤기에서 흔듦기로 진행할 때 발생하는 전방추진력이 현저히 감소하게 된다. 또한 지속적인 발바닥굽힘근 장애는 발등쪽굽힘 구축을 유발하여 발꿈치보행(calcaneal gait)을 유발할 수 있다.

3) 근골격계통의 구조적 결함

운동을 일으키는 뼈, 관절 그리고 근육 등과 같은 근골격계통의 구조적 장애는 비정상적인 보행을 유발한다.

(1) 다리길이 차이 보행

다리길이 차이는 선천적 장애, 후천적 변형, 탈구, 골절 등으로 발생하며 디딤기 동안 짧은 다리쪽 어깨와 골반은 아래로 처지게 되고 이를 보상하기 위하여 발목관절에서 발바닥쪽굽힘이 일어난다. 흔듦기 동안 긴 다리쪽 엉덩관절, 무릎관절에서 과도한 굽힘이 일어나고 발목관절에서 과도한 발등쪽굽힘이 일어난다.

(2) 엉덩관절 굽힘 구축 보행

엉덩관절 굽힘 구축으로 허리와 골반의 보상작용이 수반되며 초기흔듦기에서는 허리가 앞으로 굽힘되고 말기흔듦기에서는 허리가 뒤로 젖혀진다.

(3) 엉덩관절 모음 구축 보행

엉덩관절 모음 구축은 골반의 경사로 기능적인 다리의 길이가 짧아지게 되고 이를 보상하기 위하여 발끝으로 서게 된다. 이로 인해 다리길이 차이에 의한 비정상적인 보행과 유사한 양상의 보행이 유발된다.

(4) 무릎관절 굽힘 구축 보행

무릎관절 굽힘 구축은 디딤기를 시작할 때 발의 뒤꿈치가 지면에 닿기 어렵게 만들며 디딤기 기간 동안 무릎관절 폄의 제한으로 종아리가 정상보다 앞쪽으로 빠지는 현상이 나타나게 된다.

(5) 무릎관절 폄 구축 보행

무릎관절 폄 구축은 흔듦기 동안 발끌림을 피하기 위하여 골반을 들어 올려 휘돌림보행(circumduction gait)을 하게 되고 무릎관절 조절의 어려움으로 발꿈치닿기 단계에서 뒤꿈치에 강한 충격을 발생시키게 된다.

(6) 발목관절 발바닥쪽굽힘 구축 보행

발목관절 발바닥쪽굽힘 구축은 흔듦기 동안 발끌림을 피하기 위하여 엉덩관절과 무릎관절을 과도하게 굽힘시키거나 엉덩관절 벌림과 휘돌림보행을 유발한다. 또한 디딤기 동안 발끝으로 보행하는 말발보행(equine gait)이 나타나고 이것은 무릎관절의 젖힌 무릎을 유발한다. 지속적인 발바닥쪽굽힘은 디딤기 말기의 밀기 동작을 방해하고 이로 인해 전방추진력이 저하된다.

(7) 발목관절 발등쪽굽힘 구축 보행

발목관절 발등쪽굽힘 구축은 디딤기 동안 발뒤꿈치만 지면에 닿게 되어 전체 디딤기 기간을 짧아지게 만들고 밀기 동작의 어려움을 유발하여 전방추진력을 약화시킨다.

4) 통증

보행 동안 특정 부위 혹은 특정 자세에서 지속적으로 통증(pain)이 있으면 통증을 회피하려고 하는 비정상적인 보행이 발생된다. 일반적으로 통증이 있는 부위는 통증을 피하기 위하여 디딤기는 짧게 하고 흔듦기를 길게 갖는 보행양상을 나타내게 된다.

(1) 엉덩관절 통증 보행

엉덩관절 통증은 흔듦기 동안 엉덩관절 굽힘, 벌림, 바깥돌림 자세를 취하여 엉덩관절 주위 인대를 느슨하게 하여 통증을 완화시키려는 비정상적인 동작이 유발된다. 또한 디딤기 동안 통증을 피하기 위하여 디딤하고 있는 시간을 최소화하고, 이로 인해 통증이 없는 다리의 걸음거리는 짧아지게 된다. 발이 지면에 닿을 때는 충격으로 인한 통증을 최소화하기 위하여 발끝부터 천천히 내딛는 형태의 보행을 나타내게 된다.

(2) 무릎관절 통증 보행

무릎관절 통증은 관절 주위의 긴장을 완화시켜 통증을 줄이기 위하여 20~30° 정도 굽힘상태를 유지하려고 한다. 또한 디딤기 동안 무릎의 충격을 최소화하기 위하여 발목관절을 발바닥쪽굽힘하여 지면에 발끝이 닿은 상태로 디딤기를 진행하며 디딤기 기간을 단축시켜 통증을 피하는 양상을 나타낸다.

연습문제

1. 보행 시 근육활동에 대한 설명이다. 옳은 것은?

① 말기흔듦기 동안 엉덩관절 굽힘근육이 편심성 활성을 나타낸다.
② 무릎관절 폄근육은 흔듦기의 마지막 단계에서 편심성 활성을 나타낸다.
③ 발등 굽힘근육은 흔듦기에서 활성을 나타내지 않는다.
④ 발바닥 굽힘근육의 조절장애는 발꿈치닿기 이후 발때림을 유발한다.
⑤ 발바닥 굽힘근육은 발꿈치떼기에서 발가락떼기까지 편심성 활성을 나타낸다.

[정답]
②

[해설]
① 말기흔듦기 동안 엉덩관절 폄근육이 편심성 활성을 나타낸다.
③ 흔듦기 동안 발등 굽힘근육은 동심성 활성을 나타낸다.
④ 발꿈치닿기 이후 발때림은 발등 굽힘근육의 조절장애로 나타난다.
⑤ 발바닥 굽힘근육은 발꿈치떼기에서 발가락떼기까지 동심성 활성을 나타낸다.

2. 중추신경계통 장애로 나타나는 비정상적인 보행에 대한 설명이다. 옳은 것은?

① 경직성 편마비 환자는 흔듦기를 위해 엉덩관절을 모음한다.
② 심각한 다리의 모음근 과긴장은 가위보행을 유발한다.
③ 파킨슨 환자는 보행 시 무게중심이 기저면 뒤에 위치한다.
④ 파킨슨 환자는 걸음거리(step length)가 길다.
⑤ 소뇌손상 환자는 자세동요가 감소한다.

[정답]
②

[해설]
① 경직성 편마비 환자는 흔듦기를 위해 엉덩관절을 벌림한다.
③ 파킨슨 환자는 보행 시 무게중심이 기저면 앞에 위치한다.
④ 파킨슨 환자는 걸음길이가 짧은 종종걸음을 한다.
⑤ 소뇌손상 환자는 자세동요가 증가한다.

3. 근골격계통의 구조적 결함을 나타내는 비정상적인 보행에 대한 설명이다. 옳은 것은?

① 엉덩관절 굽힘 구축으로 말기흔듦기에서 허리가 앞으로 굽힘된다.

② 무릎관절 폄 구축은 흔듦기 동안 발끌림을 피하기 위해 휘돌림보행을 한다.

③ 무릎관절 굽힘 구축은 디딤기를 시작할 때 발꿈치가 지면에 먼저 닿는다.

④ 무릎관절 폄 구축은 발꿈치닿기에서 발가락에 강한 충격을 유발한다.

⑤ 발목관절 발등쪽굽힘 구축은 디딤기 말기에 전방추진력을 증가시킨다.

[정답]

②

[해설]

① 엉덩관절 굽힘 구축으로 초기흔듦기에서 허리가 앞으로 굽힘되고 말기흔듦기에서는 허리가 뒤로 젖힘된다.

③ 무릎관절 굽힘 구축으로 디딤기를 시작할 때 발의 뒤꿈치가 지면에 닿기 어렵다.

④ 무릎관절 폄 구축은 발꿈치닿기에서 발꿈치에 강한 충격을 유발한다.

⑤ 발목관절 발등쪽굽힘 구축은 밀기동작의 어려움을 유발하여 전방추진력이 약화된다.

참고문헌

문성기 외(2017). 측정 및 평가 제3판. 대한나래출판사.

신체검사 및 평가 교재편찬위원회(2016). 신체검사 및 평가. 범문에듀케이션.

유병규 외(2013). 자세평가; 치료사를 위한 지침서. 영문출판사.

최원제 외(2018). 측정 및 평가. 범문에듀케이션.

최재청 외(2015). 측정 및 평가. 현문사.

O'Sullivan, Susan B, Raymond P, Siegelman. National Physical Therapy Examination Review and Study Guide. International Educational Resources. 2001.

Perry J, Burnfield JM, Cabico LM. Gait analysis: normal and pathological function. Slack, 1992.

PART 5

운동발달평가

13 운동발달평가

13

운동발달평가

학습목표

- 운동발달평가와 정상운동발달을 이해할 수 있다.
- 신생아의 원시반사를 이해할 수 있다.
- 중추신경계 수준에 따른 자세반사 검사를 이해하고 설명할 수 있다.

1 운동발달평가의 개요

인간의 발달은 생물학적인 요소에 의해 지배를 받고 환경과 상호작용을 통해 끊임없이 발달되며 그러한 과정은 태내기, 영유아기, 학동기, 청소년기, 성년기, 중장년기, 노년기로 구분한다. 즉 출생에서 사망에 이르기까지 전 생애에 걸쳐 연속적으로 변화의 양상과 과정이 일어나게 된다.

인간은 미성숙한 단계에서 태어나면서 그 어떤 동물보다 가장 긴 성장 단계를 가지게 되며 조기에 빠른 성장 과정을 통해 만 6세경에 90% 이상 성장하고 신경세포의 수초화 현상이 만 2세경에 거의 완성이 된다. 따라서 미성숙한 상태의 영유아와 성인의 발달검사는 달라야 하며, 신경계가 성숙함으로써 나타나는 여러 원시반사들의 양상을 검사하고, 점차 성숙해짐으로써 나타나는 자세 반응 등 월령을 고려하여 평가해야 한다.

신경계 성숙에 따른 발달단계마다 고유의 특징이 있으며, 이것은 인간 발달에 있어 중요한 역할을 하게 되며 특정한 발달과정과 발달시기는 치료의 기회가 된다.

그중 영유아기의 객관적인 발달평가는 조기진단 및 적절한 치료를 통해 지연 정도를 완화하거나 장애의 발생을 막을 수 있어 그 중요성이 크다. 이 장에서는 신경계의 성숙에 따라 나타나는 반사에 대한 검사방법에 관해 설명하고자 한다.

1) 정상운동발달

정상운동발달(normal development of movement)은 머리에서 다리 쪽으로, 몸의 중심부에서 먼 부위로 발달한다. 생후에 따른 신경발달을 살펴보면 생후 1개월에는 엎드려 누운 자세에서 머리를 약간 들 수 있으며 바로 누운 자세에서는 약 45° 머리를 회전할 수 있다. 바로 누운 자세에서 눈에서 1m 거리에 있는 물건을 응시할 수 있으며 손에는 손바닥 움켜잡기 반사가 나타난다. 손바닥 움켜잡기 반사(palmar grasp reflex)는 생후 8주까지 지속되다가 눈과 손의 움직임의 조화가 발달함에 따라 능동적 잡기가 된다.

생후 2개월이 되면 누운 자세에 따라 180° 돌려 볼 수 있게 된다. 엎드려 누운 자세에서 잠시 머리를 들 수 있으며 45° 정도 들 수 있다. 바로 누운 자세에서 머리는 비대칭성 긴장성 목 반사(asymmetrical tonic neck reflex, ATNR)의 영향으로 대개 한쪽으로 향해져 있고, 바로 누운 자세에서 물건을 움직이면 중앙선 밖에 있는 지점까지 따라간다. 생후 3개월 때에는 미로 바로잡기 반응(labyrinthine righting reaction)과 머리에 대한 몸통 바로잡기 반응(body righting reaction acting on the head)을 사용하여 아래팔로 체중을 지지하고 90° 들 수 있으며 자유롭게 돌릴 수 있다. 어른의 손으로 아기의 배를 받치고 아기를 들어 올리면 신생아 때에는 머리와 팔다리가 아래로 내려오지만 2개월이 되면 머리를 몸과 수평으로 들 수 있고 3개월이 되면 머리와 다리를 수평보다 위로 들 수 있다. 눈앞에 물체가 보이는 경우에 이를 잡으려고 손을 움직이고 손에 쥐어주면 잠시 동안 잡을 수 있다.

생후 3개월이 되면 아기는 엎드려 누운 자세에서 팔을 뻗어 몸을 받쳐 머리와 가슴을 들게 되고 3~4개월이 되면 아기의 머리는 중앙에 위치할 때가 많고 팔과 다리도 대칭의 자세를 취하며 두 손을 중앙에서 맞붙잡게 된다. 4개월에는 엎드려 누운 자세에서 아래팔로 체중을 지지하고 머리와 가슴을 수직으로 들 수 있다. 이 시기에는 긴장성 미로 반사(tonic labyrinthine reflex, TLR), 비대칭성 긴장성 목 반사와 대칭성 긴장성 목 반사(symmetrical tonic neck reflex, STNR)가 사라지고 미로 바로잡기 반응이 나타난다. 5개월에는 아래팔로 지지하고 엎드려 누운 자세에서 체중이동이 가능하고 한쪽으로 아래팔로 지지하고 팔을 뻗어 장난감을 잡으려 하며 바로 누운 자세에서 양손으로 발을 잡고 입으로 가져올 수 있다. 자발적으로 손을 뻗어 물건을 잡을 수 있다. 6개월에는 엎드려 누운 자세에서 평형 반응이 나타나며 가슴과 위쪽 배를 바닥에서 들고 팔을 펴서 손으로 체중을 지지할 수 있다. 머리 바로잡기 반응과 몸통 바로잡기 반응이 나타나므로 신체의 돌림운동이 발달하여 엎드려 누운 자세에서 바로 누운 자세로 구를 수 있다. 전방으로 손을 뻗쳐 지지하고 혼자 앉을 수 있고 선 자세로 세우면 다리로 거의 전 체중을 지지한다. 손바닥으로 물건을 잡을 수 있으며 한 손에서 다른 한 손으로 물건을 이동시킬 수 있다.

7개월이 되면 엎드려 누운 자세에서 한 손으로 체중을 지지할 수 있다. 바로 누운 자세에서 평형 반응이 나타나며 이 자세에서 엎드려 누운 자세로 구를 수 있고 옆으로 누운 자세에서 한쪽 아래팔로 지지하고 한 손으로 장난감을 쥘 수 있다. 네발기기 자세를 유지하며 수 초 동안 지지 없이 앉을 수 있다. 생후 8~9개월에는 도움을 받지 않고도 혼자 앉을 수 있고 9~10개월에는 배밀이를 하거나 기어 다닐 수 있게 된다. 10개월에는 손으로 지지하지 않고 양반다리 앉기 자세를 취할 수 있고 한 손만 잡고 일어설 수 있다. 11개월에는 교대로 기기를 할 수 있으며 다양한 앉기 자세를 취할 수 있다. 반무릎 서기 자세가 가능하고 두 손을 잡고 걸을 수 있다. 12개월에는 앉은 자세에서 자유롭게 회전을 할 수 있으며 한 손만 잡고 걸을 수 있다. 바로잡기 반응이 대부분 운동에서 잘 통합되며 서기를 제외한 모든 자세에서 평형 반응이 나타나며 공놀이와 같은 간단한 놀이도 할 수 있다.

영유아 발달평가는 정상운동발달을 기준으로 하여 대근육운동 기능연령으로써 근긴장도와 강도를 측정하고 반사형태로 척수수준, 뇌간수준, 중뇌수준, 대뇌수준 등으로 구별을 하여 살펴보고 기능적 자세의 사용 정도로 구르기, 앉기, 기어가기, 서기 등을 알아보며 체위 발달 상황으로 평형 반응, 바로잡기 반응, 균형 등을 측정한다.

2) 신생아의 원시반사

신생아의 운동은 대부분 제한이 되어 있고 외부 자극에 자신을 보호하는 반사를 보여주고 있다. 생후 몇 주 동안 두드러지는 원시반사(primitive reflex)는 외부 자극에 대한 중추신경계의 반응으로 영아의 먹기와 삼키기 등에서 절대적이며 이마엽에 의한 정상발달을 통해 원시반사가 정상적으로 나타나고 사라지는 것은 신생아의 신경 및 근육의 성숙도를 판단하여 정상 여부를 판단하는 중요한 기준이 된다.

(1) 청각 깜빡임 반사 Auditory blink reflex

검사자세	• 머리를 중립으로 한 후 바로 누운 자세
검사자극	• 귀 가까이에서 대상자의 손바닥으로 박수를 쳐 소리 자극
반　응	• 순간적으로 눈을 깜박이며 소리가 난 방향으로 쳐다봄
분　석	• 생후 10일 이후에 나타나서 일생 동안 지속 • 4개월 이후 나타나지 않는다면 중추신경계 이상, 청각상실 등을 의심

(2) 시각 깜빡임 반사 Optical blink reflex

검사자세	• 머리를 중립으로 한 후 바로 누운 자세에서 손바닥을 대상자의 얼굴과 마주함
검사자극	• 바람을 일으키지 않고, 눈 앞 30cm 지점까지 빠르게 움직임
반　응	• 눈을 깜빡임
분　석	• 생후 4개월 이후에 나타나 일생 동안 지속 • 7개월 이후에도 나타나지 않는다면 중추신경계의 이상, 시각손상 등을 의심

(3) 재채기 반사 Sneeze reflex

검사자극	• 코 안에 자극을 주거나 이물질에 의한 방해
반　응	• 이물질이 기도로 들어가면 재채기 혹은 기침
분　석	• 소실되지 않고 평생 지속됨

(4) 들어 올림 반응 Lifting reaction

검사자세	• 대상자의 겨드랑을 잡고 지지하여 세움
검사자극	• 검사자가 가볍게 위로 던져 올렸다가 다시 잡음
반　응	• 정상일 경우 팔다리를 느슨하게 구부린 채 유지
분　석	• 팔은 뻣뻣하게, 다리는 폄, 모음, 안쪽돌림이 되어 있을 경우 경직형 뇌성마비가 의심되고, 모로 반사의 반응처럼 팔과 손가락을 펴고 있으면 무정위형 뇌성마비가 의심 • 생후 4개월에 통합

(5) 두덩위 신장 반사 Suprapubic stretch reflex

검사자세	• 바로 눕힌 후, 양쪽 다리를 살짝 구부림
검사자극	• 두덩결합 위를 세게 아래쪽으로 누름
반　응	• 반사적으로 양쪽 다리 폄
분　석	• 생후 4주까지 나타날 수 있고 3개월 이후에도 나타날 경우 강직을 의심

(6) 인형눈 반사 Doll's eye reflex

검사자세	• 머리를 중앙으로 하고 바로 누운 자세
검사자극	• 머리를 좌우로 천천히 움직임
반 응	• 아기의 눈동자가 고개를 돌리는 속도와 함께 움직이지 못하고 인형처럼 눈을 옆으로 보는 것처럼 나타남
분 석	• 눈의 고정이 발달하면서 3주 이후 소실되나 지속된다면 신경계 손상 • 손상 시 사물을 주시하지 못하고 어지러움을 느낌

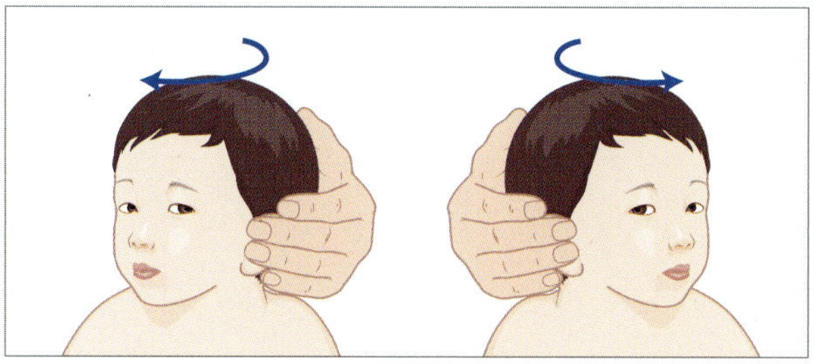

그림 13.1 인형눈 반사

(7) 먹이찾기 반사 Rooting reflex

검사자세	• 머리를 중립으로 한 후 바로 누운 자세
검사자극	• 집게손가락으로 입 주변을 자극
반 응	• 입 주변을 자극하면 자극을 하는 방향으로 머리와 입이 움직임 • 자극을 받은 방향의 윗입술을 누르면 입을 벌리고 머리를 펴고 자극을 받은 방향의 아랫입술을 누르면 입을 벌리고 턱을 내림
분 석	• 생후 3개월쯤보다 고위중추에 의해 통합됨 • 먹이찾기 반사가 정상적으로 나타나지 않는다면 중추신경계의 전반적인 억제 또는 감각 운동 기능의 장애를 의미하며 비대칭적인 반응은 한쪽 뇌 또는 안면신경 혹은 안면근육의 손상을 의미

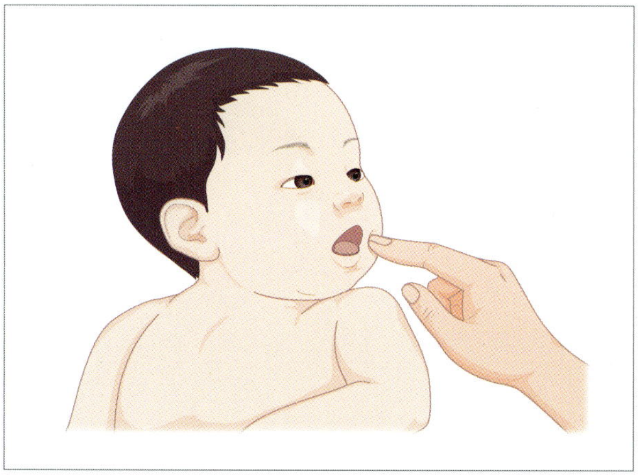

그림 13.2 먹이찾기 반사

(8) 빨기-삼키기 반사Suck-swallowing reflex

검사자세	• 머리를 중립으로 한 후 바로 누운 자세
검사자극	• 아기의 입안에 집게손가락을 넣어 자극
반 응	• 입에 넣으면 강하고 율동적인 빨기 운동을 하며 입안에 들어온 것을 삼킴
분 석	• 먹이찾기 반사와 같은 시기에 나타나며 생후 2~5개월까지 지속되다가 통합되고 이 반사가 결손 혹은 약할 시에는 뇌손상 또는 정상적인 구강 감각 자극을 받지 못함을 의미

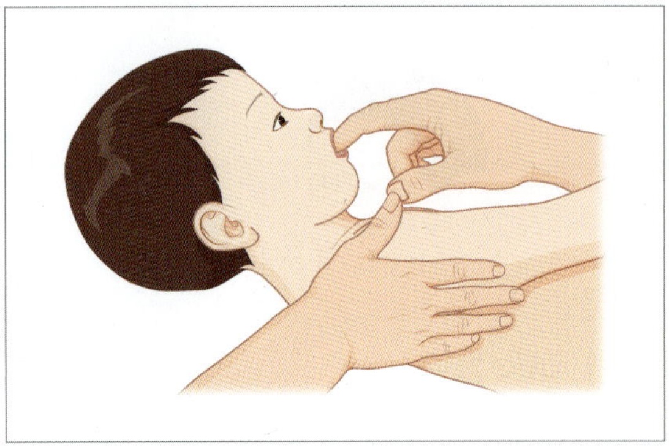

그림 13.3 빨기–삼키기 반사

(9) 구역 반사Gag reflex

검사자극	• 음식물, 흡입, 관의 삽입으로 혀의 뒤쪽 2/3(후인두) 자극
반 응	• 구토 유발
분 석	• 음식물이 기도로 넘어가는 것을 방지하고, 출생 시 나타나 평생 지속 • 반응이 나타나지 않을 경우 기도로 음식물이 넘어가 폐렴을 유발시킴 • 먹이찾기 반사와 같은 시기에 나타나며 생후 2~5개월까지 지속되다가 통합되고 이 반사가 결손 혹은 약할 시에는 뇌손상 또는 정상적인 구강 감각 자극을 받지 못함을 의미

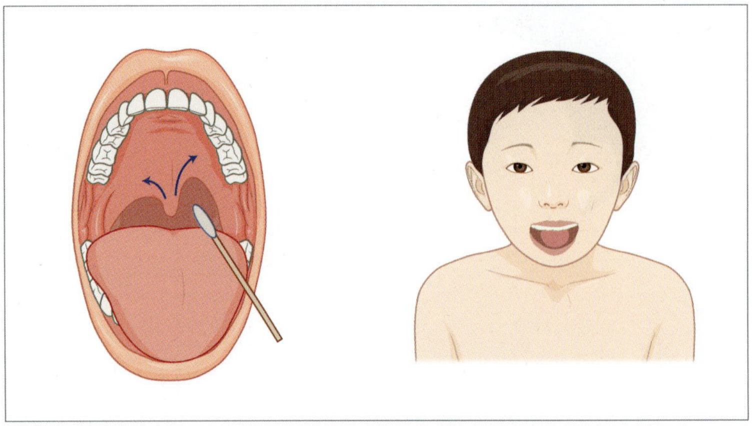

그림 13.4 구역 반사

(10) 손바닥 움켜잡기 반사 Palmar grasp reflex

검사자세	• 머리를 중립으로 한 후 바로 눕히고 팔의 긴장을 완화시킨 자세
검사자극	• 검사자가 집게손가락을 대상자의 자뼈 쪽에서 손바닥에 넣고 부드럽게 압박
반 응	• 손가락의 모음이 일어나며 빠르게 손가락을 구부려 잡음
분 석	• 생후 4~6개월에 통합되어 생후 2~5개월에 통합되는 당김 반사와 유사

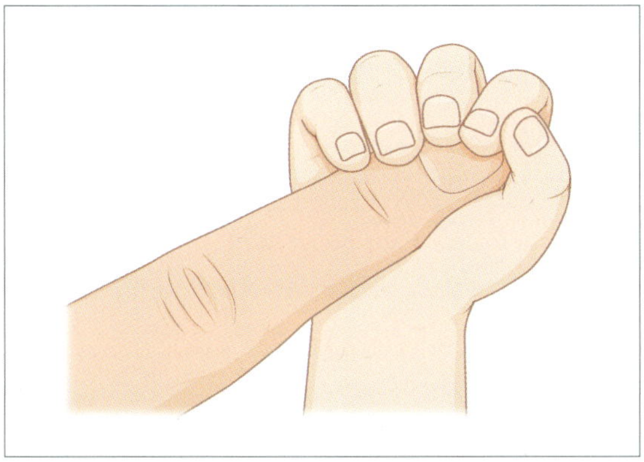

그림 13.5 손바닥 움켜잡기 반사

(11) 당김 반사 Traction reflex

검사자세	• 바로 누운 자세
검사자극	• 아래팔을 잡아당겨 앉힘
반 응	• 어깨, 팔꿈치, 손목관절과 손가락의 굽힘
분 석	• 생후 2~5개월에 통합

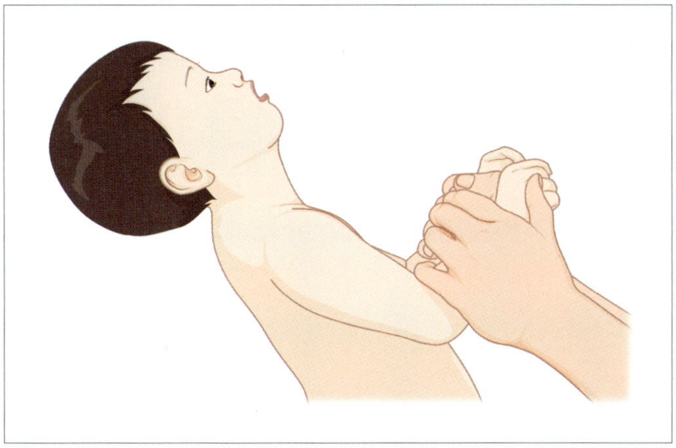

그림 13.6 당김 반사

(12) 발바닥 쥐기 반사 Plantar grasp reflex

검사자세	• 머리를 중립으로 한 후 바로 눕히고 다리의 긴장을 완화시킨 자세
검사자극	• 검사자의 엄지손가락으로 대상자의 발바닥의 앞쪽을 누름
반 응	• 자극을 받으면 물건을 집듯이 발가락을 굽힘
분 석	• 9개월경에 통합되며 결손 시에는 중추신경계의 억제나 감각 운동 기능 장애를 의미하는데 비대칭적인 반응은 한쪽 뇌의 손상, 무반응은 척수의 손상 등을 의심

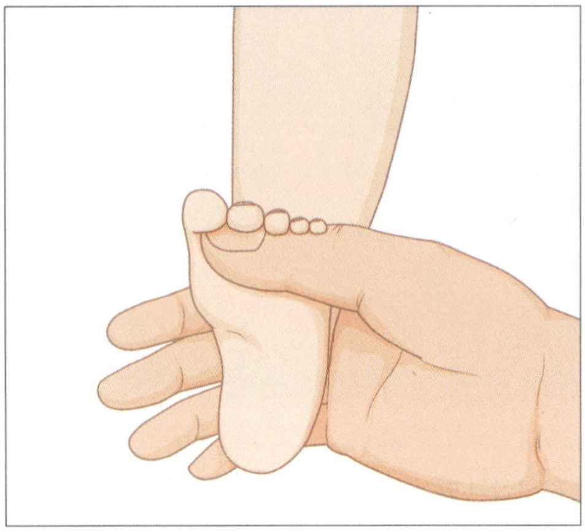

그림 13.7 발바닥 쥐기 반사

(13) 밥킨 반사 Babkin reflex

검사자세	• 머리를 중립으로 한 후 바로 누운 자세
검사자극	• 대상자의 양손 손바닥의 손목에 가까운 곳을 세게 누름
반 응	• 반사적으로 입을 벌림
분 석	• 생후 4주까지 나타나며 6주 이후 소실

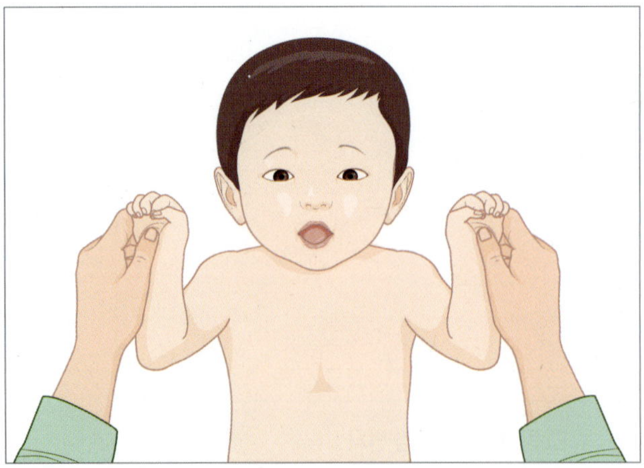

그림 13.8 밥킨 반사

(14) 자발적 걷기 반사 Spontaneous stepping reflex

검사자세	• 검사자의 양손으로 대상자의 겨드랑이를 받쳐 선 자세로 들어 올림
검사자극	• 양발이 지면에 닿도록 하고 천천히 앞쪽으로 기울임
반 응	• 양다리를 움직여 발 떼는 동작을 하며 발뒤꿈치가 먼저 지면에 닿게 됨
분 석	• 생후 2개월에 통합되고 비대칭적인 반응은 한쪽 뇌의 손상, 근육의 약증 또는 말초신경손상을 의미

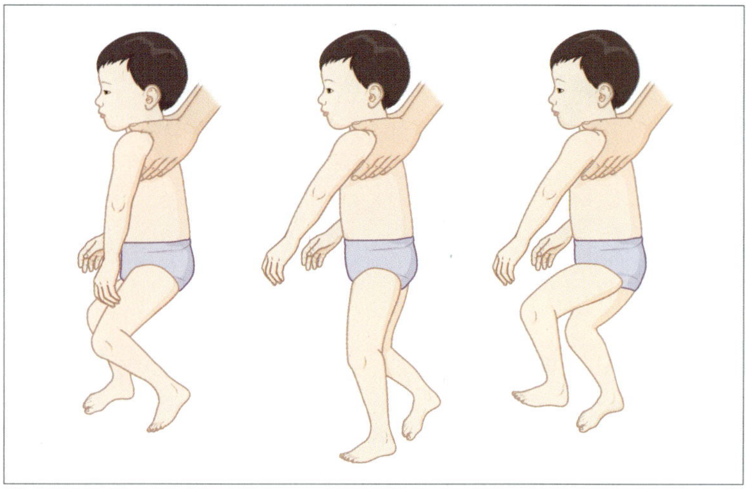

그림 13.9 자발적 걷기 반사

(15) 발꿈치 반사 Heel reflex

검사자세	• 대상자를 바로 눕힌 후 검사하고자 하는 쪽의 엉덩관절, 무릎관절, 발목관절을 90°로 굽힘
검사자극	• 발꿈치를 반사망치로 자극
반 응	• 반사적으로 무릎을 폄
분 석	• 생후 4주 이후 소실이 시작되어 3개월 후에 완전 소실

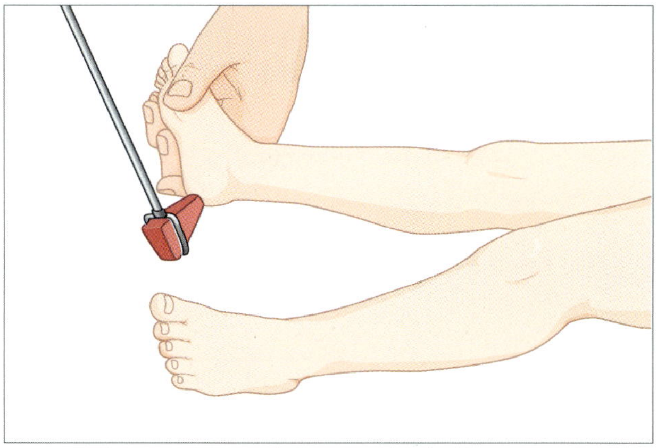

그림 13.10 발꿈치 반사

(16) 위치 반사 Placing reflex

검사자세	• 대상자를 지지하여 선 자세로 들어 올림
검사자극	• 손등이나 발등을 책상에 약간의 자극을 주어 문지름
반 응	• 손등: 손을 펴서 책상 위에 올려놓음 • 발등: 다리를 굽혀 발을 책상 위로 들어 올리는 것처럼 나타났다가 곧바로 다리를 뻗어 책상 위에 발을 올려놓음
분 석	• 생후 2개월에 척수 또는 뇌줄기 수준에서 모두 통합

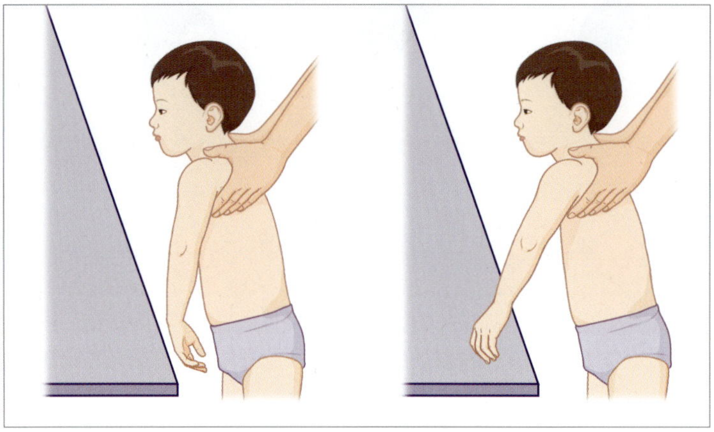

그림 13.11 팔 위치 반사

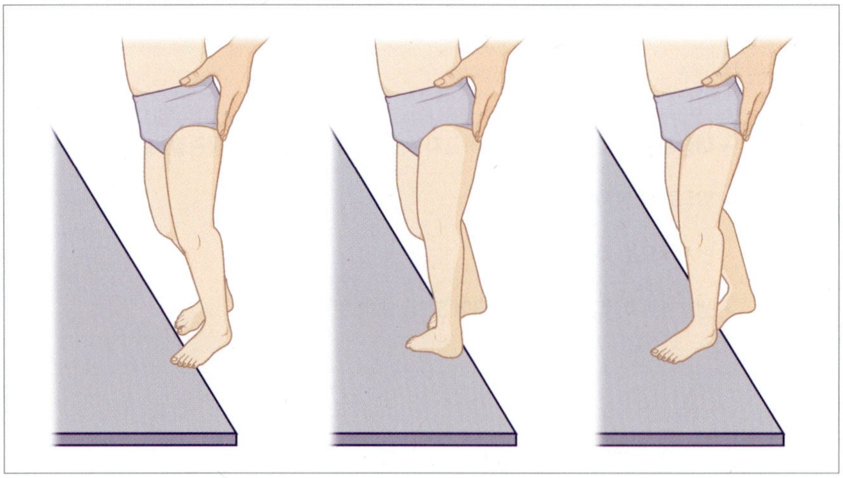

그림 13.12 다리 위치 반사

(17) 바빈스키 반사 Babinski's reflex

검사자세	• 머리는 중립에 위치한 바로 누운 자세
검사자극	• 엄지손가락 끝
반　응	• 엄지발가락과 나머지 네 발가락이 부채처럼 쫙 펴지는 반응
분　석	• 생후 10~17개월에 소실

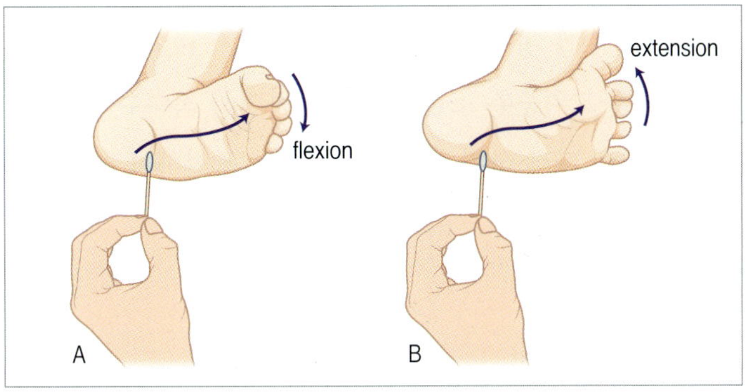

그림 13.13 바빈스키 반사

(18) 갈란트 반사 Galant reflex

검사자세	• 대상자가 엎드려 누운 자세에서 검사자가 대상자의 가슴을 받쳐 든 자세
검사자극	• 12번째 등뼈에서 엉덩뼈능선까지 부드럽게 긁음
반　응	• 긁은 쪽 피부에 주름이 생기면서 몸통이 가쪽굽힘
분　석	• 생후 2개월에 통합되며 모로 반사와 같이 정상아에게 나타나는 일반적인 반사로 항상 두 검사를 같이 검사 • 반사 결손 시 척추측만증이 유발될 뿐만 아니라 대칭적인 발달에 심각한 지연

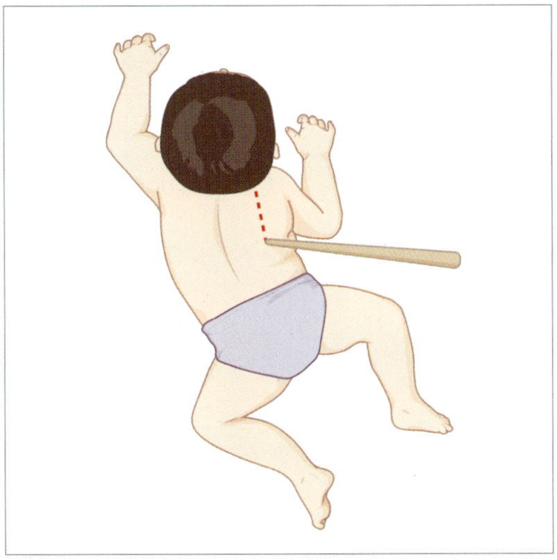

그림 13.14 갈란트 반사

2 중추신경계 수준에 따른 자세반사 검사

신경생리학적 측면에서 소아의 운동발달은 중추신경의 성숙에 따라 척수, 뇌줄기, 중간뇌, 대뇌로의 역할에 의해 통합된다. 생후 몇 주 동안 두드러지는 원시반사는 척수와 뇌줄기의 통합에 의해 일어나는 반사운동이다. 이러한 원시반사는 정상발달에 있어 필수적이며, 이 반사들에 의한 반응들은 구르기, 앉기, 기기, 서기 등의 발달을 하는데 도움을 준다. 이후 필수적으로 나타나는 원시반사들은 성장에 의해 사라지고, 중추의 작용이 명확하게 나타남에 따라 바로잡기 반응(righting reaction)과 평형 반응(equilibrium reaction)과 같은 보다 높은 수준의 운동 형태가 나타나게 된다. 이러한 발달과정은 고위중추 조절이 발달을 하면서 척수수준(spinal level)에서 일어나는 원시반사가 억제되고, 대뇌겉질이 성숙함에 따라 하위 수준의 반사들을 조절하여 손을 뻗어 물건을 잡는 등의 복잡한 기술적인 동작들이 가능하게 된다.

1) 척수수준

척수반사는 제4뇌실 바닥부까지 이르는 중추신경계에서 이루어진다. 소뇌겉질과 연결되는 다리뇌(pons) 아래 1/3 부분에 위치한 중추신경계 Deiter's nucleus에 의해 조절되는 반사이다. 척수반사의 특징은 팔다리의 근육이 전체적으로 굽힘 또는 폄 운동 양상을 나타내는 것이다. 생후 2개월 이내의 정상아에서는 검사의 양성 또는 음성 반응을 나타낼 수 있다. 2개월 이후에 양성 반응이 나타나면 이는 중추신경계통의 성숙지연이나 신경학적인 이상을 의미한다. 즉, 생후 2개월 이후에는 척수반사 검사를 시행하였을 때 '음성 반응'이 정상이다.

표 13.1 중추신경계 성숙 및 반사와 운동 발달과의 관계

중추신경계 성숙수준	반사 발달	운동 발달
척수, 뇌줄기	• 발 활동 없음 • 원시반사	• 엎드리기 • 바로눕기
중간뇌	• 네발 활동 • 바로잡기 반응	• 네발기기 • 앉기
대뇌겉질	• 두발 활동 • 평형반사	• 서기 • 걷기

표 13.2 중추신경계 수준별 자세반사

반사	자극	반응	중추신경계 수준
굽힘근 피하기 반사	발바닥 자극	다리의 반사적 굽힘	척수
폄근 밀기 반사	발바닥 자극	다리의 반사적 폄	
교차 폄 반사	발바닥 자극	다리가 반사적으로 교대 움직임	
긴장성 목 반사	머리 위치 변화	머리 방향에 따른 근긴장도 변화	뇌줄기
긴장성 미로 반사	중력	누운 방향에 따라 굽힘근과 폄근의 근긴장도 변화	
연합 반응	손 자극	반대쪽 팔이나 다른 부위 근육 긴장	
양성 지지 반응	발바닥 자극	양쪽 다리의 폄근 긴장 증가	
음성 지지 반응	발바닥 신장	폄근 긴장이 지속되며 뻣뻣하게 선자세 유지	
목 바로잡기 반응	머리 위치 변화	머리가 돌아간 방향으로 몸통 돌림	중간뇌
미로 바로잡기 반응	중력	미로 자극 변화에도 머리를 곧게 유지	
시각 바로잡기 반응	시각	시각 자극 변화에도 머리를 곧게 유지	
양서류 반응	골반 들어 올림	같은 쪽 팔, 골반, 다리의 굽힘	
평형 반응	외측 변위	몸이 기울어지는 반대쪽으로 팔, 다리의 벌림과 폄	대뇌겉질
보호 반응	외측 변위	몸이 기울어지는 쪽으로 손을 뻗는 등의 보호 반응	
발 떼기 반응	인체 중심 변위	평형을 유지하기 위해 체중 이동 방향으로 발을 옮겨 새로운 기저면 확보	
시소 반응	팔을 앞,가쪽 당김	굽혀진 무릎을 펴면서 서려고 함	
유인원자세 반응	외측 변위	몸이 기울어지는 쪽에 보호 반응, 몸이 기울어지는 반대 방향으로 평형 반응	

(1) 굽힘근 피하기 반사 Flexor withdrawal reflex

검사자세	• 머리를 중립 위치로 한 후, 양다리를 펴고 바로 누운 자세
검사자극	• 발바닥에 자극
양성 반응	• 자극받은 다리를 반사적으로 굽힘(간지럼에 의한 반응과 혼동 주의)
음성 반응	• 자극받은 다리가 움직임 없이 펴진 상태를 유지

※ 생후 2개월까지 양성 반응은 정상이다. 생후 2개월 이후에 양성 반응이 나타나면 이는 반사 성숙의 지연을 의미한다.

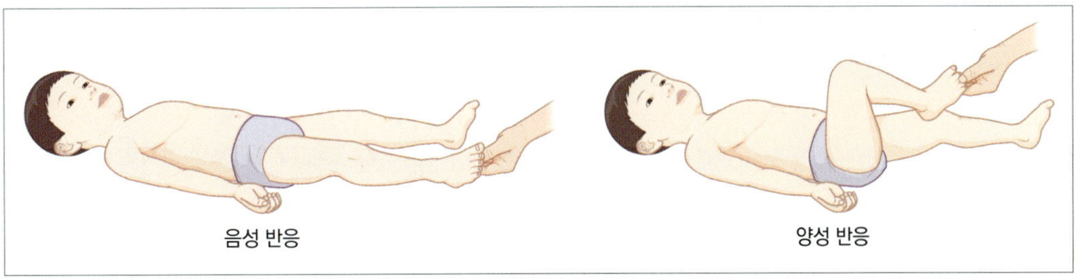

그림 13.15 굽힘근 피하기 반사

(2) 폄근 밀기 검사 Extensor thrust reflex

검사자세	• 머리를 중립 위치로 한 후 한쪽 다리는 펴고 반대쪽 다리는 굽혀서 바로 누운 자세
검사자극	• 굽혀진 다리에 자극
양성 반응	• 굽혀진 다리는 자극이 가해짐에 따라 반사적으로 폄(간지럼에 의한 반응과 혼동 금지)
음성 반응	• 자극받은 다리가 움직임 없이 굽힘상태를 유지

※ 생후 2개월까지 양성 반응은 정상이다. 생후 2개월 이후에 양성 반응이 나타나면 이는 반사 성숙의 지연을 의미한다.

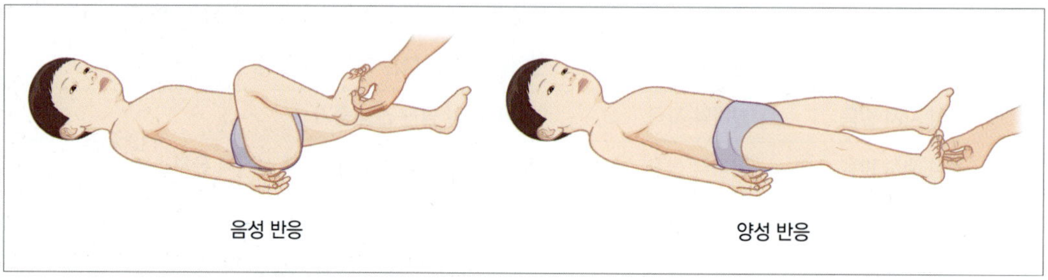

그림 13.16 폄근 밀기 반사

(3) 교차 폄 반사 1 Crossed extension reflex 1

검사자세	• 머리를 중립 위치로 한 후 한쪽 다리는 펴고 반대쪽 다리는 굽혀서 바로 누운 자세
검사자극	• 펴진 다리를 굽힘
양성 반응	• 펴진 다리를 굽힘에 따라 반대편의 굽혀진 다리를 반사적으로 폄
음성 반응	• 펴진 다리를 굽혀도 움직임 없이 굽힘상태를 그대로 유지

※ 생후 2개월까지 양성 반응은 정상이다. 생후 2개월 이후에 양성 반응이 나타나면 이는 반사 성숙의 지연을 의미한다.

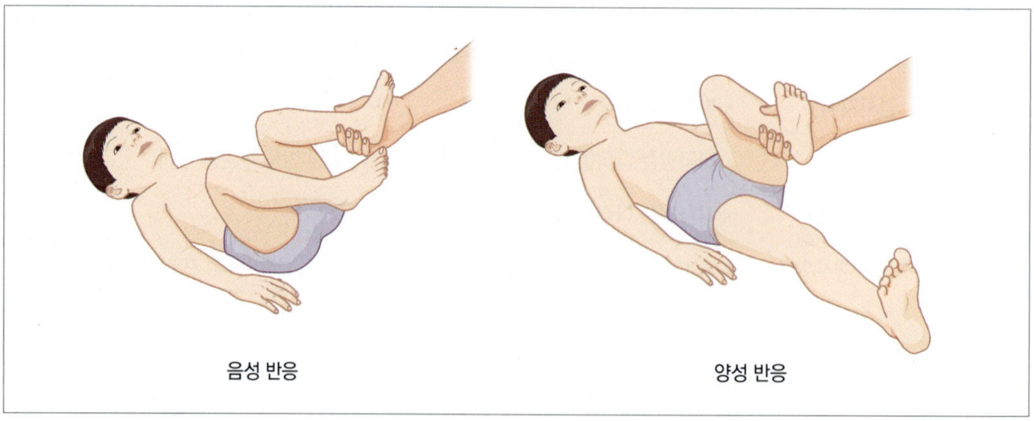

그림 13.17 교차 폄 반사 1

(4) 교차 폄 반사 2 Crossed extension reflex 2

검사자세	• 머리를 중립 위치로 한 후 두 다리를 모두 편 후 바로 누운 자세
검사자극	• 한쪽 다리의 넓적다리 안쪽을 살짝 두드림
양성 반응	• 자극받은 반대편 다리가 모음과 안쪽돌림이 되고 발목을 발바닥쪽으로 굽힘(전형적인 가위모양)
음성 반응	• 두 다리 모두 자극에 대한 반응이 없이 폄상태를 그대로 유지

※ 생후 2개월까지 양성 반응은 정상이다. 생후 2개월 이후에 양성 반응이 나타나면 이는 반사 성숙의 지연을 의미한다.

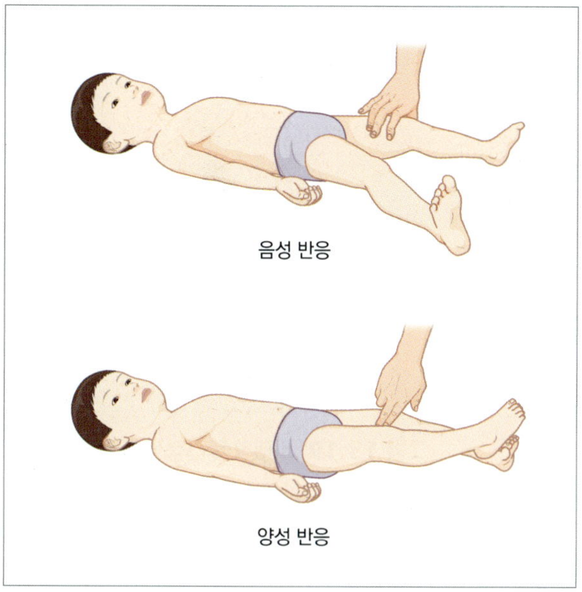

그림 13.18 교차 폄 반사 2

2) 뇌줄기 수준

뇌줄기 수준(brainstem level)의 반사는 뇌줄기 반사(brainstem reflex)라고 하며 바닥핵(basal ganglia)의 가장 꼬리 쪽에 위치한 다이터 핵(Deiter's nucleus)에서부터 바닥 신경절 말미부위에 자리하고 있는 적색핵(red nucleus)까지의 영역에 의해 조절 받는 반사이다.

뇌줄기 반사는 정적인 자세 반사이고 공간에서 몸통과 머리의 위치 변화에 의해 발생하고, 몸통에 대한 머리의 위치 변화에 따라 발생하는 신체 전체의 근긴장 변화에 의해 나타난다. 뇌줄기 반사는 생후 4~6개월 이내의 정상아에서는 검사의 양성 또는 음성 반응이 나타날 수 있다. 단, 6개월 이후에 양성 반응이 나타나면 이는 중추신경계의 성숙 지연이나 신경학적인 이상을 의미하여 음성 반응이 정상이다.

(1) 비대칭성 긴장성 목 반사 Asymmetrical tonic neck reflex, ATNR

검사자세	• 머리는 중립 위치로 한 후 팔다리를 펴고 바로 누운 자세
검사자극	• 머리를 한쪽으로 돌림
양성 반응	• 머리를 돌린 쪽의 팔과 다리는 펴게 되거나 또는 폄근 긴장이 증가하고, 머리를 돌린 반대쪽의 팔과 다리는 굽히거나 또는 굽힘근 긴장이 증가
음성 반응	• 양쪽 팔다리가 움직임 없이 폄상태를 유지

※ 생후 4~6개월까지 양성 반응은 정상이다. 생후 6개월 이후에 양성 반응이 나타나면 이는 반사 성숙의 지연을 의미하며, 뻗기와 쥐기, 양손사용, 뒤집기에 어려움이 있다.

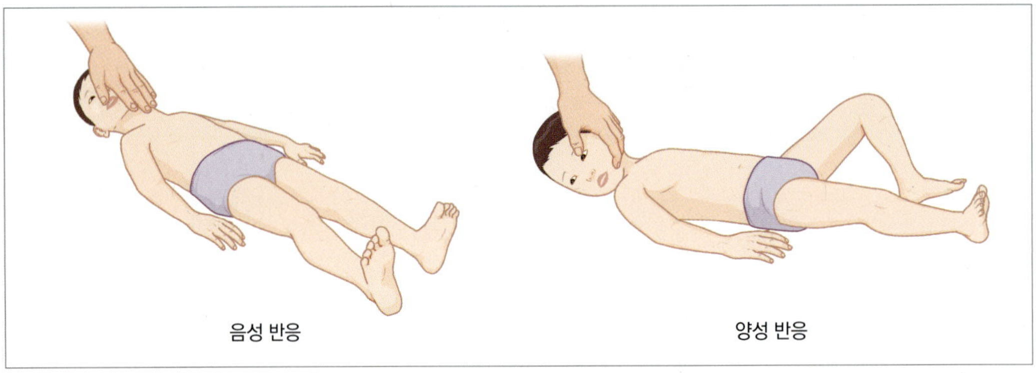

그림 13.19 비대칭성 긴장성 목 반사

(2) 대칭성 긴장성 목 반사 1 Symmetrical tonic neck reflex 1, STNR 1

검사자세	• 검사자의 양 무릎 위에 대상자를 엎드리게 하고 머리는 중립 위치로 유지하면서 네발기기 자세
검사자극	• 머리를 굽힘
양성 반응	• 양쪽 팔이 굽혀지거나 굽힘근의 근긴장이 증가되고, 양쪽 다리는 펴지거나 폄근의 근긴장이 증가
음성 반응	• 반응 없음

※ 생후 4~6개월까지 양성 반응은 정상이다. 생후 6개월 이후에 양성 반응이 나타나면 이는 반사 성숙의 지연을 의미한다. 교대적 기기가 어려워 바니홉(bunny hop) 자세로 이동한다.

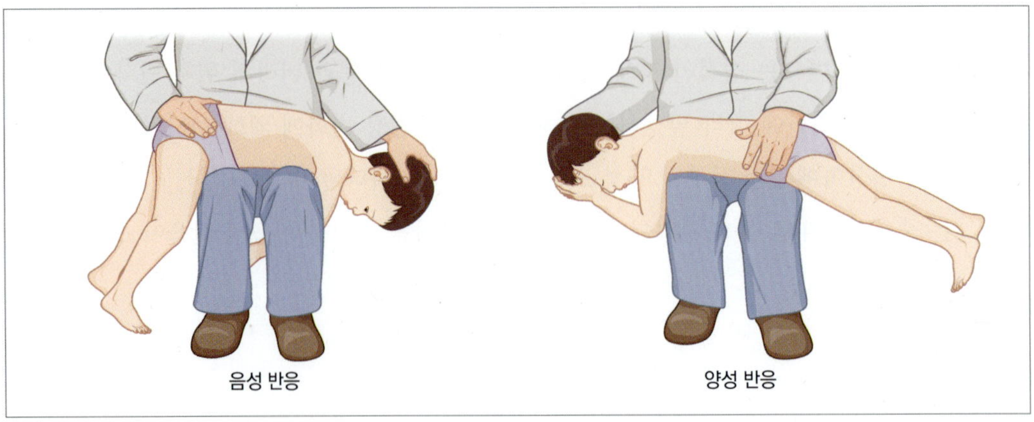

그림 13.20 대칭성 긴장성 목 반사 1

(3) 대칭성 긴장성 목 반사 2 Symmetrical tonic neck reflex 2, STNR 2

검사자세	• 검사자의 양 무릎 위에 대상자를 엎드리게 하고 머리는 중립 위치로 유지하면서 네발기기 자세
검사자극	• 머리를 폄
양성 반응	• 양쪽 팔이 폄되거나 폄근의 근긴장이 증가되고, 양쪽 다리는 굽혀지거나 굽힘근의 근긴장이 증가
음성 반응	• 반응 없음

※ 생후 4~6개월까지 양성 반응은 정상이다. 생후 6개월 이후에 양성 반응이 나타나면 이는 반사 성숙의 지연을 의미한다. 교대적 기기가 어려워 바니홉(bunny hop) 자세로 이동한다.

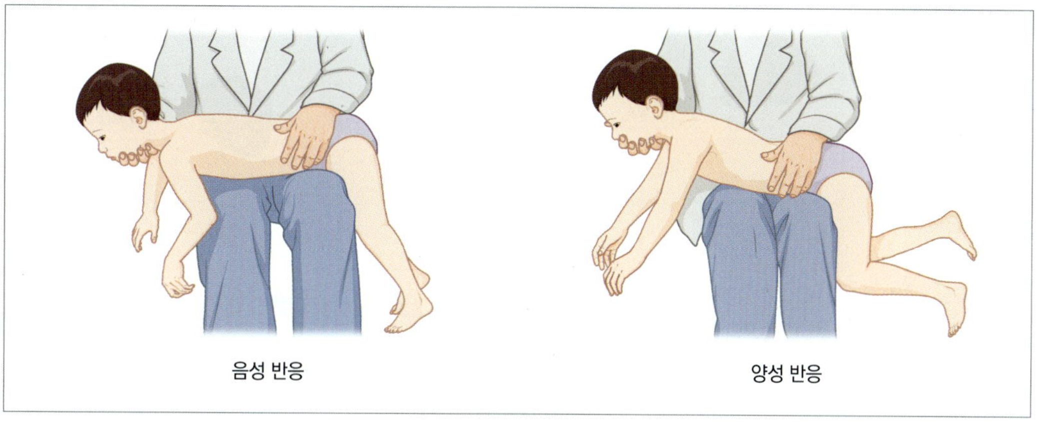

그림 13.21 대칭성 긴장성 목 반사 2

(4) 긴장성 미로 반사 Tonic labyrinthine reflex, TLR – 바로 누운 자세

검사자세	• 머리는 중립 위치로 하고 양쪽 팔다리는 편 후 바로 누운 자세
검사자극	• 양쪽 팔이나 다리를 수동적으로 굽힘
양성 반응	• 양쪽 팔이나 다리를 굽힐 때 폄근의 근긴장이 현저히 증가
음성 반응	• 반응 없음

※ 생후 4~6개월까지 양성 반응은 정상이다. 생후 6개월 이후에 양성 반응이 나타나면 이는 반사 성숙의 지연을 의미한다. 뒤집기, 바로 누운 자세에서 굽힘 유지가 어렵다.

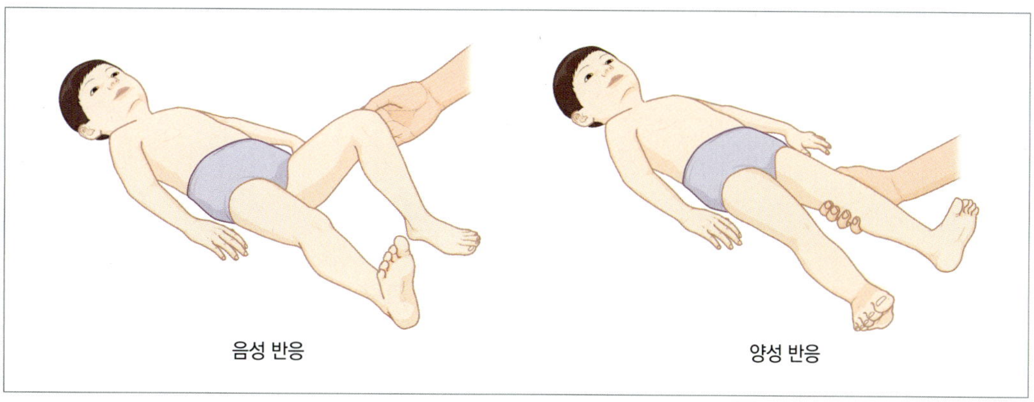

그림 13.22 긴장성 미로 반사(바로 누운 자세)

(5) 긴장성 미로 반사 Tonic labyrinthine reflex, TLR – 엎드려 누운 자세

검사자세	• 머리는 중립 위치로 한 후 엎드려 누운 자세
검사자극	• 엎드려 누운 자세로 그대로 유지
양성 반응	• 머리를 뒤로 들거나 어깨를 뒤로 젖히거나 몸통과 팔다리를 펼 수 없음
음성 반응	• 굽힘근 근긴장의 증가가 나타나지 않고 머리, 몸통, 팔, 다리는 펌 가능

※ 생후 4~6개월까지 양성 반응은 정상이다. 생후 6개월 이후에 양성 반응이 나타나면 이는 반사 성숙의 지연을 의미한다. 피봇-엎드리기(pivot prone)가 어렵다.

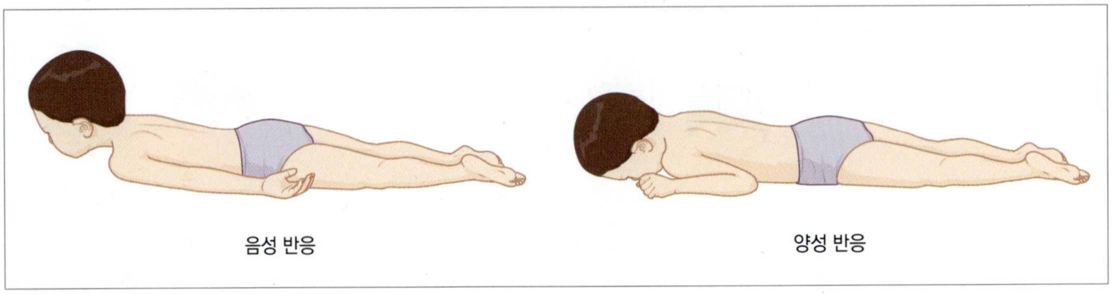

그림 13.23 긴장성 미로 반사(엎드려 누운 자세)

(6) 연합 반응 Associated reaction

검사자세	• 머리는 중립 위치로 한 후 바로 누운 자세
검사자극	• 물건을 한쪽 손에 꽉 쥐게 함
양성 반응	• 물건을 쥔 반대쪽 팔다리 또는 신체의 다른 부위에서도 근육의 긴장이 증가
음성 반응	• 반응 없음

※ 양성 반응에 또 다른 비정상적인 반사작용이 나타나면 반사 성숙의 지연을 의미한다.

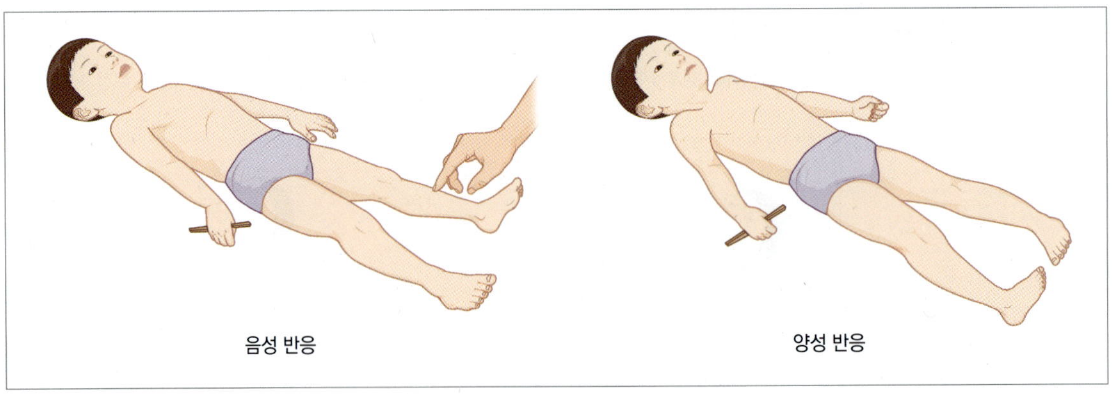

그림 13.24 연합 반응

(7) 양성 지지 반응 Positive supporting reaction

검사자세	• 검사자가 환자의 머리를 중립 위치로 한 채 들어서 세우고 뒤쪽에서 지지한 자세
검사자극	• 환자를 몇 번 들었다 놓으며 발바닥이 바닥에 닿도록 함
양성 반응	• 양쪽 다리는 폄근의 긴장이 증가되고 양쪽 발목은 발바닥쪽굽힘(plantar flexion)과 무릎의 젖힌 무릎(genu recurvatum)이 나타남
음성 반응	• 양쪽 다리 근육의 긴장이 증가되지 않거나 양쪽 다리를 의지적으로 굽힘

※ 생후 3~8개월까지 양성 반응은 정상이다. 생후 8개월 이후 양성 반응은 반사 성숙의 지연을 의미하여 보행에 어려움이 있다.

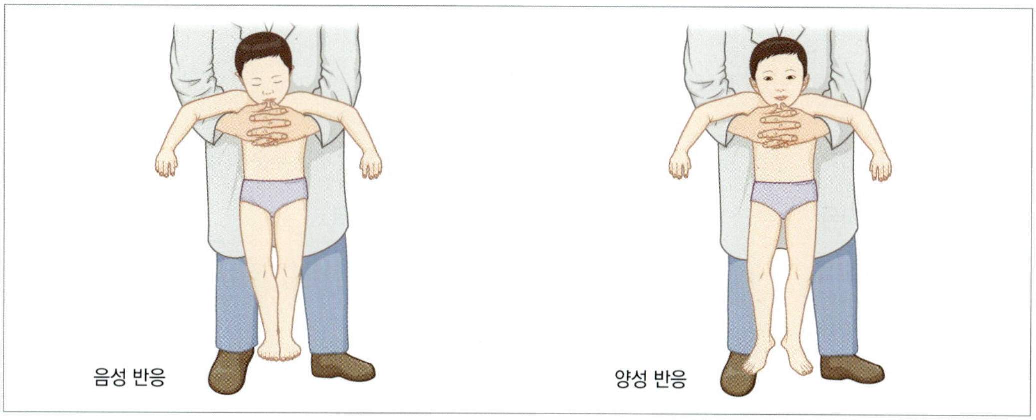

그림 13.25 양성 지지 반응

(8) 음성 지지 반응 Negative supporting reaction

검사자세	• 검사자가 환자의 머리를 중립 위치로 한 채 들어서 세우고 뒤쪽에서 지지한 자세
검사자극	• 체중 부하가 될 수 있도록 발바닥을 땅에 닿게 함
양성 반응	• 폄근의 근긴장이 이완되지 않고 뻣뻣하게 선 자세를 유지
음성 반응	• 폄근의 근긴장이 완화되어 다리가 구부러지면서 걷는 준비

※ 생후 8개월 이후에 양성 지지 반응이 계속되면 비정상 반응이며, 4개월 이후 체중이 부하될 때 굽힘이 과도하게 나타나면 비정상 반응이다.

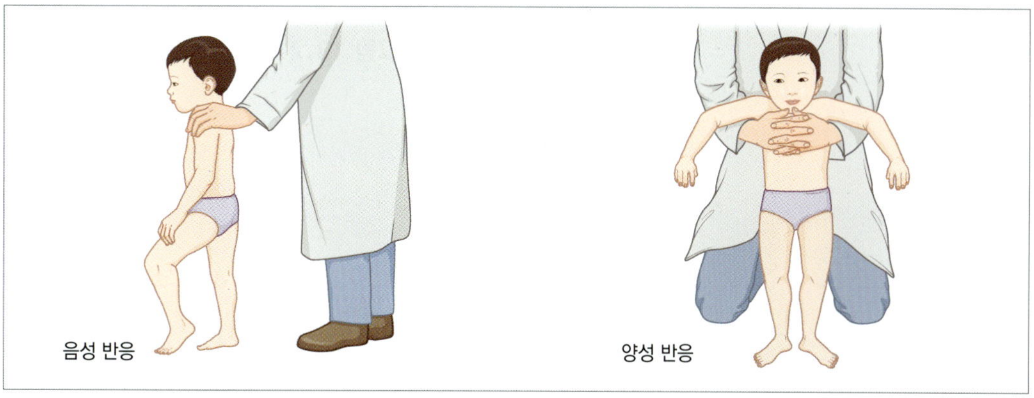

그림 13.26 음성 지지 반응

3) 중간뇌 수준

중간뇌 수준(midbrain level)의 반사는 대뇌겉질을 제외한 적색핵 위쪽의 중간뇌 영역에 의해 조절 받는 반사이다. 중간뇌 반사는 바로잡기 반응(righting reaction)이며 이 반응은 공간에서 머리와 몸통의 정상적인 관계를 형성하는 역할을 하며 자세가 변할 때 안정성을 유지하고 정상적인 기립자세를 취할 수 있도록 자동운동 반응으로 간주한다. 바로잡기 반응은 출생 직후부터 발달되어 생후 10~12개월 정도에 최고 수준에 다다르게 된다. 대뇌겉질의 통제가 증가됨에 따라 점차 수정되거나 억제되며 5세가 될 때까지 유지되다가 사라진다.

(1) 목 바로잡기 반응 Neck righting reaction

검사자세	• 머리는 중립 위치로 한 후 양쪽 팔다리를 펴고 바로 누운 자세
검사자극	• 능동적 또는 수동적으로 머리를 한쪽으로 돌림
양성 반응	• 몸통 전체가 머리가 돌아간 쪽으로 돌아감
음성 반응	• 반응 없음

※ 생후 6개월까지의 양성 반응은 정상이다. 생후 6개월 이후 양성 반응은 반사 성숙의 지연을 의미한다.

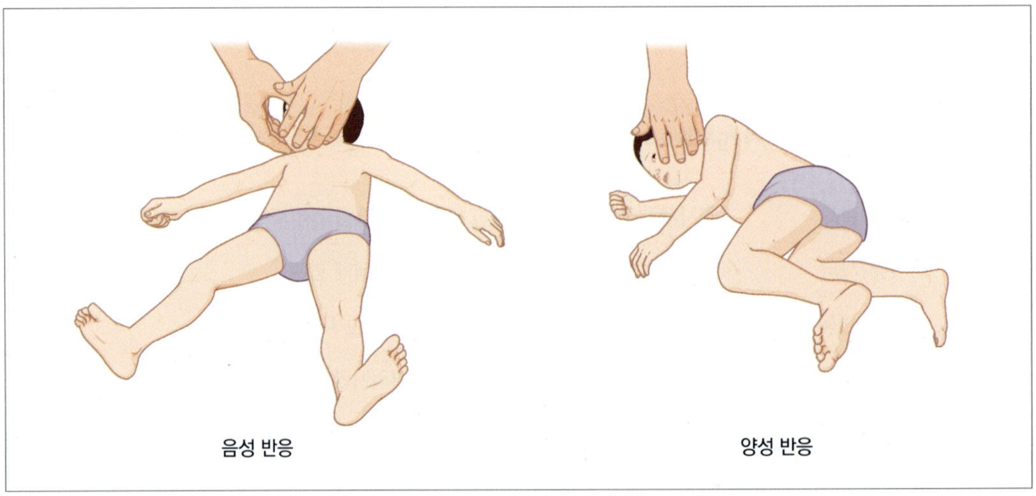

그림 13.27 목 바로잡기 반응

(2) 몸통에 작용하는 몸통 바로잡기 반응 Body righting action on the body

검사자세	• 머리는 중립 위치로 한 후 양쪽 팔다리를 펴고 바로 누운 자세
검사자극	• 능동적 또는 수동적으로 머리를 한쪽으로 돌림
양성 반응	• 머리가 돌아간 쪽으로 어깨, 몸통, 골반 순서대로 분절형태, 즉 머리가 돌아간 후에 어깨가 돌아가고 마지막으로 골반이 돌아감
음성 반응	• 머리가 돌아간 쪽으로 몸통이 돌아가지만 분절형태를 보이지 않음

※ 생후 6개월경에 나타나 18개월까지 양성 반응이 지속된다. 생후 6개월 이후 음성 반응은 반사 성숙의 지연을 의미한다.

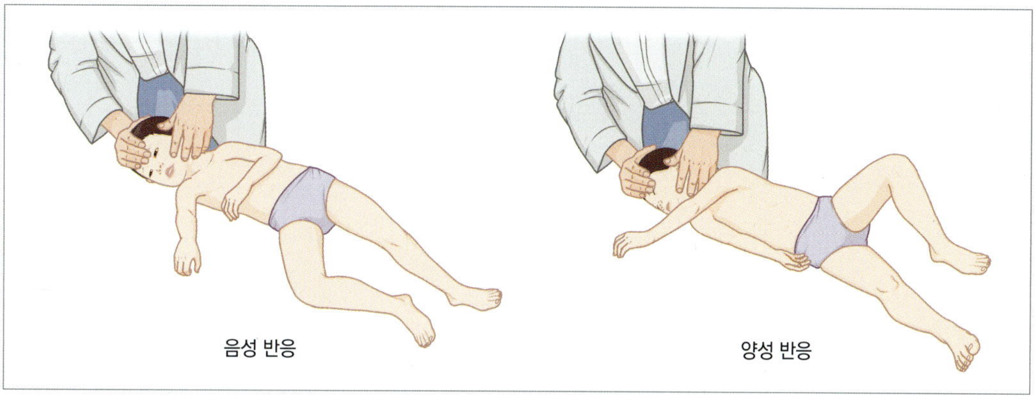

그림 13.28 몸통에 작용하는 몸통 바로잡기 반응

(3) 머리에 작용하는 미로 바로잡기 반응 1 Labyrinthine righting reaction action on the head 1

검사자세	• 대상자의 눈을 가리고 엎드려 누운 자세를 취하게 한 후 검사자가 들어 올림
검사자극	• 엎드려 누운 자세를 계속 유지
양성 반응	• 머리를 들어 올려 정상 위치로 세우고 얼굴은 수직으로 입은 수평으로 닫음
음성 반응	• 머리를 자동적으로 정상 위치로 들어 올리지 않음

※ 생후 1~2개월경에 양성 반응이 나타나며 그 이후 일생 동안 지속된다. 생후 2개월 이후 음성 반응은 반사 성숙의 지연을 의미한다.

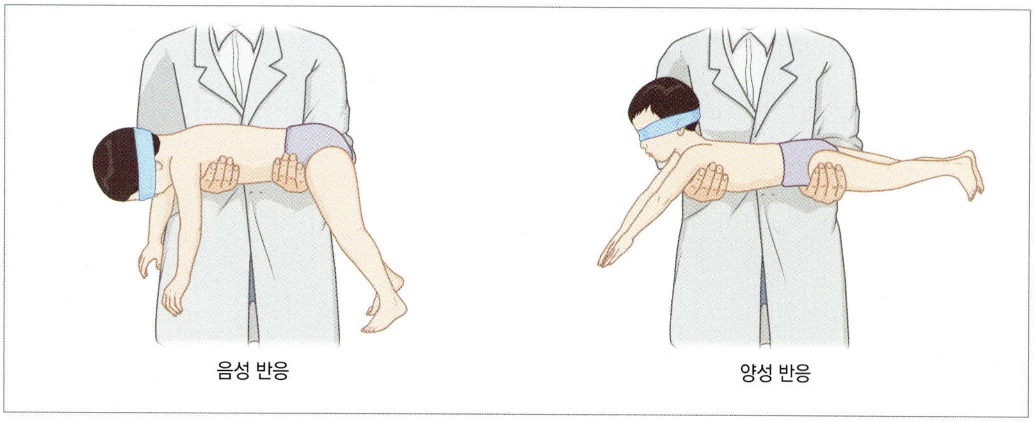

그림 13.29 머리에 작용하는 미로 바로잡기 반응 1

(4) 머리에 작용하는 미로 바로잡기 반응 2 Labyrinthine righting reaction action on the head 2

검사자세	• 대상자의 눈을 가리고 바로 누운 자세에서 검사자가 들어 올린 자세
검사자극	• 바로 누운 자세를 계속 유지
양성 반응	• 머리를 들어 올려 정상 위치로 세우고 얼굴은 수직으로, 입은 수평으로 닫음
음성 반응	• 머리를 자동적으로 정상 위치로 들어 올리지 못함

※ 생후 6개월경에 양성 반응이 나타나며 그 이후 일생 동안 지속된다. 생후 6개월 이후 음성 반응은 반사 성숙의 지연을 의미한다.

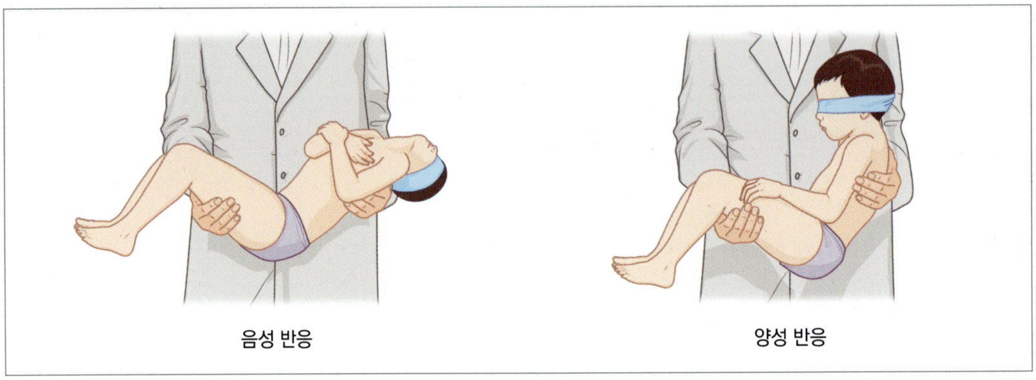

그림 13.30 머리에 작용하는 미로 바로잡기 반응 2

(5) 머리에 작용하는 미로 바로잡기 반응 3 Labyrinthine righting reaction action on the head 3

검사자세	• 대상자의 눈을 가리고 골반부를 잡고 들어 올린 자세
검사자극	• 오른쪽으로 기울임
양성 반응	• 머리를 들어 올려 정상 위치로 세우고 얼굴은 수직으로, 입은 수평으로 닫음
음성 반응	• 머리를 자동적으로 정상 위치로 들어 올리지 못함

※ 생후 6~8개월경에 양성 반응이 나타나며 그 이후 일생 동안 지속된다. 생후 8개월 이후 음성 반응은 반사 성숙의 지연을 의미한다.

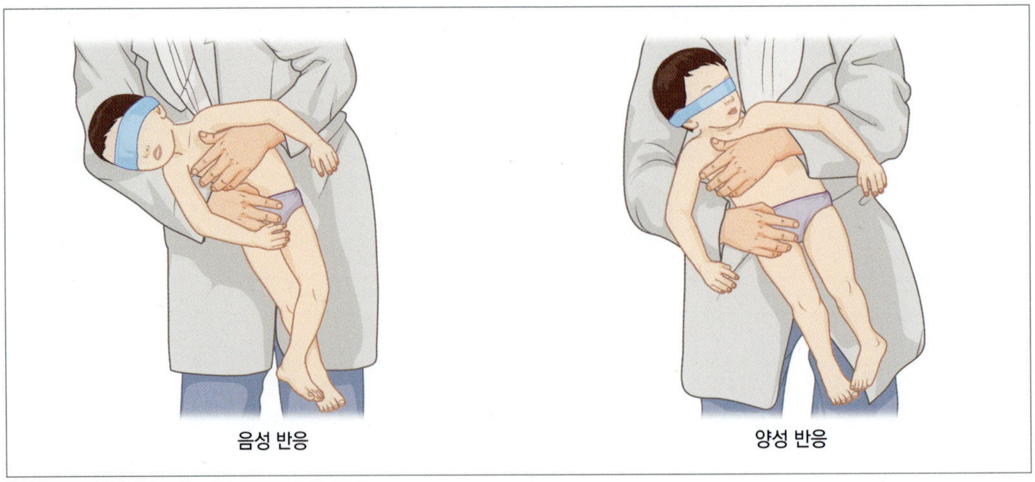

그림 13.31 머리에 작용하는 미로 바로잡기 반응 3

(6) 머리에 작용하는 미로 바로잡기 반응 4 Labyrinthine righting reaction action on the head 4

검사자세	• 대상자의 눈을 가리고 골반부를 잡고 들어 올린 자세
검사자극	• 왼쪽으로 기울임
양성 반응	• 머리를 들어 올려 정상 위치로 세우고 얼굴은 수직으로, 입은 수평으로 닫음
음성 반응	• 머리를 자동적으로 정상 위치로 들어 올리지 못함

※ 생후 6~8개월경에 양성 반응이 나타나며 그 이후 일생 동안 지속된다. 생후 8개월 이후 음성 반응은 반사 성숙의 지연을 의미한다.

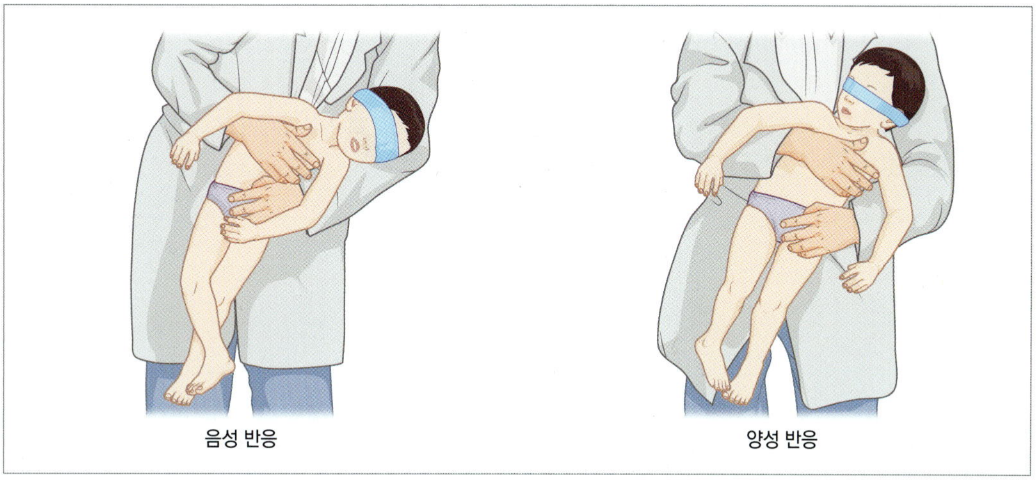

그림 13.32 머리에 작용하는 미로 바로잡기 반응 4

(7) 시각 바로잡기 반응 1 Optical righting reaction 1

검사자세	• 엎드려 누운 자세를 취하게 한 후 검사자는 대상자를 들어 올림
검사자극	• 엎드려 누운 자세를 계속 유지
양성 반응	• 머리를 들어 올려 정상 위치로 세우고 얼굴은 수직으로, 입은 수평으로 닫음
음성 반응	• 머리를 자동적으로 정상 위치로 들어 올리지 못함

※ 생후 1~2개월경에 양성 반응이 나타나며 그 이후 일생 동안 지속된다. 생후 2개월 이후 음성 반응은 반사 성숙의 지연을 의미한다.

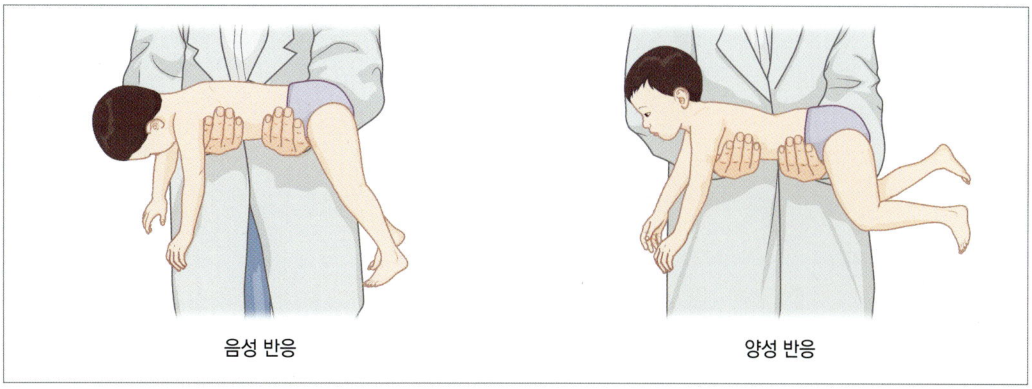

그림 13.33 시각 바로잡기 반응 1

(8) 시각 바로잡기 반응 2 Optical righting reaction 2

검사자세	• 대상자는 바로 누운 자세를 취하게 하고 검사자는 대상자를 들어 올림
검사자극	• 바로 누운 자세를 계속 유지
양성 반응	• 머리를 들어 올려 정상 위치로 세우고 얼굴은 수직으로, 입은 수평으로 닫음
음성 반응	• 머리를 자동적으로 정상 위치로 들어 올리지 못함

※ 생후 6개월경에 양성 반응이 나타나며 그 이후 일생 동안 지속된다. 생후 6개월 이후 음성 반응은 반사 성숙의 지연을 의미한다.

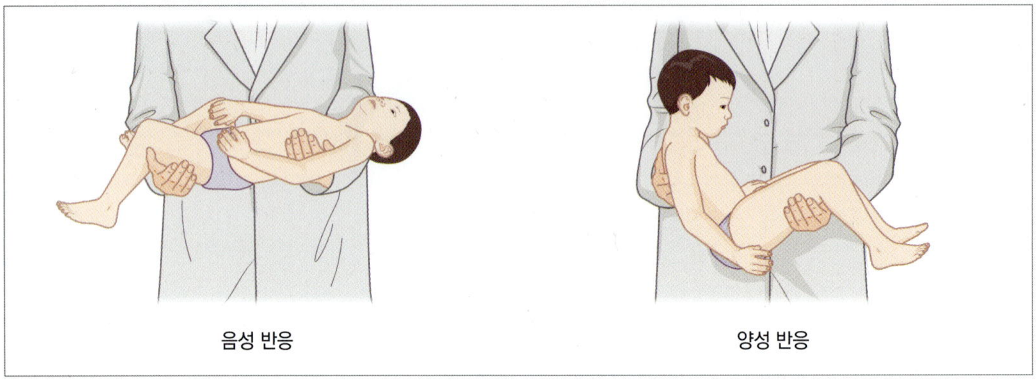

그림 13.34 시각 바로잡기 반응 2

(9) 시각 바로잡기 반응 3 Optical righting reaction 3

검사자세	• 검사자는 대상자의 골반부위를 잡고 들어 올린 자세
검사자극	• 오른쪽으로 기울임
양성 반응	• 머리를 들어 올려 정상 위치로 세우고 얼굴은 수직으로, 입은 수평으로 닫음
음성 반응	• 머리를 자동적으로 정상 위치로 들어 올리지 못함

※ 생후 6개월경에 양성 반응이 나타나며 그 이후 일생 동안 지속된다. 생후 8개월 이후 음성 반응은 반사 성숙의 지연을 의미한다.

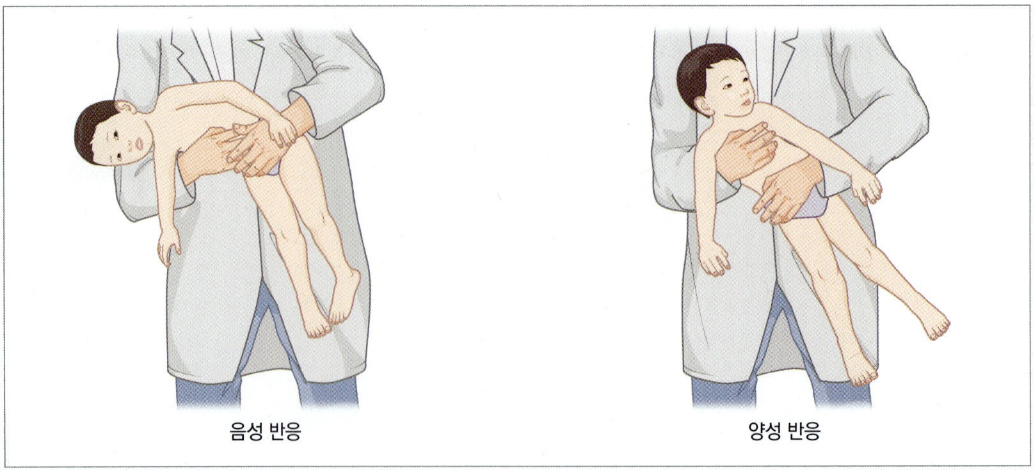

그림 13.35 시각 바로잡기 반응 3

(10) 시각 바로잡기 반응 4 Optical righting reaction 4

검사자세	• 검사자는 대상자의 골반부위를 잡고 들어 올린 자세
검사자극	• 왼쪽으로 기울임
양성 반응	• 머리를 들어 올려 정상 위치로 세우고 얼굴은 수직으로, 입은 수평으로 닫음
음성 반응	• 머리를 자동적으로 정상 위치로 들어 올리지 못함

※ 생후 6~8개월경에 양성 반응이 나타나며 그 이후 일생 동안 지속된다. 생후 8개월 이후 음성 반응은 반사 성숙의 지연을 의미한다.

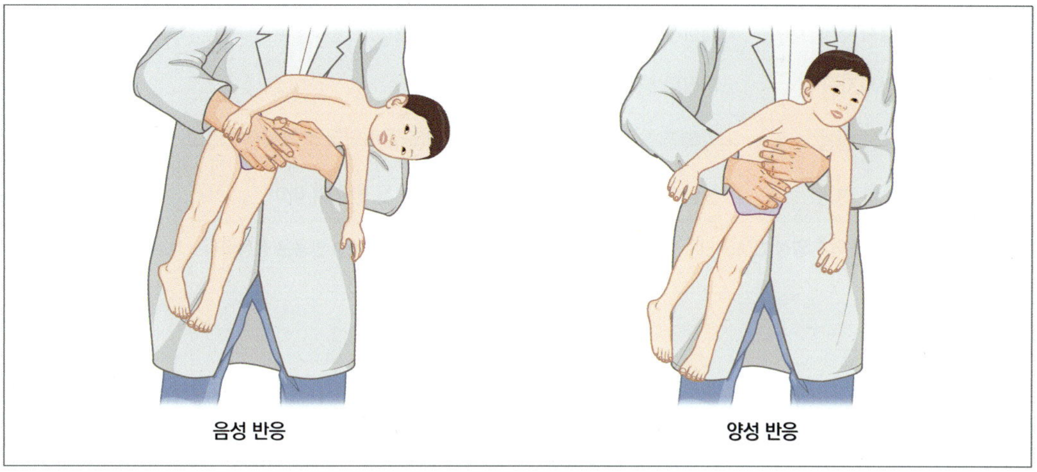

그림 13.36 시각 바로잡기 반응 4

(11) 양서류 반응 Amphibian reaction

검사자세	• 대상자는 엎드려 누운 자세에서 머리를 중립 위치로 한 후 양쪽 다리를 펴하고 양쪽 팔을 머리 위로 올려 폄
검사자극	• 한쪽 골반을 들어 올림
양성 반응	• 같은 쪽 팔, 엉덩이, 무릎을 자연스럽게 굽힘
음성 반응	• 반응 없음

※ 생후 6개월경에 양성 반응이 나타나며 그 이후 일생 동안 지속된다. 생후 6개월 이후 음성 반응은 반사 성숙의 지연을 의미한다.

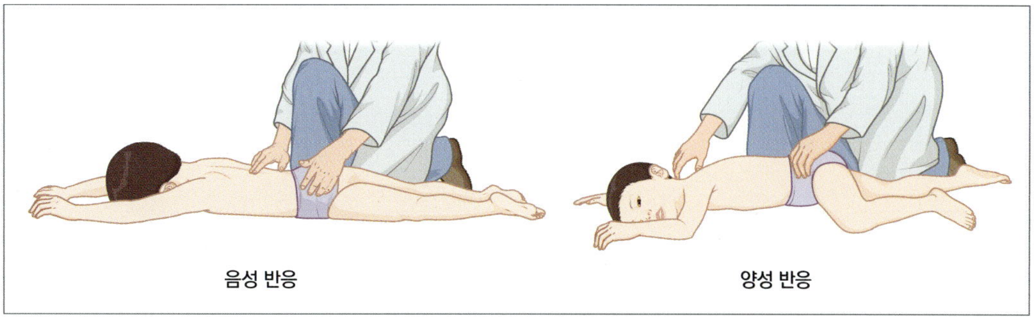

그림 13.37 양서류 반응

4) 자동운동 반응

자동운동 반응(automatic movement reaction)은 유아나 어린이들에게서 볼 수 있는 반사의 일부로 바로잡기 반응과는 차이가 있다. 이들 반응은 반고리관, 미로 또는 목의 고유감각수용기(neck proprioceptors)와 관련하여 머리의 위치 변화에 따라 나타나는 반응으로 엄밀하게 말하면 바로잡기 반응이 아니다.

(1) 모로 반사 Moro reflex

검사자세	• 대상자를 반 눕힌(semi-reclined) 자세
검사자극	• 머리를 뒤쪽으로 갑자기 젖힘
양성 반응	• 양쪽 팔을 벌림, 폄 또는 굽힘, 바깥돌림이 되며 손가락은 벌림과 폄
음성 반응	• 놀람 반응(startle response)이 소실 혹은 반응이 미미

※ 생후 4개월 이후 양성 반응은 반사 성숙의 지연을 의미한다. 생후 4개월 이후 음성 반응은 정상이다.

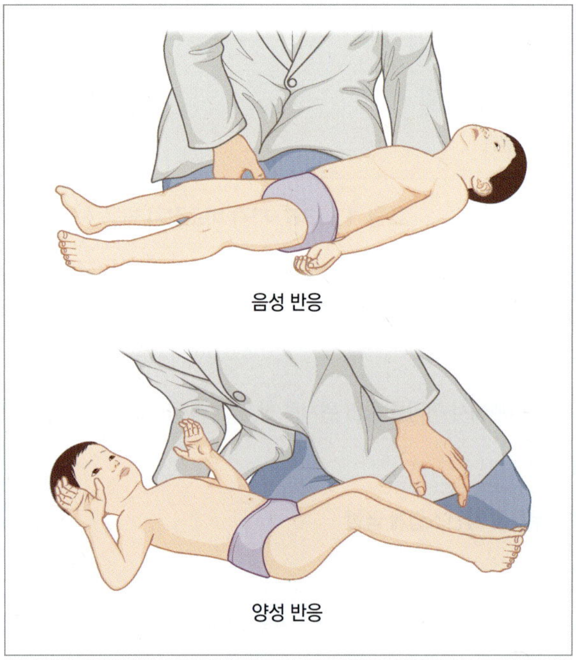

그림 13.38 모로 반사

(2) 란다우 반응 Landau reaction

검사자세	• 대상자를 엎드려 누운 자세를 취하게 한 후 검사자는 대상자를 들어 올림
검사자극	• 능동적 또는 수동적으로 머리를 들게 함
양성 반응	• 척추와 양쪽 팔다리를 폄(머리를 굽히면 척추와 양쪽 팔다리를 굽힘)
음성 반응	• 척추와 두 다리가 굽힘이 된 채로 그대로 아무런 반응이 없음

※ 생후 6개월에서 2년 또는 2년 6개월까지 양성 반응이 나타난다. 생후 2년 6개월 이후 양성 반응은 반사 성숙의 지연을 의미한다. 출생 시부터 6개월 사이에 나타나는 음성 반응과 생후 2년 6개월 이후 평생 동안 나타나는 음성 반응은 정상이다.

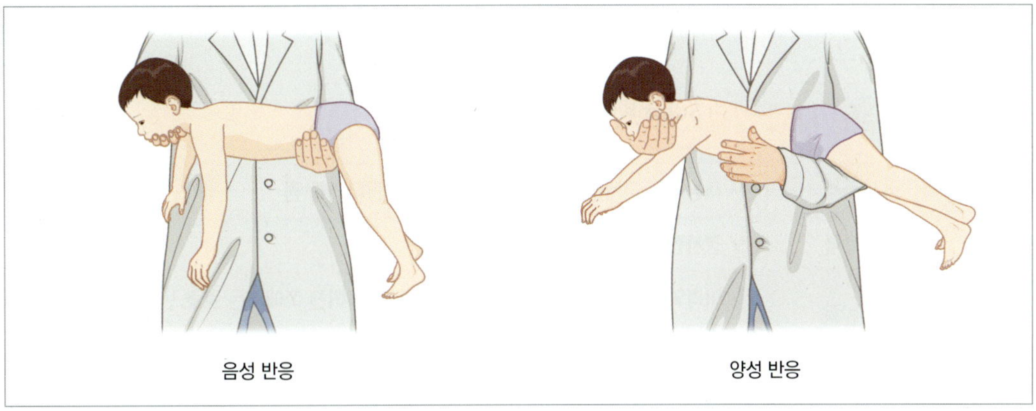

그림 13.39 란다우 반응

(3) 보호 폄근 밀기 반응(파라슈트 반응) Protective extensor thrust reaction; parachute reaction

검사자세	• 대상자는 엎드려 누운 자세를 취하게 한 후 양쪽 팔을 머리 위로 올려 폄
검사자극	• 양쪽 골반을 잡고 갑자기 들어 올려 머리가 발바닥쪽으로 떨어지게 함
양성 반응	• 양쪽 팔을 폄하고 손가락을 벌려 머리를 보호하려는 자세
음성 반응	• 머리를 보호하려는 자세를 취하지 않고 비대칭성 또는 대칭성 긴장성 목 반사와 같은 원시반사가 나타날 수 있음

※ 생후 6개월경 양성 반응이 나타나며 그 이후 일생 동안 지속된다. 생후 6개월 이후 음성 반응은 반사 성숙의 지연을 의미한다.

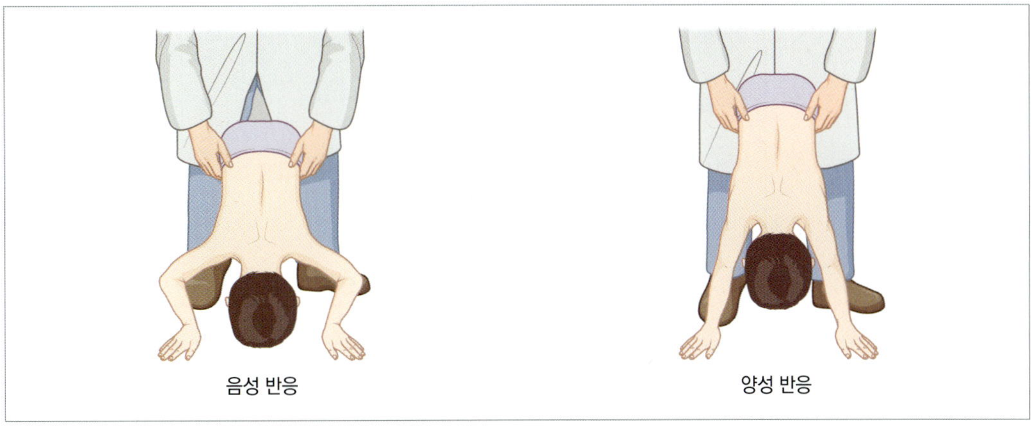

그림 13.40 보호 폄근 밀기 반응

5) 대뇌겉질 수준

대뇌겉질 수준(cortical level)의 반응은 대뇌겉질, 바닥핵 그리고 소뇌 사이의 긴밀한 상호작용에 의해 조절받는 반응이다. 대뇌겉질은 평형 반응을 조절하며 인체의 중력중심이 변함에 따라 적응할 수 있도록 하며 평형 반응의 정상적인 조절은 두 다리로 서게 되는 단계에 도달하도록 한다. 이들 반응은 근육의 긴장이 정상적일 때 나타나며 인체의 중력중심 변화에 따른 걷기, 서기와 같은 움직임들을 할 수 있도록 도와준다. 보호 반응은 인체의 중심이 넘어지는 방향으로 머리 등의 인체를 보호하기 위해 팔과 다리의 반응이 일어나는 것이다. 대뇌겉질 수준의 반응은 생후 6개월부터 나타난다.

(1) 바로 누운 자세 반응 Supine reaction

검사자세	• 대상자를 경사판 위에 바로 눕히고 양쪽 팔다리를 폄
검사자극	• 경사판을 한쪽으로 기울임
양성 반응	• 머리와 가슴은 안정적으로 유지를 한 채 기울어진 쪽에서는 보호 반응이 나타나고 올라간 쪽의 팔과 다리는 벌림 및 폄(평형 반응)
음성 반응	• 평형 반응과 보호 반응이 없거나 신체 어느 일부분에서만 양성 반응이 나타날 경우에는 음성 반응

※ 생후 6개월경 양성 반응이 나타나며 그 이후 일생 동안 지속된다. 생후 6개월 이후 음성 반응은 반사 성숙의 지연을 의미한다.

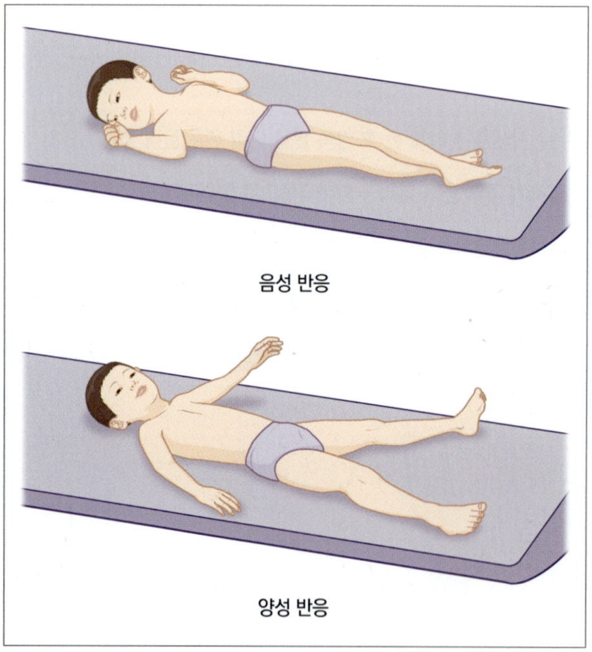

그림 13.41 바로 누운 자세 반응

(2) 엎드려 누운 자세 반응 Prone reaction

검사자세	• 대상자를 경사판 위에 엎드려 누운 자세를 취하게 하고 양쪽 팔다리를 폄
검사자극	• 경사판을 한쪽으로 기울임
양성 반응	• 머리와 가슴은 안정적으로 유지를 한 채 기울어진 쪽에서는 보호 반응이 나타나고 올라간 쪽의 팔과 다리는 벌림 및 폄(평형 반응)
음성 반응	• 평형 반응과 보호 반응이 없거나 신체 어느 일부분에서만 양성 반응이 나타날 경우에는 음성 반응

※ 생후 6개월경 양성 반응이 나타나며 그 이후 일생 동안 지속된다. 생후 6개월 이후 음성 반응은 반사 성숙의 지연을 의미한다.

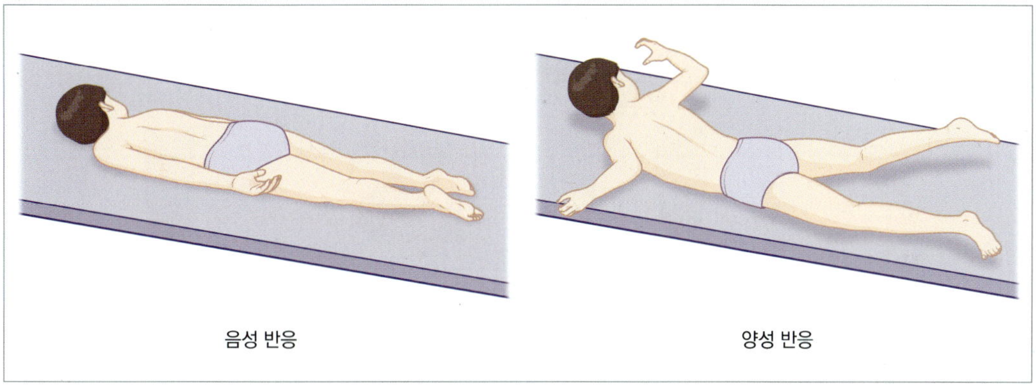

그림 13.42 엎드려 누운 자세 반응

(3) 네발기기 반응 Four-foot kneeling reaction

검사자세	• 네발기기 자세
검사자극	• 대상자를 검사자가 밀어 몸이 한쪽으로 기울어지게 함
양성 반응	• 머리와 가슴은 안정적으로 유지를 한 채 반대쪽에서는 보호 반응이 나타나고 올라간 쪽의 팔과 다리는 벌림 및 폄(평형 반응)
음성 반응	• 평형 반응과 보호 반응이 없거나 신체 어느 일부분에서만 양성 반응이 나타날 경우에는 음성 반응

※ 생후 8개월경 양성 반응이 나타나며 그 이후 일생 동안 지속된다. 생후 8개월 이후 음성 반응은 반사 성숙의 지연을 의미한다.

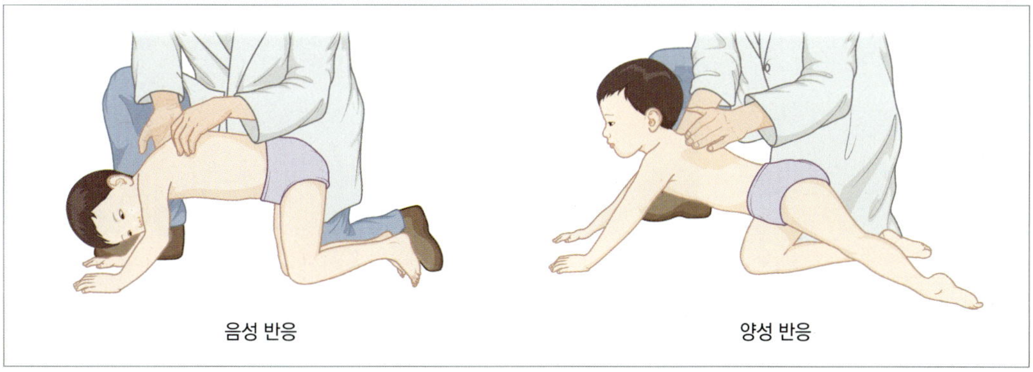

그림 13.43 네발기기 반응

(4) 앉은 자세 반응 Sitting reaction

검사자세	• 대상자는 의자에 앉은 자세
검사자극	• 대상자를 검사자가 밀거나 당겨 한쪽 편으로 몸이 기울어지게 함
양성 반응	• 기울어진 쪽에서는 보호 반응이 나타나고 반대쪽의 팔과 다리는 벌림 및 폄(평형 반응)
음성 반응	• 평형 반응과 보호 반응이 없거나 신체 어느 일부분에서만 양성 반응이 나타날 경우에는 음성 반응

※ 생후 10~12개월경 양성 반응이 나타나며 그 이후 일생 동안 지속된다. 생후 12개월 이후 음성 반응은 반사 성숙의 지연을 의미한다.

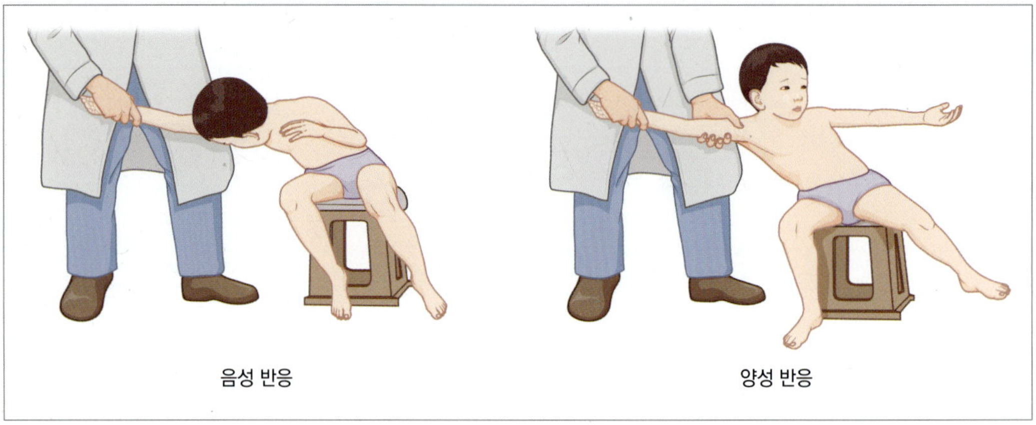

그림 13.44 앉은 자세 반응

(5) 무릎서기 자세 반응 Kneel-standing reaction

검사자세	• 무릎서기 자세
검사자극	• 대상자를 검사자가 밀어 몸이 한쪽으로 기울어지게 함
양성 반응	• 기울어진 쪽에서는 보호 반응이 나타나고 반대쪽의 팔과 다리는 벌림 및 폄(평형 반응)
음성 반응	• 평형 반응과 보호 반응이 없거나 신체 어느 일부분에서만 양성 반응이 나타날 경우에는 음성 반응

※ 생후 15개월경 양성 반응이 나타나며 그 이후 일생 동안 지속된다. 생후 15개월 이후 음성 반응은 반사 성숙의 지연을 의미한다.

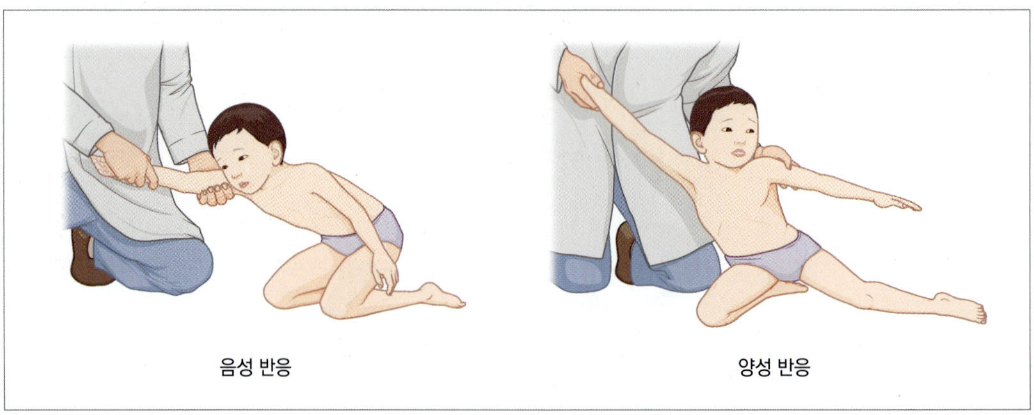

그림 13.45 무릎서기 자세 반응

(6) 발 떼기 반응 1 Hopping reaction 1

검사자세	• 양쪽 팔을 잡고 서 있는 자세
검사자극	• 대상자를 검사자가 밀어 몸이 한쪽으로 기울어지게 함
양성 반응	• 머리와 가슴을 똑바로 유지하고 평형을 유지하기 위하여 반대쪽 다리를 들어 기울어지는 쪽 다리 옆으로 옮김
음성 반응	• 머리와 가슴을 똑바로 유지하지 못하고 몸의 균형을 잡기 위하여 발을 들어 옆으로 교차하여 옮기지 못함

※ 생후 15~18개월경 양성 반응이 나타나며 그 이후 일생 동안 지속된다. 생후 18개월 이후 음성 반응은 반사 성숙의 지연을 의미한다.

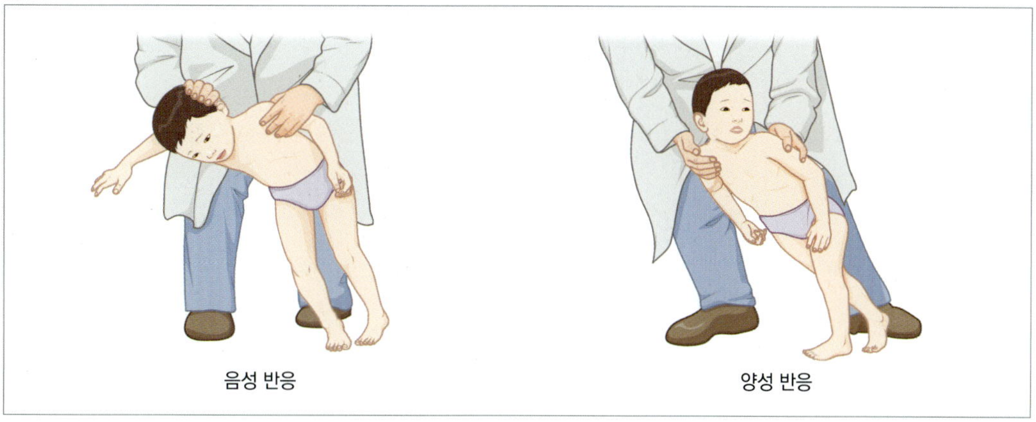

그림 13.46 발 떼기 반응 1

(7) 발 떼기 반응 2 Hopping reaction 2

검사자세	• 양쪽 팔을 잡고 선 자세
검사자극	• 대상자의 몸통을 앞으로 밀어 기울임
양성 반응	• 머리와 가슴을 똑바로 유지하고 평형을 유지하기 위하여 다리를 들어 앞쪽으로 옮김
음성 반응	• 머리와 가슴을 똑바로 유지하지 못하고 몸의 균형을 잡기 위하여 발을 들어 앞쪽으로 옮기지 못함

※ 생후 15~18개월경 양성 반응이 나타나며 그 이후 일생 동안 지속된다. 생후 18개월 이후 음성 반응은 반사 성숙의 지연을 의미한다.

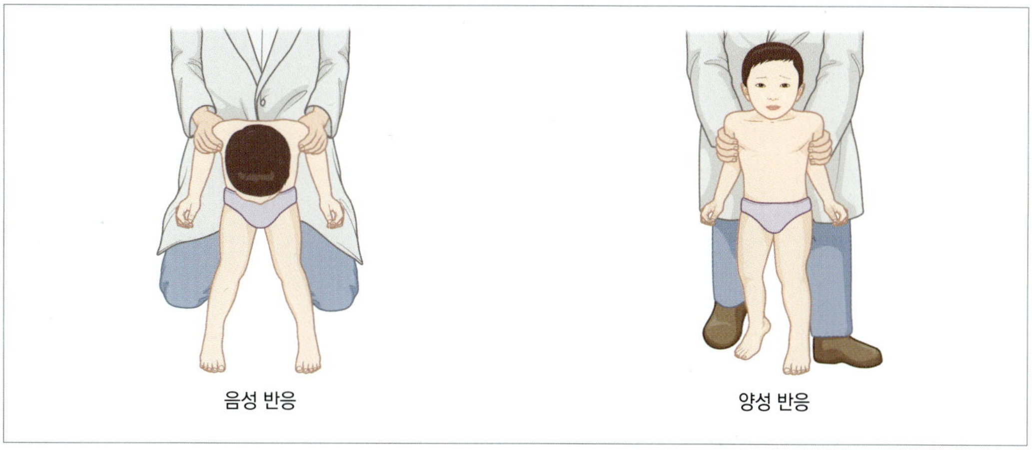

그림 13.47 발 떼기 반응 2

(8) 발 떼기 반응 3 Hopping reaction 3

검사자세	• 검사자가 양쪽 팔을 잡고 선 자세
검사자극	• 대상자의 몸통을 뒤쪽으로 밀어 기울임
양성 반응	• 머리와 가슴을 똑바로 유지하고 평형을 유지하기 위하여 다리를 들어 뒤쪽으로 옮김
음성 반응	• 머리와 가슴을 똑바로 유지하지 못하고 몸의 균형을 잡기 위하여 발을 들어 뒤쪽으로 옮기지 못함

※ 생후 15~18개월경 양성 반응이 나타나며 그 이후 일생 동안 지속된다. 생후 18개월 이후 음성 반응은 반사 성숙의 지연을 의미한다.

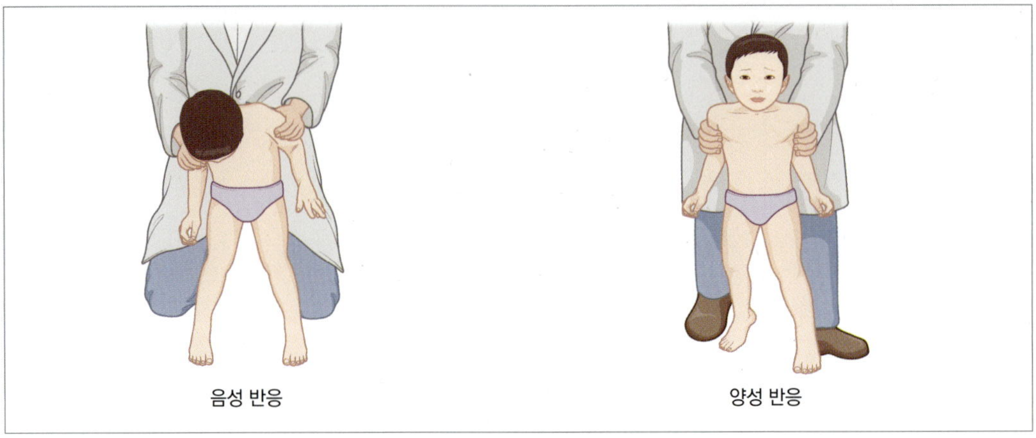

그림 13.48 발 떼기 반응 3

(9) 발등쪽굽힘 반응 Dorsiflexion reaction

검사자세	• 대상자가 선 자세에서 검사자가 겨드랑이부위에 손을 넣어 들어 세움
검사자극	• 대상자의 몸통을 뒤쪽으로 끌어당김
양성 반응	• 머리와 가슴을 똑바로 유지하고 평형을 유지하기 위하여 발등굽힘이 나타나면서 발끝이 위로 들림
음성 반응	• 머리와 가슴을 똑바로 유지하지 못하고 발목의 발등굽힘이 나타나지 않음

※ 생후 15~18개월경 양성 반응이 나타나며 그 이후 일생 동안 지속된다. 생후 18개월 이후 음성 반응은 반사 성숙의 지연을 의미한다.

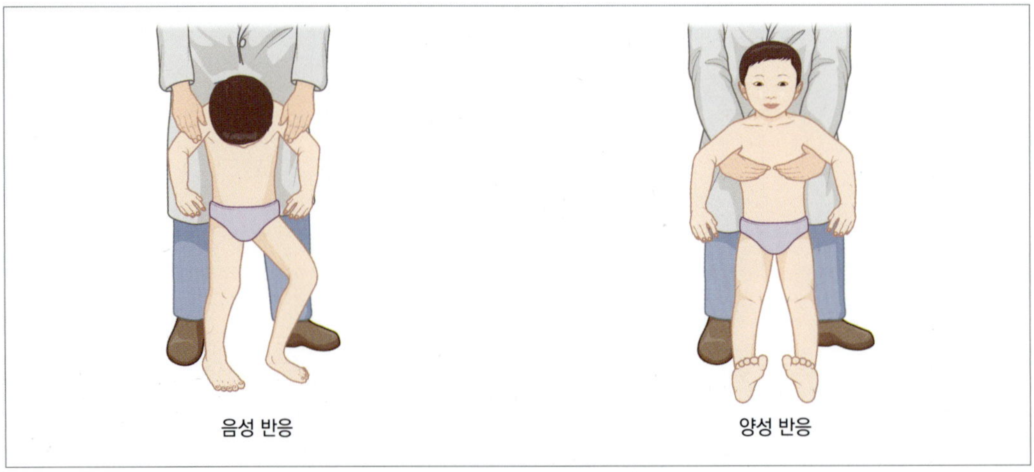

그림 13.49 발등쪽굽힘 반응

(10) 시소 반응 See-saw reaction

검사자세	• 대상자 혼자 선 자세를 유지할 수 있을 때만 검사가 가능 • 대상자는 선 자세를 유지하고 엉덩관절과 무릎을 굽히고 검사자는 한쪽 손과 발을 잡음
검사자극	• 팔을 앞쪽, 가쪽으로 천천히 끌어당김
양성 반응	• 머리와 가슴을 똑바로 유지하고 평형을 유지하기 위하여 굽힘되었던 무릎이 약간 벌어지고 완전히 폄이 되면서 서려고 함
음성 반응	• 머리와 가슴을 똑바로 유지하지 못하고 평형을 유지하지 못하고 주저앉음

※ 생후 15개월경 양성 반응이 나타나며 그 이후 일생 동안 지속된다. 생후 15개월 이후 음성 반응은 반사 성숙의 지연을 의미한다.

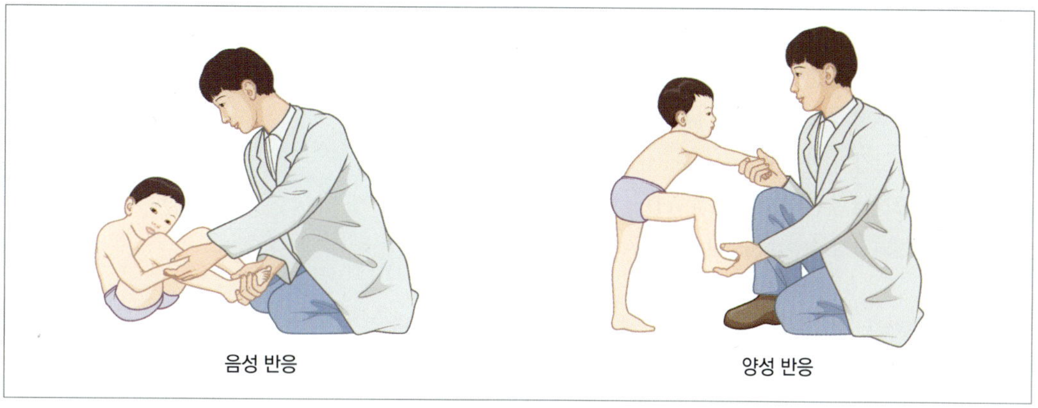

그림 13.50 시소 반응

(11) 유인원자세 반응 Simian position reaction

검사자세	• 쪼그려 앉은 자세
검사자극	• 대상자를 검사자가 밀어 몸이 한쪽으로 기울어지게 함
양성 반응	• 머리와 가슴을 똑바로 유지하고 올라간 쪽의 팔과 다리가 벌림과 폄이 되어 평형 반응이 나타나고 기울어진 쪽은 보호 반응
음성 반응	• 머리와 가슴을 똑바로 유지하지 못하고 자세를 유지하지 못하며 평형 반응이나 보호 반응이 나타나지 않음

※ 생후 15~18개월경 양성 반응이 나타나며 그 이후 일생 동안 지속된다. 생후 18개월 이후 음성 반응은 반사 성숙의 지연을 의미한다.

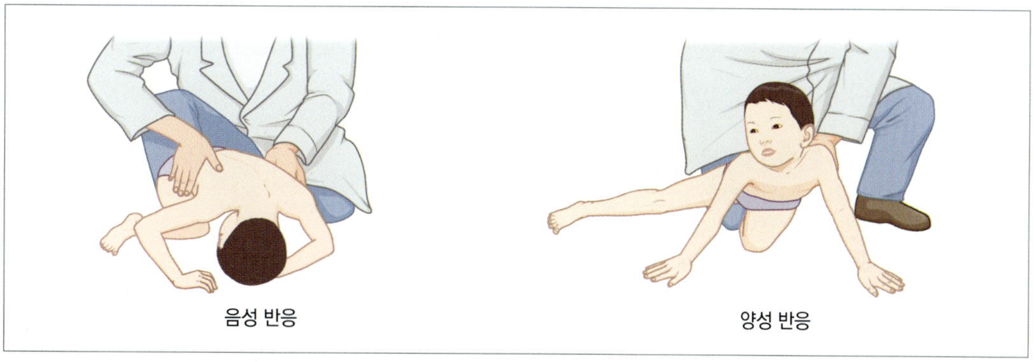

그림 13.51 유인원자세 반응

연습문제

※ 다음의 사례를 읽고 아래 각 문항에 대해 적절한 답을 고르시오.

> 생후 5개월 된 아기가 영유아 발달검진을 위해 병원에 방문하였다. 29주에 조산한 이 아기는 체중이 2.0kg으로 출생하였고 신생아 집중치료실에서 집중치료 후 퇴원을 한 과거력이 있다. 의사소통에는 문제가 없으나 몸통의 근력이 약하였고, 아기를 침대에 바로 누운 자세에서 머리를 한쪽으로 돌린 후 얼굴을 돌린 쪽 팔과 다리가 펴지고 긴장이 증가하였으며 반대쪽 팔과 다리는 굽혀지고 긴장이 증가하는 것을 확인하였다.

1. 다음 사례와 가장 관련이 있는 것은?

① 뇌줄기 수준(brain stem level)
② 척수 수준(spinal cord level)
③ 바로잡기 반응(righting reaction)
④ 중간뇌 수준(midbrain level)
⑤ 대뇌겉질 수준(cortical level)

[정답]
①

[해설]
비대칭성 긴장성 목 반사(asymmetrical tonic neck)
– 뇌줄기 수준의 반사

2. 다음 사례의 수준에서 나타나는 반사는?

① 폄근 밀기 반사(extensor thrust reflex)
② 연합 반응(associated reaction)
③ 유인원자세 반응(simian position reaction)
④ 양서류 반응(amphibian reaction)
⑤ 시각 바로잡기 반응(optical righting reaction)

[정답]
②

[해설]
- 척수 수준: 폄근 밀기 반사
- 뇌줄기 수준: 연합 반응
- 중간뇌 수준: 양서류 반응, 시각 바로잡기 반응
- 대뇌겉질 수준: 유인원자세 반응

3. 다음 사례에 대한 설명 중 옳은 것은?

① 양쪽 팔, 다리에 아무 반응이 없으면 양성 반응이다.
② 척수 수준의 반사이다.
③ 몸의 위치를 바로 잡으려는 반응이다.
④ 6개월 이후에도 양성 반응이 계속해서 나타나는 것은 정상적인 반사의 성숙이다.
⑤ 머리의 위치 변화에 의해 몸의 긴장도가 변화하는 반응이다.

[정답]

⑤

[해설]

뇌줄기 수준의 반사

- 머리의 위치 변화에 의해 몸의 긴장도가 변화하는 반응
- 음성 반응: 양쪽 팔, 다리에 아무 반응이 없음
- 양성 반응: 얼굴을 돌린 쪽 팔다리가 펴지거나 폄근의 긴장, 반대쪽 팔다리가 굽혀지거나 굽힘근 긴장
- 생후 4~6개월 이내의 양성 반응은 정상, 6개월 이후 양성 반응은 반사 성숙의 지연을 의미

참고문헌

고주연 외(2018). 소아물리치료. 학지사메디컬.

권혜민(2016). 소아물리치료. 범문에듀케이션.

김권영(2004). 발달장애아의 의학적 진단 및 과제. 발달장애연구, 8(2):81-99.

소아물리치료 편찬위원회(2018). 소아물리치료 진단과 중재. 현문사.

신경계 물리치료 진단 및 평가 편찬위원회(2017). 신경계 물리치료 진단 및 평가.

Futagi Y, et al. (2012). The grasp reflex and moro reflex in infants: hierarchy of primitive reflex responses. Int J Pediatr. 1-10.

Hamer EG, et al. (2016). Prognostic significance of neurological signs in high-risk infants-a systematic review. Dev Med Child Neurol. 58 (Suppl 4):53-60.

McGee S. (2017). Evidence-based physical diagnosis 4th. Elsevier.

Tecklin JS. (2008). Pediatric physical therapy 4th. Lippincott W&W.

찾아보기

ㄴ

ㅅ

ㅇ

ㅈ

A

B

C

D

E

F

G

H

I

N

O

S

T

Z

기타